Hubert Feiereis
Diagnostik und Therapie der
Magersucht und Bulimie

Hubert Feiereis

Diagnostik und Therapie der Magersucht und Bulimie

Mit Beiträgen von

Christiane Drewes
Gisela Gandras
Friederike Janshen
Günther Jantschek
Ingrid Jantschek
Franziska Jeander
Thomas Maler
Vera Sudau
Jörg von Wietersheim
Eberhard Wilke

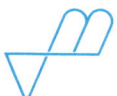

Hans Marseille Verlag GmbH München

Prof. Dr. med. Hubert Feiereis
Klinik für Psychosomatik und Psychotherapie der Medizinischen Universität
2400 Lübeck 1, Ratzeburger Allee 160

Ko-Autoren:
Dipl.-Psych. Christiane Drewes
Dipl.-Psych. Gisela Gandras
Friederike Janshen
Oberarzt Dr. med. Günther Jantschek
Dr. med. Ingrid Jantschek
Thomas Maler, Klinischer Musiktherapeut
Vera Sudau
Dipl.-Psych. Jörg von Wietersheim
Oberarzt Dr. med. Eberhard Wilke

Alle Ko-Autoren arbeiten in der Klinik für Psychosomatik und Psychotherapie der
Medizinischen Universität Lübeck.

289 Abbildungen, davon 184 farbig, 14 Tabellen

© 1989 by Hans Marseille Verlag GmbH, München 22
Inhaber: Hans Marseille, Verleger, München
Manuskriptvorbereitung: E. Heidenreich, W. Habesohn und F. Krumpel
Satz: I. Dietrichstein, J. Krumpel und H. Wölfig (mit CRTronic der Linotype GmbH)
Graphiken: H. Krumpel
Herstellung: R. Krumpel
Montage und Reproduktion der SW-Bilder: H. Spilka
Papier: Phoeno-matt der Papierfabrik Scheufelen
Druck: Mayr Miesbach, Druckerei und Verlag GmbH
Leitung des Herstellungsbüros: Christof Krumpel

Inhalt

Vorwort

Die Nosologie der Eßstörungen reicht vom Erbrechen des Säuglings infolge einer spastisch-hypertrophischen Pylorusstenose bis zur Anorexie im Senium, von den noch als physiologisch erklärbaren Formen in der Pubertät oder einer zeitlich begrenzten, reaktiven Eßstörung, verursacht durch einen Konflikt oder ein Verlusterlebnis, bis hin zu den chronischen und oft schweren Krankheiten: Magersucht und Bulimie.

Das Interesse für diese beiden Krankheiten ist vor allem auch mit deren Zunahme während der letzten 10–20 Jahre gestiegen. Das bezeugen auch Vielfalt und Vielgestaltigkeit der Veröffentlichungen zu diesem Thema.
Dennoch konnte bis heute noch kein einheitliches Therapiekonzept gefunden werden. Auch die Kriterien zur Diagnose sind trotz mancher Ansätze noch nicht zu Ende diskutiert und einheitlich definiert worden.
Einigkeit besteht darin, daß beide Krankheiten ätiopathogenetisch und symptomatologisch einen körperlichen und einen psychischen Anteil haben und ihre Behandlung daher psychosomatisch orientiert sein muß.

Von vornherein entscheiden wir uns nicht für ein einseitiges dogmatisch-therapeutisches Prinzip, sondern für eine Behand-

9

lung, die Körperliches und Psychisches gleichermaßen einbezieht, um so mehr, da die uns überwiesenen Patienten oft schwerkrank und stationär behandlungsbedürftig sind.

In der Therapie begeben wir uns mit den Patienten in ihr inneres Labyrinth, dessen verzweigte Wege und Sackgassen immer neue Perspektiven öffnen, mitunter auch verschließen und nur zuweilen einen Lichtblick gewähren. Bestenfalls finden die Patienten mit uns den glücklichen Ausgang, der als Wiedergeburt erlebt wird.

Bei einigen freilich ist die einzige Hilfe, die wir geben können, unser Angebot, sie über einen langen Zeitraum stützend durch ihre Not zu begleiten.

Die in dem Buch zusammengetragenen Erfahrungen mögen einen der Mosaiksteine bilden, aus denen sich diese in so vielem noch rätselhaften Krankheiten zusammensetzen.

Zur Entstehung des Buches haben viele beigetragen, denen ich danken möchte:

An erster Stelle stehen die Patienten, deren Vertrauen in unsere Therapie diese Ergebnisse und ihre Mitteilung ermöglicht hat.

Der Dank gilt in gleichem Maße allen Mitarbeitern mit ihrem Fachwissen, ihren Erfahrungen und ihrer Empathie: Den Ärzten, den klinischen Psychologen und den speziellen Therapiegruppen; stellvertretend für diese seien genannt: Krankenschwestern (Schwester *Adina Frontkie-*

witsch und Schwester *Ursula Drossard),* Krankengymnastinnen (Frau *Elke Jansen),* Diätassistentinnen (Frau *Ingeborg Speicher),* assoziative Maltherapie (Frau *Vera Sudau),* assoziative Gestaltungstherapie mit Ton (Frau *Ingrid Dörnbrack),* Werktherapie und Seidenmalerei (Frau *Gerda Stark).*

Frau Dr. *Ulrike Müller* hat die Unterlagen aller Kranken zusammengetragen; den Grundstein hatte Frau *Martina Schellbach-Otzen* gelegt.

Mit größter Umsicht und Sorgfalt wurden die zahllosen Daten von Frau *Friederike Janshen* verarbeitet und graphisch dargestellt; Herr *Roemer* gab uns in dem von Herrn Prof. Dr. *H. Fassl* geleiteten Institut für Medizinische Statistik und Dokumentation die notwendige Hilfe.

Viele Anregungen, Hinweise, wertvolle Kritik und Korrekturen zum Manuskript, das unsere leitende Sekretärin, Frau *Lieselotte Bremer,* mit uneingeschränktem Einsatz geschrieben hat, verdanke ich Frau *Vera Sudau* und Herrn *Walter Sudau,* Frau *Helga Bing* und Frau *Friederike Janshen.*

Frau *Ingrid Hannemann* und Herr *Helmut Göbel* haben die photographische Arbeit an dem umfangreichen Bildmaterial geleistet.

Herr *Christof Krumpel* hat ideenreich und — trotz des Zeitdruckes — mit unerschöpflicher Energie und Geduld die Gestaltung übernommen. Ihm und den Mitarbeitern im Herstellungsbüro des Verlages sei von Herzen gedankt.

Hubert Feiereis
Lübeck, Januar 1989

Einleitung

Das Mädchen *Wiebke,* eine Gutsbesitzerstochter aus Holstein, lernte ich kennen, als es 15 Jahre alt war und ich seit einem halben Jahr im ärztlichen Beruf. Sie wurde ins Krankenhaus eingewiesen, weil sie in letzter Zeit oft erbrach, Übelkeit und Leibschmerzen hatte, nichts essen mochte oder konnte, dabei bis auf 30 kg abgenommen hatte und sich ihre Umwelt zunehmend um sie sorgte. Man hatte bisher keinen organischen Befund bei ihr feststellen können. *Wiebke* selbst erschien gegenüber ihren Symptomen und dem Gewichtsverlust sorglos; sie wollte weiter zur Schule gehen, in der sie Klassenbeste war, und hatte alles andere im Kopf als Gedanken an Gesundheit oder Krankheit.

Als aufnehmendem Arzt zeigte sich mir damals zum erstenmal das Bild einer Magersucht, die ich bisher nur aus Büchern kannte. Das Interesse für psychosomatische Medizin hatte ich zwar schon damals, jedoch stand ich einer solchen Patientin im therapeutischen Umgang hilflos und unerfahren gegenüber. Also »bot ich mich ihr an«, tat, was mir aufgetragen war und setzte mich zu den Mahlzeiten an ihr Bett, um sie beim Essen zu beaufsichtigen. Der Raffinesse, der trickreichen Findigkeit dieses Mädchens aber, sich davor zu drücken, vermochten wir alle auf der Station nichts entgegenzusetzen. *Wiebke* machte mir

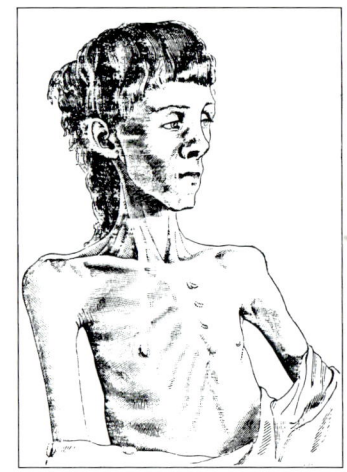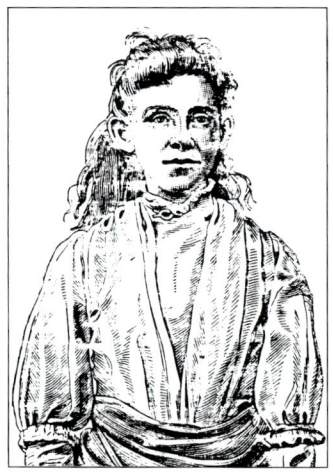

Abb. 1
Dokumentation einer Anorexia nervosa vor und nach Behandlung
(W. W. Gull, The Lancet, March 17, 1888).
Erste bildliche Darstellungen finden sich in *W. W. Gull:* Anorexia Nervosa (Apepsia Hysterica,
Anorexia Hysterica). Trans. Clin. Soc. **7,** 22—28 (1874)

bald klar, daß ich ihr zwar lateinische und griechische Vokabeln abfragen durfte, ihr vielleicht auch etwas in Mathematik bieten sollte — um das Essen hingegen brauchten wir uns gar nicht zu sorgen. Der Liebreiz dieser kachektischen Patientin, ihr Charme und ihre Koketterie, ihre erstaunliche Selbstsicherheit, die aus der Tradition vieler Generationen gewachsene Substanz, ihre Intelligenz zogen uns alle auf der Station in ihren Bann. Erst später wurde mir klar, daß so etwas wie eine Gegenübertragungsliebe entstanden war, die dieses »Lolita«-ähnliche Mädchen rasch erfaßt hatte.

Nach einigen Wochen setzte die Patientin durch, wieder entlassen zu werden. Die Therapie war gescheitert.

Einige Zeit danach erfuhren wir, daß es *Wiebke* sehr schlecht ging. Die heftigen Leibschmerzen führten schließlich zur Probelaparotomie, bei der man eine Tuberkulose feststellte, die ihren Ursprung in den Nebennieren hatte und bald tödlich endete.

»Unter allen endokrinen Störungen kann die *Addison*sche Erkrankung der Anorexia nervosa am ähnlichsten sein, weil Gewichtsverlust, Erbrechen, reduzierte Nahrungsaufnahme, Hypotonie, gelegentlich auch Hypoglykämie vorkommen können« (207).

Die Erinnerung an diese Fehldiagnose verblaßte nicht. Das Interesse für die von vielen Autoren als faszinierend beschriebene Krankheit Magersucht blieb über Jahrzehnte hinweg. — Wegen des Mädchens? Oder der Fehldiagnose? Oder der Faszination?

Als damals bald darauf ein weiteres Mädchen infolge der nunmehr richtigen Diagnose kachektisch zu uns kam und noch am selben Tage wegen eines chronischen Vitamin-C- und Vitamin-K-Mangels verblutete, blieb diese Krankheit seitdem immer Appell und Aufgabe zugleich.

Die Magersucht wurde 1689 von *Morton* (440) als nervöse Auszehrung skizziert und von *Gull* (237, 238, 239) vor 100 Jahren als Anorexia nervosa beschrieben. *Gull* veröffentlichte auch erstmals eine Abbildung vor und nach Behandlung (Abb. 1). Etwa zur selben Zeit erschien auch von *Lasègue*

(378, 379) ein Bericht über die Einzelheiten der Symptomatologie. In der Literatur fand sie Eingang durch die Erzählungen von *Kafka,* »Ein Hungerkünstler« (332), und von *Argelander,* »Der Flieger« (13).

Die Krankheit war noch bis vor etwa 10−20 Jahren selten, seitdem jedoch scheinen Inzidenz und Prävalenz immer größer zu werden.

Ist bei der Anorexia nervosa symptomatologisch die Sucht abzunehmen ein Hauptsymptom, so breitete sich während der letzten 20 Jahre eine weitere Sucht aus, die mit dem Verzehr großer Mengen von Nahrungsmitteln und Erbrechen verbunden ist: die Bulimia nervosa oder Bulimie.

Die Krankheit trägt viele Namen (Tab. 1, Seite 17); es gibt sogar schon ein französisches Verbum: se bulimiser.

Die Symptomatologie der Bulimie scheint uralt zu sein, wie eindrucksvolle historische Übersichten und Abbildungen (519, 569, 673, 674) belegen; kennzeichnend dafür ist schon der als Vomitorium bezeichnete Raum neben dem Speisesaal zur Zeit der Römer. Vereinzelt finden sich auch in den früheren Jahrzehnten Berichte, in denen ähnliches Verhalten beschrieben wird (16, 45, 46, 312, 665).

Während der letzten 10 Jahre haben wir etwa 700 Patienten mit Magersucht und Bulimie behandelt. Die in diesem Buch niedergeschriebenen Erfahrungen sind besonders für alle diejenigen gedacht, die sich über die Möglichkeiten der Diagnose und der Therapie der beiden Krankheiten praxisnahe informieren wollen. Es möge zusammen mit den bisher in der Literatur erschienenen Publikationen dazu beitragen, daß so mancher für Arzt wie Patient unbefriedigende Um- und Irrweg vermieden wird, den viele Kranke beklagen. Ein Beispiel dafür wird in einer Informationsschrift über Eßstörungen beschrieben:

»Als ich kürzlich bei meinem Internisten war, klärte ich ihn über meinen Zustand auf. Er war entsetzt und sagte, er hätte davon nichts bemerkt. Als ich ihm darüber erzählte und auch sagte, daß dies eine Sucht wäre, entgegnete er: ›Eine Sucht ist das ja nun bestimmt nicht.‹ «

Hieraus schloß der Patient, daß er Verständnis und Hilfe nicht erwarten könne (397).

Im ersten Abschnitt des Buches werden unsere Beobachtungen und Erfahrungen zur Symptomatologie, Pathogenese, Diagnostik und Differentialdiagnose beschrieben, während die Darstellung unserer kombinierten psychosomatischen Therapie den zweiten Hauptteil umfaßt. Er enthält ein Kapitel über die assoziative Maltherapie, das heißt über Bilder unserer Patienten, die assoziativ präverbal entstanden sind. Wohl erstmals für zwei psychosomatische Krankheiten werden ihre Beziehung zur Symptomatologie und Psychodynamik untersucht und das Ergebnis als ein Beitrag zur Therapie dargestellt. Zu unterscheiden hiervon sind Bildinhalte, die den therapeutischen Prozeß der Einzeltherapie, vor allem des Katathymen Bilderlebens, der Familientherapie und der Musiktherapie dokumentieren; eine Reihe von Beispielen möge hier ebenfalls einen Einblick vermitteln.

Den Abschluß bildet die Krankengeschichte einer Patientin, die diese am Ende einer langen Therapie aufgezeichnet hat. Den bisher vorliegenden Selbstschilderungen von Patienten mit Magersucht (z. B. 214, 216, 230, 396, siehe auch Seiten 30, 42, 224) folgt somit hier − ebenfalls ergänzt durch Assoziationen in Bildern − die Schilderung des Leidensweges einer Patientin mit Bulimie.

Anmerkung

1. Obwohl die betroffenen Kranken meistens Patientinnen sind, haben wir in der Regel den Ausdruck »Patienten« benützt, der beide Geschlechter umfassen kann; falls ausschließlich Patientinnen oder männliche Patienten gemeint waren, wurde das mit der entsprechenden Formulierung gekennzeichnet.

2. Die von den Patienten selbst so gebrauchten und auch exakt treffenden Bezeichnungen »fressen«, »Freßanfall«, »Kotzen« haben wir beibehalten, selbstverständlich enthalten sie keine Wertung.

Nomenklatur und Definition

Die beiden Krankheiten Magersucht und Bulimie stehen gegenwärtig im Mittelpunkt wissenschaftlichen und allgemeinen Interesses, nicht zuletzt wegen der Häufigkeit ihres Vorkommens bei Jugendlichen. Eine der stets diskutierten Fragen betrifft bereits die Definition. Pointiert ausgedrückt ergibt sich die Frage: Ist die Bulimie dasselbe, das gleiche oder das Gegenteil der Magersucht?

Die Grenzen verwischen sich deshalb, weil die Magersucht Symptome der Bulimie aufweisen kann, wie umgekehrt die Bulimie Symptome der Magersucht.

Deshalb haben sich während der letzten 20 Jahre verschiedene Autoren um die Aufstellung von Kriterien bemüht (105, 107, 212, 250, 514, 515), die nicht nur definitorischen Charakter haben, sondern auch eine gegenseitig vergleichende Beurteilung erleichtern. Trotz aller Bemühungen hat man sich aber bis heute über die Definition nicht einigen können.

Bereits vor über 20 Jahren wurde auf Mischformen von Nahrungsverweigerung und bulimischen Verhaltens hingewiesen (Dysorexie [236], Hyperorexie [670]). Manche Autoren sprachen sich sehr dafür aus, zwischen Magersucht und Bulimie als eigenständige abgrenzbare

Krankheiten nicht zu unterscheiden (419) bzw. zweifeln an der Krankheitsentität Bulimie (72, 73, 628).

Die meisten Autoren allerdings sehen in Magersucht und Bulimie 2 unterschiedliche Krankheiten mit einander ähnlicher Symptomatologie innerhalb von Untergruppen (55, 56); das erklärt sich z. B. daraus, daß mehr als die Hälfte der Bulimiekranken niemals diagnostische Kriterien der Magersucht aufgewiesen hat (155).

Magersucht

Die Krankheit ist eine meistens in der Pubertät oder Adoleszenz beginnende primäre psychogene Eßstörung mit Gewichtsabnahme von mindestens 15% des Idealgewichtes bzw. 25% des Normalgewichtes. Die Patienten wiegen also weniger als 85% des Idealgewichtes bzw. 75% des Normalgewichtes. Das Idealgewicht bezieht sich hierbei auf den Index nach *Broca*:

Frauen:
(Körpergröße in cm −100) −15% in kg
Männer:
(Körpergröße in cm −100) −10% in kg

Die Eßstörung hat suchtartigen Charakter. Die Krankheitseinsicht fehlt oder die Krankheit wird verleugnet. Die Gewichtsabnahme beruht auf dem unbezwingbaren Wunsch abzunehmen, mit welchen Mitteln auch immer.

Teilweise in Übereinstimmung mit dem Vorschlag von *Halmi* (250, 252) für die DSM-III-Kriterien (Diagnostic and Statistical Manual of Mental Disorders) unterscheiden wir 2 Formen:

1. Klassische passive-restriktive Form (Typ I).
Sie ist gekennzeichnet durch ausschließliche absichtliche Reduktion der Nahrungsaufnahme, d. h. Nahrungsverweigerung infolge Ekels und Appetitlosigkeit oder Unterdrückung des Hungergefühls. Nur für einen Teil dieser Gruppe trifft am ehesten auch der Begriff »Anorexia nervosa« zu, d. h. eine auf keiner organischen Grundlage beruhende Appetitlosigkeit;

mit der Manifestation der Krankheit fehlt bereits das Hungergefühl oder wird allmählich nicht mehr wahrgenommen. Allenfalls wird ein aufkommender Hunger mit Wasser oder Kaffee kompensiert.

2. Aktive Form (Typ II).
Sie ist gekennzeichnet durch absichtliche Reduktion der Nahrungsaufnahme, unterstützt durch phasenhaftes oder regelmäßiges Erbrechen, Einnahme von Laxanzien und/oder Diuretika und motorische Überaktivität. Dem Expansions- und Bewegungsdrang wird z. B. regelmäßig, meistens täglich, mit Dauerlauf oder Radfahren so lange wie nur möglich nachgegeben. In dieser Gruppe wird das Hungergefühl wahrgenommen, mitunter als quälend, so daß Heißhungeranfälle auftreten können; sie werden unterdrückt oder sind am Beginn der Magersucht mit der Aufnahme großer Nahrungsmengen und Erbrechen verbunden. Wir ordnen diese Patienten dennoch nicht der Bulimie zu, weil bei ihnen die Sucht, mager zu werden, das konstante und nicht nur passagere Hauptmerkmal der Krankheit ist. Wir folgen dabei den Kriterien von *Feighner*, (166) und *Meermann* (412).

Zu beiden Formen der Magersucht gehört die Störung des Körperbildes und der Körperwahrnehmung.

Im Vergleich verschiedener Synonyma (171) erscheint uns die Bezeichnung Magersucht am treffendsten. Damit wird auch deutlich, daß der unbezwingbare Wunsch abzunehmen primär ist und nicht, wie oft hervorgehoben wird, die Gewichtsphobie (106).

Auf mögliche falsch-positive Diagnosen, besonders bei sehr jungen Patientinnen, wurde vereinzelt hingewiesen (306). Ebenso werden auch weitere Modifikationen der Kriterien zur Diagnose vorgeschlagen (15).

Bulimie

Diese Krankheit ist erst seit etwa 20 Jahren zunehmend bekannt geworden. Sie wurde zunächst vor allem in den USA beschrieben und tritt hierzulande gehäuft seit etwa

10 Jahren auf. Die unterschiedlichen Bezeichnungen zeigt Tab. 1.

Sie ist eine meistens in der Adoleszenz oder im frühen Erwachsenenalter beginnende Eßstörung, die gekennzeichnet ist durch den unwiderstehlichen anfallsartigen Drang, große Nahrungsmengen innerhalb kurzer Zeit in sich hineinzuschlingen, und begleitet wird von der konstanten Angst vor einer Gewichtszunahme: Dabei treten paroxysmale Freßattacken mit Kontrollverlust im Wechsel mit normalem Eßverhalten auf.

Das anfängliche Normalgewicht oder leichte Übergewicht wird durch zunächst selbst induziertes, später reflektorisches heimliches Erbrechen mit häufigen Schwankungen um einige Kilogramm konstant gehalten.

Da die Krankheit ohne Therapie nahezu unbeeinflußbar erscheint, spricht man mit Recht von einer Sucht, um Heißhungerattacken anderer Genese und besonders auch anderer Form von dem »Fressen«-, »Kotzen«-Vorgang abzugrenzen.

Wie bei der Magersucht unterscheiden wir in Anlehnung an *Halmi* (252) 2 Formen:

1. Bulimie ohne Phase einer Magersucht: (Typ I).
2. Bulimie mit initialer oder intermittierender Magersucht: (Typ II).

Der Unterschied des Typs II gegenüber der Gruppe der Magersuchtpatienten mit Heißhungeranfällen beruht darin, daß

1. die Patienten keine k o n s t a n t e und die Krankheit bestimmende Sucht haben, mager zu werden; im Vordergrund steht vielmehr bei normalem oder leicht erhöhtem Gewicht eine Phobie, dick zu werden,

2. die Heißhungeranfälle im Wechsel mit normalem Eßverhalten auftreten, während bei der Magersucht die Möglichkeit, normal zu essen, verlorengegangen ist oder rigoros unterdrückt wird.

So verschieden die Bezeichnungen und deren Begründung auch immer sein mögen: Die Merkmale der Sucht mit einer Symptomatik, die sich verselbständigt hat, unterscheiden somit diese Krankheit von anderen Formen reichlicher Nahrungsaufnahme, besonders den verschiedenen Manifestationen des Übergewichtes (18, 586).

Binge-eating-Syndrom
Binge-purge-syndrome
Bulimarexia
Bulimia
Bulimia emetica
Bulimia nervosa
Bulivomie
Compulsive eating
Dietary Chaos-Syndrom
Dysorexia
Gorging-purging-syndrome
Hyperorexie
Hyperphagie
Intractable overeating and vomiting
Kynorexie (Hundshunger)
Overeaters
»pigging out«
Stuffing-Syndrom
Tantal-Polyphem-Syndrom
The abnormal normal weight controle
   syndrome
Thin-fat-people

Tab. 1
Synonyma der Bulimie

Epidemiologie

Über die Häufigkeit, Inzidenz und Prävalenz von Magersucht und Bulimie liegen aus den letzten 20−30 Jahren sehr unterschiedliche Angaben vor.

Die Schwierigkeiten genauer Zuordnung beruhen dabei auf schlecht vergleichbaren Bezugsgrößen (Stichprobengröße, Form der Untersuchung, Alter, Region u. a.) und auf den nicht identischen Kriterien der Diagnose.

Magersucht

Bei Schülerinnen und Studentinnen schwanken die Inzidenzraten pro 100 000 Einwohner z. B. zwischen 0,38−1,12 (651) einer Schweizer Studie und 0,37−1,6 (344) bzw. 4,06 (596) bei Untersuchungen in Schottland. Die Prävalenzrate wird mit 0,2−2,0% (170) bzw. 2−3,8% (600) angegeben, unter englischen Schulmädchen betrug sie 0,4% (109).

Eine sekundäre Amenorrhoe sei in 10% und eine primäre Amenorrhoe in 2% mit einer Magersucht verbunden (380).

In einer Längsschnittuntersuchung wird die Häufigkeit der Anorexia nervosa zwischen 1947−1967 mit 0,015% aufgeführt (456). Unter 578 Collegestudentinnen fanden sich 5% mit einer »subklinischen« Anorexia nervosa (84).

Für den Einfluß sozio-kultureller Faktoren spricht eine Studie, nach der für Magersucht eine Prävalenzrate bei Griechinnen in München von 1,10%, dagegen bei Griechinnen in Griechenland von nur 0,35−0,42% festgestellt wurde (170).

Bulimie

Trotz unterschiedlicher Bezugsgrößen und unterschiedlicher Kriterien der Diagnose sprechen die Veröffentlichungen doch für eine erhebliche Zunahme der Bulimie während der letzten 20 Jahre.

Befragungen von Studenten in den USA haben eine Prävalenzrate von 13% der Collegestudentinnen (255) gegenüber nur 0,4% einer Gruppe englischer Schülerinnen (593) bzw. von 1,9% bei Mädchen und Frauen in einer Beratungsstelle für Familienberatung in England (100) ergeben. Letztere Autoren unterscheiden: 20,9% phasenhaft auftretende Freßanfälle, 4,9% mit Abführmittelgewöhnung und 2,9% mit Erbrechen und Gewichtskontrolle. In ähnlichen Studien wird hervorgehoben, daß Bulimiepatienten ein normales Körpergewicht haben (154). Der Unterschied normalgewichtiger gegenüber übergewichtigen Bulimiepatienten wurde in der Literatur vereinzelt betont und mit der Häufigkeit des Erbrechens als Methode der Regulation begründet (299, 615).

In einer Befragung von Krankenpflegeschülerinnen wird eine Prävalenz der Bulimie mit 1,3% (Magersucht 0,5%) mitgeteilt (348).

In der Bundesrepublik schätzt man die Anzahl der Erkrankten auf 2−4% bei Frauen zwischen 18−35 Jahren (171) und etwa 3% bei 12−20jährigen Schülerinnen (246).

Das Ergebnis einer sozio-demographischen Untersuchung bei 484 Patienten teilten *Paul* u. Mitarb. (469) mit. Hierbei fiel der hohe Ausbildungsstand der Betroffenen auf. Mehr als 60% hatten Abitur oder Hochschulabschluß. Überwiegend betroffen waren Patientinnen zwischen 20 und 30 Jahren, nur 16% waren jünger und 22% älter.

Übersichtliche Darstellungen der Epidemiologie und Literaturangaben zur Bulimie finden sich bei *Potreck-Rose* (489) und einer Reihe weiterer Autoren (140, 359, 488, 494 und 593).

Eigenes Krankengut

Vorbemerkungen

In den Nachkriegsjahren bildete die psychosomatische Medizin einen Schwerpunkt der von *Friedrich Curtius* geleiteten Medizinischen Klinik des ehemaligen Krankenhauses Ost, Lübeck. Bereits damals integrierte er psychodynamisches Denken und psychotherapeutische Verfahren in die Diagnostik und Therapie innerorganischer und funktioneller Erkrankungen. Dieser Tradition folgend wurde die Klinik für Psychosomatik und Psychotherapie der Medizinischen Universität nach Gründung der Hochschule Teil des Zentrums Innere Medizin.

Die prozentuale Verteilung der in unserer Klinik jährlich etwa 500 stationär und 1 200 ambulant behandelten Patienten ist gleichsam ein Spiegelbild für den Anteil klinischer Psychosomatik in der Inneren Medizin. Bei etwa 80% der Patienten besteht eine organ- oder organsystembezogene Krankheit mit morphologischem oder funktionellem Substrat; lediglich bei etwa 20% liegt eine ausschließlich psychoneurotische Entwicklung vor (160). Das Krankheitsspektrum setzt sich vorwiegend zusammen aus Patienten mit Colitis ulcerosa und M. *Crohn* (bisher etwa 2 500 Patienten) und funktionellen Magen-Darm-Störungen, z. B. Colon irritabile, mit funktionellen Herz-Kreislauf-Störungen

21

einschließlich Migräne und Zephalgien, mit psychoreaktiver oder neurotischer Entwicklung bei und nach schweren Organkrankheiten (Herzinfarkt, Diabetes mellitus, Niereninsuffizienz, Verschleißkrankheiten der Wirbelsäule, Asthma bronchiale u. a.).

Das Einzugsgebiet verteilt sich mit etwa 15% auf Lübeck und angrenzende Orte, 45% auf das Land Schleswig-Holstein und etwa 40% auf andere Bundesländer, vor allem Hamburg, Niedersachsen, Bremen und Nordrhein-Westfalen.

Im Laufe der letzten 10−15 Jahre gewannen mehr und mehr auch die Eßkrankheiten Magersucht und Bulimie eine breitere diagnostische und therapeutische Bedeutung. Aus Abb. 2 ist zu entnehmen, daß sich die Einzugsgebiete etwa ähnlich wie bei den anderen Krankheiten verhalten.

Aufteilung der Patienten mit Magersucht und Bulimie

Häufigkeit und Geschlecht

Zwischen 1975 und 1987 wurden in unserer Klinik 575 Patienten mit Magersucht und Bulimie untersucht und großenteils behandelt. Die Verteilung innerhalb der 13 Jahre zeigt Abb. 3. Von den 575 Patienten waren 461 (80%) stationär und 114 (20%) ambulant bei uns.

Die Verteilung in die Krankheiten Magersucht und Bulimie ist aus Abb. 4 zu entnehmen. Sie läßt erkennen, daß trotz der eingangs festgelegten Definition 5% der Patienten der einen oder anderen Form nicht eindeutig zuzuordnen waren. Somit wird im folgenden über insgesamt 547 Pa-

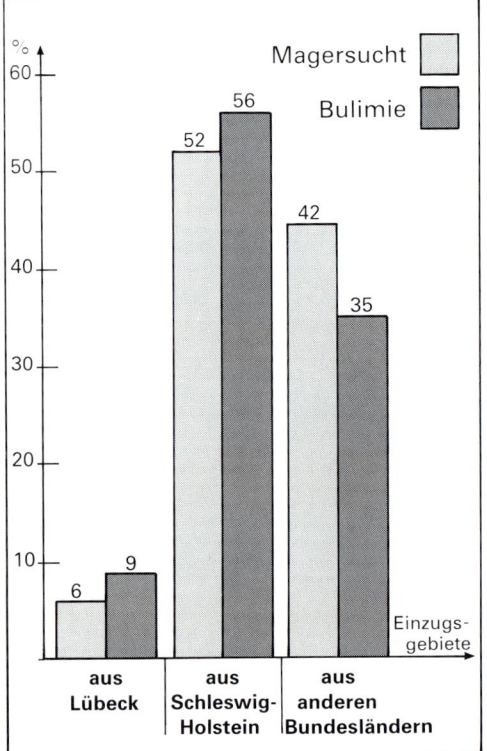

Abb. 2
Einzugsgebiet der Patienten mit Magersucht und Bulimie im eigenen Krankengut

◁

▷

Abb. 3
Aufgliederung der Patienten mit Magersucht und Bulimie im eigenen Krankengut nach Aufnahmejahr 1975−1987 (n = 575)

Abb. 4
Aufgliederung der Patienten des eigenen Krankengutes nach Diagnosen und Aufnahmejahr 1975−1987 (n = 575)

n
150
140
130
120
110
100
90
80
70
60
50
40
30
20
10
1=0,5%
1=0,5%
11=2%
14=2%
19=3%
34=6%
29=5%
39=7%
48=8%
71=12%
73=13%
96=17%
139=24%
1975
1976
1977
1978
1979
1980
1981
1982
1983
1984
1985
1986
1987
t

3

n
80
70
60
50
40
30
20
10
Magersucht
Bulimie
fragliche Zuordnung
1
1
11
14
14
5
27
7
1
20
8
3
30
6
4
29
15
5
42
24
3
34
36
5
57
34
7
60
72
1975
1976
1977
1978
1979
1980
1981
1982
1983
1984
1985
1986
1987
t

4

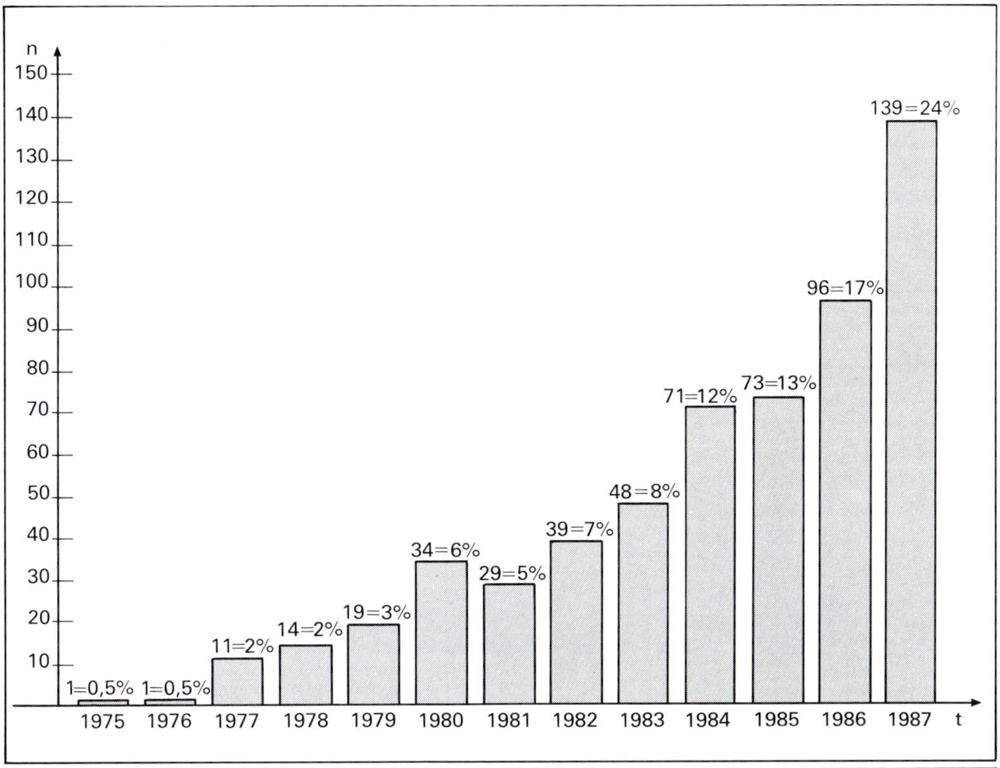

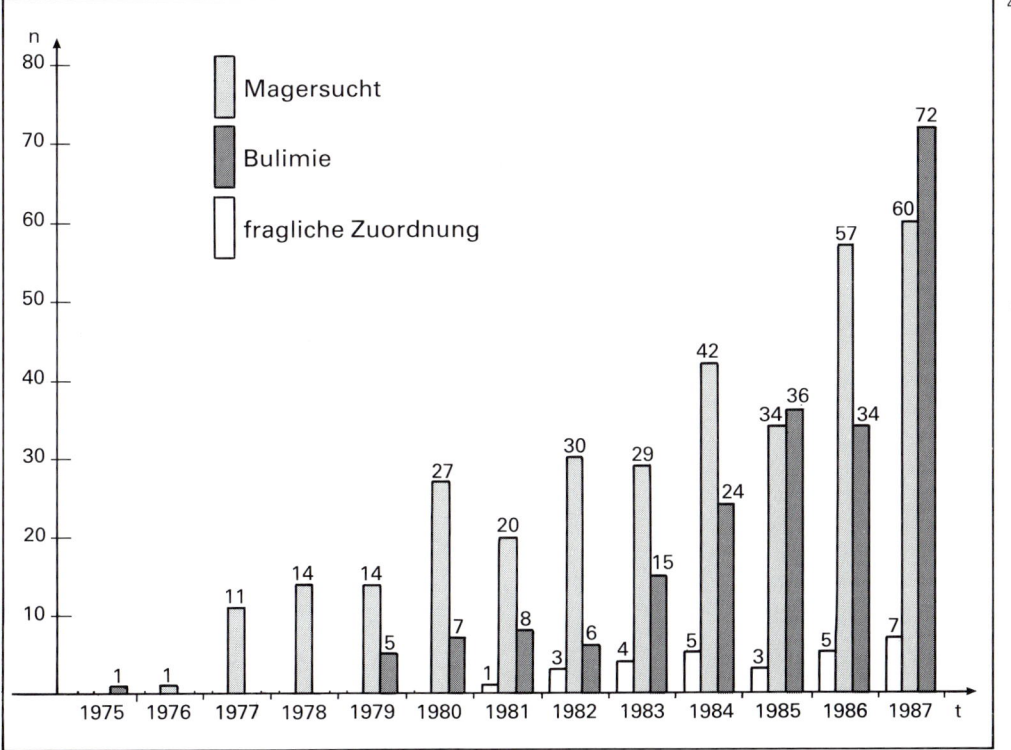

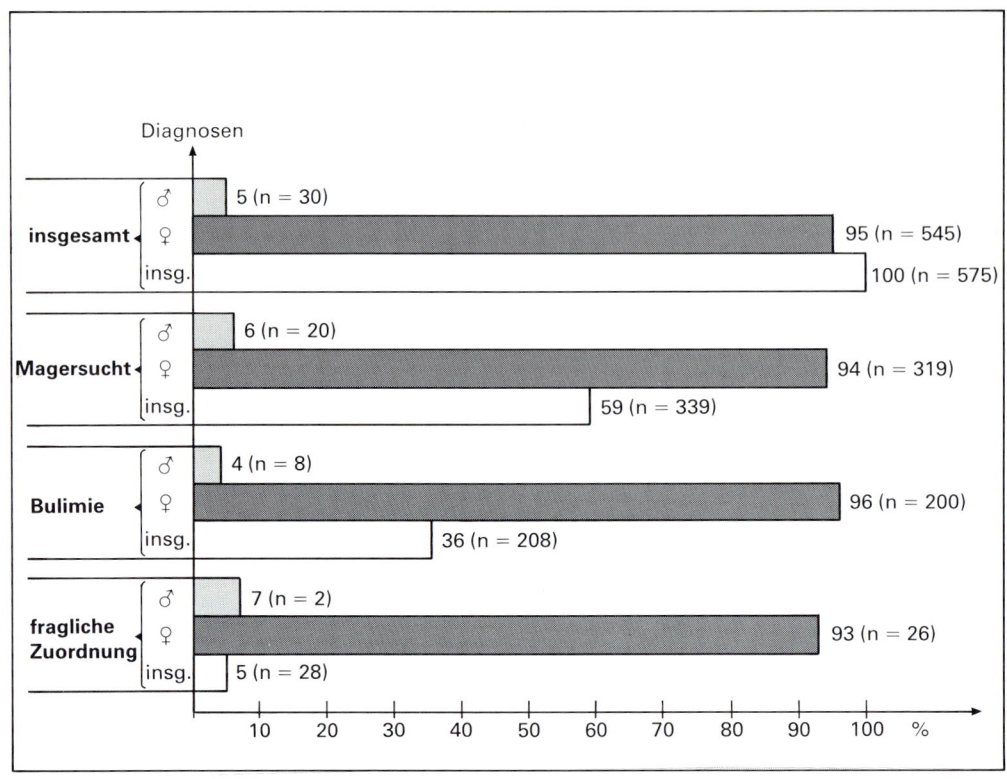

Diagnosen

insgesamt
♂ 5 (n = 30)
♀ 95 (n = 545)
insg. 100 (n = 575)

Magersucht
♂ 6 (n = 20)
♀ 94 (n = 319)
insg. 59 (n = 339)

Bulimie
♂ 4 (n = 8)
♀ 96 (n = 200)
insg. 36 (n = 208)

fragliche Zuordnung
♂ 7 (n = 2)
♀ 93 (n = 26)
insg. 5 (n = 28)

10 20 30 40 50 60 70 80 90 100 %

Abb. 5
Aufgliederung der Patienten
des eigenen Krankengutes mit Magersucht
und Bulimie (n = 575) nach Geschlecht

tienten berichtet, 339 mit Magersucht und 208 mit Bulimie.
In unserem Krankengut überwogen deutlich die Patienten mit Magersucht, was wahrscheinlich damit zu erklären ist, daß in dieser Gruppe oft die absolute Indikation zur klinischen Behandlung bestanden hat; demgegenüber scheinen Bulimiepatienten in Spezialkliniken für Eßstörungen zu überwiegen, in denen Magersuchtkranke mit einem Gewicht, das eine kritische Grenze unterschreitet, weniger oft oder gar nicht aufgenommen werden, bevor sie nicht ein Gewicht erreicht haben, das keine strengen klinischen Maßnahmen mehr erfordert.

Dem männlichen Geschlecht gehörten 6% der Magersucht- und 4% der Bulimiepatienten an (Abb. 5).

Alter bei Krankheitsbeginn

Das Alter bei Beginn der Krankheit ergibt sich aus Abb. 6. Es ließ sich bei 540 der 547 Patienten bestimmen. 73% der magersüchtigen und 80% der Bulimiekranken waren bei der Manifestation 11−20 Jahre alt. Die Abb. 6 zeigt weiterhin, daß 25% der Patienten mit Magersucht und 19% mit Bulimie zwischen 21−40 Jahren alt waren,

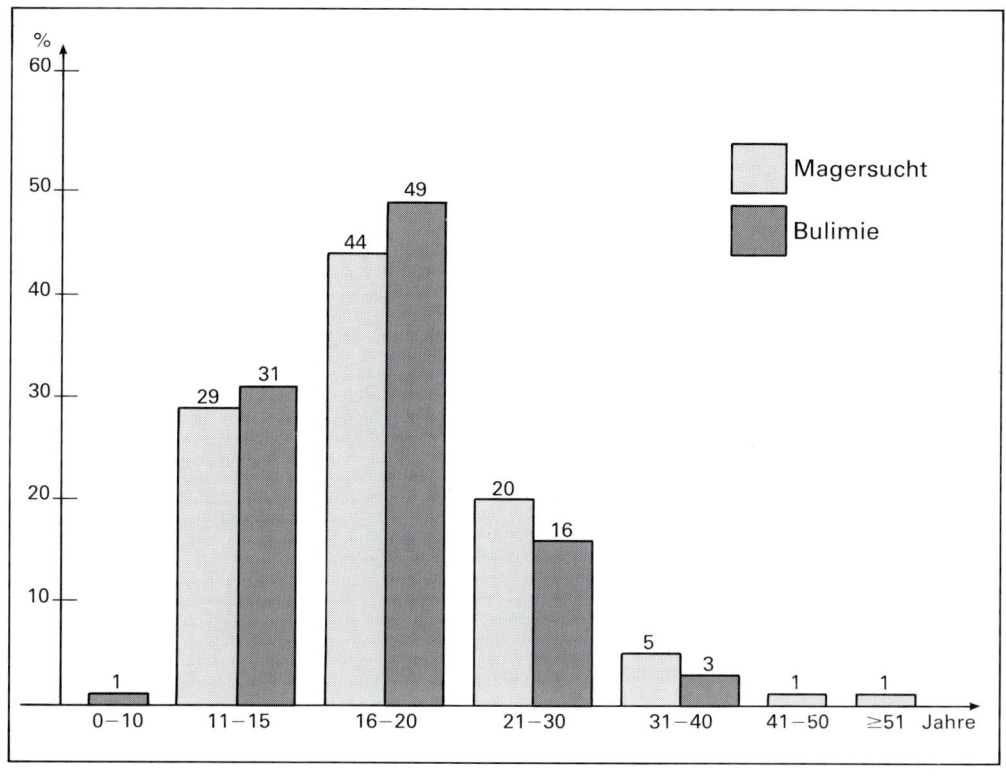

Abb. 6
Alter der Patienten bei Krankheitsbeginn mit
Magersucht (n = 336) und Bulimie (n = 204)

ja noch bei über 40jährigen Patienten fanden wir eine Ersterkrankung an Magersucht.

Wenngleich die Magersucht nahezu ausschließlich das Adoleszenten- und jugendliche Erwachsenenalter betrifft, so werden vereinzelt immer
wieder Spätmanifestationen beschrieben. Bereits
v. *Weizsäcker* (641) unterschied bei der Magersucht eine pubertäre Form von einer Erwachse-
nenform. Beispiele der Magersucht und auch der
Bulimie im mittleren und höheren Lebensalter
werden in der Literatur wiederholt erwähnt (48,
646) und Unterschiede zum Krankheitsbeginn in
der Pubertät hervorgehoben. Demgegenüber hält
Mester (421) eine Manifestation der Anorexia ner-

vosa im mittleren Lebensalter für »fast stets eine
Pseudo-Magersucht«.
Selbst bis in das Senium hinein wird ein Erkran-
kungsbeginn an Magersucht ohne Unterschiede
in den psychopathologischen Merkmalen mitgeteilt (50, 51). Eine Abgrenzung gegenüber der reaktiven Anorexia senilis (74), z. B. als Folge einer
Altersdepression oder Vereinsamung, kann freilich mitunter schwierig sein.

Die beiden Krankheitsgruppen zeigten im
Manifestationsalter von 11–20 Jahren keine sicheren Unterschiede, während nach
anderen Autoren die Patienten mit Bulimie bei Krankheitsbeginn im Durchschnitt
älter seien (151, 154).

Dauer der Erkrankung bis zur ersten klinischen Behandlung

Von großem Interesse ist stets, welcher Zeitraum vom Beginn der Erkrankung bis zur ersten stationären Behandlung in einer Klinik vergeht, also dem Zeitpunkt, der nunmehr unausweichlich die Indikation zu einer intensiven Therapie darstellt, unabhängig davon, ob die Patienten bisher nicht zu der Therapie bereit waren oder die vorausgegangene ambulante Therapie ungenügend wirksam war. Abb. 7 gibt das Zeitintervall für beide Krankheitsgruppen wieder.

Abb. 8 zeigt, daß die Magersüchtigen weitaus häufiger als die Bulimiekranken bereits vor dem Erstkontakt mit uns z. T. mehrfach in stationären Behandlungen waren.

Der Abb. 9 ist zu entnehmen, welche Zeit zwischen Beginn der Erkrankung und dem ersten Kontakt in den beiden Gruppen der nur ambulant und der sofort stationär behandelten Patienten vergangen ist. Die Patienten mit Magersucht kommen erwartungsgemäß früher, dennoch zu einem großen Teil nach bereits mehrjähriger Krankheitsdauer. Vor allem aber bei der Gruppe mit Bulimie fällt auf, daß bei 46% 4 und mehr Jahre vergangen waren.

Die beiden Untergruppen bei Magersucht und Bulimie

Definitionsgemäß unterscheiden wir bei der Magersucht die passive (Typ I) und die aktive Form (Typ II) und bei der Bulimie die

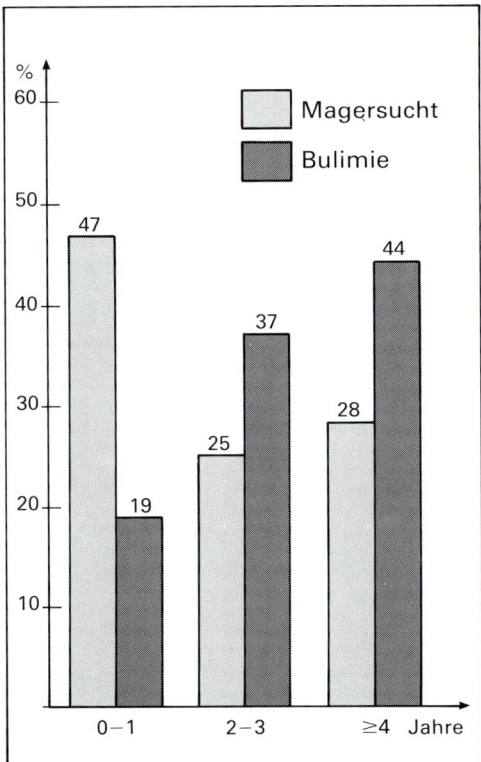

Abb. 7
Intervall zwischen Manifestation der Erkrankung und erstem Klinikaufenthalt (bei uns oder anderenorts) der Patienten mit Magersucht (n = 265) und Bulimie (n = 169)

◁

▷

Abb. 8
Stationäre Therapien unserer Patienten mit Magersucht (n = 336) und Bulimie (n = 205) in Fachabteilungen anderer Krankenhäuser vor Einweisung in unsere Klinik

Abb. 9
Intervall zwischen Krankheitsbeginn und dem ersten ambulanten Termin bei Patienten mit Magersucht (n = 72) und Bulimie (n = 46); Intervall zwischen Krankheitsbeginn und der ersten stationären Aufnahme der Patienten mit Magersucht (n = 263) und Bulimie (n = 160), eigenes Krankengut

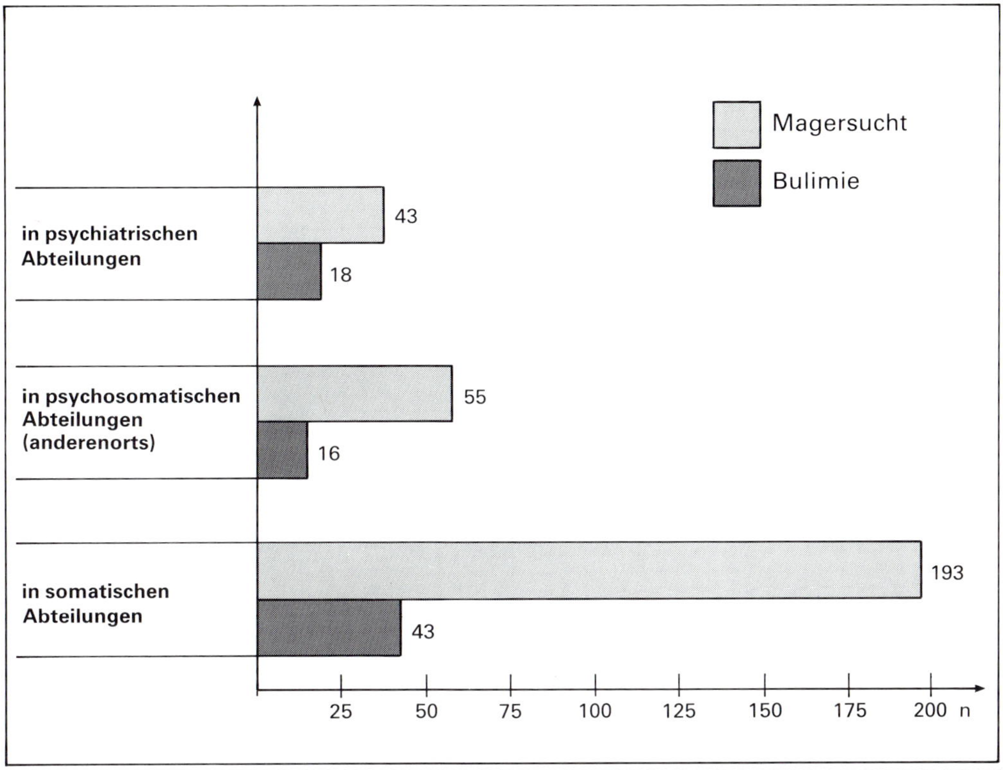

in psychiatrischen
Abteilungen

Magersucht

Bulimie

43

18

in psychosomatischen
Abteilungen
(anderenorts)

55

16

in somatischen
Abteilungen

193

43

25 50 75 100 125 150 175 200 n

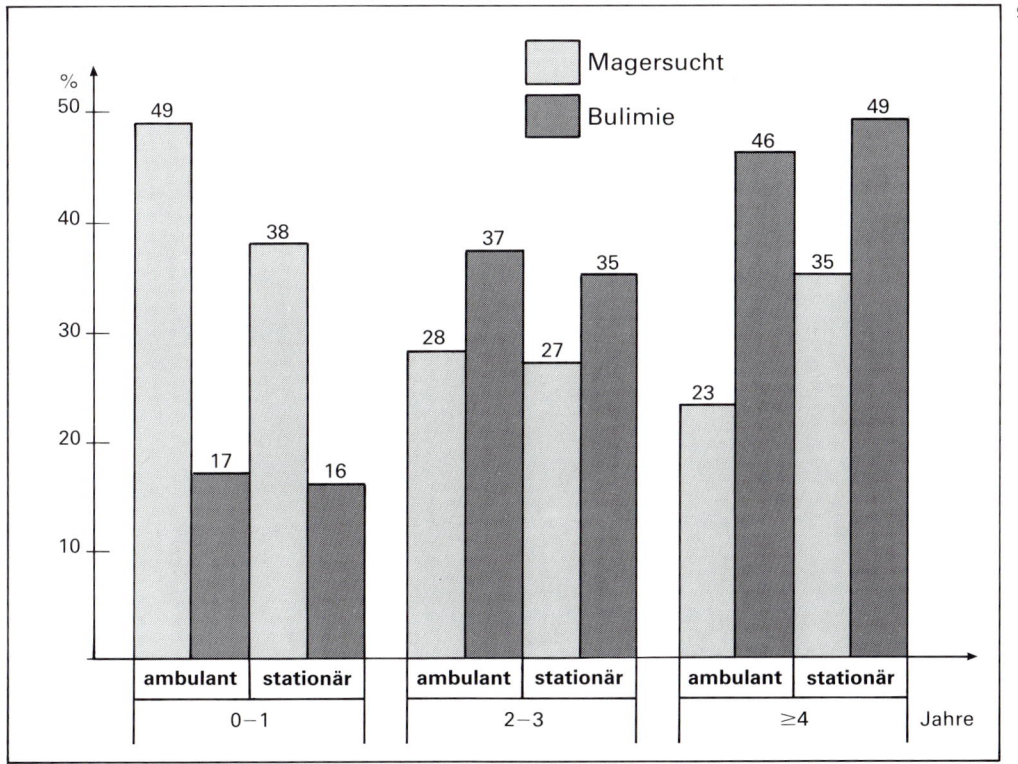

%
50

Magersucht

Bulimie

49

46

49

40

38

37

35

35

30

28

27

23

20

17

16

10

ambulant stationär

0−1

ambulant stationär

2−3

ambulant stationär

≥4

Jahre

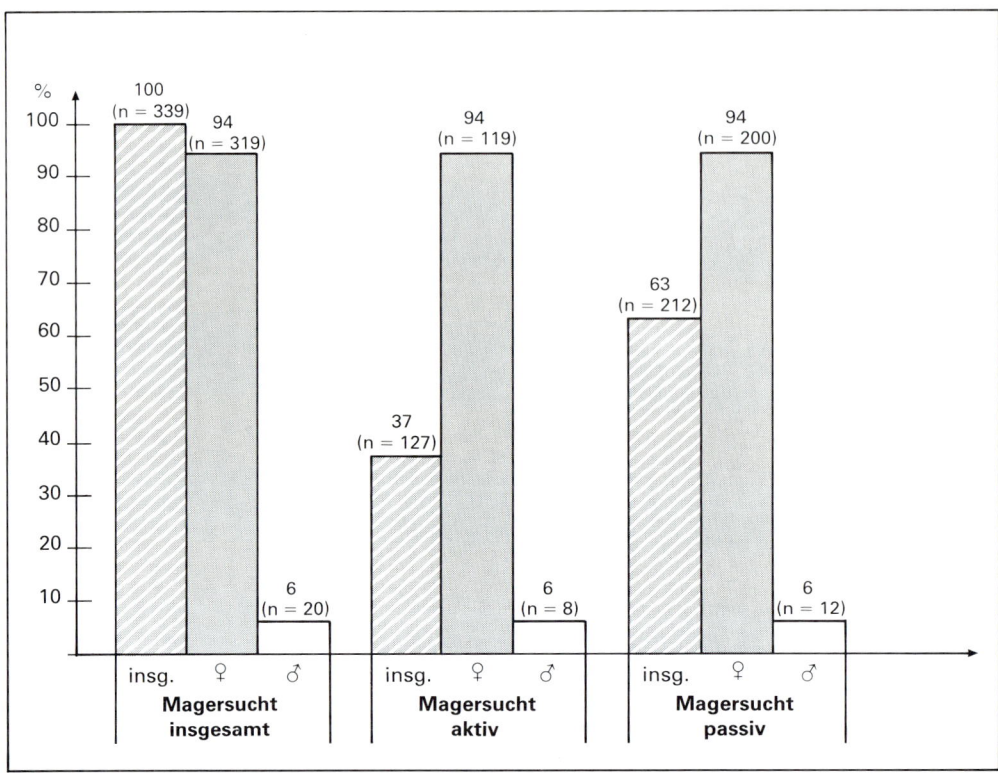

△

Abb. 10
Unterteilung der Patienten mit Magersucht
(n = 339) in die passive Form, Typ I (n = 212)
und in die aktive Form, Typ II (n = 127)

beiden Formen ohne (Typ I) und mit initialer oder intermittierender Magersuchtphase (Typ II).
Abb. 10 zeigt die Aufteilung der Magersucht in unserem Krankengut. Fast $^2/_3$ der
Patienten waren der passiven Form zuzuordnen.
Abb. 11 gibt die Verteilung bei der Bulimie
wieder; aus ihr ist zu entnehmen, daß die
beiden Formen je zur Hälfte vorkamen.

In einer Studie über 165 Patienten wird eine Verteilung von 33% restriktiver Magersucht, 10% mit
bulimischen Komplikationen, 26% normalgewichtiger Bulimiekranker mit und 31% ohne Ma-
gersuchtanamnese mitgeteilt (428).

▷

Abb. 11
Unterteilung der Patienten mit Bulimie
(n = 208) in Typ I (n = 105) und in Typ II
mit initialer oder intermittierender
Magersucht (n = 103)

Schließlich zeigt Abb. 12 die vor Beginn
der ersten Therapie vorhandenen, kennzeichnenden Gewichtsschwankungen, soweit sie objektivierbar waren (n = 498). Bei
fast $^2/_3$ der Patienten betrugen diese
Schwankungen zwischen 11—40 kg, vereinzelt sogar bis 60 kg!

Abb. 12
Differenz der Minimal- und Maximalgewichte
im gesamten Krankheitsverlauf bei den
Patienten mit Magersucht und Bulimie (n = 498)

11

%
100
90
80
70
60
50
40
30
20
10
100 (n = 208)
96 (n = 200)
4 (n = 8)
94 (n = 99)
50 (n = 105)
6 (n = 6)
98 (n = 101)
50 (n = 103)
2 (n = 2)
insg. ♀ ♂
Bulimie insgesamt
insg. ♀ ♂
reine Bulimie
insg. ♀ ♂
Bulimie mit initialer oder intermittierender Magersucht
Diagnosen

12

%
60
50
40
30
20
10
29
43
18
7
2
1
0–10
11–20
21–30
31–40
41–50
51–60
kg

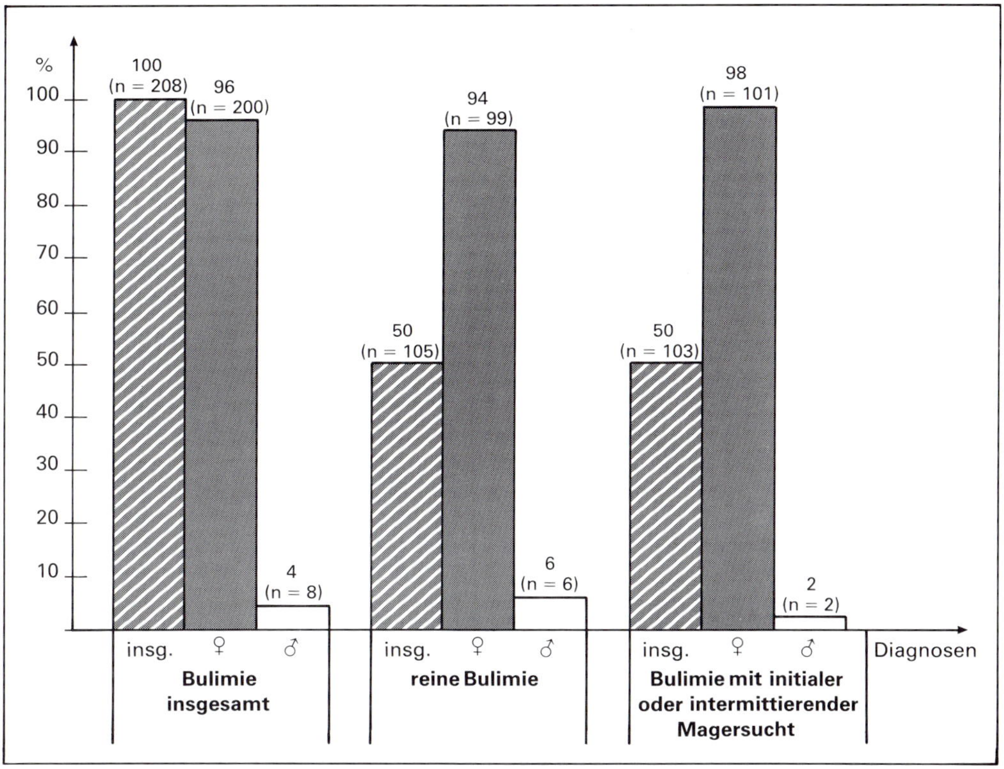

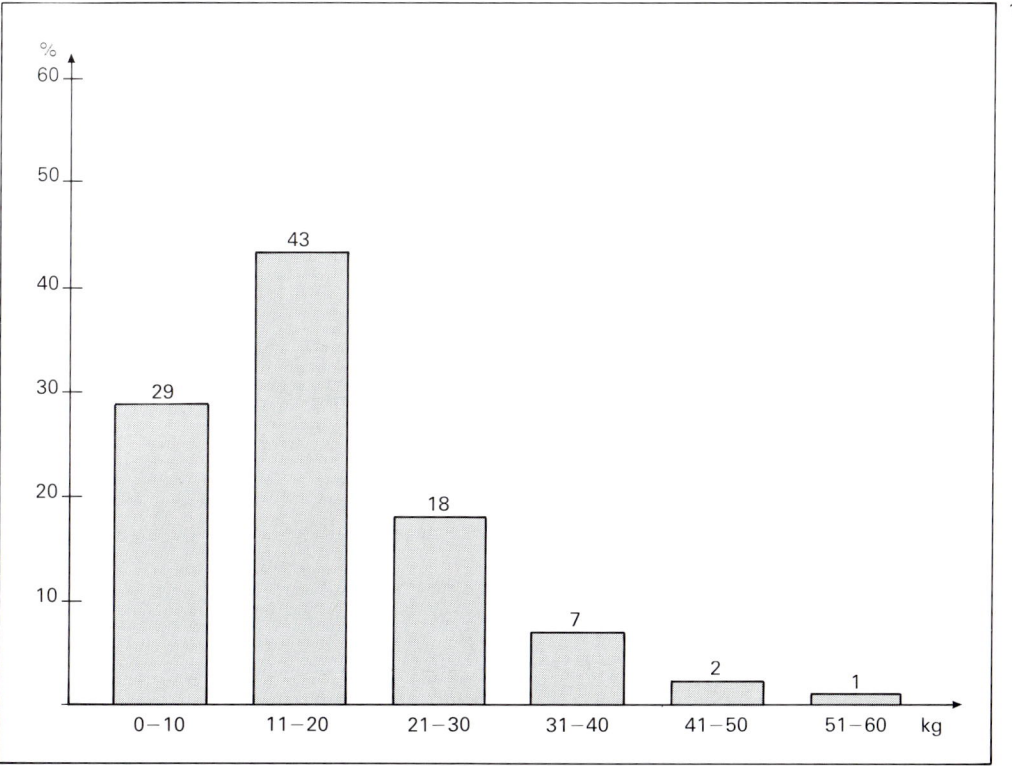

Schweregrade bei Magersucht und Bulimie

Die Unterteilung einer Krankheit in Schweregrade unterliegt oft Maßstäben, die trotz der Hilfe objektiver Daten und Befunde notgedrungen mehr oder weniger willkürlich gezogene Grenzen aufweist. Ungeachtet dieser Einschränkung haben wir versucht, 3 Schweregrade zu definieren:

Magersucht

Schweregrad I: keine lebensbedrohende Gewichtsabnahme, keine ausgeprägte Symptomatik bei der aktiven Magersuchtform, keine schweren psychischen Veränderungen und Verhaltensstörungen, Bereitschaft zur Therapie ohne vorausgegangene fehlgeschlagene Behandlungen.

Schweregrad II: Fortschreitende, aber noch nicht kritische Gewichtsabnahme, mittelschwer ausgeprägte Symptomatologie, eingeschränkte Therapiebereitschaft bei bereits vorausgegangenen Therapieversuchen.

Schweregrad III: Bedrohliches Untergewicht, totale Nahrungsverweigerung, ausgeprägte körperliche und psychische Symptomatik, absolute Indikation zur klinischen Behandlung.

Bulimie

Schweregrad I: Freßanfälle 2–3mal/Woche, Krankheitsdauer mindestens 6 Monate, keine schweren psychischen Veränderungen, keine Suizidgedanken, Bereitschaft zur Therapie ohne vorausgegangene therapeutische Mißerfolge.

Schweregrad II: Täglich Freßanfälle, Dauer der Krankheit 1–2 Jahre, mittelschwere psychische Symptomatologie mit phasenhaft stärkerer depressiver Verstimmung und Suizidgedanken, Therapieversuche bisher ohne genügenden Erfolg.

Schweregrad III: Täglich mehrfach Freßanfälle, Abusus von Medikamenten und/oder Alkohol, erhebliche Depressivität mit Suizidgefahr, großer Leidensdruck, absolute klinische Behandlungsbedürftigkeit.

Die Aufteilung der 339 Patienten mit Magersucht und 208 Patienten mit Bulimie in die 3 Schweregrade zeigt Tab. 2.
Die Schweregrade I umfassen großenteils die Patienten, die ambulant behandelt werden konnten.

Tab. 2
Schweregrade bei Magersucht und Bulimie

Schwere-grad	Magersucht		Bulimie		gesamt	
	n	%	n	%	n	%
I	128	38	46	22	174	32
II	140	41	128	62	268	49
III	71	21	34	16	105	19
gesamt	339	100	208	100	547	100

Anamnese, Symptomatologie und somatische Befunde

Magersucht

Die ersten Sätze in der Anamnese:
Beispiele

1.
19jährige Patientin B. S.: »Ich habe nachgedacht, wie die Krankheit entstanden ist. Ich bin zu dem Schluß gekommen, daß ich mich von klein auf immer gegenüber der Mutter und den anderen Geschwistern zurückgesetzt fühlte. Ich war immer die Gro-

ße, die mit dem Vater loszog. Aber die Jüngste war die Allerschönste. Es läuft alles auf die Mutter raus. Ich bin sehr auf meine Mutter fixiert. Ich fange an, mich dagegen zu wehren.«

2.

17jährige Patientin J. M.: »Ich bin meistens schon ganz verkrampft und gereizt, wenn ich jemanden von der Familie sehe; ich habe das Gefühl, daß ich zu Hause eingesperrt und eingeengt werde, ich möchte mein eigenes Leben führen und meinen eigenen Weg gehen. Manchmal rege ich mich auch über Dinge auf, die meine Mutter gesagt oder gemacht hat, die eigentlich gar nicht schlimm sind, einfach nur, weil meine Mutter es war. Nicht, daß ich sie hasse, so wie sie immer denkt, ich mag sie, aber nur, wenn ich nicht ständig etwas mit ihr zu tun habe, wenn da immer ein bestimmter Abstand ist.«

3.

33jährige Patientin V. G.: »Am liebsten fühle ich mich als Neutrum; ich habe nur das Bedürfnis, auf geistig-seelischer Ebene mit anderen Menschen in Kontakt zu treten und möchte möglichst nichts mit körperlichen Vorgängen zu tun haben. Ich dusche und wasche mich dreimal am Tage, ich möchte jede Weichheit der Haut und körperliche Formen verringern. Wenn ich flach bin wie ein Brett, wird man mein Wesen betrachten, denn das ist es, was andere in erster Linie an mir sehen sollten, das Wesen und das Geistige. Mir wäre es am liebsten, wenn mich ein Mensch platonisch liebte, in jedem körperlichen Kontakt empfinde ich eine Degradierung der geistigen Beziehung.«

4.

17jährige Patientin N. C.: »Ich mag meine Figur nicht. Ich wollte sie wie eine Klubkameradin, deshalb nahm ich ab. Ich konnte dann nicht mehr aufhören, es war wie eine Aufgabe. Ich wollte früher gern ein Junge sein. Alle mochten meine Figur. Ich fand mich unten herum zu üppig. Das allgemeine Bild der Frau ist furchtbar. Sport, Rudern: Das ist einfach schön, im Einer am liebsten. Angst vor dem Tode? Eigentlich nicht.«

5.

41jährige Patientin T. M.: »Ich maß dem Essen wohl keine Bedeutung bei, aber alle bewunderten meine Kochkunst. Es machte mir Spaß zu kochen, aber keinen Spaß zu essen, sondern nur, wenn es den anderen schmeckte, nie hatte ich ein Hungergefühl. Ich will mich wohl immer damit quälen. Die Mutter war immer für die Jungen da, es hieß immer, die Jungen.«

6.

15jährige Patientin B. L.: »Magersucht oder was weiß ich: Ich bin zur Beruhigung der Nerven meiner Mutter hier! Seit einem Jahr esse ich weniger, 3 kg Äpfel abends; die Mutter macht sich Sorgen, daß es Organschäden sein können.«

7.

27jährige Patientin F. T.: »Ich wollte auf meine Kopfschmerzen aufmerksam machen, die keiner sieht; ich dachte, wenn ich wenig wiege, sieht man es, daß es mir schlecht geht, und deshalb habe ich es gemacht. Noch immer habe ich Schuldgefühle; früher wollte ich nicht erwachsen werden und auch keine Frau sein.«

8.

32jährige Patientin D. S.: »Seit dem Sommer bin ich wieder krank. Ich habe mir eine Waage angeschafft und verbiete mir das Essen; ich meine, ich sei leistungsfähiger, wenn ich nicht esse. Der Erwachsene in mir will damit fertig werden, das Kind in mir aber verbietet es. Ich weiß nicht, was Hunger ist. Für die Familie aber koche ich gerne leckere Sachen, ich selber esse sie aber nicht. Schon als Kind soll ich eine Stunde gebraucht haben, um ein halbes Ei aufzuessen.«

9.

31jährige Patientin B. T.: »Ich finde mich selbst zum Kotzen. Ich will meine Gedanken, meinen Körper, meine verdammte Seele nicht mehr. Was soll ich mit meinem verfluchten Ich?«

10.

44jährige Patientin T. H.: »Wenn ich gegessen habe, möchte ich den Körper wegstellen, nachher nehme ich ihn wieder.

Das Leben, das ich akzeptieren dürfte, wäre körperlos! Ich schaffe es nicht, die Tür für ein körperliches Leben offenzuhalten. Gefühlt habe ich es schon — ab und zu. Es ist das Erdenleben der Menschen.«

11.
23jährige Patientin D. I.: »Ich esse unregelmäßig; ich denke oft ans Essen, ich achte auf das Gewicht, ich mache mein ganzes Essen von der Waage abhängig; seitdem ich sie habe, hat es begonnen.«

12.
17jährige Patientin D. C.: »Ich denke, ich bin ein Baby, ich bevorzuge Babykost; ich finde meine Beine zu dick; für mich ist es eine Überwindung, viel zu essen; ich habe schon Angst, wenn ich morgens nur 5 Löffel voll esse; ich muß soviel Flüssigkeit haben, wie hineingeht; ich fühle mich schuldig, wenn ich mehr gegessen habe als sonst; ich hasse Stuhlgang, er ist für mich ein Zeichen von fester Nahrung.
Die Suppe ist salzig und dadurch für mich schon ein Zeichen von fester oder normaler Nahrung. Ich will irgendwie nicht. Bloß nicht zunehmen, bloß keine feste Nahrung, ich freue mich, daß ich abgenommen habe. Wieso kann ich nicht finden, daß ich furchtbar aussehe und daß es mir gut täte, wenn ich etwas mehr hätte?«

13.
20jährige Patientin V. E.: »Ich bin magersüchtig. Ich kann nicht mehr das machen, was mein Wille meinem Bauch sagt, mein Bauch rebelliert, dies bereitet mir starke Angstzustände. Ich bin sehr unruhig, ich muß mich ständig ablenken, damit ich mein Gefühl im Bauch nicht mehr spüre. Ich finde den Punkt der Sättigung nicht, entweder ich fühle mich hungrig oder voll. In letzter Zeit muß ich mich ständig vollfressen, um das aufkommende Hungergefühl zu vermeiden, das gleichzeitig unheimliche Angstzustände und Panik mit sich bringt. Bin ich in so einer Paniksituation, so fühle ich mich zu allem unfähig; ich kann mich auf nichts anderes konzentrieren, nichts kann mich ablenken.
Diese ganzen Angstzustände fressen an mir; ich fühle mich nicht mehr fähig zu etwas. Ich bin verzweifelt, wie ich diese Situation, die nun schon ein halbes Jahr andauert, überwinden kann. Ich denke, das geht nur, wenn ich meine gesamte Kraft dafür aufwende, mich um meinen Bauch zu kümmern, doch allein schaffe ich das nicht, da meine Kraft mich zerstört; deshalb brauche ich die Hilfe eines Therapeuten, um mich voll auf mich einlassen zu können. Das ist meine einzige Hoffnung. Je intensiver, um so besser.
Ich fühle mich zu dick und bin machtlos gegen mein Fett am Bauch. Die ständigen Kämpfe mit meinem Bauch rauben mir oft meine Lebenslust und -kraft. Ich möchte dünner werden, um mich in meinem Körper wieder wohlfühlen zu können. Wenn ich dann jedoch an meinen Bauch die Erwartung habe, nach der ihm von mir zugestandenen Menge satt zu sein, rebelliert er.
Ich habe das Gefühl, daß mein Wille zerbrochen wird.«

Symptomatologie

Die Krankheit ist durch eine Reihe von Symptomen gekennzeichnet, die der eingangs gegebenen Definition gemäß der passiven (Typ I) und der aktiven Form (Typ II) zuzuordnen sind. Im Vordergrund steht die qualitative und quantitative Änderung der Nahrungszufuhr und somit auch der Ernährung.

▷

Abb. 13
Häufigkeit (%) der Störungen im Eßverhalten bei Magersucht

Abb. 14
Häufigkeit des Mißbrauchs von Medikamenten, Alkohol und Nikotin bei Patienten mit passiver und aktiver Form der Magersucht im eigenen Krankengut

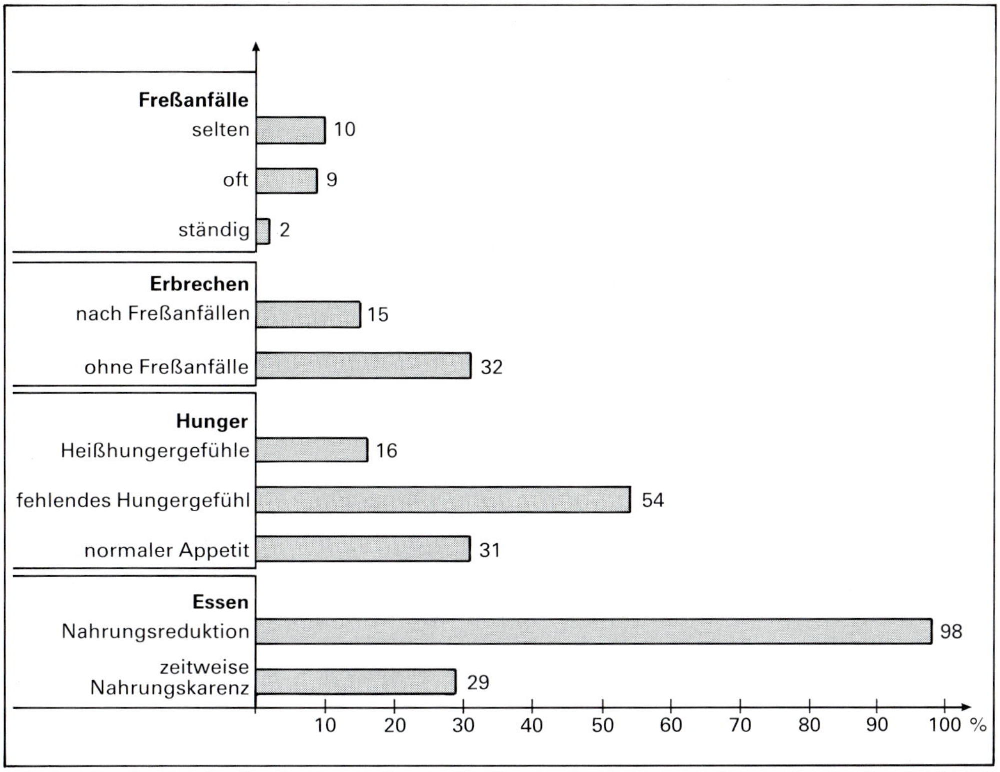

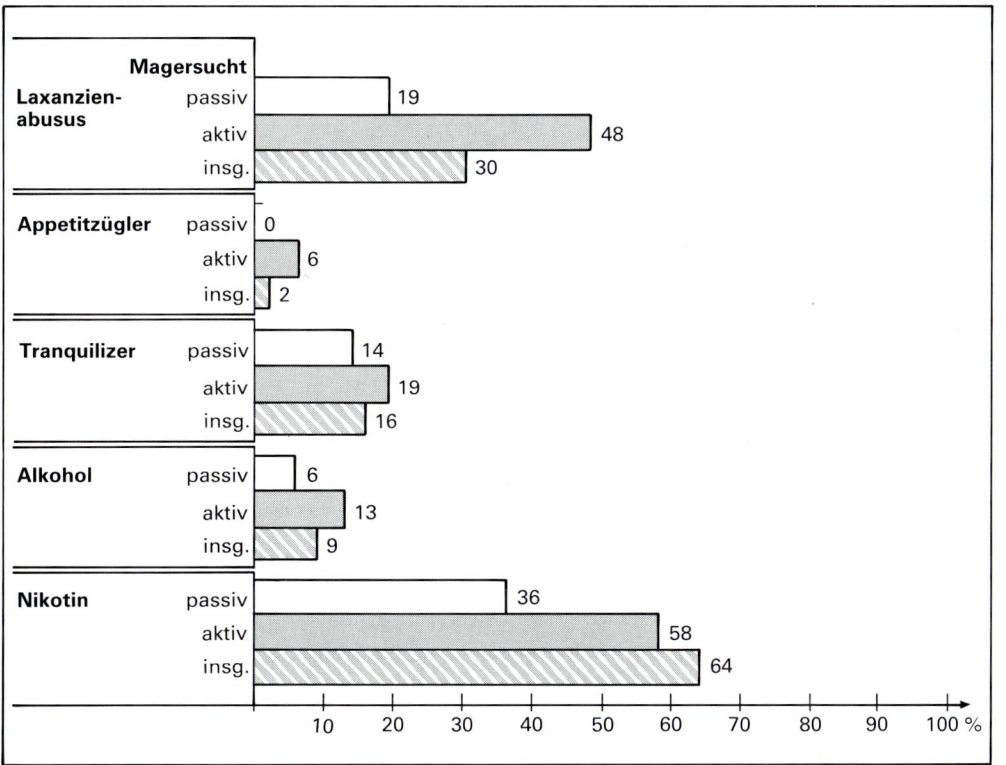

Freßanfälle
- selten 10
- oft 9
- ständig 2

Erbrechen
- nach Freßanfällen 15
- ohne Freßanfälle 32

Hunger
- Heißhungergefühle 16
- fehlendes Hungergefühl 54
- normaler Appetit 31

Essen
- Nahrungsreduktion 98
- zeitweise Nahrungskarenz 29

10 20 30 40 50 60 70 80 90 100 %

Magersucht

Laxanzien-abusus
- passiv 19
- aktiv 48
- insg. 30

Appetitzügler
- passiv 0
- aktiv 6
- insg. 2

Tranquilizer
- passiv 14
- aktiv 19
- insg. 16

Alkohol
- passiv 6
- aktiv 13
- insg. 9

Nikotin
- passiv 36
- aktiv 58
- insg. 64

10 20 30 40 50 60 70 80 90 100 %

Die Patienten beginnen meistens mit einer Diät, ausgelöst durch Unzufriedenheit mit Körperformen und -gewicht, schließlich angestoßen durch irgendeine Bemerkung aus der nächsten Umgebung. Die Diät besteht aus einer geringen Nahrungsmenge, die vor allem weder Fett noch Zucker enthält. Ein evtl. aufkommendes Hungergefühl wird verleugnet und durch reichliche Zufuhr von Wasser, Tee, Kaffee oder Säften kompensiert.

Die eintretende Gewichtsabnahme wird als Erfolgserlebnis gebucht, das wiederum den Ehrgeiz, weiter abzunehmen, verstärkt, so daß Hunger- und Sättigungsgefühl, schließlich völlig unterdrückt, nicht mehr empfunden werden oder tatsächlich verlorengehen: *Passive-restriktive Form der Anorexia nervosa* (Typ I).

Von vielen Patienten werden wechselnd Magenschmerzen und diffuse Leibbeschwerden angegeben, in enger Verbindung mit geringer Nahrungsaufnahme. Die Schmerzen seien oft sehr heftig; deshalb wird jede zusätzliche Nahrungsaufnahme abgewehrt. Der Leib kann mitunter sehr druckschmerzhaft sein, so daß die Abgrenzung gegenüber organischen abdominellen Erkrankungen manchmal erschwert ist (siehe Seite 106).

Die Nahrungsaufnahme wird immer geringer und seltener, schließlich werden feste Nahrungsmittel, außer Obst, ganz gemieden, so daß die Patienten manchmal nur noch kalorienarme und kalorienlose Flüssigkeit und Vitamine zu sich nehmen, meistens isoliert von den Mahlzeiten der Familie, an denen sie nicht mehr teilnehmen. In der Isolierung werden mitunter kleine Mengen von z. B. Vollkornbrot minuziös in viele Stücke zerlegt, mit z. B. magerem Käse, Senf oder scharfen Gewürzen belegt und von großen Tellern (666) gegessen: *Mahlzeit reduziert auf Ritual und Karikatur.*

Umgekehrt proportional zur Gewichtsabnahme verhält sich die Angst vor einem Gewichtsanstieg. Mit jeder weiteren Gewichtsabnahme wird Wohlbefinden angegeben; Körperbild und Körperschema werden mehr und mehr verzerrt erlebt und wahrgenommen, vor allem in der Region des Abdomens. Manche Patienten betrachten jeden Morgen das Profil ihres Leibes im Spiegel und geraten in depressive Verstimmungen bei der Wahrnehmung einer Vorwölbung von wenigen Millimetern. Diese »Spiegelepisoden« können sich erweitern auf die heimliche wohlgefällige Betrachtung des ganzen Körpers: Je magerer er ist, desto größer ist die Zufriedenheit, je konkaver der Leib, desto größer die Euphorie.

Der Umwelt gegenüber wird die Kachexie durch Tragen voluminöser Kleidungsstücke sorgfältig kaschiert, wegen der Neigung zum Frieren durch besonders warme Bekleidung, z. B. mit dicken Wollsocken selbst im Sommer. Das Idealbild der Patienten ist, extrem mager zu sein.

Die Beschäftigung mit der Nahrung und Ernährung wird zum beherrschenden Inhalt der Gedankenwelt. Die Patienten sammeln Koch- und Diätbücher, lesen sie wie spannende Romane, werden zu Experten für Ernährung und Kochrezepte. Parallel dazu werden Nahrungsmittel gehortet, viele Gewürze und alle Sorten von Zutaten.

Um das Ziel der Gewichtsabnahme zu erreichen oder zu beschleunigen, können

Tab. 3
Täglicher Zigarettenkonsum bei Magersucht (n = 225) und Bulimie (n = 191)

Zig./d	Magersucht %	Bulimie %
1−5	23	21
6−10	27	12
11−15	15	14
16−20	22	31
≥21	13	22

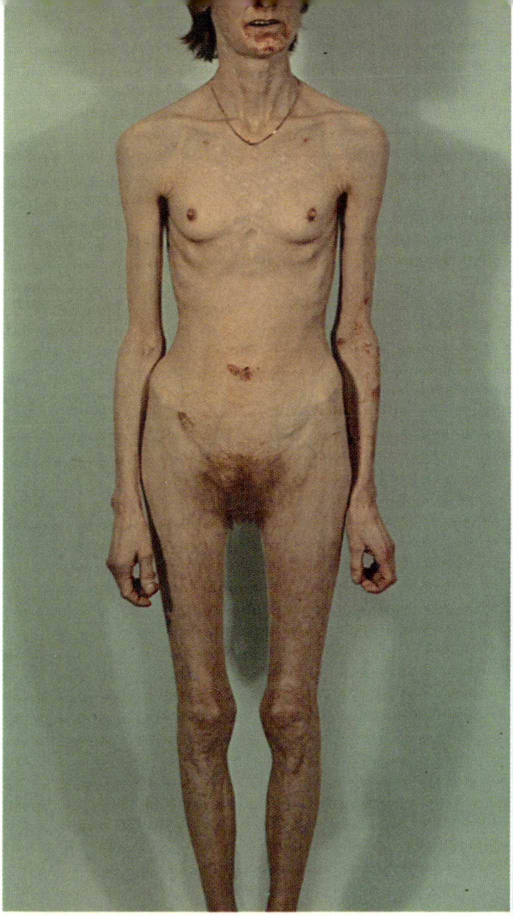

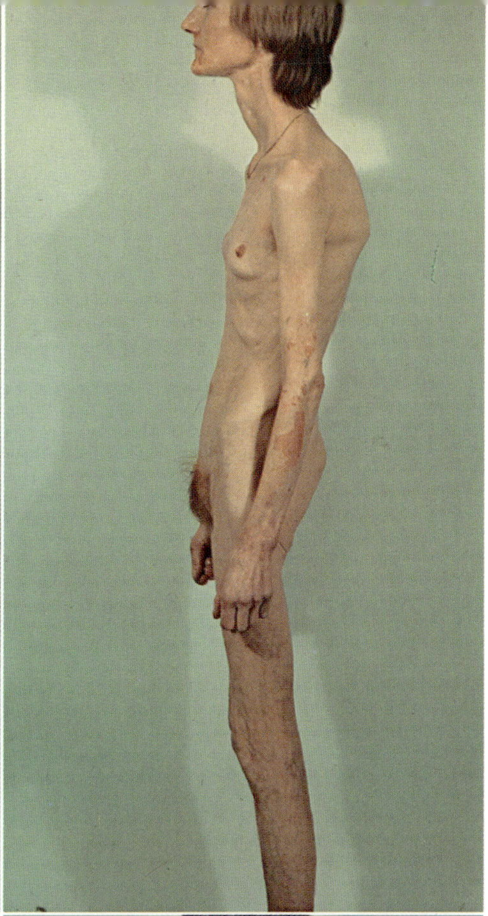

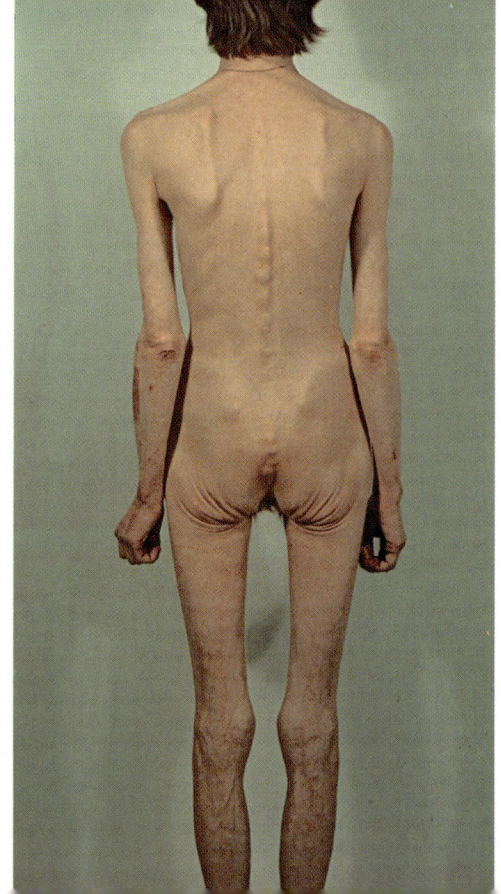

Abb. 15—17
41jährige Angestellte T. M. mit chronisch
rezidivierender Magersucht seit dem
25. Lebensjahr. 165 cm; 30,5 kg.
Exzessiver Laxanzienabusus (300 Tabl./Woche)

expansive Mechanismen dazukommen: die Patienten benutzen jede Gelegenheit, sich zu bewegen, betreiben forciert Sport bis zum Exzeß, z. B. Dauerlauf (»Jogging-Zwang«), machen Gewaltmärsche, spielen stundenlang Tennis und schwimmen; die Gewichtsabnahme wird mitunter auch verstärkt durch die Einnahme von Sympathikomimetika. Zu diesen Aktivitäten kommt das unwiderstehliche, also zwanghafte Bedürfnis, Magen und Darm möglichst rasch zu entleeren, das heißt durch artifizielles Erbrechen und Mißbrauch von Laxanzien, seltener Diuretika.

Ist das Hungergefühl nicht verlorengegangen, so können durchbruchartig Heißhungeranfälle einsetzen, die infolge des nunmehr bestehenden Kontrollverlustes zur Aufnahme großer Nahrungsmengen führen. Diese bulimische Attacke wird unmittelbar danach von den meisten Patienten durch Erbrechen korrigiert. *Das Ziel der fortlaufenden Gewichtsabnahme bis zum extremen Untergewicht bleibt unverändert bestehen.*

Die Verteilung der Appetitstörungen bei unseren Patienten mit Magersucht zeigt Abb. 13: Bei 21% traten Freßanfälle auf, bei 15% mit anschließendem Erbrechen, während 32% im Verlaufe der Krankheit ohne Freßanfälle erbrachen. Von 54% wird angegeben, kein Hungergefühl zu verspüren (»Anorexie«), hingegen wird in den beiden anderen Gruppen mit Heißhunger (16%) oder normalem Appetit (31%) das Hungergefühl rigoros unterdrückt.

Eine phasenhaft völlige Nahrungskarenz praktizieren 29%.

Über die Einnahme von Laxanzien, Diuretika, Tranquilizern, Appetitzüglern und Alkohol sowie über die Rauchgewohnheiten bei Magersucht gibt Abb. 14 Aufschluß: Der Laxanzienabusus besteht vor allem bei der Gruppe mit aktiver Magersucht, aber auch die Einnahme von Diuretika, Tranquilizern, Appetitzüglern und Alkohol ist überwiegend in dieser Gruppe zu finden. Den täglichen Zigarettenverbrauch zeigt Tab. 3.

Abb. 18
20jährige Abiturientin J. D.
150 cm; 22,5 kg. Schwere chronifizierte Pubertätsmagersucht seit 9 Jahren

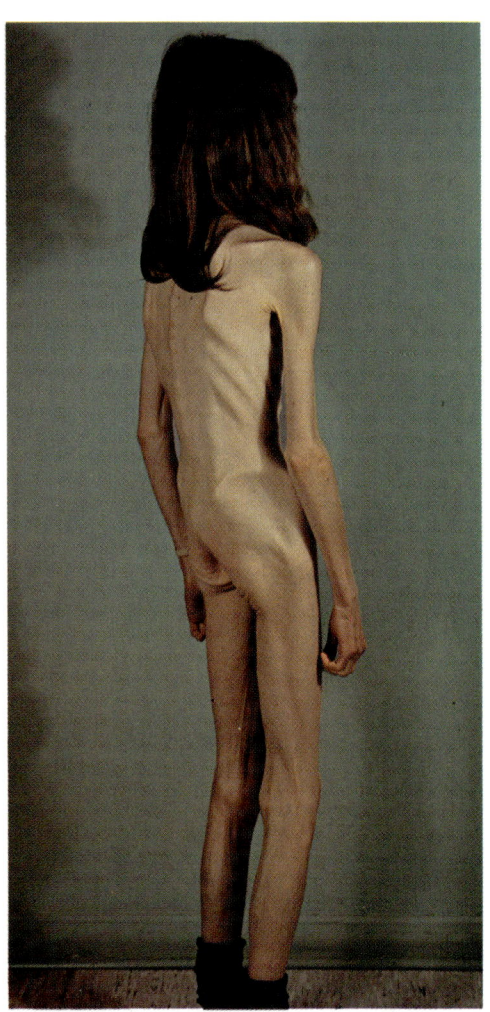

Somatische Befunde

Der körperliche Befund ist gekennzeichnet durch das Bild des Untergewichtes und schließlich der Kachexie (Abb. 15–18).

Der Gewichtsverlust kann auf das Ausgangsgewicht bei Beginn der Krankheit bezogen werden (Feighner-Kriterien), auf das Sollgewicht oder das Idealgewicht (166). In der Literatur finden sich unterschiedliche Angaben und entsprechende Begründungen.

In unserem Krankengut haben wir uns auf die Differenz zum Idealgewicht bezogen. Die Ausprägung des Untergewichtes zeigt Abb. 20. Nahezu 2/3 unserer Patienten hatten ein Untergewicht von 20−50% gegenüber dem Idealgewicht. Ein wesentlicher Unterschied zwischen Typ I und Typ II war nicht festzustellen.

Abb. 21 zeigt die Minimalgewichte innerhalb des Krankheitsverlaufes. 56% unserer Patienten mit Magersucht hatten ein Minimalgewicht von unter 40 kg.

Stellt man dem die Maximalgewichte (Abb. 22) im Krankheitsverlauf gegenüber, so wird sichtbar, daß 45% nie mehr als 55 kg gewogen haben und 29% zwischen 55−60 kg.

Der eingeschränkte Stoffwechsel führt zum vagotonen Spargang mit Bradykardie, Hypotonie, Hypothermie, Obstipation. Nicht selten bestehen Zeichen der Vasolabilität, z. B. kalte Hände und Füße und Neigung zum Frieren, Ödeme und auch Veränderungen an der Haut, etwa als Haarausfall, Akrozyanose, Wiederkehr der Lanugobehaarung (Abb. 19), in unserem Krankengut bei 5%.

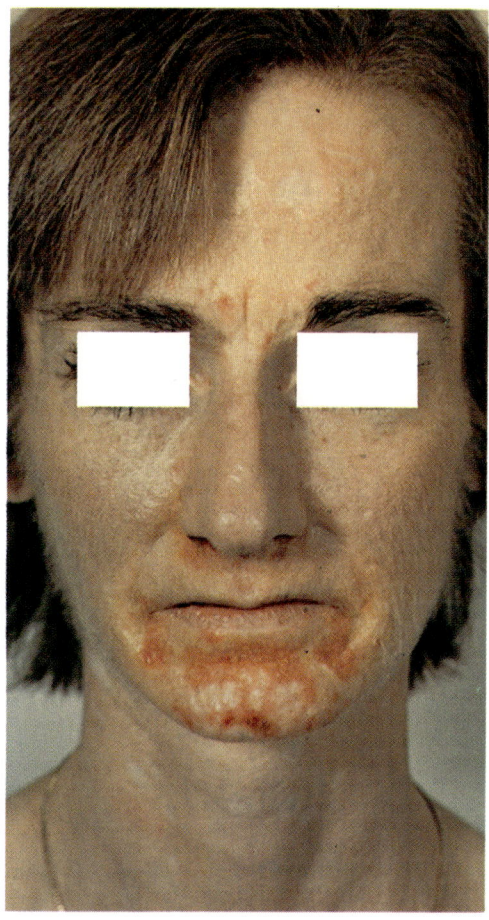

Abb. 19
Wiedergekehrte Lanugobehaarung und artifizielle Hautveränderungen mit weißlichen Narben der Patientin der Abb. 15−17

Zu Symptomatologie und Befunden so gut wie aller Patienten mit Magersucht gehört die Amenorrhoe, spätestens, sobald ein kritisches Untergewicht erreicht ist. Mitunter tritt die Amenorrhoe bereits ein, bevor das pathologische Eßverhalten einsetzt, also bei noch normalem Körpergewicht. Umgekehrt kann die Amenorrhoe noch monatelang, manchmal 1−2 Jahre bestehen bleiben, das heißt sie ist nicht allein vom Gewicht abhängig (362).

Die Angaben zur Amenorrhoe sind in der Literatur leider dann unzuverlässig, wenn nicht ausdrücklich die Patienten ausgenommen sind, die Konzeptionshemmer einnehmen.

Die Häufigkeit der Amenorrhoe ist in unserem Krankengut bei der aktiven und passiven Form gleich groß.

In Abb. 23 sind die Befunde zusammengestellt. Sichere Unterschiede fanden wir bei den beiden Formen der Magersucht nicht.

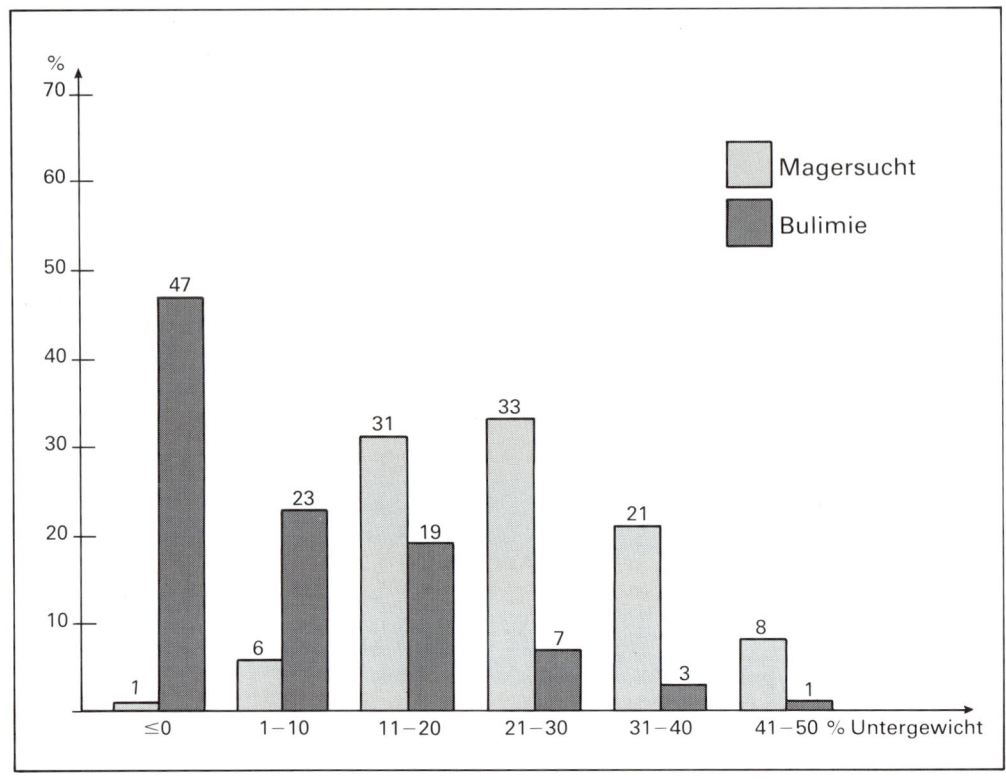

△

Abb. 20
Prozentuales Untergewicht, bezogen auf das
Idealgewicht bei Erstuntersuchung in unserer
Klinik bei Patienten mit Magersucht (n = 336)
und Bulimie (n = 199)

Zahlreiche Untersuchungsergebnisse
wurden über allgemeine und spezielle
Blutbefunde und psychobiologische Zusammenhänge (185, 264, 276, 464, 552),
den Stoffwechsel und die innere Sekretion
(Tab. 4) (7, 23, 42, 47, 61, 171, 173, 177, 204,
224, 225, 339, 383, 454, 484, 523, 554, 644,
675) sowie neurovegetative Störungen
(168) mitgeteilt.

Die praktisch wichtigsten sind in Abb. 24
zusammengefaßt. Eine Leberzellschädi-
gung wurde dann angenommen, wenn
GOT, GPT und γ-GT erhöht waren. Einen
deutlichen Unterschied zwischen passiver
und aktiver Form fanden wir lediglich, wie
zu erwarten war, bei der Hypokalämie mit
33% bei Typ II und 7% bei Typ I.

Die meisten Untersucher stimmen darin
überein, daß diese blutserologischen Befunde eine Folge der reduzierten Nahrungszufuhr sind, sie werden ähnlich auch
unter Fastenbedingungen Gesunder fest-

▷

Abb. 21
Minimalgewicht der Patienten mit Magersucht
(n = 333) und Bulimie (n = 188)

Abb. 22
Maximalgewicht der Patienten mit Magersucht
(n = 295) und Bulimie (n = 187)

21

%
50
40
30
20
10
Magersucht
Bulimie
0 0
5 0
20 2
31 14
21 13
18 30
4 20
1 15
0 4
0 2
23–25
26–30
31–35
36–40
41–45
46–50
51–55
56–60
61–65
66–70
kg

22

%
50
40
30
20
10
Magersucht
Bulimie
1 0
7 2
16 2
21 10
29 19
12 21
6 18
4 9
3 9
1 5
0 5
36–40
41–45
46–50
51–55
56–60
61–65
66–70
71–75
76–80
81–85
86–≥90
kg

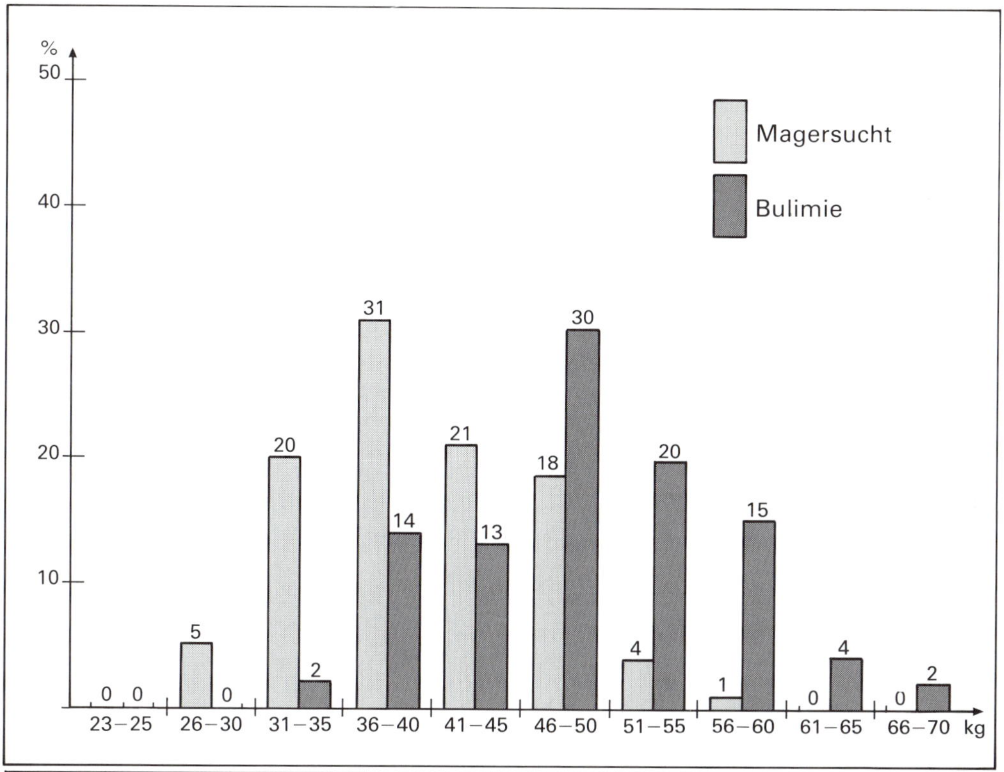

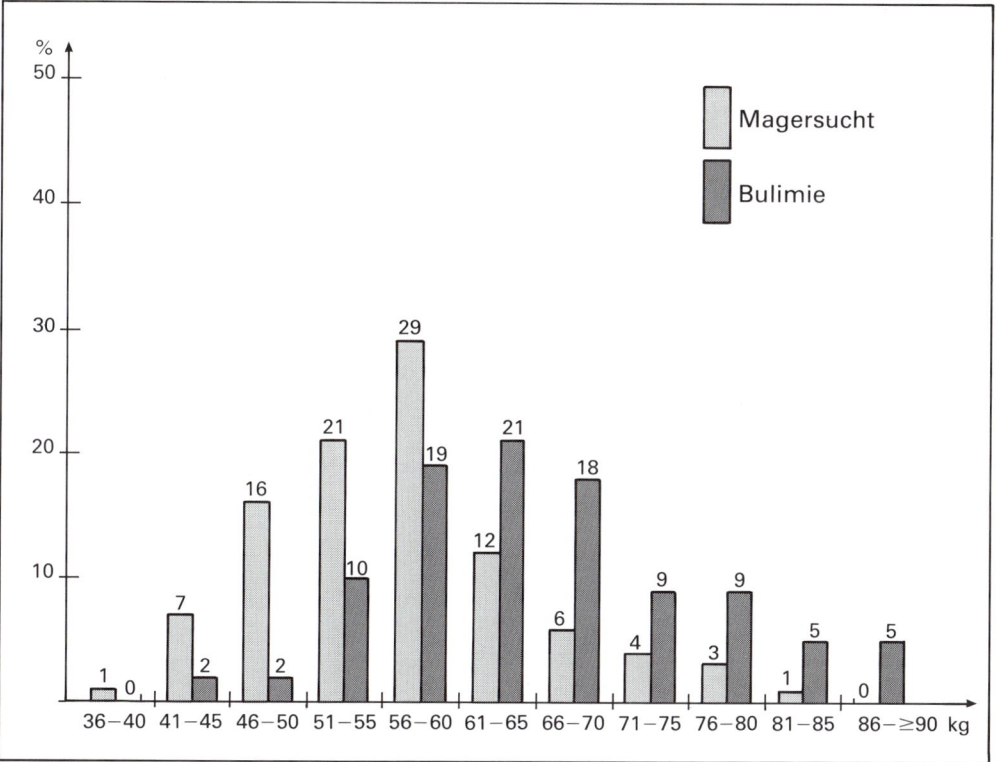

gestellt (171, 178). Ohnehin erscheint uns der diagnostische Wert dieser Befunde nicht sehr groß, da die Häufigkeit relativ gering ist, wie Abb. 24 zeigt.

Sekundäre Organbefunde und somit teilweise auch Komplikationen wurden außer an der Leber auch an anderen Organen oder Organsystemen beschrieben: Veränderungen des Herzkreislaufsystems mit reduziertem Auswurfvolumen des Herzens (437), Niederspannung im Ekg (633), Arrhythmien (124), ein Mitralklappenprolaps in 53% (124), Thrombosegefahr durch Hyperkoagulämie (14), tödlicher Herzinfarkt infolge arteriosklerotischer Thrombose (436).
Wiederholt wurden auch Schwellungen der Speicheldrüsen (»Sialadenose«) (9) hervorgehoben. Schließlich finden sich Berichte über eine anorektische Osteopenie (512), ein *Wernicke-Korsakow-*

Syndrom infolge Vitamin B_1- und Magnesiummangels (637).
Die Entwicklung einer Osteoporose ist am ehesten die Folge des Defizits an Proteinen, Kalzium und Östrogenen und evtl. auch des erhöhten Cortisolspiegels (593).
Als Ausdruck einer herabgesetzten zellulären Immunität wird über eine Lungeninfektion mit atypischen Mykobakterien berichtet (62), schließlich über stoffwechselbedingte Komplikationen: akutes Phosphatmangelsyndrom mit neurologischen Ausfällen unter einer parenteralen Hyperalimentation (19).
Verschiedene Autoren teilen auch hirnatrophische Befunde im kranialen Computertomogramm mit (485, 518, 614), »Pseudoatrophie«; reversible EEG-Veränderungen heben andere Autoren ebenfalls hervor (128, 520). Im Ultraschallbild wurden oft zystische Ovarien gesehen (612).

Abb. 23
Häufigkeit einzelner somatischer Befunde bei den Patienten mit Magersucht im eigenen Krankengut

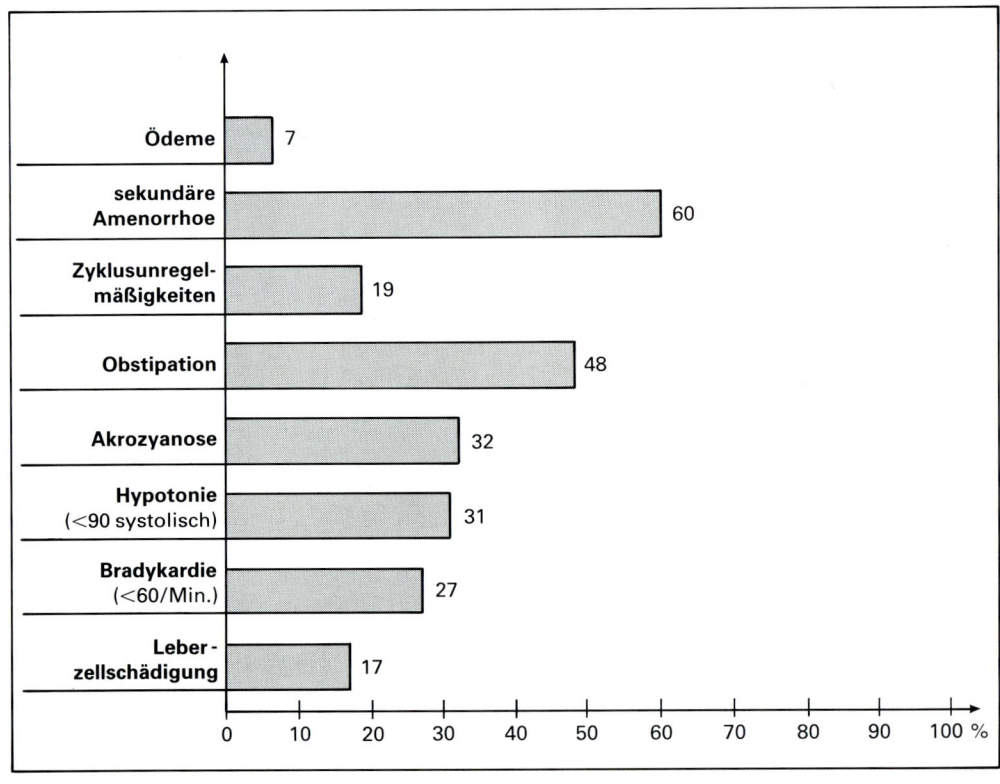

erniedrigt	normal	erhöht
FSH LH LHRH Gonadotropin Östrogene Testosteron T_3 Exkretion der 17-Ketosteroide und 17-Hydroxykortikosteroide Dehydroandrosteron Noradrenalin Insulin	TSH T_4 TBG Prolaktin	GH Cortisol (Plasma) Aldosteron

Tab. 4
Sekundäre endokrinologische Blutbefunde
bei Magersucht

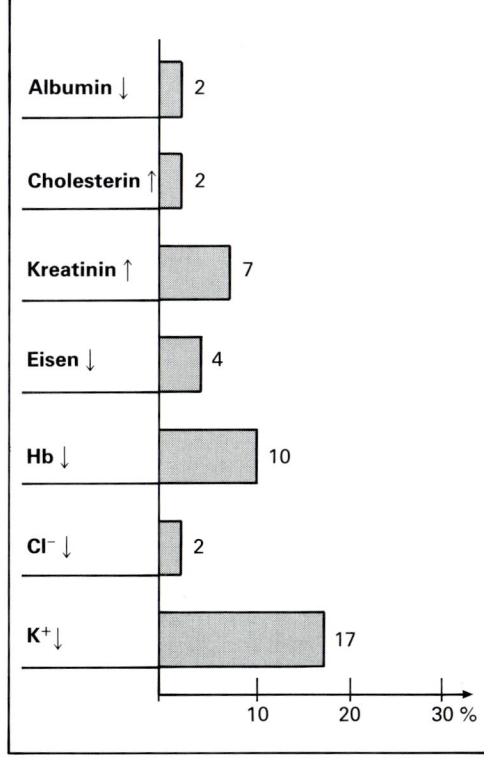

▷

Abb. 24
Häufigkeit einzelner Blutbefunde bei den
Patienten mit Magersucht im eigenen Krankengut

Eingehende und zusammenfassende Darstellungen der Symptomatologie und Befunde bei der Magersucht finden sich auch in der Literatur während der letzten 50 Jahre (52, 80, 104, 119, 125, 127, 128, 178, 273, 283, 293, 339, 349, 365, 368, 412, 427, 446, 506, 536, 606, 623, 625, 669).

Pathologisch-anatomische Untersuchungen bei infolge einer Magersucht Verstorbenen ergaben verschiedenartige morphologische Veränderungen als Folge der Krankheit (245, 550).

Bulimie

Die ersten Sätze in der Anamnese: Beispiele

1.
20jährige Patientin J. G.: »Beim Essen der Riesenmassen beruhigte ich mich und empfand das Erbrechen wie eine Erlösung. Es ist, als mache sich mein Körper selbständig. Ich stehe gleichsam daneben und denke: Ist ja interessant, was Du da tust. Ich fühle mich erst wieder als Mensch, wenn alles erbrochen ist. Es kommt mir tierisch vor. Jedesmal, wenn ich erbrochen habe, nehme ich mir vor: Das war das allerletzte Mal. Aber sobald ich allein bin, geht es wieder los, oder wenn ich mich ärgere oder überfordert bin. Ich möchte gern verstanden werden, besonders von den Eltern, am ehesten von der Mutter. Wieso lebe ich nicht normal? Manchmal denke ich daran, mich umzubringen. Wozu das ganze Theater? Nur den Zeitpunkt habe ich noch nicht festgelegt. Ich habe nicht genug Halt. Wenn jemand da wäre, der es wüßte, mit dem ich reden könnte! Ich fühle mich eigentlich als Neutrum.«

2.
21jährige Patientin U. L.: »Als ob ein Tier in mir ist, das mich umschlingt und immer wieder zum ›Fressen‹ treibt, das diesen wahnsinnigen Hunger in mir verursacht und das ich nicht zur Ruhe bringen kann. Ich würde gern seine tierische Energie umpolen.«

3.
29jährige Patientin V. Z.: »Mir ist es erst bewußt, daß ich krank bin, seitdem es an die Öffentlichkeit kam. Vorher habe ich das verdrängt, obwohl ich mich dauernd vollstopfte und erbrach. Ich richtete mein Leben nur noch nach Diät und Essen aus, studierte auch Ernährungswissenschaften und schloß das Studium mit ›sehr gut‹ ab.«

4.
28jährige Patientin V. S.: »Meine Haupttätigkeit besteht in Essen und Erbrechen; ich habe jetzt auch eine Rente, lebe allein und gehe viel mit dem Hund spazieren.«

5.
29jährige Patientin D. I.: »Ich hatte immer schon Eßprobleme, da ich mich zu dick fühlte; schon als Kind wurde mir gesagt, ich solle nicht so viel essen. Vor 8 Jahren lernte ich einen Freund kennen; er fand mich rundlich, er sagte mir, ich solle erbrechen, wenn ich viel äße; so mache es auch seine Schwester. Ich gewöhnte mich daran, ekelte mich aber.«

6.
19jährige Patientin I. N.: »Als ich auf einer Fete nicht akzeptiert wurde und die anderen mehr Chancen bei den Jungen hatten, fing ich an dem Tag das Fressen und Kotzen an. Schon immer habe ich keine Beziehung zu meinem Körper gehabt. Ich habe immer das Gefühl, zwei Charaktere in mir zu haben; ich verstehe dann meine eigenen Handlungen nicht.«

7.
19jährige Patientin U. L.: »Entweder ich esse gar nichts oder, wenn ich esse, kotze ich es aus, drei- bis viermal täglich.«

8.
16jährige Patientin L. H.: »Ich stopfe alles in mich hinein, finde kein Maß mehr; ich wollte aufhören, aber es ging nicht.«

9.
36jährige Patientin U. S.: »Seit 20 Jahren bin ich eßsüchtig. Ich kann Unmengen essen und werde nicht satt; es sind richtig Anfälle. Das Erbrechen habe ich von einer Bekannten gelernt; ich fand die Lösung erst ganz gut. Ich habe viele Bücher gelesen und meine, daß man eigentlich nichts

machen kann. Ich sehe etwas, kaufe es, esse, was immer kommt; tagsüber nicht, aber abends vergesse ich alle guten Vorsätze.«

10.

31jährige Patientin F. S.: »Seit 15 Jahren habe ich diese Anfälle. Die Idee, aufzuhören, kam mir erst dieses Jahr; da wurde mir erst klar, daß ich krank bin. Ich habe täglich erbrochen, ich empfinde es suchtartig, stopfe mich voll, bis mir übel wird, habe auch 15 Jahre lang Unmengen Abführmittel genommen. Ich aß alles, was mir die Mutter hinstellte, um ihr dann alles vorzukotzen, als wäre es vergiftet. Dreimal täglich stellte ich mich auf die Waage.«

11.

20jähriger Patient L. U.: »Ich habe inzwischen verlernt zu leben, weil ich vieles durch die ›Droge Essen‹ verdränge. Ich spüre das Leben nicht mehr in dem Maße wie vor Beginn meiner Schwierigkeiten mit dem Essen. Ich weiß, in welchem Teufelskreis ich mich befinde. Ich weiß, welcher Kampf mir langfristig bevorsteht, denn ich kämpfe schon; aber ohne ärztliche Hilfe kann ich es kaum schaffen. Ich möchte nicht mehr sämtliche Probleme, Emotionen und Gefühle mit dem Ventil des Essens und des damit verbundenen künstlichen Erbrechens ablassen, sondern lernen, die Signale meiner Psyche richtig zu deuten. Ich möchte nicht mehr, daß meine Gedanken stets um das Essen, den Kühlschrank und das Kaufhaus kreisen.«

12.

24jährige Patientin S. T.: »Ich schlage mich seit 5 Jahren mit dem Problem herum, daß ich mich im Essen nicht beherrschen kann. Wie aus heiterem Himmel befällt mich ein unwiderstehliches Bedürfnis, alles, was ich auftreiben kann, vor allem Süßes, in einem rasenden Tempo bis zum Exzeß in mich hineinzustopfen. Ich lebe wie in einem Gefängnis meiner schlechten Gewohnheiten. Ich bin im Gesicht schon ganz geschwollen und sehe schrecklich aus. Irgendwie habe ich als Mensch mein Gesicht verloren, weil ich mich so gehenlasse. Ich habe mich zwar bis jetzt immer wieder gefangen, bin aber

jetzt gerade in so einer Sackgasse, und es fällt mir immer schwerer, mit dieser Völlerei zu brechen. Ich weiß nicht, ob das eine Sucht ist, weil ich mich ja eigentlich freiwillig in dieses gefährliche Fahrwasser begeben habe, und es wurde dann zum Zwang. Ich muß zugeben, daß mir diese Völlerei einen gewissen Genuß bereitet. Bei solchen Exzessen verschlinge ich 3–4mal am Tag auf einmal ein Viertelpfund Butter, ein halbes Pfund Brot, Puddinge und ähnliches; ich habe in etwa 6 Tagen 5 kg zugenommen.«

13.

21jährige Patientin H. L.: »Ich brauche dringend Hilfe wegen meiner Freßprobleme, Depressionen und was sonst noch für Probleme damit zusammenhängen, die ich schon seit Jahren mit mir umherschleppe und die immer schlimmer werden. Ich bin völlig hilflos, sie zu bewältigen. Ich war schon bei einigen Ärzten und psychologischen Beratungsstellen wegen meiner Fresserei, wurde aber nicht ernstgenommen, da ich nicht übermäßig dick bin. Nun bin ich völlig verzweifelt und ratlos.

Auch Selbsterfahrungsgruppen haben mir nicht weitergeholfen. Entweder habe ich mich geschämt, über meine Fresserei zu erzählen oder, wenn ich es erwähnt habe, wurde es nicht ernstgenommen.

Vor etwa 5 Jahren fing die Fresserei an. Ich schiebe alles vor mich hin und bin völlig lustlos und möchte eigentlich gar nicht mehr leben. Das einzige, was ich noch tue, ist sinnlos in mich hineinfressen. Es ist ein Teufelskreis, aus dem ich nicht mehr herauskomme. Weil es mir schlecht geht, fresse ich, und wenn ich gefressen habe, geht es mir noch schlechter; ich ärgere mich dann, daß ich gefressen habe und fresse dann noch mehr in mich hinein.

Das Schlimme ist auch, daß kein Mensch begreift, daß Essen ein Problem sein kann. Vor anderen Leuten esse ich nichts oder nur sehr wenig; ich fresse nur heimlich.

Ich bin Studentin und verfresse mein ganzes Geld. Ich koche nie, weil ich während des Kochens bereits alles auffressen würde. Erdnüsse und Walnüsse mit Schale kaufe ich mir nie, obwohl ich sie so gern esse; es dauert mir viel zu lange, bis ich die

Nüsse geöffnet habe, denn wenn ich fresse, schlinge ich riesige Mengen gierig in mich hinein. Meistens gehe ich den ganzen Tag nur von Geschäft zu Geschäft und kaufe Freßwaren. Ich schäme mich, in einem Geschäft so viel einzukaufen, deshalb gehe ich durch mehrere Geschäfte. Meistens dränge ich mich dann schnell an die Kasse, um möglichst gleich mit der Fresserei anzufangen. Sofort, wenn ich bezahlt habe, fange ich an zu fressen. Ich stopfe dann z. B. pfundweise Käse auf der Straße in mich hinein; dann geht es weiter mit Wurst, Schokolade, und, und, und. Ich verliere völlig die Kontrolle über mich selbst und weiß dann gar nicht mehr, was ich alles in mich hineingestopft habe. Wenn ich Bekannten auf der Straße begegne, schäme ich mich und ziehe mich deshalb mit meinem Freßpaket irgendwo in die Toilette eines Kaufhauses zurück, wo ich ungestört und unbeobachtet fressen kann und verbringe dort oft Stunden.

Es kann auch passieren, daß ich mit jemandem irgendwo zusammensitze und plötzlich einen solchen Zwang verspüre, etwas essen zu müssen, dem ich nicht widerstehen kann und daß ich dann die Leute anlüge und sage, ich müßte schnell telefonieren gehen oder sonst etwas Wichtiges tun. Aber in Wirklichkeit gehe ich dann fressen.

Abends oder sonntags, wenn die Geschäfte geschlossen haben, suche ich Tankstellen auf, gehe zum Bahnhof oder in eine Gaststätte, wo ich weiß, daß dort keine Leute verkehren, die mich kennen. Wenn ich eine Freßorgie habe, verzehre ich hauptsächlich Sachen, die ich normalerweise nicht essen würde. Manchmal renne ich auch zwischen den Vorlesungen in die Geschäfte oder ich gehe überhaupt nicht in die Vorlesungen, weil ich nicht mehr aus dem Fressen herauskomme.

Ich habe schon mit vielen Mitteln versucht, die Fresserei zu bekämpfen, aber alles ohne Erfolg. Selbst Appetitzügler, auch wenn ich sie in doppelter Dosis genommen habe, waren wirkungslos. Oft liege ich die ganze Nacht wach und habe furchtbare Magenschmerzen, fühle mich elend und bin völlig erschöpft. Jedesmal, wenn ich gefressen habe, wünsche ich mir dann, nicht mehr leben zu müssen, mein sinnloses Leben endlich wegschmeißen zu können. Diesen Wunsch habe ich auch sonst, doch nach der Fresserei ist es besonders schlimm.

Oft liege ich den ganzen Tag oder mehrere Tage im Bett und wasche mich tagelang überhaupt nicht. Mein Körper, vollgefressen und ungewaschen, widert mich regelrecht an. Ich komme mir häufig vor wie *Kaspar Hauser,* als hätte ich mein ganzes Leben in der Finsternis verbracht, und das Ergebnis ist meine verkorkste Persönlichkeit, die niemandem zugemutet werden kann, leer und wertlos und am besten weggeschmissen werden sollte.«

Symptomatologie

Die im Vordergrund stehenden Symptome (paroxysmal auftretende Freßattacken, »Freßkick«, Hyperorexie mit Verlust jeder Kontrolle sowie anschließend heimlichem Erbrechen) bestimmen das manchmal viele Jahre vor der Umwelt verborgen gehaltene Krankheitsbild.

Zur überkalorischen Ernährung vieler Gesunder oder Stoffwechselkranker bestehen wesentliche Unterschiede:

1. Der Anfall wird unvermittelt ausgelöst.

2. Der Vorgang der Nahrungsaufnahme, der von den meisten Patienten als Verschlingen, Fressen, Hineinstopfen, vorwiegend innerhalb kürzester Zeit ($\frac{1}{2}-2$ Stunden), manchmal mit beiden Händen zugleich, beschrieben wird.

3. Die Wahllosigkeit gegenüber der Art der meist hochkalorischen Nahrungsaufnahme (in unserem Krankengut bis zu 12 000 Kalorien pro Anfall). Im Extremfall gehen die Patienten nachts durch die Straßen einer Stadt und sammeln sich irgendwelche Nahrungsreste aus Mülltonnen.

Die Verteilung der Appetitstörungen bei unseren Patienten mit Bulimie zeigt Abb. 25. Sie läßt darüber hinaus erkennen, daß 97% Freßanfälle haben (56% ständig, d. h. täglich mehrfach, 41% häufig, d. h. mehr-

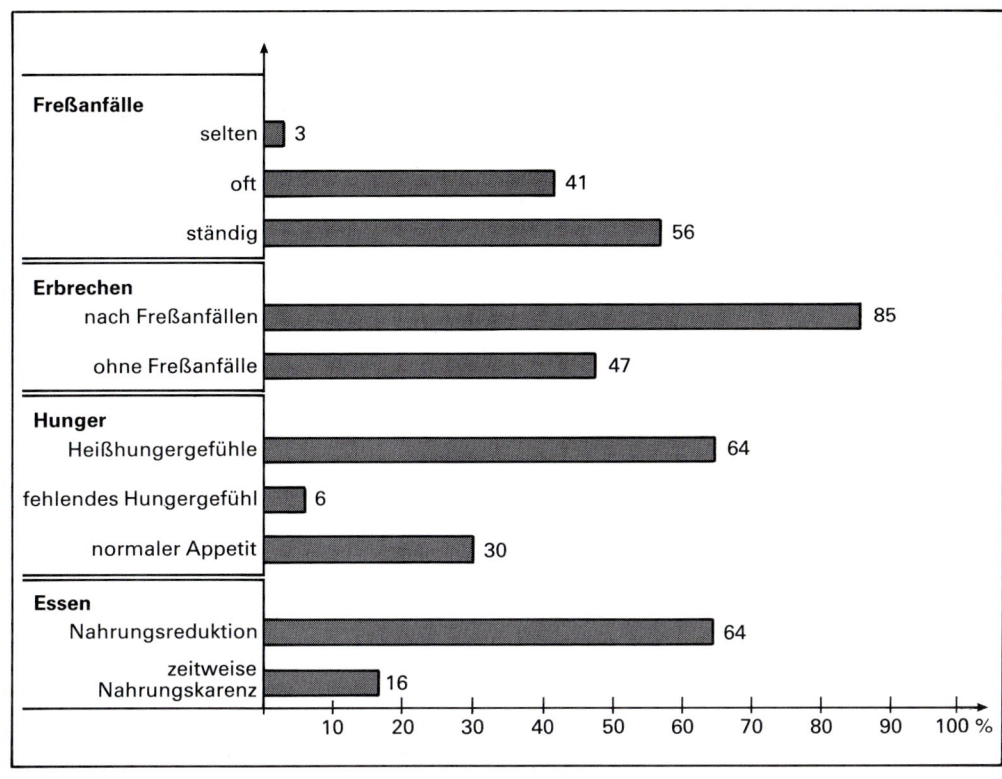

Freßanfälle
- selten — 3
- oft — 41
- ständig — 56

Erbrechen
- nach Freßanfällen — 85
- ohne Freßanfälle — 47

Hunger
- Heißhungergefühle — 64
- fehlendes Hungergefühl — 6
- normaler Appetit — 30

Essen
- Nahrungsreduktion — 64
- zeitweise Nahrungskarenz — 16

10 20 30 40 50 60 70 80 90 100 %

Abb. 25
Häufigkeit (%) der Störungen im Eßverhalten
und des Hungergefühls bei Bulimie,
eigenes Krankengut

fach in der Woche bis täglich); nach jeder
Attacke erbrechen 85%, darüber hinaus
erbricht fast die Hälfte der Patienten die
aufgenommene Nahrung auch ohne Anfälle.

Nur 30% verspüren ein normales Hungergefühl, hingegen 64% häufigen Heißhunger. Dieser wiederum führt nicht immer
zum Freßanfall, sondern kann zeitweise
von einem Teil der Patienten (12,5%) auch
unterdrückt werden, wie umgekehrt Freßanfälle auch ohne vorangehenden Heißhunger einsetzen.

Fast $^2/_3$ der Patienten bemühen sich um eine ständige Nahrungsrestriktion, nur 16%
nehmen zeitweise keine Nahrung zu sich.
Manche Patienten schildern auch einen
fließenden Übergang normalen Essens in
den Freßanfall, meistens zum Zeitpunkt
des Entschlusses zu erbrechen:

»Wollte zunächst etwas essen, schließlich aber
wurde es mehr, dabei Entschluß zu erbrechen; als
der Entschluß gefaßt war, nun erst richtig ›reinge-
hauen‹, da ich ja ohnehin wußte, daß ich erbrechen werde. Ich fange also an, normal zu essen,
entscheide mich dann irgendwann zu erbrechen;
danach verändert sich die Qualität des Essens, ich
schlinge alles in mich hinein, weil ich weiß, daß es
doch wieder herauskommt.«

Das Ausgangsgewicht ist normal oder
leicht erhöht (Abb. 20).
Dem Erbrechen folgen Leibschmerzen,
tiefe depressive Verstimmung, Scham-
und Schuldgefühle, begleitet von Er-

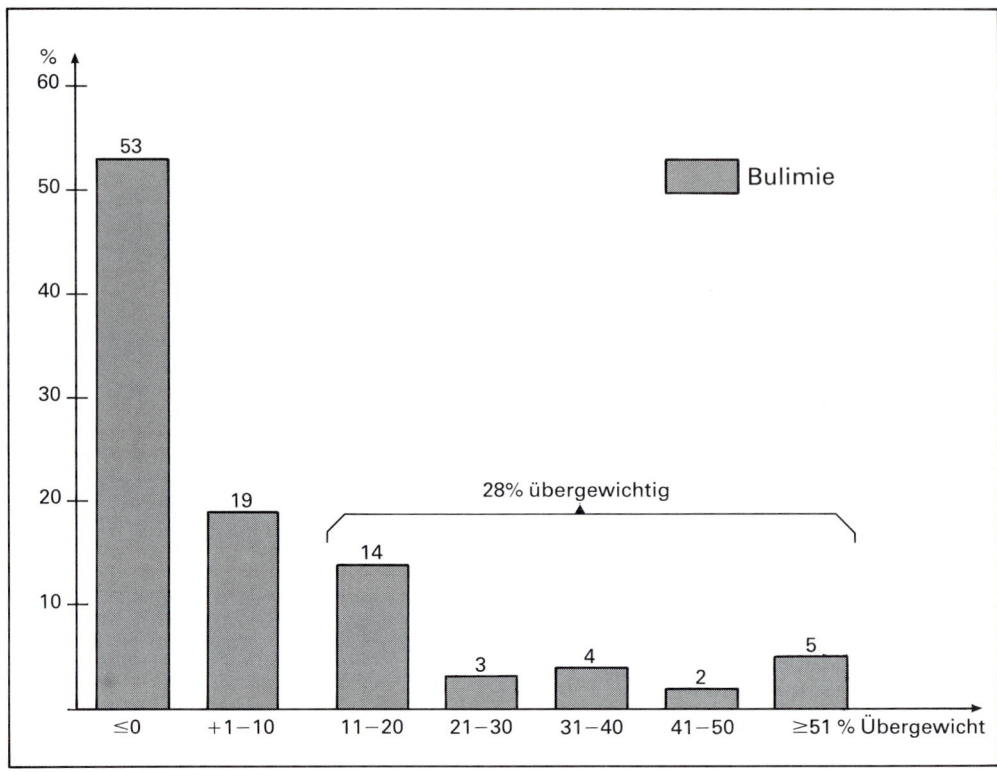

%

Abb. 26
Übergewicht der Patienten mit Bulimie (n = 199)
bezogen auf das Idealgewicht

schöpfung, Schlafbedürfnis und nicht selten suizidalen Gedanken.

Aus den Abb. 21 und 22 geht hervor, daß die Bulimiepatienten auch ein höheres Minimal- und Maximalgewicht hatten als die Patienten mit Magersucht; bei der ersten Untersuchung bzw. Klinikaufnahme hatten nur 53% ein Idealgewicht (Abb. 26), hingegen 19% ein Normalgewicht und 28% ein Übergewicht. Ebenso wie in der Gruppe der Magersüchtigen bestanden erhebliche Schwankungen zwischen Maximal- und Minimalgewicht (Abb. 12).

Das Ergebnis von Fragebogenuntersuchungen (468, 469, 493) ergab, daß bei 70% fast täglich Anfälle mit einer Dauer zwischen 15 Minuten und 4 Stunden auftraten. $2/3$ dieser Patienten erbrachen nach dem Anfall, 50% nahmen Abführmittel, 65% Appetitzügler. Intensiven Hunger hatten nur 12%, Appetit 34%, ein unwiderstehliches Eßverlangen hingegen $2/3$ der Patienten.

Manche Autoren beobachteten auch eine längere Dauer (1) des einzelnen Freßanfalles, so bis zu 8 Stunden (434, 435). Verschiedentlich werden auch der Schweregrad nach der Häufigkeit der Anfälle pro Tag oder pro Woche bewertet. In einem Bericht über 40 Patienten (434) schwankte die pro Anfall aufgenommene Menge der Nahrung zwischen 1 000 und 11 500 kcal. Manche Patienten hatten bis zu 10 Anfälle pro Tag und nahmen dabei insgesamt 15 000 kcal/Tag zu sich. Dadurch wird auch verständlich, daß zur Symptomatologie der Bulimie Gewichtsschwankungen innerhalb kürzester Zeit gehören, hervorgerufen durch die nicht mehr kontrollierte Steuerbarkeit von Nah-

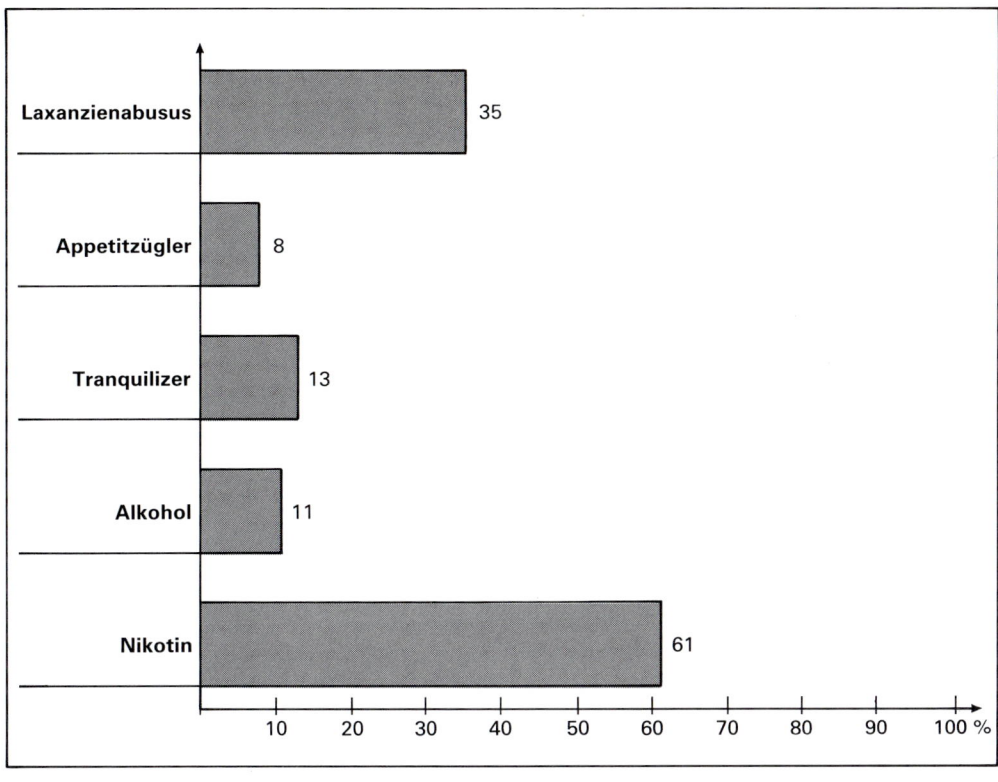

Abb. 27
Häufigkeit des Mißbrauchs von Medikamenten,
Alkohol und Nikotin bei Patienten mit Bulimie,
eigenes Krankengut

rungsaufnahme, Flüssigkeitszufuhr, Erbrechen und Einnahme von Tabletten.

Auch bei dieser Krankheit bestehen oft eine Amenorrhoe oder stärkere Zyklusunregelmäßigkeiten, das heißt der Krankheitsprozeß selbst und die Gewichtsschwankungen führen zur hormonellen Dysregulation, was auch dafür spricht, daß bei der Magersucht nicht allein das Untergewicht die Amenorrhoe bewirkt.
Über die Einnahme von Laxanzien, Diuretika, Tranquilizern, Appetitzüglern, Alkohol und über die Rauchgewohnheiten informiert Abb. 27. Sie läßt erkennen, daß der Laxanzienabusus mit 35% im Vordergrund stand und sich Alkohol- und Nikotinverbrauch von den Magersuchtpatien-

ten nicht wesentlich unterscheiden, abgesehen von einer höheren Prozentzahl starken Rauchens (Tab. 3, Seite 34).

Somatische Befunde

Der körperliche Allgemeineindruck weist meistens keine Auffälligkeiten auf, die auch nicht zu erwarten sind, da die Patienten ein normales Gewicht oder eher ein leichtes Übergewicht haben. Die bei der Bulimie zu beobachtenden körperlichen Funktionsstörungen sind entgegen den Erwartungen nicht seltener als bei der Magersucht, was wiederum darauf hinweist, daß nicht allein das Untergewicht der maßgebende pathogenetische Faktor für die Sekundärbefunde ist (Abb. 28).

Sichere Unterschiede zwischen beiden Formen der Bulimie konnten wir nicht feststellen. Bemerkenswert ist der Anteil von 44% mit Amenorrhoe und 20% mit Zyklusstörungen, das heißt die Befunde sind ähnlich wie bei der Magersucht.

Eindeutig pathologische Laborbefunde außer einer Hypokaliämie bei 11% fanden wir nicht.

Auch andere Autoren teilen keine sicheren Unterschiede metabolischer und endokriner Befunde bei Bulimiepatienten mit normalem Gewicht gegenüber einer Kontrollgruppe mit (638).

Unter den körperlichen Befunden dominieren als Auswirkungen des Erbrechens Heiserkeit, Schmerzen in der Speiseröhre und funktionelle Magen-Darm-Störungen. Vergrößerungen der Speicheldrüsen werden als »Pseudo-*Sjögren*-Syndrom« (39) beschrieben, ferner werden häufig Zahnschäden hervorgehoben (615). Zwei Patientinnen kamen zu uns, nachdem sie der Zahnarzt mit der Vermutung konfrontiert hatte, daß sie erbrächen.
Am Skelettsystem fand man eine hypertrophe Osteoarthropathie und Trommelschlegelfinger (179), im kranialen Computertomogramm hirnatrophische Veränderungen (366).
Eingehende Mitteilungen zur Symptomatologie und zu den Befunden bei Bulimie finden sich auch in der Literatur, mit unterschiedlichen Schwerpunkten (89, 123, 156, 171, 324, 325, 419, 471, 489, 632, 667, 668, 678).

Abb. 28
Häufigkeit einzelner somatischer Befunde
bei Bulimie, eigenes Krankengut

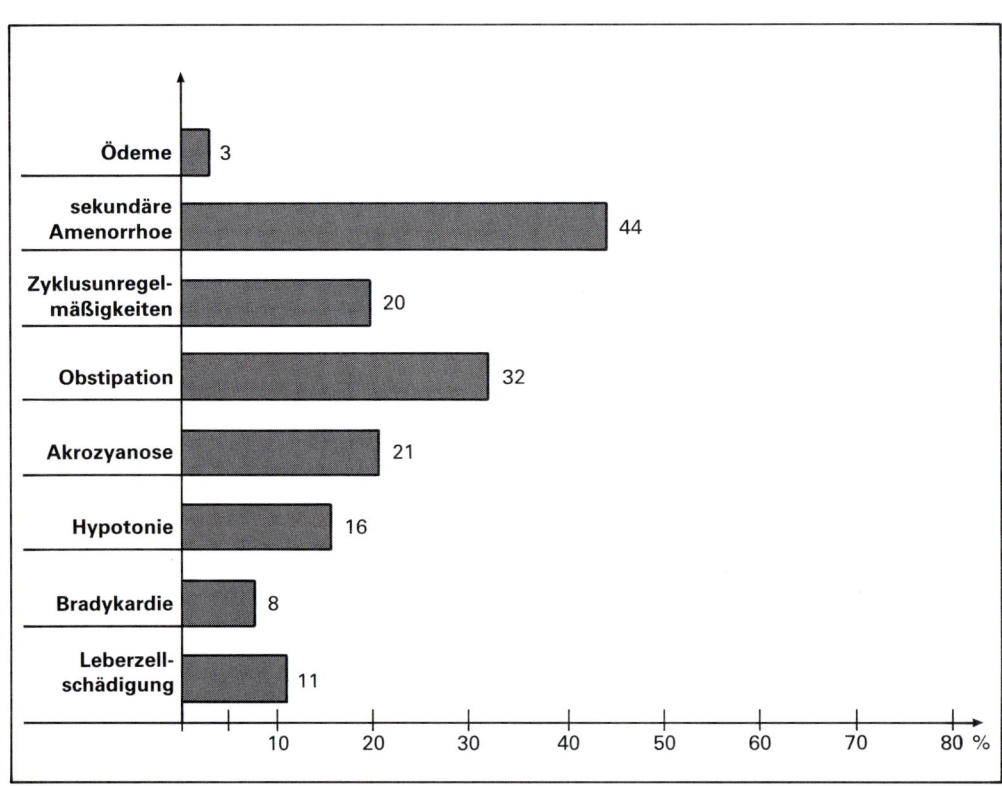

Psychische Befunde bei Magersucht und Bulimie

Am Anfang der Magersucht steht häufig eine depressive Verstimmung, die sich oft mit einem Angstgefühl vor der Weiterentwicklung ins Erwachsenenalter hinein verbindet. Auslösungsfaktoren für Depressivität und Ängste sind nicht selten anhaltende Unzufriedenheit mit dem eigenen Körperbild und unbedachte oder gezielte Bemerkungen aus der Umgebung über »Pummeligkeit« in der Kindheit und Adoleszenz. Häufig entsteht der Eindruck, daß diese Stimmungen und Ängste der Anfang einer regressiven Entwicklung sind, die sich der Autodestruktivität dem Körper gegenüber bedient, um die entgegenwirkenden Kräfte unter Kontrolle zu halten.

Im Vordergrund des psychischen Bildes nach Manifestation der Magersucht stehen bei einem Teil der Patienten Veränderungen der Affektivität und des Verhaltens, manchmal auch Äußerungen der Zufriedenheit mit aufgesetzter Euphorie, schließlich Rückzug bis zur Isolation und zum Autismus, symbolisch verdeutlicht auch in der Isolierung von der Familie bei den Mahlzeiten. Die Patienten erfüllen oft zwanghaft pedantisch alle Aufgaben des Alltages und haben, ausgestattet mit überdurchschnittlicher Intelligenz (536), einen großen Leistungsanspruch an sich (bei freilich objektiv unverkennbarem Leistungsabfall), besonders in der Schule, im Beruf und im Sport. Die Verzerrung des Körperbildes führt ebenso wie das Ernährungsverhalten sehr schnell zu aggressiver Gereiztheit, sobald die Symptomatik von der Umgebung thematisiert wird, das heißt, wenn die Barriere der Verleugnung in Gefahr gerät.

Das Hungergefühl wird zunächst unterdrückt, später oft nicht mehr wahrgenommen. Gleichzeitig findet ein Spaltungsvorgang statt, die Nahrungszufuhr wird altruistisch auf die Familie projiziert, für die nunmehr gekocht und gebacken wird. Zur Abspaltung gehört weiterhin die zwanghafte Sammlung großer Mengen der verschiedenen Nahrungsmittel und Zutaten bis hin zur Kleptomanie (111, 217), zu Kaufrausch und schließlich sozialem Abstieg mit Verwahrlosung. Je mehr die Familie in Gegenwart des Patienten, der sich natürlich ausschließt, voller Wohlbehagen ißt, um so zufriedener wirkt der Patient. Die »satte Familie« entlastet und ist eine Energiequelle für die Verleugnung eigenen Hungers.

Gebahnt durch einen anderen Abwehrvorgang, nämlich die Sublimierung, bildet die kognitive Einengung auf die Beschäftigung mit allen Fragen der Ernährung einen weiteren Zweig der Abspaltung; die Patienten entwickeln sich zu Spezialisten für alle einschlägigen Fragen.

Gerät diese labile Balance aus dem Gleichgewicht, so können Selbstmordgedanken, Selbstmordversuche oder gar Suizidalität kurzschlußartig oder geplant die unausweichliche Folge sein.

Die ausgeprägten psychischen Befunde bei Patienten mit Bulimie stehen im engen Zusammenhang mit dem Freßanfall, der tiefe Verstimmungen auslöst, die teilweise längere Zeit anhalten können. Das Wechselbad von Hoffnung und Verzweiflung bestimmt das psychische Bild.

Die Häufigkeit prozeßhafter, lang hingezogener Ängste, depressiver Verstimmungen, Suizidgedanken und Selbstmordversuche zeigt Abb. 29. Bemerkenswert erscheint vor allem, daß jeder 10. Patient einen Selbstmordversuch unternahm und Depressionen und Suizidgedanken bei Bulimie noch häufiger sind als bei Magersucht. Die Depressivität in beiden Krankheitsgruppen unterscheidet sich auch deutlich gegenüber einer Kontrollgruppe (146).

Relativ umfangreich sind die Hinweise in der Literatur auf symptomatische Psychosen bei Magersucht (60, 297) oder entgegen anderen Ansichten (676) auf psychotische Entwicklungen, besonders eine Schizophrenie (233, 294, 369). Ebenso werden psychoneurotische Befunde (260, 582, 595) und psychopathologische Folgesymptome der Magersucht und Bulimie, z. B. zwanghaftes Verhalten, etwa Waschzwänge als Ausdruck autoaggressiver Tendenzen mitgeteilt (51).

Von vielen Autoren wird die Depressivität bei der Magersucht hervorgehoben (561) oder als Merkmal beider Krankheiten angesehen (43, 88, 155, 266, 272, 501, 590, 624), ebenso die Veränderungen der Wahrnehmung und der kognitiven Funktionen (492).

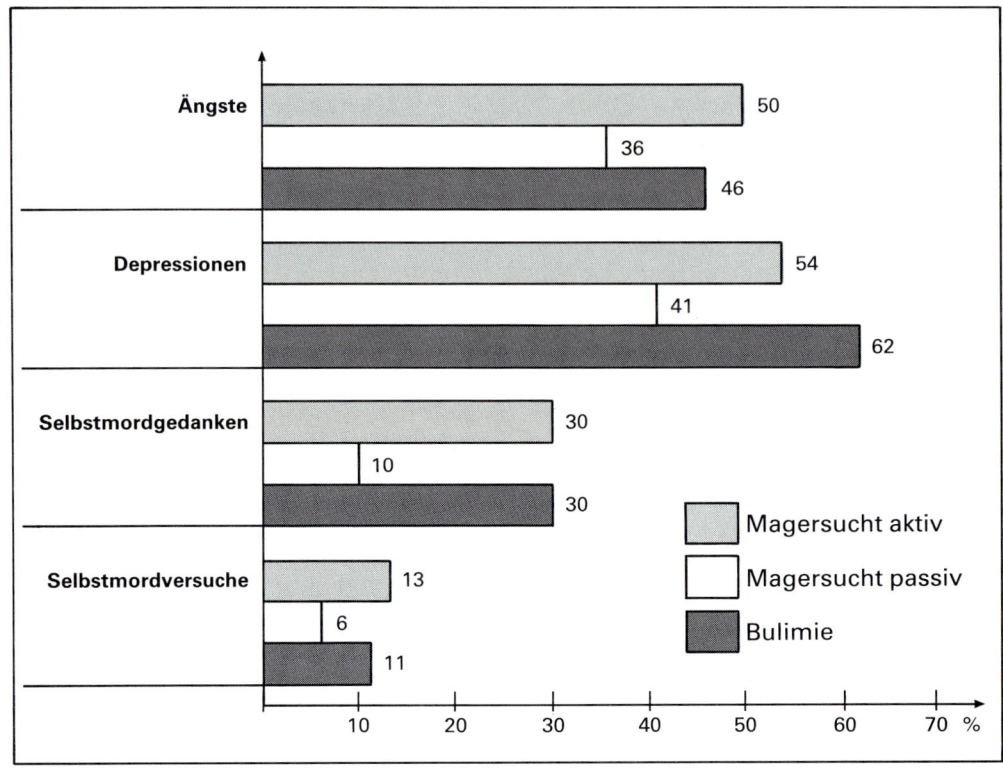

Abb. 29
Häufigkeit wichtiger psychischer Befunde
bei Patienten mit Magersucht und Bulimie
(eigenes Krankengut)

Auch eine Reihe testpsychologischer Ergebnisse (138, 141, 181, 241, 265, 467, 555, 558, 610, 661, 662) belegen diese und ähnliche Befunde bei Magersucht und Bulimie. *Fichter* (171, 174) entwickelte eine eigene Skalenkonstruktion zur Selbstbeurteilung (Anorexia nervosa Inventars zur Selbstbeurteilung, ANIS) sowie ein strukturiertes Interview für Anorexia nervosa und Bulimiekranke (SIAN).

Für die psychophysischen Wechselwirkungen innerhalb dieser Krankheiten sprechen die Mitteilungen über die der Magersucht vorausgehende affektive Störung oder Depression (268, 270), ebenso wie deren Rückgang mit Gewichtszunahme bei gleichzeitigem Abfall des Plasmacortisolspiegels (270).

Manche Autoren diskutieren oder sehen die Bulimie geradezu als ein Äquivalent,

eine »affektive Variante« der Depression an (99, 271, 281, 325; für die genetisch determinierte Komponente spricht das signifikant häufigere Zusammentreffen von depressiven Erkrankungen und Eßstörungen bei Familienangehörigen Magersüchtiger (269).

Die Untersuchungen über die Störungen des eigenen Körperbildes bei Magersüchtigen reichen von phänomenologischer Beschreibung bis hin zu tiefenpsychologisch-psychoanalytischen Deutungen (66, 203, 205, 208, 210, 289, 346, 415, 418, 447, 448, 472, 557).

Schilder (522) definierte innerhalb seiner Körperbildtheorie das Körperschema als »Raumbild, das jeder von sich selber hat«.

Maaser (395) hat in einer umfangreichen Studie über Magersucht die Auflösung des Körperbildes, das heißt der Selbstrepräsentanz des eigenen Körpers, innerhalb des ständigen Spannungszustandes zwischen den Polen Integration und Desintegration mit den Zeichen der Fragmentierung, mit Verleugnung und Aufspaltung und somit des Körperbildzerfalls beschrieben und einen Zusammenhang zwischen dem Körperbildsymbol, dem Alter, dem Gewicht und der Abwehr des Ichs festgestellt.

In zahlreichen Untersuchungen, besonders von *H. Bruch* (67, 73), wird hervorgehoben, daß die Magersüchtigen sich mit ihrem manchmal bis zum Skelett abgemagerten Körper identifizieren und somit die Krankheit infolge des verzerrten Körperbildes sowie der Körperwahrnehmungsstörung, z. B. für Empfindungen wie Hunger, Sattsein, Völlegefühl leugnen. Hinzu komme ein lähmendes Gefühl der Ohnmacht gegenüber den Forderungen anderer.

Kennzeichnend für diese Körperbildstörung ist auch, daß am Beginn der Krankheit meistens kein Übergewicht vorgelegen hat, sondern die Deformierung des realen Körperbildes aus scheinbar unersichtlichem Anlaß eingetreten ist. Eine wichtige Aufgabe der Therapie und auch die Voraussetzung für den Therapieerfolg ist es, Störungen im Körperbild und in der Körperwahrnehmung zu beseitigen und Abspaltungen aufzulösen, wie sie durch den Wunsch nach »nur noch Geist« oder »nur Neutrum« sein ausgedrückt werden.

Der Kreis schließt sich: Mit der Versagung der Nahrungsaufnahme verstärkt sich die Distanz zum eigenen Körper — mit der extremen Körperbildstörung, die einer überwertigen Idee gleicht, verstärkt sich die Sucht abzunehmen, den Körper aus der Wahrnehmung auszulöschen, mitunter noch unterstützt durch Selbstbeschädigung oder Suizidgedanken.

Mit Hilfe psychopathometrischer Untersuchungen wie projektiver Verfahren und Skalen zur Selbstbeurteilung (169, 176, 333, 573) läßt sich die Störung der Körperwahrnehmung gut dokumentieren. Auch *Garner* und *Garfinkel* (210) hoben die Störungen der visuellen Selbstwahrnehmung und Empfindungen hervor.

Seltenere Manifestationen und besondere Krankheitsverläufe

Magersucht und Bulimie bei männlichen Patienten

Bereits *Gull* (239) wies darauf hin, daß die Magersucht auch beim männlichen Geschlecht vorkomme, wenngleich wesentlich seltener. Daran hat sich innerhalb der letzten 100 Jahre nichts geändert, wie sich aus den zahlreichen Berichten über das Geschlechtsverhältnis ergibt. Außer detaillierten Übersichten phänomenologisch-deskriptiver Art, einschließlich der Hinweise zu den Hypothesen über das überwiegende Vorkommen bei Frauen und Mädchen (421) und über die Besonderheiten der Pathogenese bei männlichen Patienten (83, 598), werden Krankheits- und Therapieverläufe bei einzelnen Patienten beschrieben (9, 75, 129, 222, 321, 358, 370, 425, 433, 442, 450, 587). Eingehende Längsschnittbefunde teilten *Mester* (421) und *Fichter* (171) mit.

Als ein Beispiel in der Literatur gilt allgemein *Kafka*s »Geschichte des Hungerkünstlers«, dessen Ideal Bedürfnislosigkeit und asketischer Verzicht gewesen sind mit der Begründung, »weil ich nicht die Speise kriegen konnte, die mir schmeckte« (332).

Über die Bulimie bei männlichen Patienten, vor allem die Pathogenese, Persönlichkeitsstruktur und Psychodynamik sowie den Therapieverlauf, liegen bisher, abgesehen von epidemiologischen Angaben, kaum eingehendere Berichte vor (375).

Wir stellten bei unseren 20 männlichen Patienten mit Magersucht und 8 mit Bulimie keine auffallenden Unterschiede in der Altersstruktur, der Krankheitsentwicklung und subjektiven und objektiven Symptomatologie sowie den Auslösungsfaktoren gegenüber den Patientinnen fest. Um so mehr interessiert die Frage, weshalb beide Krankheiten so viel seltener bei männlichen Patienten beobachtet werden, das heißt, worin die Unterschiede der einzelnen pathogenetisch-ätiologischen Faktoren liegen. Die Analyse der Lebensentwicklung und der therapeutischen Erfahrungen bei unseren Patienten führt zum

Ergebnis, daß überwiegend eine Störung der Selbstentwicklung vorliegt mit

1. bisher mißlungener Separation und Individuation,
2. Autonomie- und Abhängigkeitskonflikten und
3. ausgeprägter Abwehr von Beziehungen, besonders zu Gleichaltrigen.

Eng verbunden mit dieser Entwicklungsstörung war bei allen unseren Patienten auch die verzögerte Reifung mit persistierender enger Bindung an das Elternhaus. Ebenso dürften pathogenetisch auch erblich-dispositionelle Faktoren sowie vor allem Unterschiede soziokultureller Maßstäbe die weitaus geringere Häufigkeit gegenüber dem weiblichen Geschlecht erklären. Die Schere zwischen körperlich-seelischer Retardiertheit bzw. persistierender Adoleszenz und geistiger Entwicklung klaffte oft weit auseinander. Ablösungsversuche scheiterten meistens nach kurzer Zeit. Die Ängste, erwachsen zu werden, projizierten sich größtenteils auf die Beziehungen zum anderen Geschlecht, dessen Existenz nahezu komplett verdrängt zu sein schien — wohl als Folge der unterdrückten Triebbedürfnisse und eines mitunter narzißtischen Größengefühls.

Dem entsprach auch der Rückzug manchmal bis in das geschlechtsindifferente Spielalter des Kindes:

18jähriger Patient D. Z., Magersucht:
»Als ich hergekommen bin, war ich wieder ein Kleinkind, das heißt, ich brachte meine *Fischer*-Technik-Baukästen mit, nun aber habe ich sie stehengelassen, ich will nicht mehr, ich habe zu Hause auch noch fünf ähnliche Kästen, ich werde sie auch stehenlassen, Vati und Mutti wird das überraschen. Selbst im 6. Schuljahr spielte ich noch im Sandkasten, meine Freunde, mit denen ich nachmittags spielte, kamen entweder noch aus dem Kindergarten oder aus der Grundschule.
Mir fällt dazu auch ein, daß ich selbst im Alter von etwa 12−14 Jahren noch die Wochen zählte bis zum Weihnachtsfest. Ebenso fällt mir ein, daß Fernsehen für mich keine Beschäftigung ist. An Jugendsendungen, Schauspielen, Opern oder Shows konnte ich mich nie begeistern. Tagesschau, Heute-Sendung und andere Informationen sowie Sportsendungen sah ich mir nie an. Mir gefiel auch nicht, daß ich pro Spielzeit drei- bis viermal eine Theateraufführung besuchen mußte, das war mir zu unreal, mir liegen nur reale Dinge. Ich ging auch nie ins Kino; das war für mich Zeitverschwendung, der Film ist ja sowieso nicht wahr.
Mich störte das auch nicht, daß ich mich in Sachen Ausbildung an der vorgegebenen Entwicklung meines älteren Bruders orientieren sollte, höchstens, wenn man mir sagte: ›Olaf war damals aber besser als du!‹ In diesem Punkt machte ich immer das gleiche wie mein Bruder. Nur mit dem Gelde ging ich anders um, wenn wir z. B. Wandertag hatten oder Ausflüge, war ich der einzige, der das Geld wieder mitbrachte. Ich gab es nie aus, legte es zu meinem Taschengeld und aß auf den Ausflügen lieber die Schnitten meiner Mutter.«

Die Struktur der Patienten mit Magersucht war vorwiegend zwanghaft-mißtrauisch mit an Pedanterie grenzender Gewissenhaftigkeit und ausgesprochenen Besitzproblemen, die sich nicht nur auf das Kaufen und Horten großer Mengen von speziellen Nahrungsmitteln (Senfdosen, Pfeffer, Meerrettich, Kümmel, Paprikaschoten u. a.) erstreckten, sondern manchmal auch auf Gegenstände des Hausgebrauchs:

»Da denkt man, der nächste Krieg kommt bald, so ist der Keller proppenvoll, alles, was verbraucht wird, muß noch einmal da sein.« (18jähriger Patient D. Z. mit Magersucht.)

Pathogenetisch scheinen neben möglichen genetischen Anteilen mitunter auch körperliche Dispositionsfaktoren mitzuwirken, die das Selbstwertgefühl erheblich belasten. Unter unseren Patienten betraf dies z. B. eine kleine Körpergröße mit kindlichem Aussehen und dadurch erlebten Kränkungen durch Geschwister, Mitschüler, Musterung oder als mitwirkende Ursache mißlungener Kontakte zu Mädchen oder somatische Defekte (Hypogonadismus, Kryptorchismus, Diabetes mellitus Typ I, Riesenblase mit divertikelartigen Ausstülpungen, Minderbegabung). Innerhalb der Familienbeziehung fanden wir ebenso oft einen von den Patienten als sehr dominierend, teilweise auch mit mütterlich-fürsorglichen Attributen erlebten

Vater, wie umgekehrt eine ähnlich feste Bindung an eine überfürsorgliche Mutter, die ihrerseits sich sehr ambivalent gegenüber den Regressions- und Symbiosewünschen des Sohnes verhielt.

Auffallend häufig waren weiterhin Rivalitätskonflikte mit Geschwistern, denen gegenüber die Patienten chancenlos waren, besonders, wenn die Geschwister von den Eltern vorgezogen wurden, als Vorbild galten, oder wenn gar ein hochwillkommener »Eindringling« zur Familie stieß, z. B. ein Freund der Schwester.

Die meisten unserer Patienten lebten während der Krankheit isoliert und zurückgezogen, oft auch beeinträchtigt durch depressive Verstimmungen. Relativ häufiger als bei den Patientinnen waren Suizidgedanken und Suizidversuche (6 unserer 28 Patienten, darunter Suizid des Patienten mit Bulimie und primärem Hypogonadismus). Isolierung und reaktive Depression traten vor allem dann ein, wenn nicht ausbleibende Kränkungen, Verwundungen und schmerzlich empfundene Niederlagen die Stützen durch den Rückzug auf das Größen-Selbst ins Wanken brachten.

Diese Psychodynamik und Pathogenese erschwerten auch in besonderem Maße die Therapie, die manchmal zunächst vehement abgelehnt wurde.

Als z. B. ein 17jähriger Patient mit Magersucht – zunächst mit seinem Einverständnis – von den Eltern in die Klinik gebracht werden sollte, schlich er sich dann doch nachts in die Garage des Vaters, um ihm die Zündkerzen aus dem Auto zu entfernen, Luft aus einem Reifen zu lassen und in den Benzintank 3 Liter Wasser und 15 Stück Zucker zu schütten – entstandene Kosten DM 2500,–!

Bei anderen Patienten wiederum schlägt eine anfangs geäußerte vordergründige Begeisterung nach wenigen Tagen in heftigen Widerstand um mit der Folge einer Verweigerung weiterer Therapie.

Das umgekehrte Verhalten beobachteten wir bei dem 21jährigen Patienten U. C., der seit dem 16. Lebensjahr unter einer Magersucht mit bulimischen Attacken leidet. Jedes therapeutische Angebot wurde aufgegriffen, z. B. eine lang hingezogene intensive Einzeltherapie ebenso wie mehrfache klinische Behandlungen und ambu-

lante Gruppentherapien, ohne daß eine grundlegende Änderung der tiefgreifenden Störung erreicht wurde. Das autistische Ritual extrem restriktiver Nahrungszufuhr (mitunter wurden Nahrungsmittel zur Erhöhung des Widerstandes mit Petroleum oder E 605 versetzt!), ein Suizidversuch mit 106 Tabletten *Limbatril* und die gescheiterte Ablösung vom Elternhaus sind kennzeichnende Merkmale für den Verlauf über mehrere Jahre hinweg.

Seine Tagebuchaufzeichnungen standen in krassem Widerspruch zu seinem Verhalten. Er offenbarte darin innere und äußere Konflikte, Gefühle, die ihn mit Ärzten, Mitpatienten und Angehörigen verbanden; Auswirkungen auf sein Verhalten hatten auch die in vielen formelhaften Sätzen niedergeschriebenen Vorsätze nicht. Sein Grundproblem konnte er in eindrucksvoller Weise formulieren: »Daß ich mich so viel mit Essen und meinem Gewicht beschäftige, hängt im Grunde nur damit zusammen, daß ich (bis jetzt noch) keinen anderen Lebensinhalt gefunden habe bzw. ich niemals gelernt habe, mir selbst ein eigenes Leben aufzubauen und diesem einen Sinn bzw. Inhalt zu geben; ich habe immer nur auf Anweisung anderer gehandelt und deren Bedürfnisse, Wünsche und Forderungen erfüllt, niemals meine eigenen, oder ich wußte nicht, wie ich meine Wünsche in die Tat umsetzen sollte«. Konsequenzen aus diesen Erkenntnissen konnte er nicht ziehen! Er verblieb in seinem Teufelskreis, auch wenn er es aktenkundig abheftete.

Einige Beispiele aus den vielen Aufzeichnungen seines Tagebuches:

»Paradox: Einerseits Angst vor Verhungern, daher lege ich mir ein Depot an, andererseits Angst vor Gewichtszunahme; sie ist größer als der Verstand, der mir genau sagt, daß ich ein bestimmtes Maß essen muß, um wenigstens nicht weiter abzunehmen.« (6. 12. 1983)

»Es geht mir seelisch dann gut, wenn ich mich vorher gequält habe (Fahrradfahren, Hunger); Haß auf den eigenen Körper.« (19. 12. 1983)

»Starke Schuld- und Selbsthaßgefühle, wenn ich zunehme!« (19. 12. 1983).

»Ich fühle mich von allen Leuten bedroht. Ich kann kein Vertrauen zu fremden Leuten haben, nehme von allen grundsätzlich an, daß sie mir nichts Gutes wollen bzw. etwas wollen, was ich eigentlich nicht will. Deswegen sträube ich mich auch gegen eine Behandlung in der Klinik.«

»Ich erwarte von einer Behandlung, daß sie mir die Angst vor dem Zunehmen zuerst einmal nimmt und ich dann in der Lage bin, zuzunehmen und nicht anders herum, weil ich dazu nicht in der Lage bin.« (19. 12. 1983)

»Die Angst vor der Klinik und davor, daß man mir dort nichts Gutes tut, ist so groß, daß ich es (im Moment noch wenigstens) lieber auf mich nehme, mich weiterhin zu quälen und zu leiden und mein Leben weiter so wie bisher zu fristen (nur existieren, nicht leben).« (20. 12. 1983)

»In den letzten Tagen unheimlich starker Wille: Leben soll für mich wichtiger als essen sein.« (2. 1. 1984)

»Ich kann einfach nicht mit anderen zusammen essen, habe immer das Gefühl, beobachtet und kontrolliert zu werden!« (3. 1. 1984)

»Was ich brauche, ist eine Aufgabe, die meinem Leben einen Sinn gibt und die mich vom Essen und den Gedanken daran abbringt.« (14. 1. 1984)

»Mich kotzt es dermaßen an, daß mein ganzes jetziges Leben nur aus essen, essen, essen besteht, daß ich mir diesen Bestandteil meines Gehirns am liebsten herausschneiden würde, und trotzdem verspüre ich irgendwie eine totale Unfähigkeit in mir, das zu ändern; ich fühle mich dieser Krankheit völlig hilflos ausgeliefert.« (15. 1. 1984)

»Ich möchte mich einmal unendlich tief fallen lassen, allerdings ist das Loch unheimlich tief und schwarz, und wo ist das Netz?« (17. 1. 1984)

»Ich wünsche mir, daß ich tot wäre, damit ich diese Qualen und dieses Leiden nicht mehr aushalten muß; mit zunehmendem Gewicht geht auch meine Freude und Vitalität verloren, weil sich dann meine ganzen Gedanken nur noch ums Essen drehen, denn ich empfinde mich als Versager!« (19. 1. 1984)

»Heute geht es mir beschissen, weil mir auch meine Zimmermitbewohner sagten, daß das Leben an mir vorbeigehe, ohne daß ich etwas davon habe. Als ich dadurch wieder merkte, was Leben heißen kann, habe ich sehr geheult und war unheimlich traurig, weil ich in mir eine totale Unfähigkeit spürte, von mir aus etwas zu ändern.« (24. 1. 1984)

»Die Musiktherapie hat mir gutgetan, mich allerdings auch nachdenklich gestimmt und in mir Sehnsucht nach Leben erweckt.« (26. 1. 1984)

»Unheimliche Sehnsucht nach der Familie: Geborgenheit, Liebe, Wärme.« (1. 2. 1984)

»Mir ist in den letzten Tagen auch klar geworden, daß alles nur geht, wenn ich will, wenn ich die Dinge von mir aus anpacke und nicht darauf warte, daß sie auf einem Silbertablett serviert werden. Ich muß wollen.« (6. 2. 1984)

»Kindheitserinnerungen, Schulerlebnis: Vollstopfen mit Broten unter Androhung von Strafe. Tanzschulerlebnis: Verprügeln, Blamage vor anderen.« (7. 2. 1984)

»Ich will es schaffen, und zwar ohne Sonde.« (11. 2. 1984)

»Meine wichtigsten Probleme: Kontaktschwierigkeiten, besonders zu Mädchen (Minderwertigkeitskomplexe); Zukunft (Beruf, Studium); fehlende Hobbys; Aggression; Freundin (Sexualität).« (13. 2. 1984)

»Ich kann mir überhaupt nicht vorstellen, daß ich mal ein selbständiges Leben führen werde, ohne Eltern und ohne Geschwister. Und ebenso geht es mir, wenn ich mir vorstelle, einmal eine Freundin zu haben, denn ich weiß überhaupt nicht, wie ich mit ihr umgehen soll, weil ich niemals Freund oder Freundin hatte.« (17. 2. 1984)

»Man kann doch nicht sein Leben lang zu Hause leben wie ein kleines Kind. Tote Eltern, was dann?« (22. 2. 1984)

»Womit man sich natürlich öfter mal anfreunden muß, ist, daß die Hose langsam anfängt, zu eng zu werden, und damit muß man sich natürlich erst einmal auseinandersetzen.« (22. 3. 1984)

»Ich glaube, daß die Eltern die Auslöser für meine Krankheit sind, denn ich merke, daß ich von ihnen, besonders von meiner Mutter, so genervt bin, daß ich am liebsten irgendwo anders wohnen möchte.« (8. 4. 1984)

»Ich möchte meinen Willen nicht mehr dahingehend einsetzen, mich durch besonders wenig Essen auszuzeichnen. Ich habe den starken Vorsatz, endlich auch einmal die Konsequenzen aus diesen Einsichten zu ziehen.« (30. 12. 1984)

»Im Rückblick auf 1984 und im Vergleich zum Jahr davor: Gewichtsmäßig kaum Änderung. Gesundheit kann für einen jungen Mann von 164 cm nicht bei 38 kg liegen.« (10. 1. 1985)

»In den letzten Tagen überlege ich immer, was ich wohl mit meiner Krankheit erreichen will oder wollte; dazu ist mir eingefallen: mich drücken vor unangenehmen Dingen, Angst vor Berührung und Umgang mit Mädchen, Angst vor Erwachsensein, Angst, die Eltern zu verlieren; ich möchte, daß sich jemand um mich kümmert. Ich möchte mich dem Leistungs- und Erwartungsdruck entziehen, den andere früher immer auf mich ausgeübt haben.« (13. 1. 1985)

»Glauben Sie, daß die Möglichkeit besteht, daß ich noch wachse? Ich meine, in den letzten Jahren habe ich meinem Körper ja nichts zugeführt. Ist da noch eine Chance?« (18. 1. 1985)

»Ich habe Angst, wenn ich mir überlege, was ich bis jetzt von meinem Leben gehabt habe: Nichts! Angst, daß es evtl. niemals anders und besser wird!« (19. 1. 1985)

»Heute vor dem Spiegel: Das erste Mal, daß ich fand, daß es nicht gut aussieht, wenn mein Bauch so eingefallen ist.« (23. 1. 1985)

»Ich habe eine starke Beziehung zu meinen Eltern, ich habe sie unheimlich lieb; ich habe deswegen eine wahnsinnige Angst davor, mich mit ihnen zu streiten; noch größer aber ist meine Angst, sie einmal zu verlieren; dann wüßte ich gar nicht mehr, wie ich im Leben zurechtkommen (ohne ihre Hilfe, Unterstützung und Zuwendung, sprich: Liebe) und was aus mir einmal werden soll.« (28. 1. 1985)

»Ich möchte jetzt endlich mal ein Mann werden.« (30. 1. 1985)

Die wenigen Zitate weisen einen ähnlichen Inhalt auf wie die Tagebuchaufzeichnungen während der intensiven ambulanten Psychotherapie 2 Jahre vorher. Sie führten auch damals zur Feststellung seiner Therapeutin: »Seine Tagebuchaufzeichnungen sind in für mich allmählich schwer zu ertragender Weise redundant. Er dreht sich im Kreis, die Behandlung, wie mir scheint, auch . . . Bei U. beißt man auf Granit. Er setzt definitive Grenzen. Vielleicht muß er das tun. . . Das bedeutet: Jahrelange Therapie, sehr viel Geduld und vor allem Beziehungskonstanz.« (siehe hierzu Abb. 148 dieses Patienten, S. 181).

Katamnese im September 1988:

Der Patient hat ein konstantes Gewicht um 50 kg, Freßanfälle und Erbrechen sind nicht mehr aufgetreten, die Beschäftigung mit den um Ernährung und Essen kreisenden Gedanken ist noch nicht abgeklungen. »Meine größte Sorge ist jetzt, ob ich satt werde, wenn ich Hunger habe. Wenn ich mir nichts vornehme, bedeutet Essen für mich Befriedigung. Ich habe dann keine Lust auf etwas anderes, ich weiß nicht, ob ich es je ganz schaffen werde, vielleicht ist es wie bei einem Alkoholiker. Im Labyrinth

(Abb. 148) ordne ich mich jetzt etwa in der Mitte des Weges ein.«

Gegenwärtig absolviert der Patient ein für sein Studium notwendiges Praktikum in einer süddeutschen Großstadt. Dadurch mußte er sich erstmals von zu Hause lösen und stellt jetzt seine veränderte Einstellung zum Essen so dar: »Wenn ich von zu Hause weg bin, fällt es mir leichter; wenn ich aber zu Hause bin, muß ich noch immer fortlaufend an Essen denken.«

Bisher unerfüllt blieb seine große Sehnsucht nach einer freundschaftlichen Beziehung zu einem Mädchen, von dem er »fast jede Nacht träumt«.

Bulimie und Diabetes mellitus Typ I

Die Berichte über die Kombination des jugendlichen Diabetes mellitus mit einer Bulimie sind bisher spärlich. Manche Autoren in angloamerikanischen Ländern teilen eine Häufigkeit der Doppelkrankheit von 20—35% mit.

Stößt die Einstellung eines insulinpflichtigen Diabetes mellitus Typ I in der ambulanten oder stationären Therapie oder gar in einer Diabetes-Spezialklinik auf Schwierigkeiten, so reichen die Ursachen der Erklärung (191) von zufälligen oder bewußten Diätfehlern, mangelhafter Compliance bis hin zur Insulinresistenz. Die Literaturangaben (158, 164, 220, 296, 298, 300, 503, 568, 592, 594, 655) zeigen, daß bisher kaum an die Möglichkeit der Kombination des Diabetes mit einer Bulimie gedacht wurde. Die Ursache liegt wahrscheinlich darin, daß Freßanfälle heimlich geschehen und die Schamschwelle mit Verleugnung größer ist als die Bereitschaft zur Offenbarung. Ein noch so detailliert geführtes Tagesprotokoll (Abb. 30) bewirkt ebenso eine nur scheinbare Beruhigung wie so mancher Diabetes-Schulungskurs, wenn die Doppelkrankheit (116) nicht erkannt und behandelt wird.

Unter unseren 208 Bulimiekranken sind 11 (5,3%), die gleichzeitig einen Diabetes mellitus Typ I haben. Einige Beispiele mögen die Interferenz der Symptomatik beider Krankheiten deutlich machen:

Beobachtung 1

16jähriges Mädchen T. S. (167 cm; 54,6 kg). Seit 5 Jahren Diabetes. Bis zum 13. Lebensjahr 3mal in Diabeteskliniken, dennoch Schwankungen des Blutzuckers zwischen 46–342 mg/dl. Von der Mutter ist zu erfahren, daß das Mädchen wechselnd häufig »unmäßig ißt«, heimlich zusätzlich Insulin spritzt und Geld entwendet, um sich Süßigkeiten und andere Eßwaren zu kaufen. Sie fühle sich gegenüber dem ebenfalls zuckerkranken Bruder benachteiligt, frage sich oft, warum sie auf der Welt sei und lebe zurückgezogen von anderen Kindern, »introvertiert«. »Am besten kommen wir mit ihr zurecht, wenn wir in der Familie so tun, als ob wir die heimlichen Eßattacken und ihr Hantieren mit dem Insulin nicht bemerken.«

Beobachtung 2

34jährige Beamtin S. L. (164 cm; 89,3 kg). Seit dem 14. Lebensjahr Diabetes. Mutter Alkoholikerin, vor 10 Jahren Suizid. Suizidversuche der Patientin mit 20 und 24 Jahren, seitdem häufig Hypoglykämien, auch Krampfanfälle. Zuckereinstellung seit 10 Jahren »äußerst erschwert«. Starke Blutzuckerschwankungen, Harnzucker bis 50,0 g/d. Einweisung der allein lebenden Patientin, als sie vom Hausarzt bewußtlos vorgefunden wird.
Erst nach mühsam hergestelltem Kontakt deckt die Patientin die von ihr bisher unbeeinflußbare Ursache der seit 15 Jahren vorliegenden Stoffwechselentgleisungen auf: Es überfallen sie zwanghaft Eßattacken, mitunter 2mal täglich, besonders abends, »ich habe dann einfach keine Willenskraft«, anschließend Erbrechen, Depressivität, Schuldgefühle, autodestruktive Tendenzen, vor allem auch wegen des Gewichtsanstieges trotz Erbrechens.

Beobachtung 3

23jährige kaufmännische Sachbearbeiterin L. S. (168 cm; 57 kg). Feststellung des Diabetes vor ½ Jahr, »zunächst habe ich vor Schreck nichts mehr gegessen«. Mit 17 Jahren erstmals »Freßanfälle«, »gegessen, ausgespuckt, gegessen, ausgespuckt«. »Ich wußte nicht, was es war, bin 2½ Jahre lang von Arzt zu Arzt gerannt, keiner konnte es mir sagen, einer meinte, wenn Sie ein Kind kriegen, ist es ähnlich.« Erst als sie einen Artikel über Freßsucht gelesen habe, sei es ihr klar geworden.

Beobachtung 4

28jährige Frau R. C. (168 cm; 73,7 kg). Seit dem 15. Lebensjahr Diabetes, mitunter bis 4mal/Jahr Koma und Präkoma mit Ketoazidose, mehrfach monatelange Behandlung in Spezialkliniken, 4 kombinierte Insulininjektionen pro Tag. Progrediente Retinopathie. Polyneuropathie. Primäre Amenorrhoe.
Die depressiv und hilflos wirkende Patientin vermag nunmehr nach bereits 13 Jahre währender Diabeteskrankheit zu offenbaren, daß schon vor deren Manifestation Freßanfälle bestanden hätten. Eine 3 Jahre ältere Schwester, mit der die Patientin zusammenwohnt, leidet ebenfalls an Bulimie, eine 6 Jahre ältere Schwester »zählt ständig die Kalorien, um nicht dick zu werden«. Die panische Angst vor Erblindung und weiteren Diabetesfolgen mündet in die Wunschvorstellung nach einer Pankreastransplantation.

Beobachtung 5

19jähriger Lehrling K. U. (188 cm; 74 kg). Aufgewachsen bei Pflegeeltern, der leibliche Vater ist Alkoholiker, die leibliche Mutter lernte er zufällig kennen. Seit 10 Jahren exogenallergisches Asthma, deshalb Überfürsorge durch die Pflegemutter und die Großmutter. Seit 4 Jahren Diabetes, trotz mehrerer stationärer Therapien ständig schwankende Blutzuckerwerte infolge von Heißhungerattacken: »Wenn ich was sehe, kann ich mich nicht beherrschen, auch Kakao, Cola, Bier, Mars, was mir in die Quere kommt; wenn ich Hunger habe, fresse ich; deswegen war ich schon beim Heilpraktiker und beim Jugendpsychologen.« Der Patient wirkt retardiert, selbstunsicher, rasch kränkbar, aggressiv, zunächst wenig bereit zu regelmäßiger Kontrolle und zur Psychotherapie.

Beobachtung 6

21jährige Studentin R. F. (177 cm; 83 kg). Seit 11 Jahren (nach Scheidung der Eltern) Diabetes, seit 5 Jahren phasenhaft, besonders abends, »Freßanfälle«, »esse alles, wovon einem besonders schlecht wird, Puddings, Kuchen, Spaghetti, 4–5 Tafeln Schokolade, Kekse, dann gibt es wieder Phasen, wo ich alles peinlich genau aufschreibe.« »Seit 4 Jahren will ich schlank sein und kriege es nicht auf die Reihe, aber immer, wenn ich nicht es-

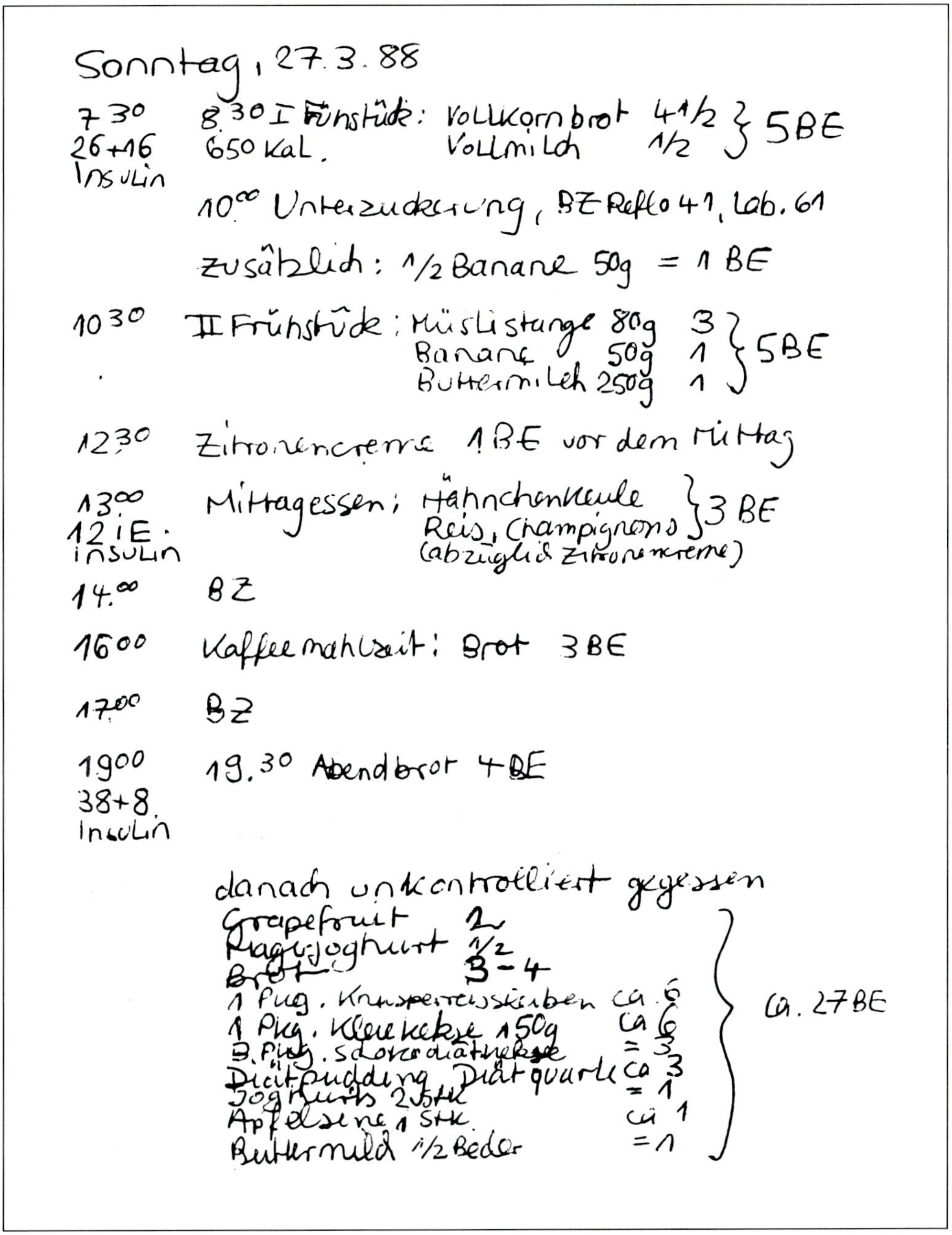

Sonntag, 27.3.88

7³⁰   8.³⁰ I Frühstück: Vollkornbrot 4½ } 5 BE
26+16   650 Kal.   Vollmilch ½ }
Insulin

10⁰⁰ Unterzuckerung, BZ Reflo 47, Lab. 61

zusätzlich: ½ Banane 50g = 1 BE

10³⁰   II Frühstück: Müslistange 80g   3 }
                     Banane   50g   1 } 5 BE
                     Buttermilch 250g 1 }

12³⁰   Zitronencreme 1 BE vor dem Mittag

13⁰⁰   Mittagessen: Hähnchenkeule }
12 iE.   Reis, Champignons } 3 BE
Insulin   (abzüglich Zitronencreme)

14⁰⁰   BZ

16⁰⁰   Kaffeemahlzeit: Brot 3 BE

17⁰⁰   BZ

19⁰⁰   19.³⁰ Abendbrot 4 BE
38+8.
Insulin

danach unkontrolliert gegessen
Grapefruit   2
Magerjoghurt   ½
Brot   3 - 4
1 Pkg. Knusperreisscheiben ca. 6 }
1 Pkg. Kleingebäck 150g   ca. 6 } ca. 27 BE
2 Pkg. Schokodiätkekse   = 3   }
Diätpudding, Diätquark   ca. 3   }
Joghurts 2 Stk.   = 4   }
Apfelsine 1 Stk.   ca. 1   }
Buttermilch ½ Becher   = 1   }

Abb. 30
Tagesprotokoll der 30jährigen Patientin T. U.
mit Diabetes mellitus Typ I und
Bulimie (Beobachtung 7): »danach unkontrolliert
gegessen«

sen kann, fühle ich mich in meiner Freiheit eingeschränkt.«

Vor 2 Jahren auswärts begonnene Psychotherapie nach 9 Monaten abgebrochen, »Angst, daß in meiner Psyche rumgewühlt wird«. Weiterhin Eßdurchbrüche, Blutzuckerschwankungen zwischen 80–450 mg/dl. HbA$_1$ 13,0%, C-Peptid unter 0,3 µg/l, Ketonurie. Gewichtsschwankungen von 11 kg.

Die beste Freundin ist magersüchtig, »spirredünn«, »wir wollten zusammenziehen, da sagte eine Ärztin, zwei Psychopathen unter einem Dach, das kann ja nicht gutgehen.«

Stationäre Aufnahme kurz nach dem Tod des Vaters und der Trennung vom Freund. Die Patientin ist depressiv, verzweifelt, »das wird nur überdeckt, wenn ich mich rum-dumm-esse, teilweise ist es mir total egal, wie es mit dem Blutzucker ist, obwohl ich über alle Folgen aufgeklärt bin«.

Beobachtung 7

30jährige Speditionskauffrau T. U. (172 cm; 67 kg). Nach der Lehre 4 Jahre in einer Süßwarenfirma tätig. Seit 8 Jahren Diabetes, deshalb bisher insgesamt 3 Jahre in Behandlung von Krankenhäusern und Diabeteskliniken. »Im Krankenhaus fühle ich mich aufgehoben.« Dennoch bisher keine befriedigende Einstellung trotz aller erdenklichen Mühe einschließlich Insulinpumpe. Polyneuropathie, neurogene Blasenstörung, Retinopathie mit einseitiger Erblindung, Staroperation beiderseits. Die Patientin ist seit 5 Jahren krank geschrieben. Seit dem Diabetes Amenorrhoe.

Mit 16 Jahren erstmals unkontrollierbare Freßanfälle, »als ich merkte, daß es Grenzen gibt, fingen meine Bedürfnisse an«. Die Anfälle hielten bisher an, innerhalb von 1–2 Stunden »verschlinge ich etwa 10 000 Kalorien«. Gewichtsschwankungen von 17 kg.

»Da ich nicht erbrechen konnte, merkte ich sehr bald, daß ich mit der Insulindosis Appetit und Gewicht regulieren konnte. Mir ist bewußt, daß ich mich immer mehr kaputtmache, aber ich lasse es laufen, sitze dann da und heule. Das Essen war so wichtig geworden (Abb. 30), daß es mein ganzes Leben ausfüllt.« Die Patientin lebt allein, »alle Kontakte abgebrochen«. Zeitweise Depressionen mit Suizidgedanken.

Tab. 5
Die wichtigsten diagnostischen Befunde
von 11 Patienten mit Diabetes mellitus
Typ I und Bulimie

Pat.	Geschlecht	Alter Jahre	Diagnose Diabetes Jahre	Alter Beginn Bulimie Jahre	Diagnose Bulimie Jahre	Nüchtern-Blutzucker mg/dl	Erbrechen
I. C.	♀	35	11	27	35	46–374	+
T. S.	♀	16	11	13	16	46–342	+
S. L.	♀	34	14	19	34	27–303	Ø
Z. M.	♀	18	12	17	18	47–550	+
L. S.	♀	23	22	17	23	65–360	+
R. C.	♀	28	14	13	28	70–619	Ø
J. C.	♀	16	11	14	16	60–420	+
K. U.	♂	19	15	15	19	89–299	Ø
R. F.	♀	21	10	16	19	80–450	Ø
N. L.	♀	24	19	20	24	58–400	Ø
T. U.	♀	30	22	16	30	82–453	Ø

Die Diagnose der Bulimie wurde nach 14 Jahren erstmals vor ½ Jahr gestellt! »Erst da habe auch ich erkannt, daß es eine Krankheit ist.«

Auch der Diabetes mellitus Typ II kann mit einer Bulimie verbunden sein, wie folgendes Beispiel zeigt:

Beobachtung 8

53jährige Hausfrau K. C. leidet seit 11 Jahren unter »Eßproblemen«, am Tage esse sie normal, abends fühle sie sich wie unter einem Zwang; alles, was sie finde, stopfe sie in sich hinein, besonders nach psychischen Belastungen und häuslichen Auseinandersetzungen. Bisher kein Erbrechen, daher Gewichtszunahme von etwa 40 kg (158 cm; 95 kg). Seit 5 Jahren Diabetes mellitus, Einstellung mit Glibenclamid. Allmählich traten immer stärkere Blutzuckerschwankungen ein, bis über 400 mg/dl. Wegen der Eßstörung wurde sie depressiv, verzweifelt, hatte wiederholt Suizidgedanken.

Schließlich sei auch auf die Kombination von Magersucht und Diabetes mellitus Typ I mit sehr erschwerter Einstellung hingewiesen (403, 490, 505, 568).

Die wichtigsten diagnostischen Befunde der 11 Patienten mit Bulimie und Diabetes mellitus Typ I zeigt Tab. 5. Aus ihr ist zu entnehmen, daß bei 3 der 11 Patienten die Bulimiesymptome bereits vor der Manifestation des Diabetes bestanden haben und bei 10 der 11 Patienten die Bulimie zwischen dem 13.−20. Lebensjahr begonnen hat. Weiterhin zeigt die Übersicht, daß bei 6 Patienten das Erbrechen fehlte. Diese Patienten wissen offenbar, daß mit Anstieg des Blutzuckers auch die Glukosurie stärker wird, also gleichsam ein »Erbrechen über die Niere« das Erbrechen des Mageninhaltes ersetzt. Darüber hinaus gaben 2 der Patienten unumwunden zu, daß sie das Gewicht durch Reduktion der Insulindosis zusätzlich »kontrollierten«, das heißt, manipulierten.
Diese Entwicklung führt zwangsläufig zur Verstärkung der Komplikationen des Diabetes, die ihrerseits die Stoffwechsellage verschlechtern, so daß manche Autoren von einer lebensbedrohenden (279) oder gar tödlichen (280) Komplikation sprechen.

Erst wenn es gelingt, sei es zufällig oder mit Hilfe der eingehenden biographischen Anamnese, die Bulimie als 2. Krankheit zu erkennen, eröffnet sich der Weg zur Psychotherapie als notwendige Erweiterung der Therapie des Diabetes.

Chronische Magersucht, Bulimie und Todesneurose im Erwachsenenalter

Therapie am Beispiel zweier Krankengeschichten

Vorbemerkungen

Manche Autoren haben darauf hingewiesen, daß die Todessehnsucht bei psychogenen Störungen des Ernährungstriebes nicht identisch mit *Freuds* Todestrieb sei (49) und sich hinter der Todessehnsucht Magersüchtiger Symbiosewünsche mit der Mutter verbergen (629). Träume der Todessehnsucht bei Magersucht beschrieb eindrucksvoll *v. Weizsäcker* (640). *Selvini Palazzoli* (547) hebt hervor, daß Todeswünsche Magersüchtiger eher als »Spiel mit dem Tod« aufzufassen seien, die Abmagerung bei Magersüchtigen völlig bewußt vor sich gehe, vor allem der Körper dem Geist unterworfen werden solle. Auch andere Autoren erwähnten die Todessehnsucht bei Magersucht Erwachsener (391), während in anderen Mitteilungen das Hauptkonfliktfeld dieser Gruppe in Partnerbeziehungen gesehen wird (113).

Manifestieren sich die beiden Krankheiten Magersucht und Bulimie nach dem 18.−20. Lebensjahr, so stellt sich die Frage, ob

1. die Krankheit erst in diesem Lebensalter begonnen hat oder ob

2. die in der Adoleszenz eingetretene Krankheit kontinuierlich chronisch wurde oder chronisch rezidivierte.

Wie sich aus der Abb. 6 ergibt, waren am Beginn der Krankheit 27% der Patienten mit Magersucht und 19% der Patienten mit Bulimie älter als 20 Jahre. Auch wenn ihre Symptomatologie und ihr Verlauf sich nicht sicher von dem derjenigen Patienten unterscheiden, deren Krankheit in der Pubertät begonnen hat, so zeichnen sich Magersucht und Bulimie im Erwachsenenalter doch durch eine besonders hartnäckige Chronizität aus, vielleicht deshalb, weil der Regressionsweg in die Kindheit viel länger ist, die Anforderungen im Familien- und Berufsleben besonders bedrohlich erlebt werden und umgekehrt die Krankheit von der Umwelt noch weniger als im jüngeren Alter akzeptiert oder gar verstanden wird.

Die therapeutische Aufgabe ist darum in dieser Gruppe mitunter noch größer und schwerer. Zwei Beispiele mögen dies zeigen. Die beiden jahrzehntelangen Krankheitsverläufe sind dadurch modifiziert, daß die Chronizität des Prozesses sich auch aus der Kombination mit einer nahezu unbeeinflußbaren Todessymbolik und Todesneurose erklären läßt.

Beobachtung 1

Vorgeschichte

Die jetzt 46jährige kaufmännische Angestellte V. H. war Anfang Oktober 1978 wegen eines Suizidversuches mit Schlaftabletten in die Psychiatrische Klinik eingewiesen worden. Die akute Bedrohung war rasch abgeklungen, die Patientin bald bewußtseinsklar und allseits orientiert, aber im Gespräch zunächst mutistisch. Auffallend war das niedrige Gewicht von 40 kg (170 cm). Aus den innerhalb von 4 Wochen mühsam gewonnenen Daten ließ sich eruieren, daß sie bereits mit 9 Jahren ihren ersten Suizidversuch unternommen hatte und mit 14 Jahren zum ersten Mal eine Magersucht aufgetreten war. Diese rezidivierte später wiederholt, zuletzt bestand sie seit einer gynäkologischen Totaloperation mit 33 Jahren. Trotz der sich anschließenden lang hingezogenen ambulanten Psychotherapie (bei wiederholtem Rat zur stationären Behandlung) war keine anhaltende Besserung zu erreichen.

In der Klinik fiel eine Reihe schwerwiegender phobischer und zwanghafter Vorstellungen auf. Da die Patientin die Nahrung nunmehr weiter verweigerte oder erbrach und die künstliche Ernährung nicht ständig fortgesetzt werden konnte, übernahmen wir die Patientin in unsere Klinik mit der Verlegungsdiagnose: Neurotische Entwicklung, Anorexia nervosa, Suizidversuch.

Erstkontakt

Die Patientin war schwarz gekleidet — sie trug stets nur schwarz —, nestelte mit den Händen an einer Kette, an den Knöpfen der schwarzen Jacke, am Haar, lächelte gelegentlich etwas verlegen, rutschte dann unruhig auf dem Sessel hin und her, schwieg. Beim Spaziergang sah man sie leicht gebückt, eingehüllt in ihren Mantel, die Kapuze tief im Gesicht, sie sah nicht nach rechts und links. Im Schlaf hatte sie die Decke über dem Kopf und die Haltung eines Embryos, »da kann mir nichts passieren«, sagte sie später.

In unserem ersten Kontakt suchten wir nach den Möglichkeiten einer Verständigung über die weitere Ernährung. Die Patientin, die freimütig zugab, verhungern zu wollen, akzeptierte nun ein Gewicht von 50 kg.

Dieses ziemlich rasch zustandegekommene Arbeitsbündnis lockerte sie allmählich ein wenig auf, und sie erklärte: »Ich fühle mich mal rauf, mal runter, ich kann mich nicht beschäftigen, nicht konzentrieren. Früher freute ich mich, mal etwas zu lesen, aber das geht jetzt auch nicht mehr. Ich komme mir so überflüssig vor. Gestern bin ich ein Stück spazierengegangen, da hatte ich wieder Beklemmungs- und Angstzustände. Auch zu Hause in der Wohnung laufe ich viel hin und her, um mich abzulenken. Ich habe Angst vor der Tablettensucht, ich kann oft nicht schlafen, nehme dann Tabletten, seit 2 Jahren jede Menge, auch jede Menge Kaffee, dann rauche ich bis zu 80 Zigaretten, morgens vor dem Frühstück schon 8–10 Stück, auch nachts, wenn ich nicht schlafen kann.«

Einen Tag danach hatte sie ihren ersten Traum in der Klinik: »Ich habe überall Löcher, aus denen Essen rauskommt, das heißt, ich verfaule innerlich.« Ihr Einfall dazu: »Ich habe mir zu essen verboten, als dürfte ich nicht essen. Oder wenn ich gegessen habe, kam es mir vor, als hätte ich ein Gebot übertreten; ich erbrach dann alles und dachte nach dem Erbrechen, nun wäre ich sauberer.«

Der erste Satz ihrer Kindheitsschilderung war wie eine Überschrift über ihr ganzes Leben, über ihre Neurose, ihre Sehnsucht nach dem Tode. Sie sagte: »Ich war eigentlich immer allein, ich dachte und denke immer, ich störe die anderen.« Die Mutter habe nie etwas von ihr wissen wollen, sie habe sie stets abgespeist mit der Bemerkung, keine Zeit zu haben.

Biographische Anamnese, Psychodynamik und chronifizierter Krankheitsverlauf

Die Patientin wurde 1942 im Sudetenland geboren, kam dann auf der Flucht nach Dachau und schließlich nach Starnberg. Den Vater hat sie nur 2 Jahre, vom 10.–12. Lebensjahr, erlebt, da er bis 1952 in Gefangenschaft war, mit einer Lungentuberkulose zurückkam, einen Blutsturz hatte und 1954 verstarb. Er hatte noch 11 Geschwister, von denen 2 Suizid begangen hatten.

Die Patientin hat eine 4 Jahre ältere Schwester und einen 3 Jahre jüngeren Bruder sowie eine 5 Jahre jüngere Schwester, die 1947 unehelich geboren wurde.

Für die Mutter war die ältere Schwester der Patientin stets der Mittelpunkt der Familie. Die Ablehnung durch die Mutter sieht die Patientin in Verbindung mit der eingetretenen Schwangerschaft vor der Heirat der Eltern. Sie vermutete, daß die Eltern sonst nie geheiratet hätten und daß die 4 Jahre ältere Schwester vielleicht gar nicht die Tochter ihres Vaters ist, sondern die Tochter eines Mannes, mit dem die Mutter womöglich viel lieber eine Ehe eingegangen wäre.

Die Mutter und die ältere Schwester übernahmen in der Abwesenheit des Vaters gemeinsam die Erziehung der Patientin, »meine Schwester wollte mich immer miterziehen«. Der Bruder nahm eine Art Mittelstellung ein; letztlich aber habe sich die Patientin bis zum 10. Lebensjahr, als sie den Vater erstmals erlebte, stets isoliert, unterdrückt, drangsaliert gefühlt. Von der Mutter sei sie wegen jeder Kleinigkeit bestraft worden. Hatte die Patientin eine Freundin, so verbot die Mutter ohne Angabe von Gründen jeden Kontakt, hatte sie eine schlechte Note in der Schule, so bekam sie Prügel in der Schule und Prügel zu Hause. Und wenn sie in der Schule erzählte, woher die blauen Flecke stammten, bekam sie von der Mutter die nächsten Prügel. Als Kind war ihr nie klar, weshalb die Mutter so großen Wert auf gute Noten in der Schule legte, später erst erfuhr sie, daß sie Analphabetin gewesen war.

Mit 9 Jahren ging die Patientin – veranlaßt durch eine Schulfreundin – 3 bis 4mal in ein Kinderballett; auch dies verbot die Mutter prompt mit dem Hinweis, daß es zu teuer sei. Auch als die Teilnahme von den Eltern der Schulfreundin unentgeltlich angeboten wurde, untersagte die Mutter nicht nur den Besuch des Balletts, sondern unterband auch den Kontakt mit der Freundin. Wie sehr die Meinung der Mutter, Ballettübungen eines Kindes hieße Flausen im Kopf zu haben, die Patientin getroffen hat, geht daraus hervor, daß sie noch heute manche der Übungen alleine in ihrer Wohnung repetiert und sich wiederholt vornimmt, an einer tänzerischen Gymnastikgruppe teilzunehmen.

Nach diesem Ereignis reagierte die Patientin zum erstenmal mit Mutismus. Sie hatte Suizidgedanken, lief von zu Hause weg, bekam es aber abends mit der Angst zu tun und wollte dann doch wieder nach Hause. Sie wurde von einem Autofahrer aufgegriffen, sie erinnert sich nur daran, daß er sehr dick war und »außerdem so komisch wurde«. Er habe sie berührt und dabei so merkwürdig gestöhnt, ihr aber nichts getan, schließlich ließ er sie dann in der Nähe der Wohnung laufen. Sie habe daraufhin von der Mutter entsetzliche Schläge bekommen. Die Mutter habe ihr nicht geglaubt, was sie erzählt habe, sondern angenommen, sie habe den Fremden angestiftet, und das sei ohnehin nach der katholischen Erziehung Todsünde. Als die Mutter in der Folgezeit dieses Ereignis Besuchern gegenüber »zum besten gab«, wie die Patientin sagte, unternahm sie einen Suizidversuch; »ich nahm Sodapulver und wollte nicht mehr leben«.

Seitdem wird sie den Gedanken nicht mehr los, daß man ihr erst dann den Vorfall im Auto des Fremden wirklich glaube, wenn sie sich das Leben nähme, denn, »dann glaubt man einem Menschen, daß er die Wahrheit gesprochen hat«.

Nach diesem Erlebnis empfand sie Erwachsene als Riesen, »ich habe seither immer das Gefühl, daß dicke Leute brutal sind«.

Die Todesphantasien waren seitdem ihre Begleiter. Vielleicht ist sie auch darin von der Mutter geprägt worden, als diese eines Tages mit ihr und dem jüngeren Bruder in suizidaler Absicht in den See gehen wollte; die beiden Kinder sollten von einer Brücke vorneweg springen, die Mutter schob den Bruder auch schon. Als sie aber dann doch zögerten, habe sich die Mutter umgedreht und nichts mehr gesagt. Seit dieser Zeit hat die Patientin eine panische Angst, wenn sie z. B. in einem Zimmer mit dem Rücken zur Tür sitzt oder hinter ihr jemand sitzt oder geht. Sie befürchtet ständig, daß jemand von hinten auf sie zukommt.

Zum Beginn der ersten Phase der Magersucht im 14. Lebensjahr, also nach dem Tode des Vaters, sagte sie selbst: »Ich wollte nicht erwachsen werden, die ältere Schwester bekam die Regel, die Mutter machte sich lustig darüber. Ich hatte Angst, daß mir die Brust wächst, und dachte, wenn ich wenig esse, werde ich nicht aussehen wie ein erwachsener Mensch. Die Mutter lachte mich nur aus. Ein Arzt meinte, ich brauchte mal richtig den Hintern voll, dann würde es wieder klappen mit dem Essen.« Sie bekam daraufhin 3–4mal am Tag dasselbe Essen vorgesetzt, aufgewärmt, »ich aß, erbrach wieder und fühlte mich dann frei und sauber«.

Die Mutter hatte nach dem Tod des Vaters rasch wieder einen Freund und zog 2 Jahre danach zu ihren zahlreichen Geschwistern und Verwandten nach Sachsen. Die Patientin lief jetzt endgültig von zu Hause fort und sah die Mutter erstmals 20 Jahre später wieder, als sie die ältere Schwester in der DDR besuchte und die Schwester ohne ihr Wissen ein Treffen mit der Mutter arrangiert hatte. »Sie war wie eine Fremde für mich.« Das Wort »Mutter« konnte sie seit den Ereignissen ihrer Kindheit kaum noch über die Lippen bringen, sie spricht von »meiner Tante«, wenn sie »meine Mutter« meint.

Sie erhielt einen Vormund, der ihr vorschlug, im Haushalt zu arbeiten. Ihr gelang es hingegen, eine Einzelhandelslehre zu absolvieren. »Ich hatte oft Heimweh und weinte häufig. Ich wäre lieber tot als lebendig gewesen; ich hatte keine Freunde, nur die Schule machte mir Spaß, aber ich konnte schlecht reden, ich hatte immer Angst, daß man mich auslacht.«

Mit 18 Jahren begann sie dann wieder zu essen und bekam ihre erste Periode.

Mit 22 Jahren lernte sie ihren Mann kennen, der aus Südeuropa stammte und in einem Hotel als Kellner tätig war. Sie bekam einen Sohn, der durch eine Wette ihres Mannes und unter Alkoholeinfluß gezeugt worden war. Sie hatte bis dahin jeden Kontakt zum männlichen Geschlecht gemieden. Ihr Mann bedrängte sie, das Kind abtreiben zu lassen, sie aber stimmte nicht zu. Das Kind wurde bei den Eltern des Mannes geboren. Der Ehemann war fortan selten zu Hause, der sexuelle Kontakt blieb auf das erste und einzige Mal beschränkt. Schließlich ließ sie sich nach 6 Jahren (1972) scheiden.

Seit dieser Zeit leidet sie unter einer ausgeprägten Berührungsphobie; sie muß sich z. B. sofort die Hände waschen, wenn sie einen anderen Menschen anfaßt oder von einem anderen berührt wird. Das Entsetzen über einen Traum, in dem sie ihrem Sohn den Mund zuhält, bis er erstickt ist, bewirkt, daß sie ihn auch nicht mehr anfassen will, aus Angst, es tatsächlich zu tun. Sie verschließt die Fenster – sie wohnt im 2. Stock – ebenfalls aus Angst, sich hinauszustürzen. Sie stellt die Fenster voller Blumen, um eine Barriere vor sich zu haben und putzt die Fenster nur von innen. Sie läuft lange Strecken, wenn sie solche aggressiven Impulse überkommen, nur um möglichst weit von der Wohnung weg zu sein und die Gefahr, dem Kind etwas anzutun, für eine Weile zu bannen. Sie läßt nachts das Licht brennen und das Radio laufen, versteckt Messer oder andere Gegenstände, mit denen sie dem Sohn schaden könnte. Nachts steht sie aufgeschreckt auf, um nachzusehen, ob es nicht bereits passiert sei.

Als sie in der Klinik zum erstenmal seit 1½ Jahren wieder aus dem Fenster sehen kann, empfindet sie so etwas wie einen Lichtblick im wahrsten Sinn des Wortes.

Nach der Scheidung wurde sie im Büro einer Behörde wieder berufstätig. Hier erlebte sie in einem Vorgesetzten, der ein übergewichtiger Pykniker war, viel trank, zotige Witze erzählte, bis ihr übel wurde und sie erbrechen mußte, eine Wiederholung des Männerbildes, das für sie aus einer Mischung des Mannes besteht, der sie mit 9 Jahren im Auto mitnahm, und des anderen, der sie mit 22 Jahren unter Alkoholeinfluß vergewaltigte. Dicksein ist für sie synonym mit Brutalität. Mitunter versinkt sie auch dem Chef gegenüber in eine mutistische Abwehrhaltung, spricht dann kein Wort und kommuniziert nur durch Schreiben von Zetteln. Als ihr daraufhin gesagt wurde, sie bringe das Arbeitsklima durcheinander, unternahm sie 1977 wiederum einen Suizidversuch. Er stand in engem zeitlichen Zusammenhang mit der vorher erfolgten Exstirpation von Uterus und Eierstöcken wegen einer Endometriose.

Während der ersten Magersuchtphase wog sie vor dem 18. Lebensjahr etwa 30 kg, vom 19.–21. Lebensjahr, als sie sich in der kaufmännischen Ausbildung wohlfühlte, etwa 60 kg, ebenso während der Gravidität; danach bestand eine lang hingezogene Phase einer Magersucht bis zur Ehescheidung. Nach einer gewissen Stabilisierung erneut Exazerbation der Magersucht nach der Unterleibsoperation. Erst habe man ihr nur die Gebärmutter wegnehmen wollen, dann aber alles, man habe gesagt, es sei nötig, aber nicht, weshalb. Damit sei sie bis heute nicht fertig geworden. Sie fürchtete, »wie ein Mann sehr dick zu werden, da die weiblichen Hormone fehlten«. Also aß sie nichts mehr, »ich legte mich ins Bett und wollte von niemandem etwas wissen. Und wenn ich mal

Hunger auf einen Joghurt hatte, lief ich erst die Treppen rauf und runter, um mich dann mit Joghurt zu belohnen und dennoch nicht zuzunehmen«.

Therapie

Die Auseinandersetzung mit der chronischen Magersucht

a) *Assoziationen im Verlauf der Therapie*

1. »Nach meinem anhaltenden Hungern bemerkte ich meinen körperlichen Verfall. Es zeigten sich Schwierigkeiten beim Aufstehen, auch beim Denken und Erinnern entstanden große Lücken. Obwohl ich im Bett lag, hatte ich ständig kalte Füße, dann eine schlagartig einsetzende Angst, außerdem stand mir ständig der kalte Schweiß auf der Stirn. Mitunter fiel ich auch hin, gerade da oder dort, wohin ich mich begeben wollte. Es war jedesmal, als fiele ich in eine unendliche Tiefe.« (1979)

2. »Was am Anfang zur Beruhigung dienen sollte, wurde zur Sucht. Ich konsultierte in jedem Quartal mindestens 5 Ärzte, um an Medikamente zu kommen. Nur mit Tabletten erschien mir mein Leben noch lebenswert. Da die Wirkung der verordneten Menge nachließ, nahm ich ohne Überlegung so viel, als wäre es meine Nahrung.« (1979)

3. »Am schwierigsten waren jene Situationen, wenn, was zwar höchst selten vorkam, ich eingeladen wurde. Meist waren diese Einladungen dafür gedacht — so war mein Eindruck —, daß endlich jemand dafür sorgte, daß ich etwas auf die Rippen bekam, was in mir eine noch stärkere Abneigung hervorrief.
Für solche Einladungen hatte ich mir meistens einen Heuschnupfen zugelegt, und meine Handtasche war gefüllt mit Papiertaschentüchern. Jeder Bissen, den ich zu mir nahm, landete unter Niesen in einem Taschentuch, das ich geschickt verschwinden ließ. Hatte ich keine Gelegenheit dazu, verlangte ich ein Getränk mit Kohlensäure; es war mir dadurch eine Leichtigkeit zu erbrechen.
Wenn mir dieses nicht gelungen wäre, wäre ich mir wie ein stinkender Kadaver vorgekommen! Auch heute glaube ich, nie mehr mit richtigem Appetit essen zu können, wie es einmal ganz, ganz früher war. Meine Einstellung gegen meinen Körper ist zu stark.« (1979)

4. »Am 3. Tag stand mein Entschluß fest: Wenn es schon so gut wie keine Möglichkeit gab, diesem Leben auf dieser Station zu entrinnen, dann wollte ich ganz einfach verhungern. Außerdem bedurfte das Hungern keiner Übung. Außer meiner Selbstmordabsicht trat hin und wieder meine Sucht, immer dünner zu werden, in den Vordergrund. Ich wog mich ständig auf einer Waage, die im Duschraum stand. Ich verteufelte mich, wenn ich durch das Trinken mehr auf die Waage brachte.« (1979)

5. »Die meiste Zeit, nachdem ich mich auf Nahrungsaufnahme ›null‹ gesetzt hatte, verbrachte ich auf meinem Bett. Ich hatte viel Zeit, über mich nachzudenken. Mir fielen Dinge ein, die längst vergessen waren. Oft kreisten meine Gedanken um das Gehirn, eigentlich ein Wunderding, es speichert das Leben, um es zu gegebener Zeit wieder ablaufen zu lassen.« (1979)

6. »Machtlos stehe ich vor meinem ständigen Wahn abzumagern, nur das erfüllt scheinbar den Sinn meines Lebens!
Manchmal kommt mir der Gedanke, ob ich mich von irgendetwas befreien will.
Von wem?
Von was?
Warum überhaupt?
Geht es mit rechten Dingen zu, nicht die Fähigkeit zu besitzen, dieser Sucht, ja, auch wenn jemand lacht, sich zu erwehren? Was wißt Ihr schon, die Ihr glaubt, es wäre die ganze Glückseligkeit, ›schön dürr‹ zu sein?!
Wollt Ihr wissen, wie diese Glückseligkeit aussieht?
Ein blinder Wahn, Hand in Hand mit dem Tod, der sich ständig meldet!
Dabei gewinnt er langsam die Überhand, denn die Sehnsucht nach ihm wird immer größer als der Wunsch zum Leben!
Ein schön gedeckter Tisch, ein herrliches Gefühl, davor zu sitzen, um leider nur mit den Augen zu essen, weil man gar nicht essen kann. Ganz richtig, nicht kann!
Oder wie wäre es mit dieser Situation, schon 2 Tage vorher das Vorhaben, sich eine Tafel Schokolade zu kaufen, genau abzuwägen. Schon allein der Gedanke, sich diese zu kaufen und sie dann auch zu essen, ist strafbar. Denn schließlich hat man es sich irgendwann einmal verboten. Dieses Verbot hielt ich mitunter sogar während meiner Schwangerschaft aufrecht.« (1979)

7. »Manchmal gibt es auch Momente, dann schlinge ich alles hinunter, ich weiß aber schon vorher, daß ich mich erbreche. Ich beneide die Menschen und hasse sie gleichzeitig, weil sie essen, weil es ihnen so gar nichts ausmacht, dies zu tun. Am meisten hasse ich mich!« (1979)

8. »Wenn mir dann die Frage gestellt wurde: ›Der Gedanke, sich schaden zu können (man meinte meine Eßgewohnheiten), ist Ihnen wohl nie gekommen?‹, antwortete ich, daß Abmagern mein sehnlichster Wunsch, Essenmüssen meine größte Angst sei und ich bereit sei, mich zu Tode zu hungern.« (1979)

9. »Wenn ich den Hungertod sterben würde, gäbe es dann nicht die einfache Erklärung, sie hat am Schluß ihres Lebens ›Schwierigkeiten mit der Ernährung gehabt‹? Wahrscheinlich eher diese: Sie ist eben verhungert! Natürlich war sie nicht normal — und eben aus diesem Grund geschah es.« (1981)

10. »Ich müßte mich von der Nahrung trennen — darin liegen Geheimnis und Macht. Nahrung aufnehmen bedeutet für mich, etwas Ungeheuerli-

ches zu tun. Ich weiß nicht, was es heißt, auf diesem Gebiet anders zu sein.« (1988)

11. »Ich werde den Tisch, meinen Hundeplatz, decken. Es fehlt an nichts! Meine Hände kommen mir wie Schaufelstiele vor. Sie setzen sich wie ein Motor in Bewegung. Noch kann die Zunge ›süß‹, ›sauer‹ und ›scharf‹ unterscheiden. Nach einer Stunde ist es, als schiebe ich einen widerlichen Brei in mich hinein. Obgleich ich nach meinem Mahl weiß, was kommt, warte ich dennoch demonstrativ, mit einem Funken Hoffnung in mir, die Speisen nicht wieder abgeben zu müssen.

Ich erhebe mich vom Platz, hole meinen Eimer und zwei Kabelschnüre (Abb. 31), ohne dieses Utensil kann ich nicht mehr erbrechen. Auch eine Flasche Selter gehört dazu. Ich pumpe mir, nach meinem Ermessen, den Magen aus. Mindestens eine halbe Stunde. Danach ein schmaler Weg zwischen zwei ›Gräbern‹: Das eine der Eimer, das andere das Bett. Ich desinfiziere meinen Platz. Keiner soll jemals diesen chaotischen Anblick erleben, ich habe Angst vor meiner körperlichen Schwäche. Wie ein ekelhafter Wurm krieche ich zu meinem Grab (Bett). Es ist, als entferne ich mich im-

▷

Abb. 31
Die beiden Kabelschnüre als Vehikel zum Erbrechen

▽

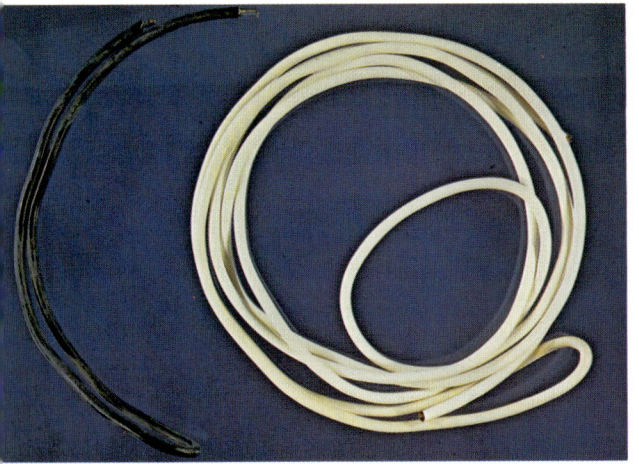

Abb. 32
»Nach dem Wiegen morgens: Es war der Traum in der Nacht, in dem ich die angestrebten 50 kg hatte. Ich werde im Traum geweckt, trete auf die Waage, 50 kg! Anschließend sitze ich am Frühstückstisch, werfe alles hinunter, hebe es wieder auf, esse, erbreche es aber anschließend wieder, sichtbar in dem Bild im Kreis. Ratlos gehe ich weg; mittags dasselbe, ich bin wieder ratlos, esse dennoch und sehe mich mit einem dicken Bauch, so daß ich gleich wieder erbreche. Abends werfe ich diesmal das Essen nicht weg auf die Erde, esse es auf, anschließend falle ich aber um, die Speisen laufen aus mir heraus.« (1979)

Abb. 33
»Das Gefühl nach dem Essen: Ich möchte am liebsten tot sein. Ich habe 5 Tage versucht zu essen, es läßt sich nicht beschreiben, ich empfinde es wie einen Befehl, daß ich mir etwas antun solle, ich möchte schlafen.« (1982)

32

50 kg
wiegen
Frühstück
Mittag
Abend

33

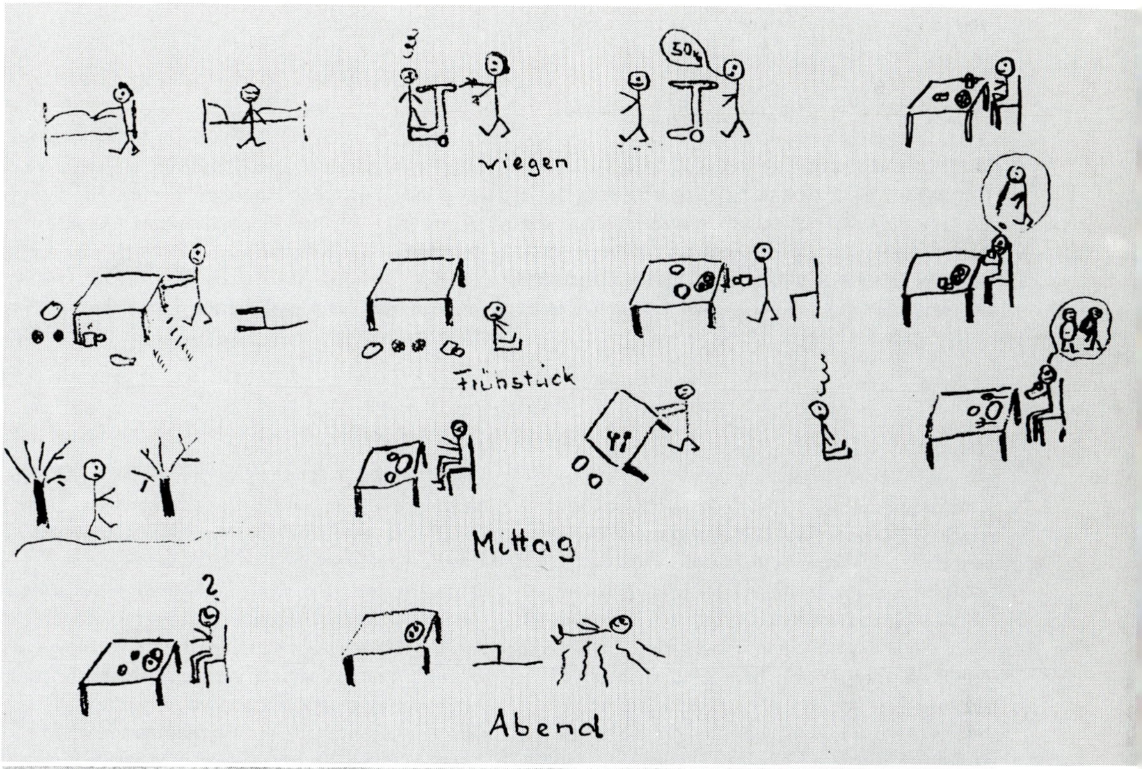

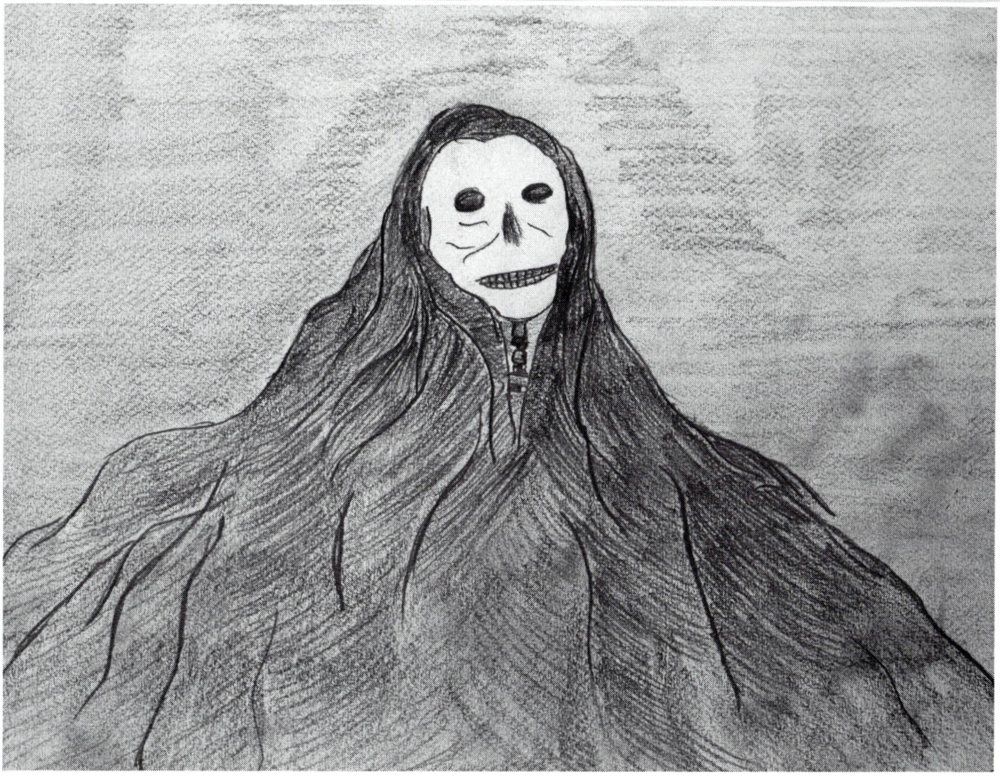

mer weiter von mir. Mein Körper zittert. Fünfmal am Tag sterben!« (1988)

b) Träume im therapeutischen Prozeß

Die Patientin bat darum, Trauminhalte zunächst im Bild zu skizzieren, um erst dann darüber zu sprechen. Wir waren sehr damit einverstanden; Assoziationen zum Traum und zur Auseinandersetzung mit der Magersucht sind in der Legende wiedergegeben: siehe Abb. 32–35.

Das Mutterbild

a) Assoziationen im Verlauf der Therapie

1. »Sterben, ohne gelebt zu haben. Ich fange an zu begreifen, daß ich dem Bedürfnis, einmal richtig Kind zu sein, nie nachgeben durfte. Für meine Mutter war ich nur ein geduldetes Objekt, und dem hatte ich mich zu fügen.

Ich erinnere mich, daß ich in meiner freien Zeit, die andere Kinder zum Spielen benutzten, auf Ba-

Abb. 34
»Chaos auf dem Tisch«:
»Mit meiner Einkaufstasche gehe ich auf den Tisch zu und packe wahllos aus. Danach suche ich einen Platz für Teller und Tasse. ›Angst!‹
Ich gehe einige Schritte zurück und versuche, mich auf ein normales Essen zu konzentrieren. Ich weiß nicht, womit ich anfangen soll. Der Tee und das Ei sind längst kalt, denn ich hatte beides schon vor dem Einkaufen gekocht, um mich besser auf das ›Eigentliche‹ konzentrieren zu können. Mit einem Keks fange ich an, es werden mehrere und noch mehr. Dann springe ich auf

und versuche, Kakao zu machen, esse einen Löffel Kakao mit Zucker und gebe mich zufrieden. Ich mache mir ein Brötchen: Marmelade oder erst das Ei? Esse dann beides im Wechsel, und langsam merke ich, wie mir mein Körper im Wege ist. Ich setze mich auf einen anderen Platz. Ich fange dann an, von allem zu probieren, meine Bewegungen zum Essen werden immer schneller. Erschrocken stopfe ich mir die Serviette in den Mund, aus Angst, daß mein Schreien jemand hören könnte. Die Kerze ist inzwischen erstickt, weil nichts Gemütliches da ist.« (1988)

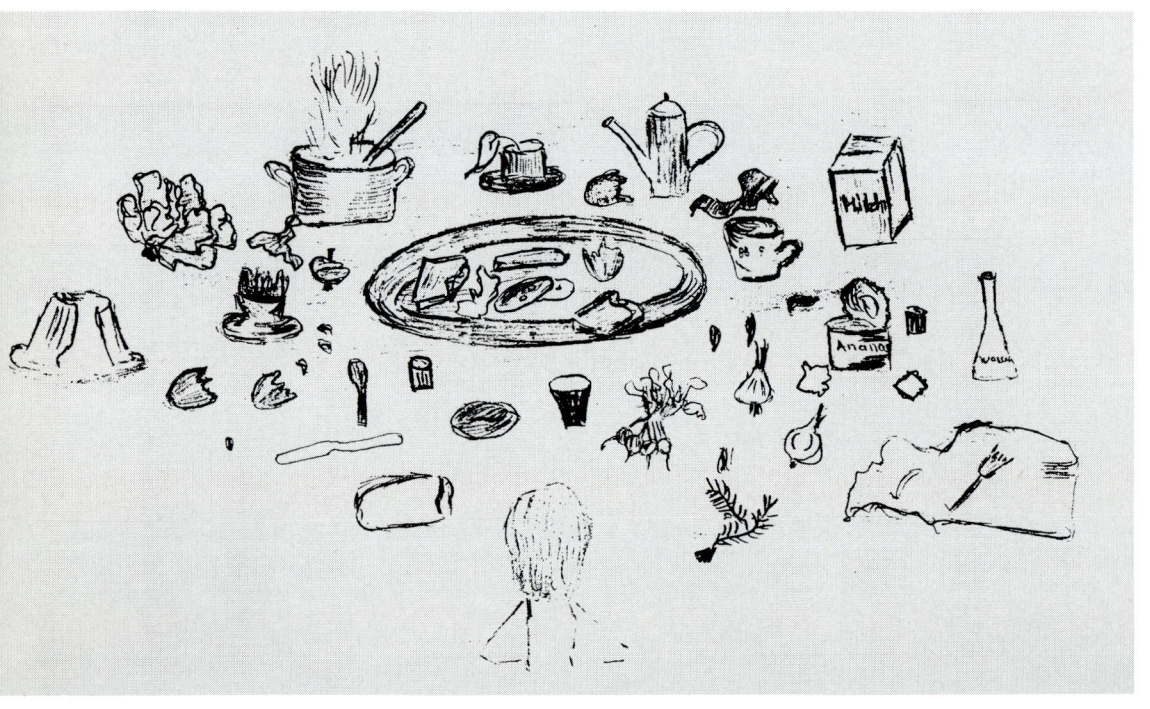

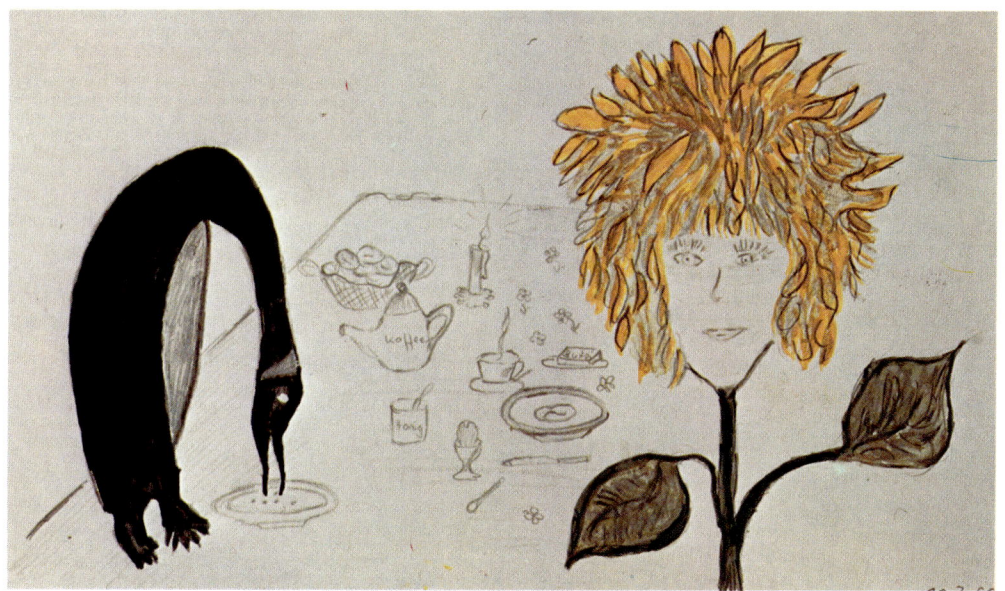

Abb. 35
»Geträumte Wirklichkeit«:
»Ein freundlicher Mensch sitzt an meinem
Tisch. Ich habe ihm ein normales Frühstück
zubereitet. Dieser Mensch ist für mich
freundlich und hell (›Sonnenblume‹). Um nicht
alles wahllos durcheinander zu essen, und
um den anderen damit nicht zu enttäuschen, sage
ich, ich sei satt und hätte schon vorher
etwas gegessen; nur ein paar Krümel des
Brötchens esse ich mit.« (1988)

bies aufpassen mußte. Ganz besonders erinnere
ich mich an den Moment, als ich mit einem Kin-
derwagen den Berg hinauffuhr, um ihn von dort
aus allein fahren zu lassen. Ich gab ihm sogar
noch einen Schubs. Ein Mann, der den Wagen auf-
hielt, schlug mich dafür fürchterlich.
Wenn tatsächlich einige Stunden für mich frei waren, sonderte ich mich von anderen Kindern ab.
Mit Puppen spielte ich nie. Meistens verkroch ich
mich im Wald und baute mir im Moos aus Ästen
eine winzige Hütte; nur ein Ofen und ein Bett sollten darin stehen. Warm wurde mir grundsätzlich
nur unter der Bettdecke; ich zog die Knie an; dabei
kam es mir so vor, als schwimme ich in etwas
Warmem.
Mein Plan war immer der gleiche, eines Tages
wegzugehen und nie mehr zurückzukommen.
Ich hasse meine Mutter und werde sie aus meinem Gedächtnis streichen.« (1979)

2. »Als ich klein war, erschien mir das Leben mit
meiner Mutter schrecklich. Als Tochter beobachtete ich sie natürlich besonders kritisch, ich sah ihre körperliche Unförmigkeit; sie tat nichts dagegen, und in mir reifte jeden Tag mehr die Meinung: Nie so sein wie sie!« (1981)

3. »Übertroffen wird alles, was ich erlebt habe,
von der Gleichgültigkeit meiner Mutter. Sie starb
für mich am 15. 10. 1957.« (1979)

4. »Es ist nicht schön, sein ganzes Leben zu erbrechen — ich meine die unverdaute Vergangenheit
— und dabei noch die Angst zu haben, daß keine
Zeit mehr bleibt, die nötig wäre, sich von der Vergangenheit zu befreien. Ich sehe förmlich meine
Mutter, obwohl weit entfernt, zu Messer und Ga-
bel greifen, so als gäbe sie damit ein Signal, daß
meine Seele mich auffressen soll.« (1981)

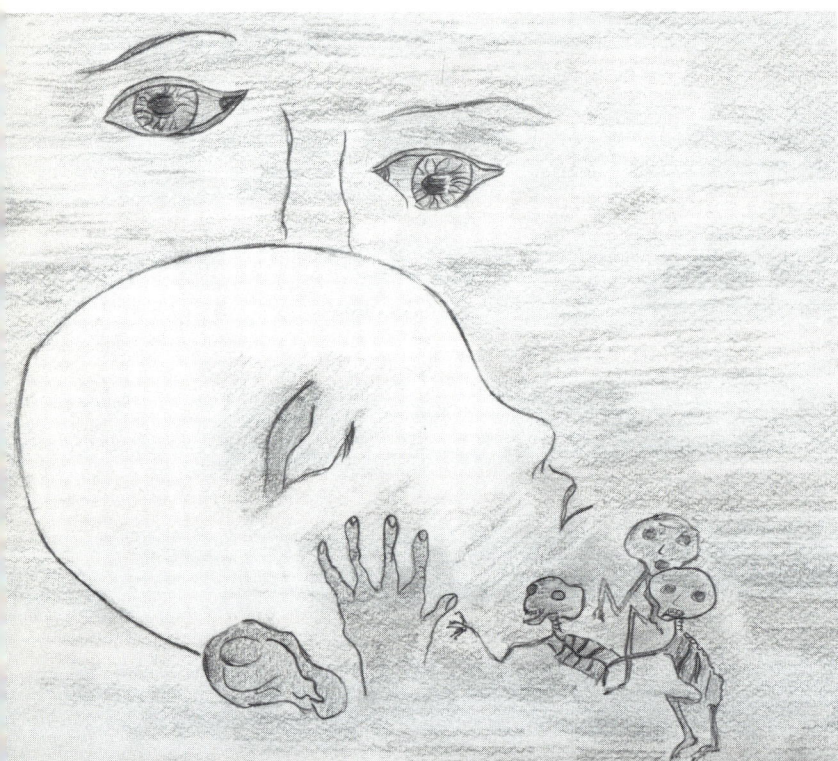

Abb. 36
»Meine Mutter, wie sie mich ausgebrochen hat. Man kann sich nicht dagegen wehren.« (1980)

5. »Ich nehme wie andere so normale Reize wie Hunger und Sättigung gar nicht mehr wahr, denn sowie mein Vater mich verläßt, ist ›sie‹ da, die unheimliche Krankheit ›meine Mutter‹! Dann spüre ich die Speisen nur noch in der Speiseröhre, und sie siegt über meinen geschwächten Körper. ›Sie‹, die mich stets daran hindert, zu meinem ›Ich‹ zu finden.« (1981)

b) *Träume im therapeutischen Prozeß*

Auch hier werden einige wichtige Träume, von der Patientin zunächst gezeichnet und mit ihren Assoziationen versehen, wiedergegeben: siehe Abb. 36–38.

Das Vaterbild

a) *Assoziationen im Verlauf der Therapie*

1. »Lieber Vater, seit Du mich verlassen hast, bin ich in ein Dickicht geraten, lauter kleine Zweige, die nicht auseinandergehen. Die Mutter hat mich

Abb. 37
»Es ist meine Mutter, die ich als gehässig empfunden habe. Vorn das Baby bin ich, aber so schön war ich natürlich nicht; sie konnte mich damals nicht leiden, und sie hat es geschafft, meinen Geist kaputtzumachen; das ist das Gesicht dahinter.« (1981)

Abb. 38
»Wovon ich nie loskomme: Rechts die Mutter, dreimal sadistische Gesichtszüge des Mundes. Ich kann es schwer beschreiben, wie ich das im Traum gesehen habe. Links mein Gesicht von früher und jetzt; nun stirbt es ab, zu alt, um noch einmal tanzen zu können.« (1981)

▷

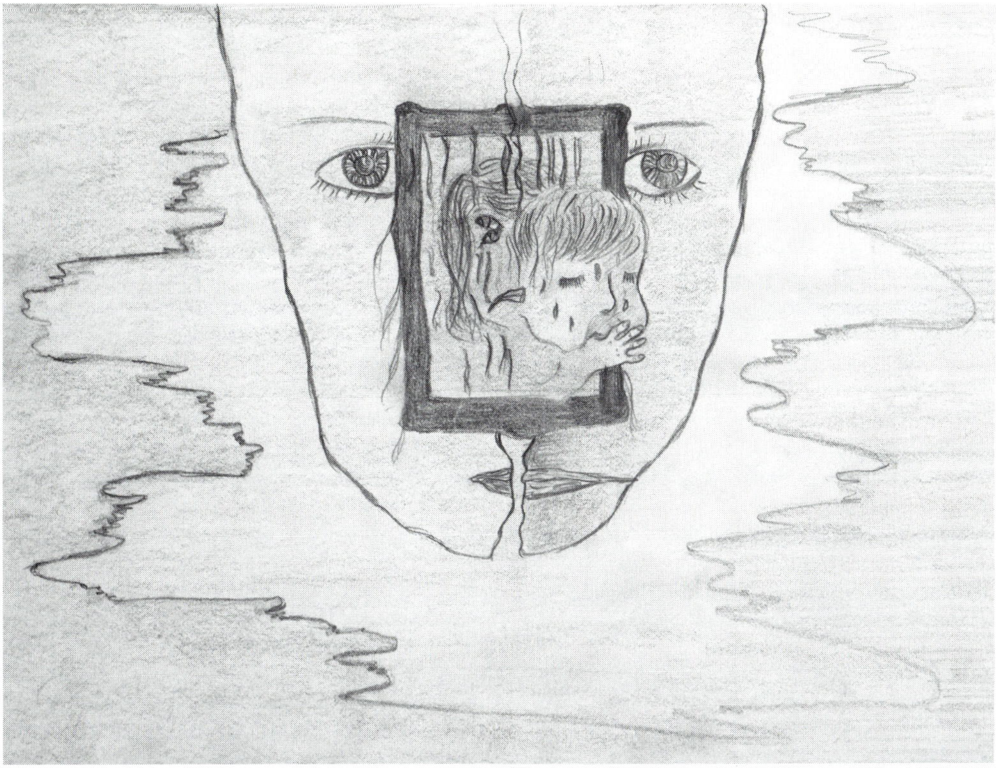

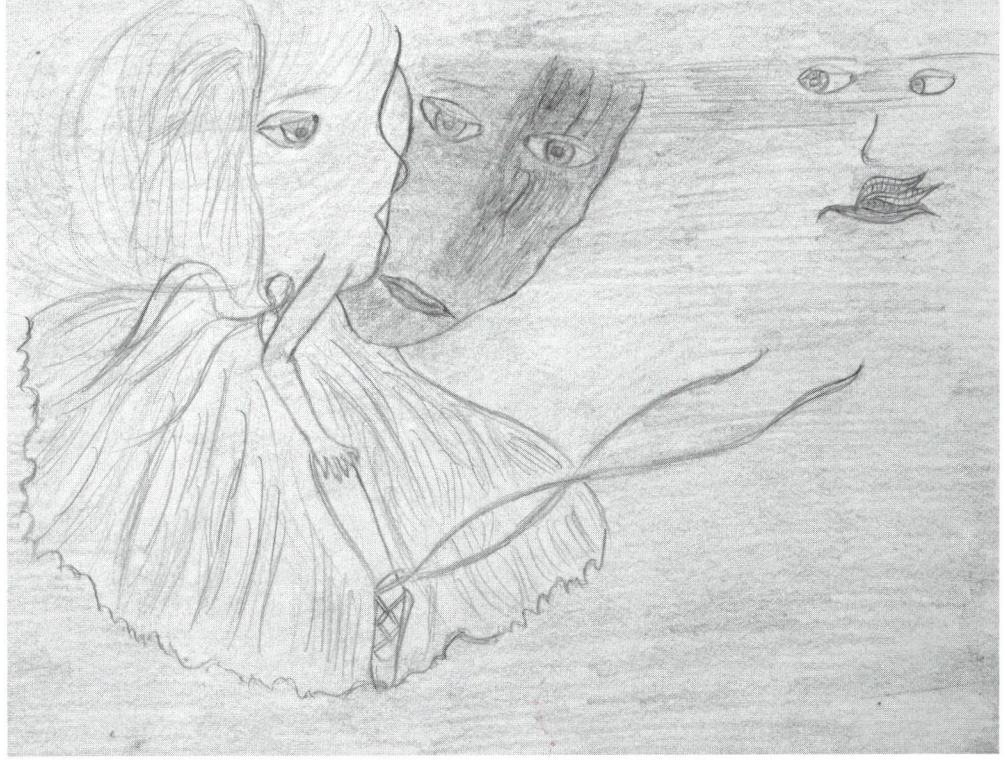

den Wölfen vorgeworfen, Wölfe und Hunde vertragen sich nicht. Deshalb habe ich immer nach einem Versteck gesucht, ein Loch oder eine Höhle. Der kleine Tod, aus dem ich damals wieder aufwachen wollte, um von ihr geliebt zu werden, ist dann zum großen geworden, in den ich Dir nachfolgen wollte. In meinen Gedanken sieht er aus wie der Winter, viel Schnee, darunter alles steif und erfroren. Im Moment bin ich schon in 2 Teile gespalten, halb Mensch, halb Tier. Ich will versuchen, nur zur Probe, ein Mensch zu werden.
Stell Dir vor, ich versuche mit anderen zu sprechen, obwohl ich das Schweigen noch sehr gerne vorziehe, sonst fallen die Wölfe wieder über mich her. Mein Tun kommt mir sehr fremd vor, ich hatte ja schon alles vergessen.
Ob ich es schaffe?« (1979)

2. Brief an den Vater: »Vater! Heute nun schreibe ich Dir zum x-ten Mal. Vergeblich gab ich mich der Hoffnung hin, von Dir eine Antwort zu bekommen. Warum schweigst Du? Wenn Du wirklich tot bist,

Abb. 39
»Ich sehe mich im Traum mit langen Haaren, dahinter meinen Vater. Einen Tag danach schrieb ich ihm einen Brief an seine frühere Adresse.« (1980)

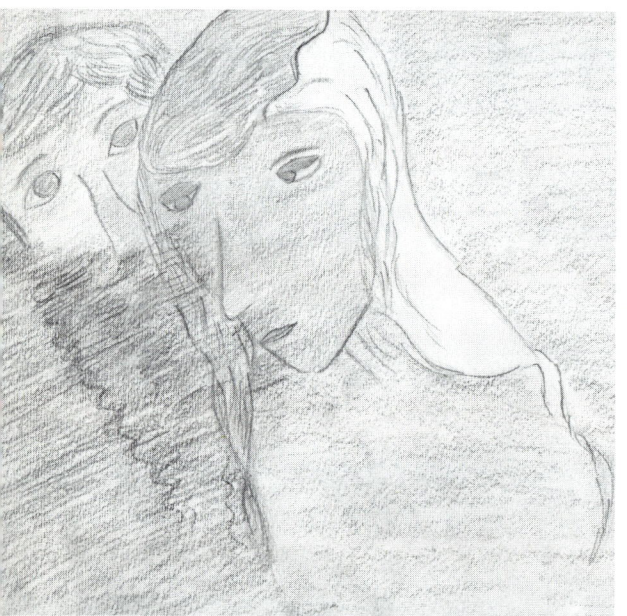

was ich nicht glaube, würdest Du mir von dort ›oben‹ sicherlich helfen und nicht zusehen, daß sich meine Sinne immer mehr verändern, so als hätte ich ein Ohr im Gehirn. Das letztemal, als Du neben meinem Bett warst, wolltest Du etwas sagen, aber aus Deinem Mund ergoß sich ein Blutstrom über meinen ganzen Körper. Um mich meiner Schuld zu entledigen, hat man mich damals desinfiziert, gewaschen, abgewaschen. Du lebst weiter in mir. Dein Blut scheint mir manchmal den Atem zu nehmen. Ein drückendes – erdrückendes schweres Gefühl der Schuld liegt auf mir.« (1980)

3. »Nur ein Bild, das ich schon jahrelang suche, finde ich nicht; blaß erscheint es vor meinem Auge, jene Aufnahme, die es vielleicht gar nicht gibt: unser Haus, davor mein Vater in seinem Garten mit Bäumen, die wie Patriarchen ihre Äste schützend über das Haus breiten, hinter mir ein Sonnenblumenfeld.
Ich lasse einen Junitag, kurz vor dem Tode meines Vaters, an mir vorüberziehen: Wenn ich aus der Schule kam, winkte er mir immer zu. Meist sah ich nach links und rechts, ob er auch mich meinte. Dabei sprachen seine Augen mit, Augen wie Murmeln, von Äderchen durchzogen. Ich kaufte oft diese Murmeln, doch sie blieben stumm, sie sprachen nicht mit mir, kalter Stein. Vielleicht hatte ich die verkehrten gekauft; langsam versenkte ich sie in die Ostsee. Nach dem Essen holte er den Leiterwagen, um Holz zu sammeln. Einmal fanden wir Reste eines Eichelhähers; danach beerdigten wir ihn würdig unter dem größten Baum. Vielleicht, so sagte mein Vater, werde der Vogel eine Blume. Kleine Vögel schon, dachte ich, aber große wie er töten oder verkünden den Tod. Ein Gedanke, bei dem mir schwindlig wurde. Was für eine Blume aus ihm würde? Ganz sicher eine schwarze Lilie.
Als ich es ihm sagte, schien er überrascht, fast schuldbewußt, so, als habe er mir seinen Tod verraten. Anderthalb Monate später war sein Todestag. Vielleicht ist aus ihm eine Sonnenblume geworden? Sie bilden Körbe, strahlen gelb, und wenn es windig ist, nicken sie; dann habe ich das Gefühl, wir gehören zusammen.
Nach dem Tode meines Vaters gab es für mich keinen Sommer mehr, die Leuchtkäfer von damals verschwanden, die Nächte blieben kalt, und ein Geruch von verbrannten Blättern hing in der Luft. Erschreckt und um Hilfe schreiend, träume ich oft, wie ein Gärtner (es ist bestimmt der Schnitter) sämtliche Köpfe der Sonnenblumen abschneidet. Dabei ist der Gedanke in mir, es könnte der Kopf meines Vaters sein!« (1982)

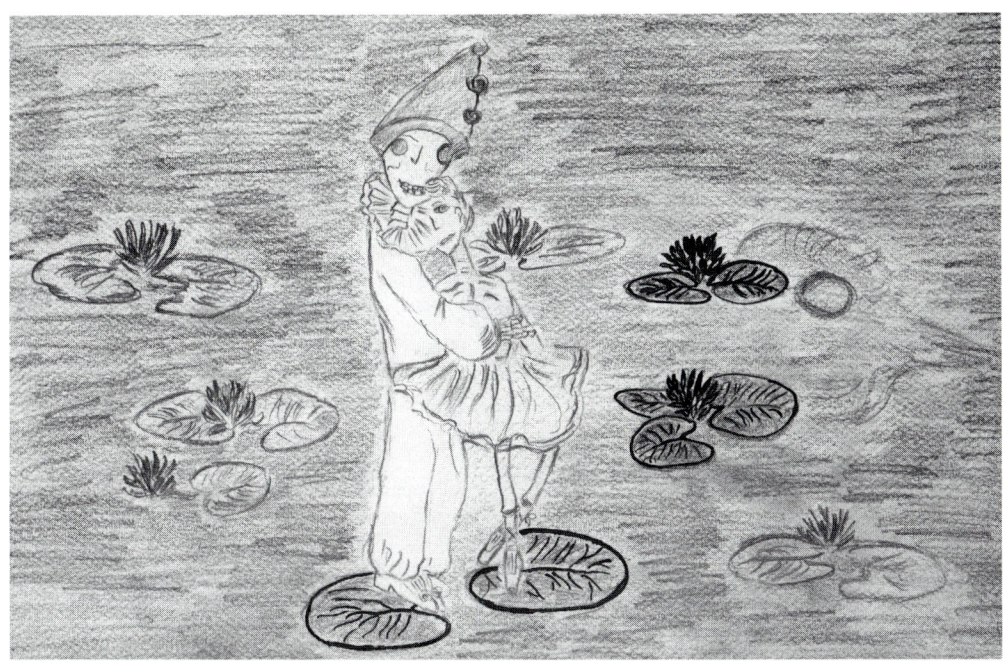

Abb. 40
»Ich habe meinen Vater und mich gemalt.« (1981)

4. »Ich lebe in Gedanken mit meinem Vater und darf nicht eher zur Ruhe kommen, bis ich ihn gefunden habe. Am meisten konnte ich es ihm damit beweisen, indem ich schwarz trug. Ich kann mich einfach nicht damit abfinden, daß er nie mehr zu mir zurückkehrt.

Draußen hatte es zu schneien begonnen. Sanft schwebten die Flocken vom Himmel herab und breiteten eine weiße Decke über das schmutzige Grau auf der Straße. Es ist inzwischen spät geworden, denn ich wartete sehr auf meinen Vater. Ich blieb einen Augenblick stehen und sah mich um. Etwas abseits war ein kleiner Stand aufgebaut, und zwischen Lebkuchen und Zimtsternen tauchte plötzlich mein Vater auf. Er hatte ein mit viel Runzeln übersätes Gesicht. ›Komm her‹, sagte er, ›möchtest Du einen Zimtstern?‹ Er kam hinter seinem Stand hervor und schenkte mir einen. ›Schau mich einmal an‹, sagte er. Stumm ging er ein paar Schritte neben mir her, dann blieb er zögernd stehen: ›Ich muß rechtzeitig zurück sein‹. Mein Vater setzte sich in Bewegung, und ich merkte nur noch einen kühlen Luftzug von ihm. In grenzenlosem Staunen sah ich, wie er sich in die Luft hob, ganz leicht und schwerelos. Überwältigt schloß ich

meine Augen. Danach hörte ich wieder das Lärmen des Weihnachtsmarktes. Der Stand war verschwunden. Ich starrte auf einen leeren Fleck und roch den Duft des Zimtsternes; er erinnert mich an ihn.« (1985)

5. »Ich träumte von einem Vater, mit dem ich, nur mit einem Rucksack versehen, die Welt und Umwelt erlebte.« (1985)

b) *Träume im therapeutischen Prozeß*

Die Patientin hat auch ihre Träume über den Vater gezeichnet; 2 Beispiele seien wiedergegeben (Abb. 39, 40).

Kindheitswünsche, Erfahrungen und Stimmungen

a) *Assoziationen im Verlauf der Therapie*

1. »Wiesen und Felder, von meinem Blickpunkt aus, wie ausgebreitete auseinandergelegte Teppiche. Trauerweiden, deren Zweige nicht nur die

Oberfläche des Teiches ertasten, sondern den Pflanzen, die unter dem Wasser leben, die Hände geben – so, als sollten sie fühlen, daß es auch Licht auf dieser Welt gibt.
Ich rieche die Erde, schmecke die Luft und spüre die Weite. Trauerweiden, Birken, Wiesen, Felder und Teiche – ›Schönheit ohne Publikum‹. Ich verwandle dies alles in eine herbstliche Atmosphäre, herbstliche Nachmittagssonne, die die Landschaft wärmer erscheinen läßt. Die Stimmung wird unterbrochen, da die Sonne plötzlich glutrot am Horizont steht – Farbe der Aggression –, schnell lasse ich sie hinter den Horizont fallen. Der Teich, die Trauerweide, das Weiß der Birken hinterlassen eine melancholische Stimmung. Die Zeit vergeht, die Erinnerungen kehren wieder.« (1979)

2. »Im Wald: Heute kommst Du mir nicht nur so schön und beruhigend vor. Ich könnte schreien und möchte dabei einen von Deinen Bäumen umarmen; aber als ich eben mit geschlossenen Augen versucht habe, Deine Rinde zu berühren, warst Du wie ein Mensch. Menschen sind kalt. Ich wage Dich auch nicht mehr zu fragen, ob Du mich verstehen kannst, Du weißt schon, meine Angst vor den vielen Ängsten, und ob ich nicht endlich dieses quälende Dasein aufgeben soll. Du bist stumm geworden. Ich auch. Es ist eben doch nicht normal, seine Angst zu zeigen.
Vor mir flatterten, wie immer, Vögel auf. Endlich hatte ich ihn wieder, meinen Wald, er war mir immer ein guter Zuhörer, ob ich laut oder leise dachte.
Wenn es geschneit hatte und ich am Wegeingang stand, war es mir, als wäre dort ein Vorhang, den ich aufzog, um dann seine Ruhe und Geborgenheit zu genießen. Ich liebte ihn so sehr, daß ich, wenn es dunkel war, sogar meine Stiefel und Strümpfe auszog, um ihm zu beweisen, wie sehr ich ihn mochte.
Waren meine Gedanken schlecht, so vermittelte er mir den Eindruck, kalt und abweisend zu sein. Regnete es, hingen an den Ästen seiner Bäume unzählige Tropfen; mir kam es vor, als würde er weinen. Ich schüttelte dann verschiedene Bäume, blieb darunter stehen, hob mein Gesicht, so daß mir die Tropfen ins Gesicht fielen. Nie ist ihm aufgefallen, daß dabei aus meinen Augen auch echte Tropfen dabei waren.
Freunde habe ich keine, dafür aber ein besonderes Verhältnis zu diesem Wald.« (1979)

3. »Erstmalig, nach langer Zeit, zog ich mich in meine irreale Welt zurück. Die ›Moldau‹, das hinter dem Haus liegende Gerstenfeld, verwandelte sich in einen wunderbaren blauen Fluß. Der Wind spielte mit den Ähren des Feldes; noch intensiver nahm ich die Musik auf und beobachtete das Feld, das keines mehr war, sondern ein blauer, sich dem Wind und der Musik beugender Fluß.
Irgendwie leben zwei grundverschiedene Menschen in mir. Vielleicht würde sich durch eine Gegenüberstellung dieser beiden Charaktere alles erklären, was natürlich einer Wahnsinnsvorstellung entspräche.« (1979)

4. »Am Abend auf dem Weg nach Hause hatte ich den plötzlichen Einfall, meinem Sohn ein halbes Hähnchen mitzubringen. Es regnete. Der Regen rief, wie immer, eine besondere Stimmung hervor.
Da ich mich unbeobachtet fühlte, blieb der Regenschirm unbenutzt, und meine Kleidung wurde inzwischen feucht. Ich drückte die Tüte mit dem Inhalt an meinen Körper, damit sie nicht auch noch naß wurde. Dann spürte ich es ganz deutlich: ›Wärme‹.
Man konnte ›Wärme‹ also auch in Tüten kaufen. ›Guten Tag, ich hätte gern ein Pfund Wärme.‹ Meine Schritte wurden schneller, mir wurde übel. Ich setzte mich vor einen Hauseingang und erwartete eine Besserung.
Ein anständiger Mensch ist nicht krank, sollte es aber einmal der Fall sein, so sollte er sich im richtigen Moment aus dem Leben stehlen.« (1984)

5. »Wann immer ich glaube, vor einem Ziel zu sein, verwischt sich mein Optimismus durch einen jähen Fall. Eine Treppe, die, wenn ich oben bin, in wenigen Momenten wieder nach unten führt.
Würde sich etwas ändern, wenn ich mit den Fäusten gegen Türen schlage? Würde sich etwas ändern, wenn ich tobe und schreie? Wäre dann alles vorüber? Einfach wie ein Spuk?
Ich möchte wieder ›ich‹ sein; das ist eigentlich alles, was ich mir wünsche. Leider bin ich nicht fähig, das zu erreichen. Die Angst, meine ständigen Gefühlsumwandlungen, empfinde ich wie anonyme Briefschreiber, die stets im Dunkeln bleiben.« (1984)

6. »Ist meine Kindheit vorbei? Rastlos wie ein Vagabund treibt es mich weiter, ich gehe nicht, sondern laufe. Sie kann noch nicht vorbei sein! Sie hatte noch nie angefangen! Wer war meine Familie, wo mein Arbeitsplatz?« (1984)

7. »Mein Körper ist ein Fremdkörper, ein riesengroßer Fremdkörper, der viel größer ist als ›ich

Abb. 41 und 42
»Traum in der
Silvesternacht.« (1979)

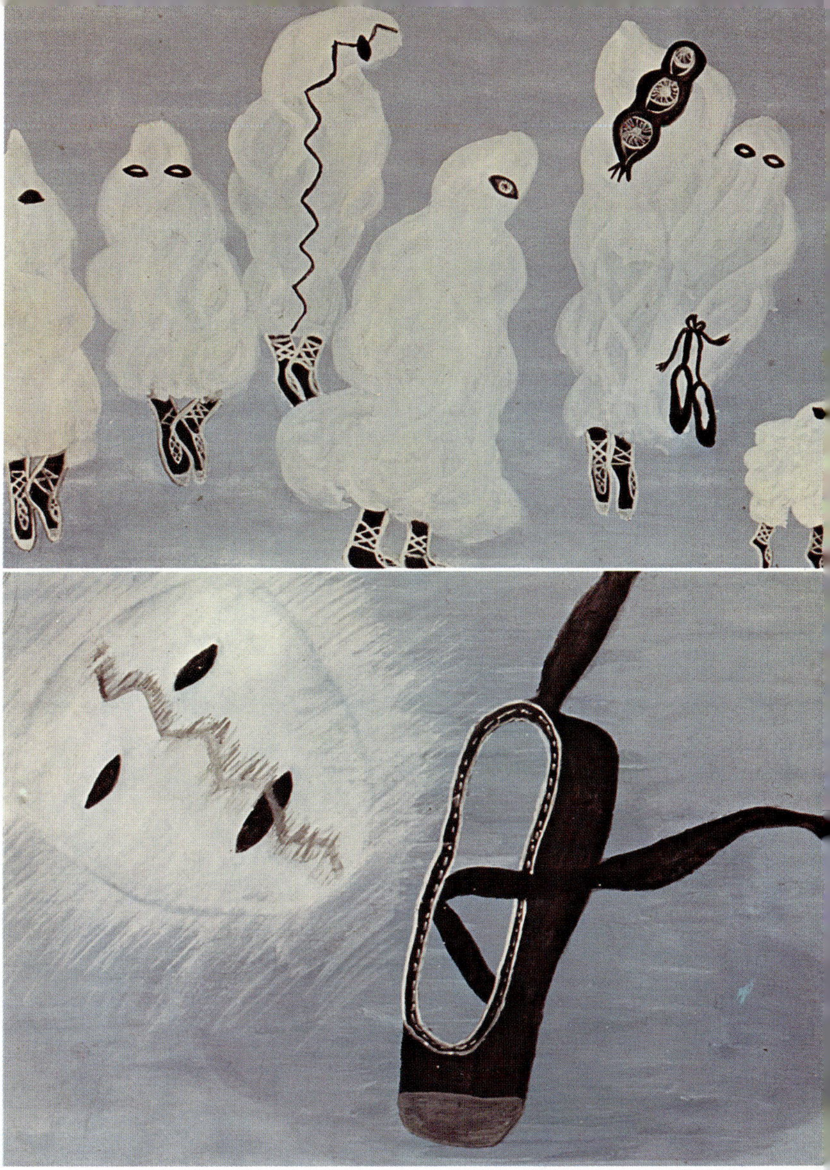

Abb. 43
»Es war mein Traum,
verkrüppelter Traum, ich
fliege dahin mit dem
Traum.« (1980)

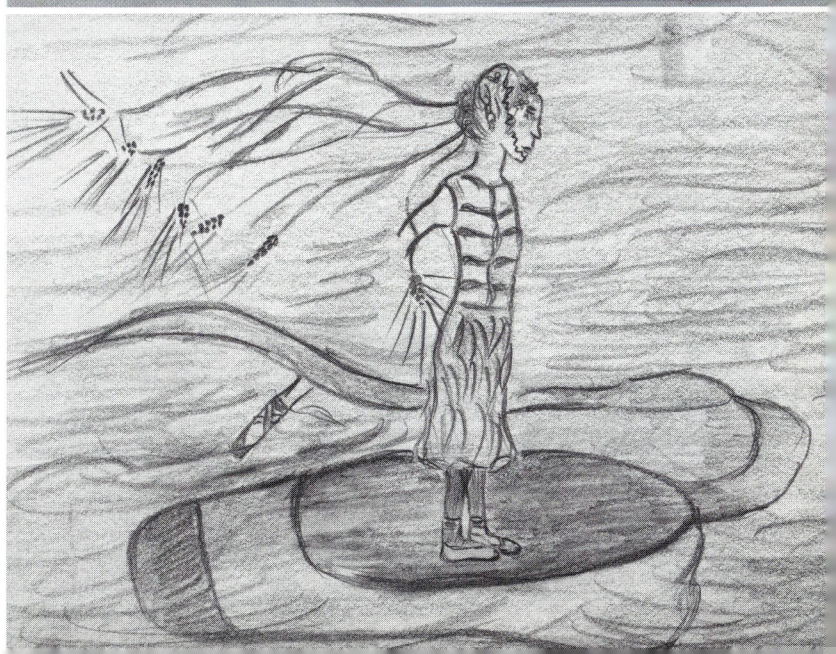

selbst‹, der mich auffrißt. Dieser Fremdkörper, mit dem ich schon seit längerem lebe, zerrüttet meinen Körper.« (1984)

8. »Ich ging weiter und hatte das Gefühl, reich zu sein. Der symmetrische Glanz eines tauüberzogenen Spinngewebes zwang mich wieder und immer wieder, hinzusehen. Bald wird es die stillen Sternennächte mit dem fallenden Laub geben. Es werden Stürme einsetzen, die restlich abgelöste Distelwolle wird in den Lüften schweben, wie die Seelen Verstorbener.« (1985)

»Der trübseligste Tag ist für mich immer der Freitag; ich fühle mich dann meist noch verlassener als gewöhnlich und sehe das schauderhafte Wochenende auf mich zukommen. Am liebsten verkrieche ich mich dann in meiner Einsamkeit, suche Zuflucht in einer Abgeschiedenheit und wünsche mir, das Leben möge sich rückwärts bewegen, hin zur Kindheit. Mit der Wirklichkeit möchte ich nicht viel zu schaffen haben, sie ist mir zu ›schwierig‹. Lieber ziehe ich mich in meine irreale Traumwelt zurück; dann bin ich nicht beteiligt, sondern sehe alles aus weiter Ferne.« (1985)

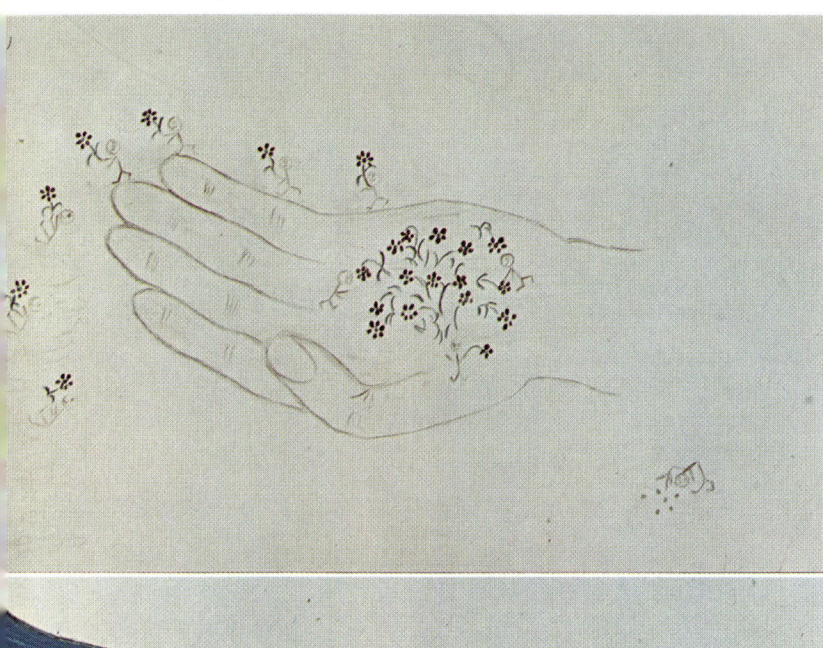

Abb. 44
»Dies sind alle die Patienten, die zufrieden weggehen, nur ich bin immer dumm.« (1980)

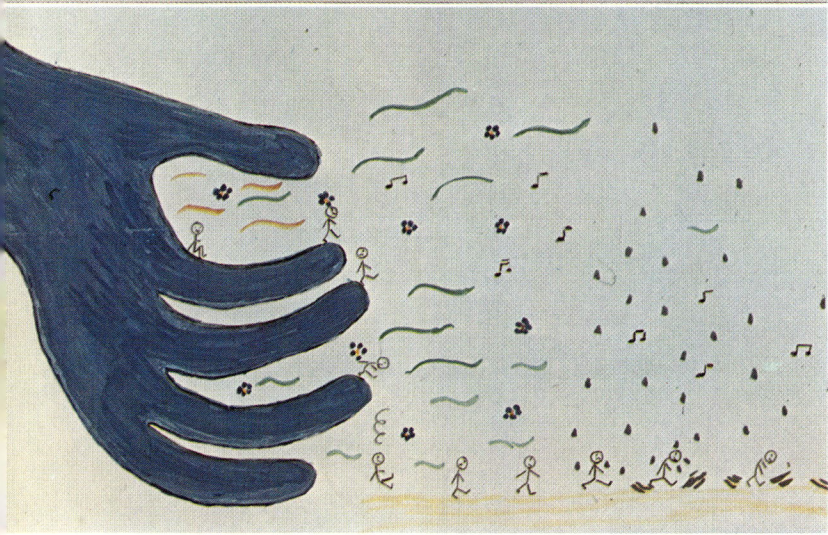

Abb. 45
»2 Tage vor der Entlassung aus der ersten stationären Behandlung: Die Hand stellt die Station dar. Ich raffe mich schließlich auf, um die Treppen langsam hinunterzugehen, von einem Finger zum anderen. Ich höre Musik, ich drehe mich um, dann falle ich mehr hinunter, als daß ich gehen kann. Draußen regnet es, Pfützen, bin dann nur noch halb zu sehen, gehe sehr schnell, muß mich zurechtfinden.« (1980)

74

b) *Träume im therapeutischen Prozeß*

Auch hier hat die Patientin ihre Träume ins Bild gefaßt, einige Beispiele mögen dies zeigen: siehe Abb. 41—46.

Das Balancieren zwischen Leben und Tod

a) *Todesphantasien im Verlauf der Therapie*

1. »Ich wurde öfters gefragt: ›Haben Sie überhaupt Lust am Leben?‹ Meistens schwieg ich.« (1979)

2. »Wieder schoß es mir durch den Kopf: hätte ich doch damals den Schlußstrich gezogen!« (1979)

3. »Der von mir heraufbeschworene Tod läßt mich danach, wenn er mich noch nicht wollte, auf den Gedanken kommen, daß nun vielleicht eine Chance für eine wirkliche Auferstehung käme. Doch entglitt mir dieses ›Auferstehen‹ schnell. Mir kann das nicht zustoßen, denn es fehlt die Fähigkeit, dieses überhaupt wahrzunehmen.« (1981)

4. »Todessehnsucht! Selbstverständlich darf man das eigentlich nicht sagen! Jede Sucht hat aber letztlich nur eine Wahrheit. Mein Leben ist wie eine heruntergebrannte Kerze; die Flamme wehrt sich gegen das Ausgehen, aber manchmal bereitet es sehr große Schwierigkeiten, Widerstand zu leisten.« (1981)

5. »Nichts läßt erahnen, daß jene Menschen, mit denen ich während meines Aufenthaltes in der Psychiatrie zusammen war, einmal Kinder waren. Die Gedanken, das Leben, hatten ihre Gesichter gezeichnet.« (1981)

6. »Oft habe ich in der letzten Zeit das Gefühl, es gehe dem Ende zu. Dann erlebe ich ein anderes Leben an einem Berghang in einer niedrigen Hütte. Am Fenster, das den Blick über ein ganzes Tal freigibt, sehe ich den Sonnenuntergang und setze mich dabei auf den Tisch. Wie ruhig alles erscheint. Bald ist dieses alles v-o-r-b-e-i.« (1985)

7. »Bitte erbarme dich ein einziges Mal! Mein Körper ist so müde, Hände und Beine tun weh. Nur Du bist an dem Weiterleben satt geworden. Auch in meinen Träumen erscheinst Du mir. Wenn ich in meine unterirdische Höhle gelange, um essen

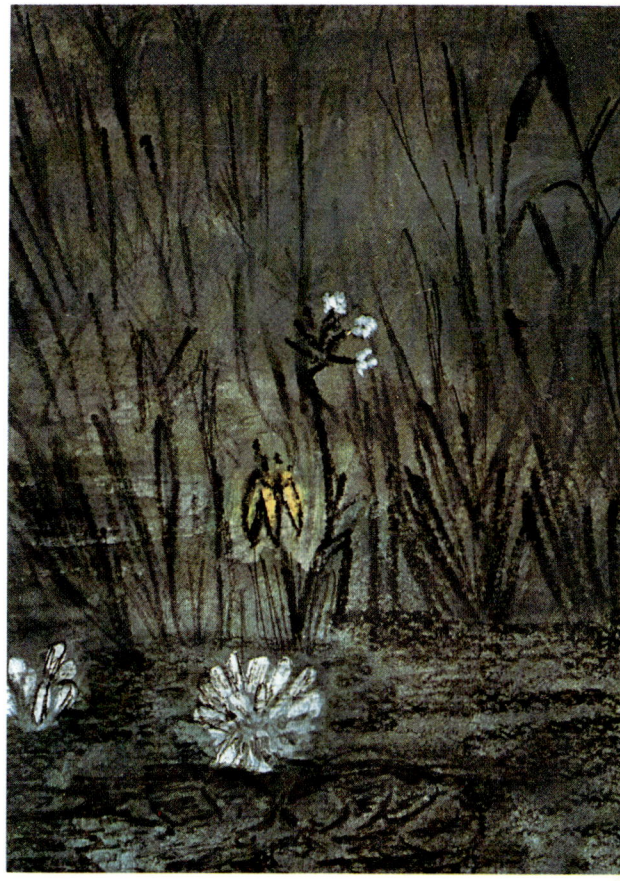

Abb. 46
»Die Suche nach meinem Ich.« (1984)

und trinken zu können, bist ›Du‹ da und bewachst mich. Dann haste ich hinaus und laufe durch einen endlosen Wald. Später stehe ich dann an einem Ufer und starre Stunde um Stunde in das Wasser. Einmal bleibe ich dann schließlich den ganzen Tag dort; aus meinem Haupt wachsen Zweige und aus meinen Füßen Wurzeln. Von da an bleibe ich dann stehen, für immer.
›Eine Trauerweide‹. Die Zweige tasten durch das Wasser in der Hoffnung, vielleicht dort Ruhe zu finden.« (1985)

8. »Ich würde mich gern klein und dünn machen, um in meinen Körper schlüpfen zu können. Wo ist der Eingang?« (1985)

9. »Alles geht langsam und quälend. Das Sterben wäre wunderschön!« (1987)

10. »Ich bin am 8. 10. 1978 verstorben.« (1987)

11. »Fünfmal am Tag sterben. Ich schließe die Tür hinter mir und setze mich in Bewegung. Ich gehe durch die Schrebergärten, die mir eher wie eine Friedhofsanlage vorkommen. Ein sinnloser Versuch, mich zu wehren. Ich gebe nach. Meine Schritte werden schneller. Schließlich, so denke ich, liegt mindestens eine Stunde Glück vor mir. Eine ›Stunde‹ Glück beim Essen. Bei ›Tafelmusik‹, ›Kerzenschein‹ und anderen Vorstellungen.
Dann, das Denken nach dieser glückseligen Stunde gibt mir das Gefühl eines hochschießenden Aufzugs.« (1988)

b) *Todesträume im therapeutischen Prozeß*

Die in den Bildern der Patientin gezeichneten Träume geben auszugsweise wieder, was in ihren Assoziationen bereits angedeutet wurde. Die Legenden der Abb. 47–57 bilden die von der Patientin formulierten Einfälle zu ihren Träumen.

Beobachtung 2 (Abb. 58–63)

Vorgeschichte und biographische Anamnese, Psychodynamik und chronifizierter Krankheitsverlauf

Ein weiteres Beispiel einer sich über nunmehr 13 Jahre hinziehenden, erst im Erwachsenenalter aufgetretenen Bulimie, die in eine Magersucht mit todesneurotischer Entwicklung einmündete, bietet folgende Krankengeschichte:

Die jetzt 50jährige Frau K. C. wuchs zusammen mit ihrem 3 Jahre jüngeren Bruder in einem Elternhaus auf, in dem ebenfalls die Mutter die Herrscherin und Beherrscherin der Familie war, der Vater gleichsam das Schattendasein eines Mannes führte, der Geld zu verdienen hatte, um die materiellen und gesellschaftlichen Wünsche seiner Frau zu erfüllen. So mußte er seine künstlerischen Ambitionen, die der Bildhauerei galten, zurückstecken und statt dessen das Handwerksgeschäft eines Malers und Tapezierers betreiben.

Abb. 47
»Ich habe mein ganzes Leben nach rückwärts geträumt. Ich lebe ohne Arme, schiebe einen großen Berg vor mir her, falle immer wieder hinunter, krabble dann wieder hinauf. Dann kommt die Situation, wo mein Mann die Peitsche schwingt und mein Kind da ist. Schließlich weiter zurück habe ich Arme, nämlich als ich mein Kind auf den Armen trage und schließlich, als es geboren wird. Dann sehe ich mich mit 18 Jahren, als ich schon mal keine Lust mehr hatte zu leben. Hier habe ich nun wiederum keine Arme; dann geht es weiter abwärts, bis ich mich im Leib meiner Mutter fühle. Schließlich träume ich, daß meine Mutter auseinanderplatzt und ich ungeboren unter der Erde liege. Auf den Grabhügel fallen Schneeflocken.« (1979)

Abb. 48
»Von einem großen Vogel werde ich gehalten. Da ist ein Friedhof, ein offenes Grab. Ich sitze unter einem Baum, über mir ein zerfetztes Kleid, eine Hand mit langen Nägeln und Vögel, immer wieder Vögel sowie Kreuze. Schließlich sitze ich vor einem Grab, kann nicht weg, muß dauernd da hineinsehen.« (1979)

▷

Die Patientin bestand zunächst ebenso wie der Bruder die Gesellenprüfung, um evtl. das Geschäft des Vaters übernehmen zu können. Freilich, sie hatte die künstlerischen Neigungen des Vaters geerbt. Ihr Wunsch, Schauspielerin zu werden, kam den Vorstellungen der Mutter insofern entgegen, als sie sich im Lichte dieser Neigungen der Tochter ebenso verwirklicht sah und außerdem in dieser Welt eine Kompensation des allzu bürgerlichen Daseins zu erleben glaubte.
Die Patientin aber heiratete bald nach dem Abschluß der Schauspielschule und nach einem kurzen *Gigi*-Glück auf den Brettern, die für sie die Welt bedeuten sollten, nunmehr gleichsam als Flucht nach rückwärts einen Verwaltungsbeam-

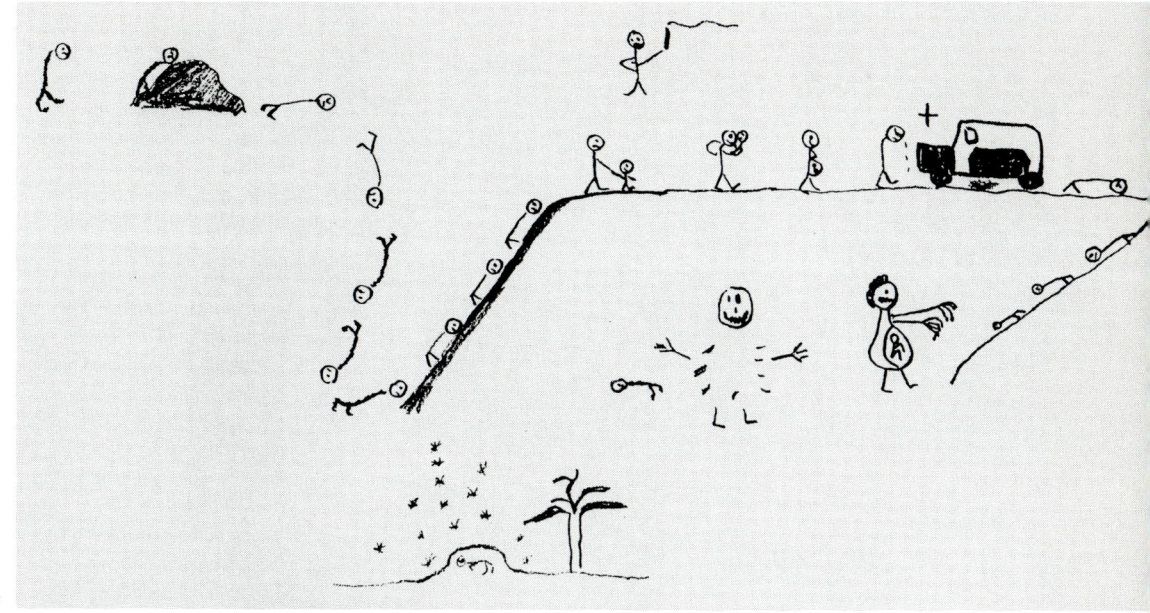

47

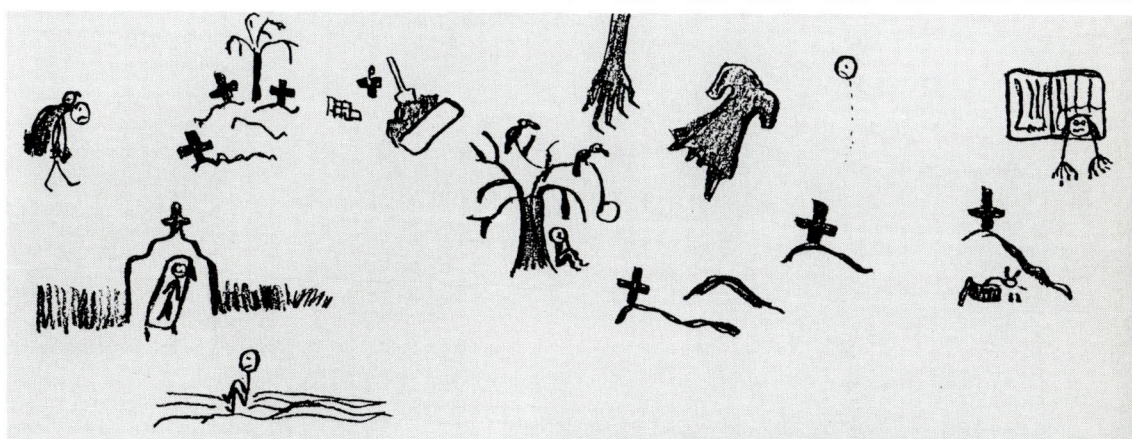

48

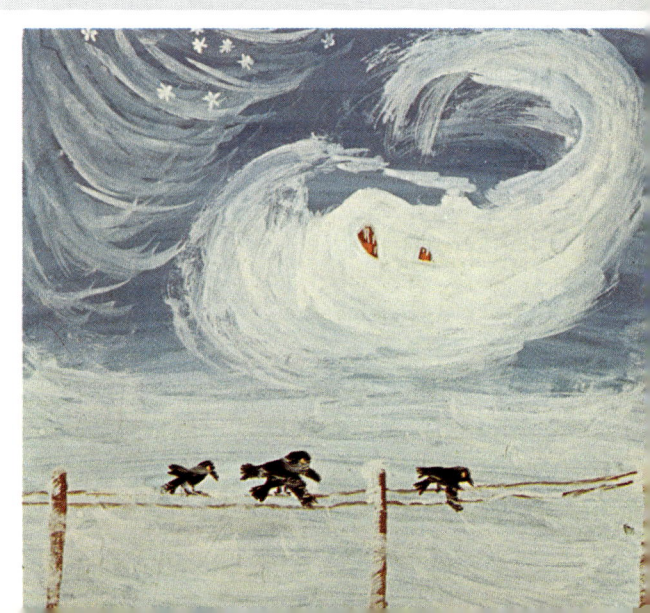

▷

Abb. 49
»Berge von Schnee, alles versinkt. Darin könnte
ich meine Ruhe haben, nur die Vögel machen
mir Angst, die auf den Leitungen sitzen.« (1979)

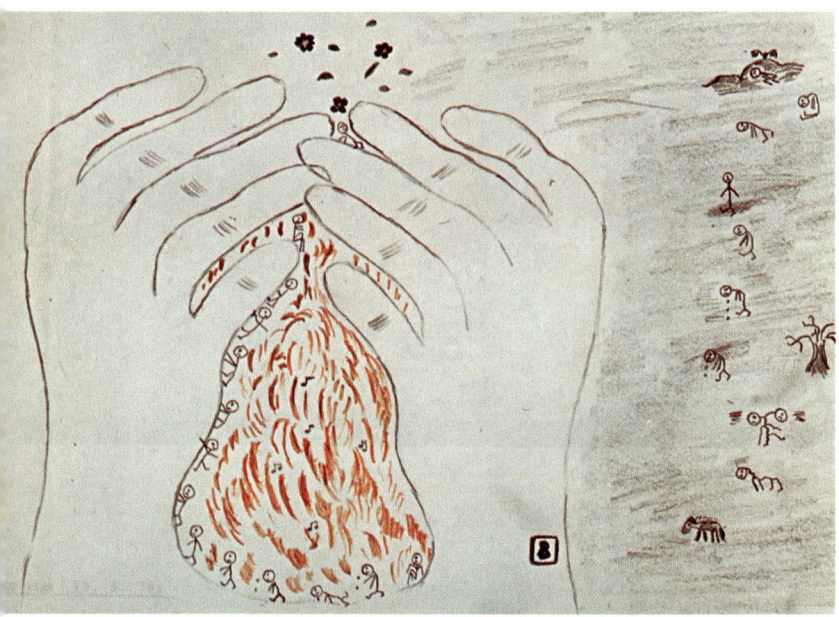

Abb. 50

»In der rechten Hälfte liege ich unter einem Erdhaufen, praktisch gestorben, habe mich verkrochen, ein schwarzer Vogel über mir. Allmählich versuche ich, mich zu erheben, mache einzelne Schritte, sacke aber bald wieder zusammen, muß dann weinen. Schließlich komme ich mir wie hin- und hergerissen vor, mal nach rechts, mal nach links, das sieht man an den 2 Köpfen. Aber schließlich kann ich nur noch wie ein Hund dahinkriechen.

In der linken Hälfte: In mir brodelt und kocht es. Zwischendurch höre ich Musik; ich versuche dann aus der Tiefe der Erde mich aufzurichten, mache einzelne Schritte, um nach oben zu kommen, falle aber immer wieder zurück. Schließlich schaffe ich es aber doch und bin dann ganz oben.« (1979)

Abb. 51

»Der Tod greift nach mir. Ich wiege nur noch 40 kg.« (1979)

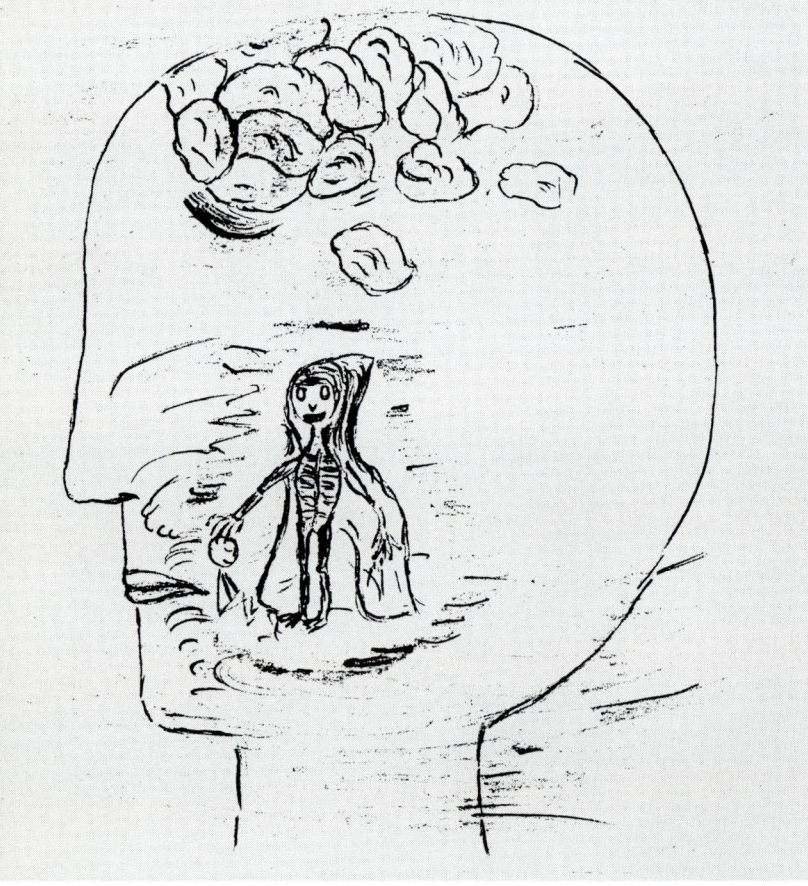

Abb. 52
»Ich habe immer Angst, daß
ich mir etwas antun
könnte.« (1982)

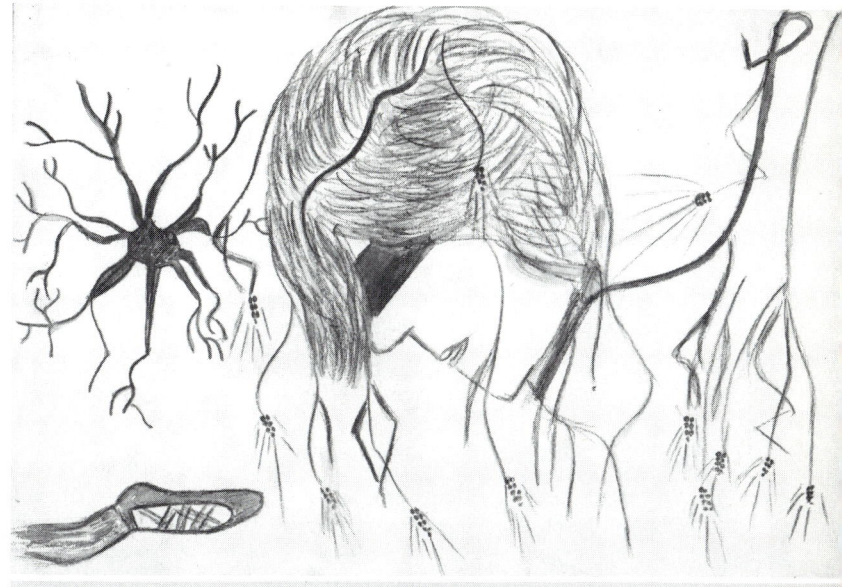

Abb. 53
»Ich wünsche mir den Tod.«
(1982)

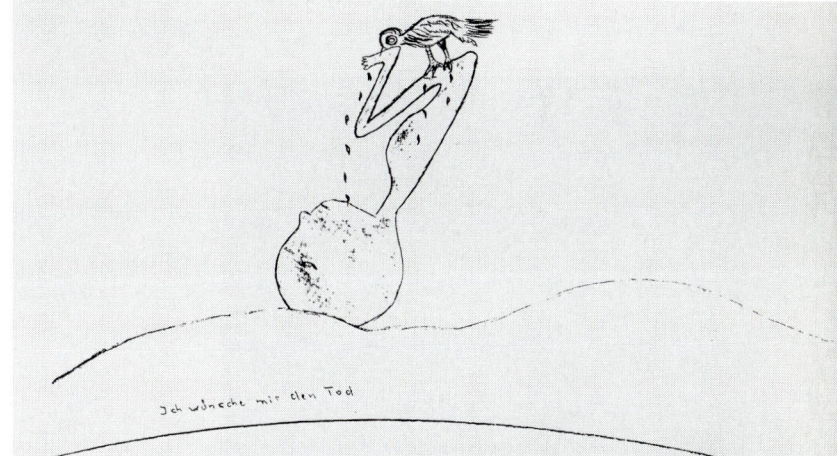

Ich wünsche mir den Tod

Abb. 54
»1985«

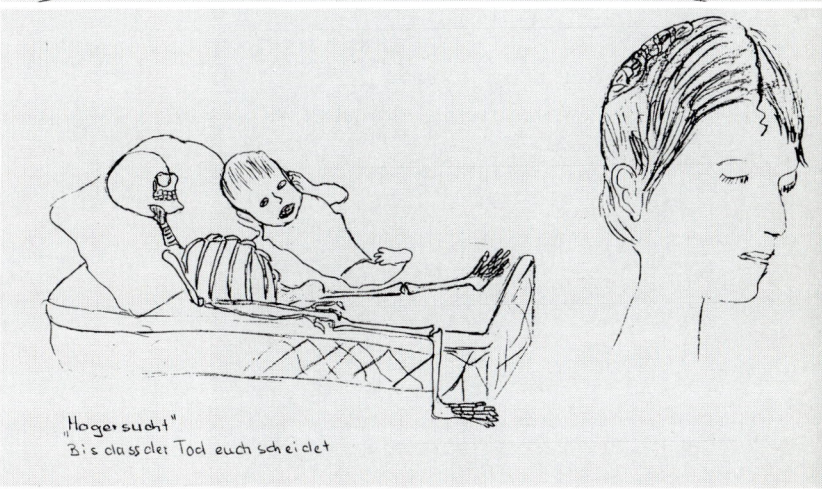

„Hagersucht"
Bis daß der Tod euch scheidet

ten, bekam 2 Kinder und erfüllte alle damit verbundenen Aufgaben pedantisch genau.

Wie sehr sie sich aber jetzt in ihrer Mutterrolle mit der eigenen Mutter identifizierte, indem sie durch überprotektives Verhalten den anderen keinen Spielraum mehr ließ – alles dies wurde ihr nicht bewußt. Hingegen manifestierte sich nach einigen Jahren scheinbarer Zufriedenheit kurz nach dem Tode des Vaters vor 14 Jahren eine bulimische Entwicklung mit täglichen Freßanfällen, Erbrechen und Abführmittelmißbrauch. Anschließend Magersuchtsymptomatik mit rascher Gewichtsabnahme auf 35 kg (163 cm); seitdem schwankt das Gewicht zwischen 35–40 kg, sie hat weiterhin Heißhungeranfälle, aber auch ohne diese täglich Erbrechen und Abführmittelmißbrauch. Ständig waren Kaliumgaben notwendig, oft auch als Infusion.

Die körperliche und psychische Symptomatologie glich einer Schaukel: Sobald das Gewicht etwas anstieg, wurde die Patientin depressiv und erbrach um so mehr, war sie wiederum abgefallen mit ihren körperlichen Kräften, so verleugnete sie schlicht alle bedrohlichen Konsequenzen.

Abb. 55

»Der einzige, der mich mag, ist der Tod; vor ihm habe ich keine Angst mehr. Links im Bild: Etwas ändern könnte sich nur, wenn ich drin wäre, im Uterus. Man bekommt dort das Essen, hat nichts mit der Welt zu tun.« (1985)

Abb. 56

»Mein Gesicht wird immer leerer. Dahinter der schwarze Vogel. Er hat jetzt Haare als Tarnung. In der Mitte ist der Tod. Die Nabelschnur ist abgerissen; ich habe ja nie etwas zu essen bekommen. Links über mir der Vater.« (1985)

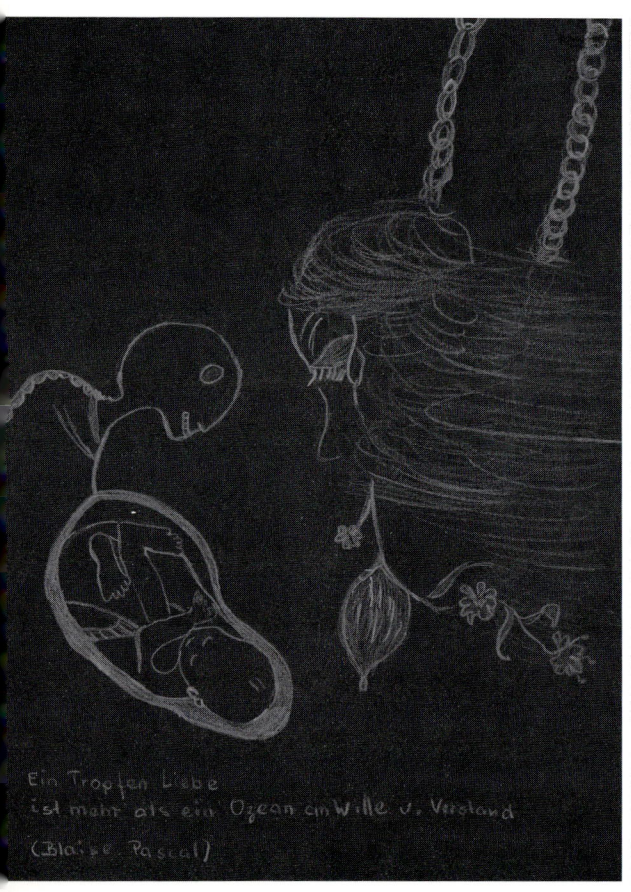

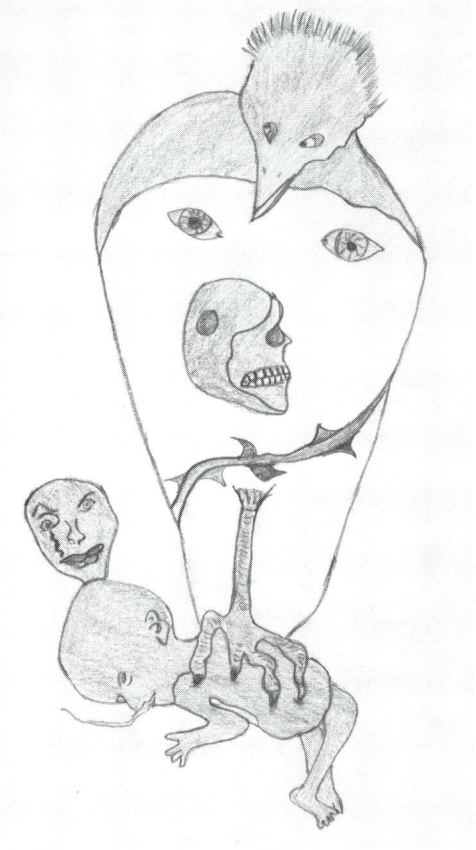

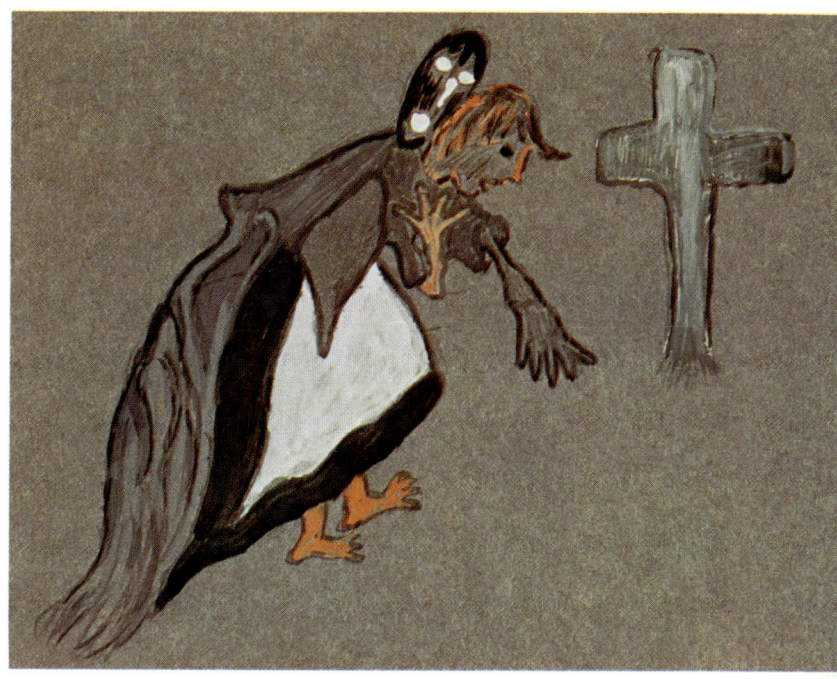

Abb. 57

»Es ist leichter, einfach Schluß zu machen. Es täte mir nicht weh. Ich dächte an gar nichts mehr. Das Kleid des Gesichtes, das hinter mir ist, wird von Schnüren gebildet, die ich mir besorgt hatte, um mit dem Erbrechen zum Tod zu kommen.« (1988)

Ihre ursprünglich künstlerischen Interessen lebten wieder auf, die Erinnerung an flüchtige Erfolge auf der Bühne; aber auch das Bewußtsein dafür, daß sie eigentlich ein ganz anderes als das früher einmal vorgestellte Leben führte, daß sich ihr sehnlichster Wunsch, vor 10 oder 20 Jahren die *Hedwig* in der »Wildente« oder später die *Nora* zu spielen, nie erfüllt hatte. Sie erkannte die Aussichtslosigkeit, an die kurze Bühnenlaufbahn wieder anzuknüpfen oder sich gar aus der Klammer der Familie zu befreien, ohne die sie aber auch gar nicht existieren könnte.

All diese ständigen aktuellen und wiederbelebten Ambivalenzkonflikte fanden ihren Niederschlag in einer lang hingezogenen Depressivität, die sie teils beim Malen, teils in Nachtträumen überfiel. Einige Beispiele mögen dies verdeutlichen (Abb. 58–63).

Chronifizierung und Modifikation im Erwachsenenalter

Nach unseren Erfahrungen bei weiteren 130 erwachsenen Patienten spricht vieles dafür, daß Magersucht und Bulimie im Er-

wachsenenalter, sei es bei chronisch rezidivierendem Verlauf (Beob. 1) oder bei primär im Erwachsenenalter eintretender Krankheit (Beob. 2), einen oft besonders langwierigen Verlauf nehmen und die therapeutische Aufgabe nahezu unlösbar erscheint.

Die entscheidende Frage zur Interpretation des Krankheitsverlaufes dieser Patientinnen und ihrer Assoziationen und Traumbilder liegt darin, ob Unterschiede gegenüber der Erkrankung in der Adoleszenz bestehen und welche Bedeutung die real erlebten, die imaginierten und die geträumten Erlebnisse des Sterbens und des Todes für die Psychodynamik und den Verlauf besitzen.

Die psychischen Traumen haben bei diesen Kranken einen besonders starken inneren Bezug zur Lebensgeschichte. Die Grundstörung ist vor allem bei der 1. Patientin durch die vielfältigen Merkmale schizoider, hysterischer und zwanghafter sowie phobischer Züge gekennzeichnet, die zur Ablehnung der Weiblichkeit geführt haben, des Erwachsenwerdens und

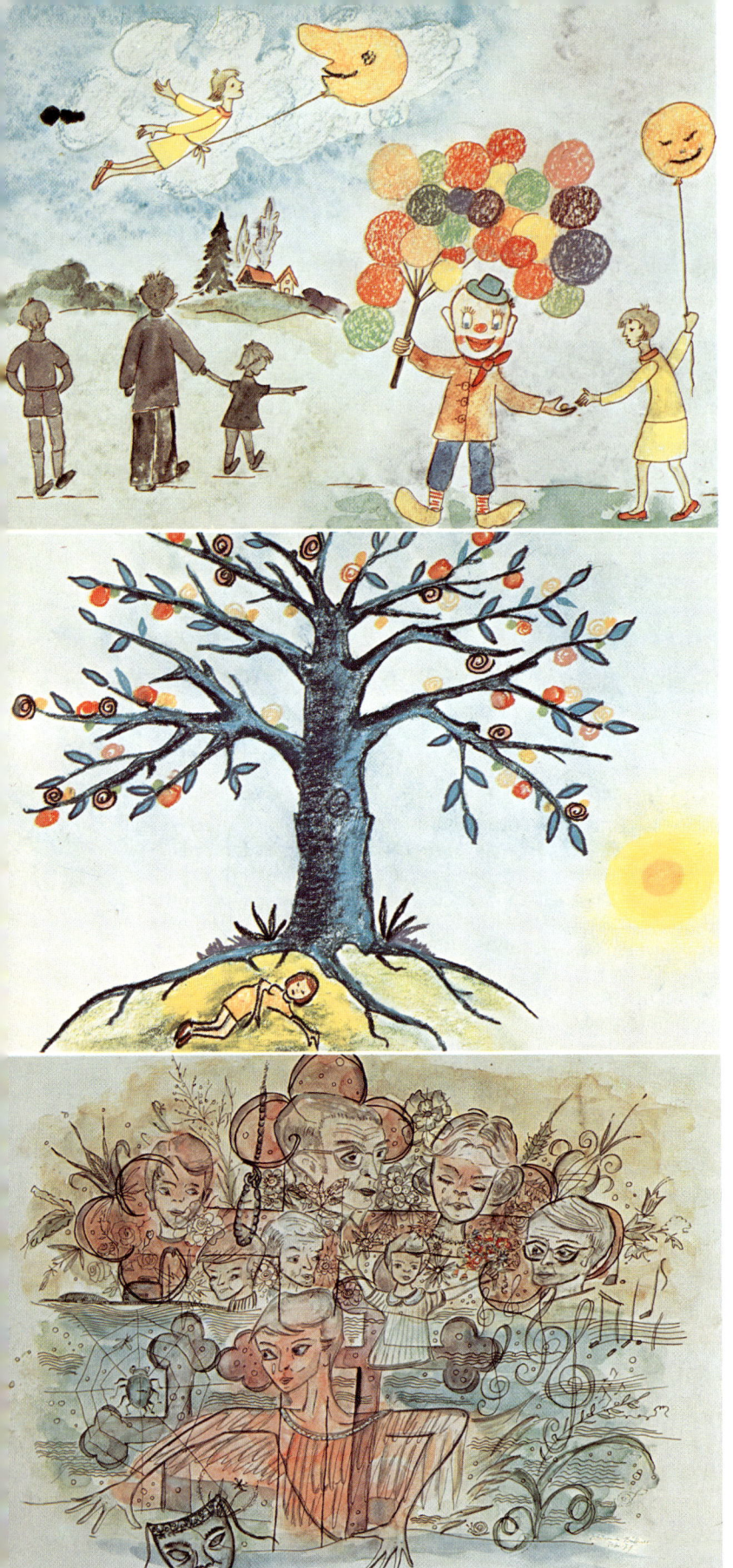

Abb. 58

»Ich sehe einen Mann mit vielen Luftballons. Er ist von skurriler Gestalt und hat das Gesicht eines Clowns. Ich kaufe einen Ballon und lasse ihn fliegen. Ich sehe ihm nach: Ich möchte auch so fliegen bis zu den Wolken und höher. Ich kaufe noch einen, binde mich an ihm fest und fliege hoch bis zu den Wolken. Es ist ein herrliches Gefühl von Freiheit, Leichtigkeit. Meine Familie bleibt bald hinter mir. Sie winken mir nicht nach. Sie interessieren mich im Augenblick auch nicht. Die Wolken sind weich wie Daunen; dieser Zustand müßte nie aufhören. Ich möchte nicht zurück zur Erde. Mein Luftballon grinst mich höhnisch an. Und was ist, wenn er platzt? Der Mann, der im Traum die Luftballons verkaufte, war mein Vater.« (1975)

Abb. 59

»Die Höhle unter meinem Baum. Unter seinen Wurzeln fühle ich mich geborgen und wohl. Hier stört mich nichts. Ruhe und Wärme.« (1975)

Abb. 60

»Mir ist so kalt, als ob ich im Wasser auf dem Boden des Meeres wäre, die Füße sacken weg in dem weichen Untergrund. Mir ist, als tauche man mich unter. Eine angeschossene Wildente muß doch auch auf dem Meeresgrund bleiben, wenn man ihr nicht hilft?« (1979)

Abb. 61

»Es gibt Augenblicke, in denen man nichts mehr wahrnimmt: man friert, man hat Angst, Angst, Angst . . .« (1980)

Abb. 62

»Das Haus, Lebenslichterzaun, die versuchte Aussteigerin, Sohn – Hund, Tochter – Katze, Dekorationssonne, sanfter, ausgleichender Mond, weil er die Friedhofsstimmung ein wenig erhellt. Das Ganze erscheint mir wie ein Bühnenbild. Der einzige Aktive unter den Akteuren scheint mir der Wind zu sein. Sein Handeln hat Folgen: Ein Lebenslicht vom Zaun ist erloschen, zwei flackern bereits bedenklich, und die letzten zwei sind schon merklich heruntergebrannt. Das Mädchen hat zwar zwei Latten zerbrochen, um eine Lücke zum Durchschlüpfen zu schaffen, aber sie zaudert, hält ein. Sie umfaßt das ruhig brennende Licht nur zaghaft, beinahe ohne Kraft; sie hat auch nicht die Kraft, um das linke Bein nachzuziehen. Sie wirkt wie eine posierende Tänzerin, die traurig, ohne innere Anteilnahme, ins Leere starrt. Die Blicke der beiden Tiere scheinen zu sagen: ›Na, Du wirst doch wohl nicht . . ., wir müssen unsere Rollen in diesem Drama spielen, Du hast das Rollenbuch freiwillig angenommen, jetzt kneife bitte nicht und laß uns nicht im Stich.‹ Was mag hinter dem Zaun liegen? Die Freiheit, das wirkliche Leben? Oder der befreiende Tod? Sind alle Lichter ausgeblasen, so wird sie nichts mehr sehen können.« (1980)

Abb. 63

»Der Gedanke, daß ich es einem Zufall verdanke, nicht in der Mülltonne gelandet zu sein, ist ungeheuerlich für mich. Ich weiß nicht, ob ich mich daran gewöhnen kann, geschweige, damit leben.« (1980)

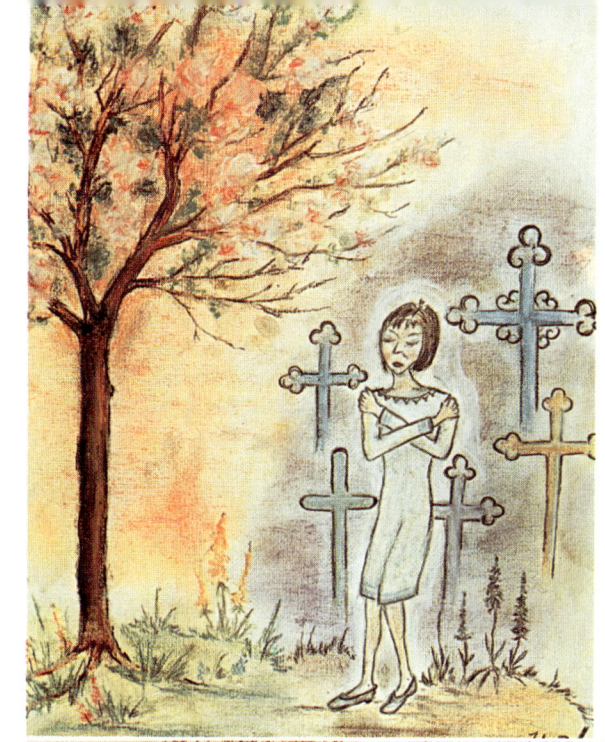

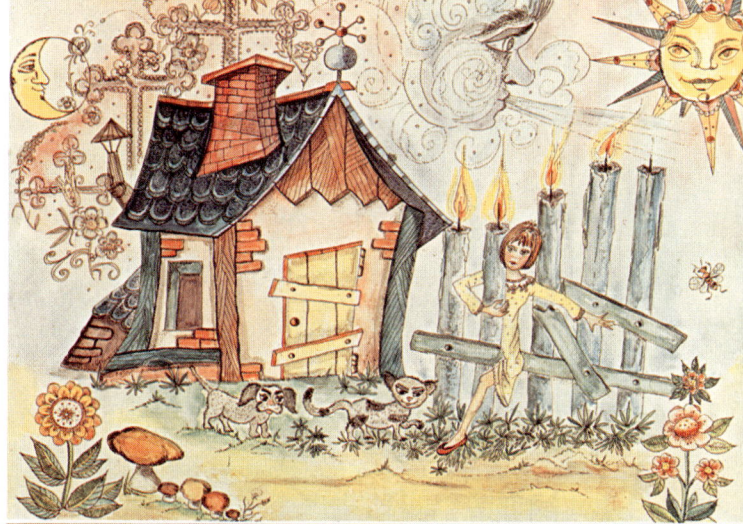

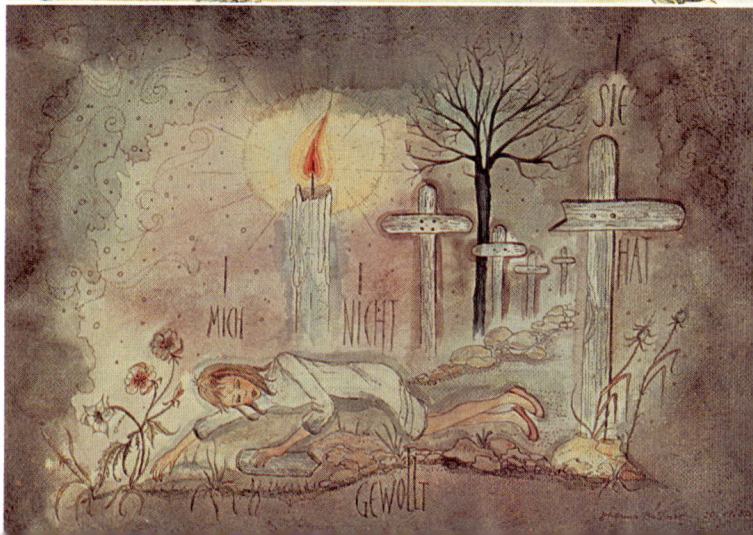

letzten Endes der Ich-Identität; später trat nach der Totaloperation eine auffallende Ambivalenz hinzu, als sie sich nahezu depersonalisiert fühlte, den Ausfall der Hormone mit Angst vor dem Dickwerden assoziierte, die Unterleibsorgane jetzt als eine Art symbolischen Hilfs-Ichs erlebte, das sie in ihrem Leben nur ein einziges Mal akzeptierte, nämlich, als sie schwanger war und während dieser Zeit normal aß und ein normales Gewicht hatte.

Gleichzeitig mit der sich seit nunmehr 12 Jahre hinziehenden Eßphobie und der von ihr empfundenen Entwertung ihrer ohnehin von jeher rudimentären Weiblichkeit setzten Todesphantasien ein, die nicht nur 2 weitere Suizidversuche 1977 und 1978 zur Folge hatten, sondern sich als protrahierte, zwanghaft empfundene Todessehnsucht nicht nur auf sich selbst, sondern auch auf den Sohn und ganz allgemein auf Kinder erstreckte. Todesangst und Todessehnsucht bildeten in der Patientin einen anhaltenden Ambivalenzkonflikt, der seine Wurzeln in der frühen Kindheit hatte.

Die Patientin war schon als Ungeborene unerwünscht, eigentlich tot, bevor sie am Leben war. In einer ihrer Wiederholungsträume erlebte sie stets, wie ihre Mutter sie aus dem Fenster warf mit der Bemerkung, sie sei vertauscht worden.

Als 6jähriges Kind sollte sie auf Geheiß der Mutter zusammen mit ihrem Bruder in einen See springen; die Mutter schob den 3jährigen Bruder schon ein Stück — war der geplante Familiensuizid nicht ein versteckter Mordversuch?

Wenig später stießen Kinder beim Spielen die Patientin in einen Bunker, der 3 m tief war und aus dem sie sich nur mit Mühe befreien konnte. Mit 10 Jahren wurde sie erneut von einem Steg ins Wasser gestoßen, obwohl man wußte, daß sie nicht schwimmen konnte. Mit 22 Jahren überfiel man sie in einer Großstadt auf dem Nachhauseweg, um ihr Geld zu rauben. Wegen der Würgemale mußte sie stationär behandelt werden. Seitdem ist sie nie mehr die Angst losgeworden, daß ihr jemand in den Rücken springen könnte.

Aber auch der Selbstmord Fremder war offenbar häufiger mit ihrem Leben assoziiert:

Sie war 6 Jahre alt, als sie in dem Saal des Gasthauses, in dem die Familie mit anderen Flüchtlingen untergebracht war, eines Vormittags erlebte, wie sich eine Frau mit dem Schürzenband an der Tür erhängte. Wenig später sah sie mit anderen Kindern einen Mann aus dem gleichen Saal im nahe gelegenen Wald aufgehängt; und zwischen ihrem 2. und 3. Selbstmordversuch hatten sich 2 ältere Menschen aus dem Hause, in dem sie wohnte, auf dem Boden erhängt.

Mußte nicht diese Prägung durch eine Kette von direkten Begegnungen mit dem Tode eine neurotische Entwicklung anbahnen, die, fern von endogener Depression, von schizoidem Hantieren mit dem Leben oder Tode, eine Todesneurose darstellt, entstanden im Deprivationssyndrom des Kleinkindes, gebahnt durch die Erfahrungen und Erlebnisse, die man gleichsam als Negativ eines Lebens bezeichnen kann und gefördert durch manifeste Autoaggression und fremddestruktive Durchbrüche?

Die Patientin vermochte fast poetisch anmutende Bilder für diese Todesneurose zu formulieren, zum Beispiel, als sie bei einem Spaziergang einen Regenbogen sieht und dann sagt, »da kann man sich was wünschen. Ich habe mir etwas Unmögliches gewünscht, ich wollte sterben. Ich denke immer an das schöne Gefühl, Schluß zu machen, es ist wie bei einem Trinker, der zur Flasche greift und greifen muß, es ist wie der Wunsch, nicht geboren zu sein, dann wäre das alles gar nicht«.

Die Ängste überfallen sie oft am Wochenende, sie überfallen sie, wenn sie in einer Kabine, in einer Toilette oder in einem engen Zimmer einen Haken sieht. »Das ist wie ein Sog«, sagt sie, »und eine Angst zugleich.« Die Ängste befallen sie, wenn sie Handarbeiten sieht, die mit langen Kordelschnüren verbunden sind. Zur Wochenendangst fällt ihr ein, daß der Vater an einem Samstagnachmittag den Blutsturz hatte und ein Arzt nicht zu erreichen war. Und zur Angst fällt ihr auch das vierwöchige »unklare Fieber« ein, das einsetzte, als der Vater infolge einer Lungentuberkulose gestorben war und sie sich nicht verzeihen konnte, wegen des Fiebers nicht an seiner Beerdigung teilgenommen zu haben. Zur Wochenendangst fallen ihr schließlich auch Blumen ein, von denen die Mutter nichts hielt, ihr Mann aber meinte, als sie ihm Blumen zum Geburtstag schenkte, Blumen gehörten auf den Friedhof.

Diese skizzierte Störung im Kontakt zu anderen Menschen, dieser Kampf mit ihren introjizierten Objekten beherrscht die Patientin ihr ganzes Leben. Der Vater wurde von ihr nur 2 Jahre als kranker, schließlich sterbender Mann erlebt. Die einzigen männlichen Begegnungen bestanden in den Negativfiguren des dicklichen Lüstlings im Auto, des sich an Zoten aufrichtenden Potators in der Rolle ihres Chefs und des Ehemannes, dessen Vergewaltigung die einzige sexuelle Beziehung innerhalb von 8 Jahren der Bekanntschaft und Ehe darstellte. Die Mutter hingegen bedeutete für sie ein Kernstück ihrer gehemmten Weiblichkeit, ja ihrer Lebensentwicklung überhaupt, schon bevor sie geboren wurde. Innerhalb einer solchen Grundstörung wird so etwas wie das Urschreiphänomen verständlich. Die Patientin sagte einmal spontan, »wenn man mal schreien könnte, würde es vielleicht befreien, aber ich wage es nicht«.

Die Patienten mit solch todesneurotischer Besessenheit wenden sich nicht selten nach dem Abbruch von Beziehungen zu Menschen, die als durchweg enttäuschend erlebt wurden, Tieren oder Pflanzen zu, die internalisiert werden, inkorporiert und verbunden mit Verschmelzungsphantasien, die den Rest der Abwehr des Todes stärken. Dieser wird von beiden Patientinnen in der Gestalt der schwarzen Vögel dargestellt. Ihnen gegenüber vermitteln Bäume, gleichsam die Idee des Baumes, nahezu menschliche Eigenschaften: Bergung, Schutz, Verläßlichkeit, Stärke, Wärme, ja sogar — erotisch besetzt — die Illusion eines Freundes. Der Baum ist besonders für unsere erste Patientin die Brücke zurück zum Urvertrauen, das real nie erlebt wurde, ist der immer vertraute Gefährte der Gegenwart und die Brücke zur Zukunft, die dann auch im Sterben nichts Bedrohendes oder gar Strafendes mehr bewirkt.

Aus alledem wird verständlich, warum im Erwachsenenalter bei Magersucht und Bulimie eine fast therapierefraktär anmutende Konstellation bestehen kann, besonders, wenn die intrafamiliären und interpersonellen Beziehungen keine Identifikationsmöglichkeiten zulassen und sich Phantasien und Wünsche nach Sterben, nach Tod, nach Verbindung mit dem idealisierten Vater, den es auf der Erde nicht gab, hinzugesellen.

Die Imaginationskraft ging bei unserer ersten Patientin so weit, daß sie eines Tages dem Vater in illusionärer Verkennung der Tatsache, daß er seit 35 Jahren tot ist, einen Brief schrieb, voller Skrupel, an seinem Tode schuld zu sein, das heißt, nicht rechtzeitig den Arzt gerufen zu haben. Dem Skrupel setzte sie die Hoffnung entgegen, daß er womöglich noch leben könne.

Auch bei der 2. Patientin findet sich eine ähnliche Verflechtung: Sie erinnerte sich innerhalb der jahrelangen Therapie eines Tages, daß sie mit 16 Jahren erstmals Todeswünsche oder Todesahnungen verspürte. Ihr fiel dazu ein, daß sie eine 2½ Jahre ältere Schwester hatte, die aber mit 6½ Jahren verstarb. Obwohl sie erst 4 Jahre als war, erinnert sie sich noch genau an den Todestag der Schwester und daran, daß fortan die Mutter diese Schwester mit einem Glorienschein umgab. Die Mutter gab ihr eines Tages zu verstehen, daß sie danach kein Kind mehr hatte haben wollen. Das Kind, das sie sich so sehr gewünscht hatte, war tot, das sie aber nicht mehr wollte, lebte. Das Gefühl, besser nicht zu leben, hatte seinen Ursprung darin, von jeher ein ungewolltes Kind zu sein.

War bei der 1. Patientin die Bremse gegen den Suizid bisher der unversorgte Sohn, so gewinnen bei der 2. Patientin die bulimische Entwicklung mit nachfolgender Magersucht und vor allem das tägliche Erbrechen noch eine 2. Dimension, nämlich die des Schutzes vor dem Suizid. Bis zu 300 Schlaftabletten lagen teilweise bereit. Das tägliche, stets abrufbare Erbrechen ist unbewußt für sie wie eine Rückversicherung.

Die extreme Disharmonie dieser Patientinnen zwischen den Forderungen des Über-Ich, dem chancenlosen Ich und den gehemmten Triebwünschen macht es verständlich, wie sehr die aufgestaute Aggressivität als einziges Ventil die Selbstzerstörung anstrebt, gleichsam eine Mischung aus Bestrafung für die eigene Existenz und dem destruktiven Wunsch, sich endlich auszulöschen.

Die 1. Patientin beseitigt den Hinderungsgrund, nämlich ihr eigenes Kind, indem sie es im Traum umbringt, um den Weg endlich frei zu haben. Zwänge, Ängste, bizarre hypermotorische Aktionen, depressive Einbrüche mit Suizidversuchen, mitunter auch begleitende halluzinatorisch anmutende Stimmen mit dem Befehl zur Selbstzerstörung sind das Feld, auf dem agiert wird. Als Appell? Als Ausdruck der Verzweiflung?

Die Todesneurose steht — teilweise verselbständigt — sehr wahrscheinlich in einer Wechselbeziehung zur Magersucht bzw. Bulimie.

Epikrise und Langzeitkatamnese

In dem lang hingezogenen therapeutischen Prozeß, der sich über nunmehr jeweils 10 bzw. 13 Jahre erstreckt, konnten mit der tiefenpsychologischen Einzeltherapie, begleitet von entspannungstherapeutischen Verfahren, vor allem autogenem Training und assoziativer Maltherapie, sowie der flexiblen Kontrolle der Ernährung und des Gewichtes bei beiden Patientinnen 2 Teilziele erreicht werden:

1. Abwendung drohender Suizidalität, das heißt, der neurotisch ausgestalteten Todeswünsche, gleichsam als Umkehr der Todesneurose auf dem Boden chronifizierter Furcht vor dem Sterben.

2. Vermeidung weiterer Krankenhausaufenthalte seit 6 Jahren (bei der 1. Patientin) bzw. 13 Jahren (2. Patientin).

Der Patientin mit im Alter von 35 Jahren begonnener bulimischer Entwicklung und folgender Magersucht gelang es vor 4 Jahren, wieder kleine Rollen als Schauspielerin zu übernehmen und Ansätze einer Autonomie zu finden, die ein Ergebnis der Verarbeitung ihrer internalisierten, vor allem ödipalen Konflikte war und ihrer gestörten Selbstentwicklung einen Zufluß an Wertgefühl und Ich-Stärke brachte. Die Tendenzen zur Verleugnung der Eßstörung gingen zurück, ohne daß die Symptomatik beseitigt war. Die Kaliumwerte blieben stabil, Infusionen waren nicht mehr nötig, das Gewicht hielt sich relativ konstant bei 45 kg.

Wenngleich auch bei der 1. Patientin keine Klinikbehandlung mehr nötig war, so ließ sich dennoch bei diesem nunmehr etwa 30 Jahre dauernden rezidivierenden Verlauf einer chronifizierten Magersucht keine entscheidende Besserung erreichen. Die therapeutischen Möglichkeiten begrenzten sich auf unser konstantes Angebot einer »holding function« (657) mit regelmäßigen stützenden und behutsam auf aktuelle Konflikte zentrierten Gesprächen. Die Grenzen der therapeutischen Einflußnahme sind damit wahrscheinlich erreicht, das heißt, Todesphantasien und Todeswünsche sind ebenso wie das pathologische Eßverhalten unvermindert vorhanden, aber vielleicht doch für die Patientin erträglicher in ihrem Leben der Isolation, bedrängt von immer wiederkehrenden paranoid erlebten eigenen Appellen, sich das Essen zu verweigern. Die frühere nahezu euphorisch anmutende Sehnsucht, nicht mehr leben zu wollen, der »Drang des Lebenden, zum Leblosen zurückzukehren« *(Freud)*, wirkt gemildert, so als habe sie sich damit abgefunden, am Leben zu bleiben. Der Balanceakt zwischen der rudimentären Sehnsucht, gesund zu werden, und einem »durch neue Not und neue Attraktion immer anfälligeren Trieb, der schließlich des Anstoßes nicht mehr bedarf« (526), erscheint gebannt. Das Gewicht der Patientin ist mit 47 kg seit 2—3 Jahren konstant. Eine berufliche Arbeit freilich wird ihr kaum mehr möglich sein.

Ätiologie und Pathogenese

Vorbemerkungen

Magersucht und Bulimie beruhen nach übereinstimmender Ansicht (107, 168, 171, 205, 206, 290, 536) wahrscheinlich auf einer plurikausalen Entwicklung mit unterschiedlicher Bedeutung der einzelnen Faszikel in dem Ursachenbündel. Jeder Magersucht- und Bulimiekranke hat seine eigene ätiopathogenetische Matrix, die sich innerhalb des Krankheitsprozesses und der Wechselwirkungen in ihrem Verlaufe verändert, so daß die Teilursachen der Krankheit nur selten klar definiert werden können und auch kein spezifischer Faktor als ausschlaggebend bezeichnet werden kann.

Darüber hinaus wirken außer den unterschiedlichen Perspektiven des behandelnden, beurteilenden und forschenden Arztes auch zeit- und gesellschaftsabhängige Einflüsse in den Aussagen zur Ätiopathogenese mit.

Aus dem Spektrum vielfältiger Faktoren sollen die wichtigsten skizziert werden.

Genetische Disposition

Über erbliche Einflüsse existieren bisher kaum systematische Untersuchungen. Eine Reihe von Einzelbeobachtungen, so auch im eigenen Krankengut, zeigen, daß

in den Familien Erkrankter Magersucht und Bulimie häufiger vorkommen als in der Durchschnittsbevölkerung, ohne daß hieraus aber sichere Schlüsse auf genetisch determinierte Faktoren gezogen werden können (335, 421, 599).
Eher sprechen Zwillingsuntersuchungen für eine erbliche Disposition (135, 425, 521, 570).
Bei eineiigen Zwillingen wurde eine Konkordanz der Magersucht von 50% und bei zweieiigen Zwillingen von 10% festgestellt (205).

Nach einer Mitteilung von *Kaminer* (337) erbrachen eineiige Zwillingsschwestern mit Bulimie gemeinsam im Bad.

Zu den genetisch determinierten Anteilen gehören wahrscheinlich die vermuteten (37, 38) oder durch Befunde begründeten hypothalamisch lokalisierten Funktionsstörungen (340, 626), die wiederum den Bezug zu den neuroendokrinologischen oder entwicklungsbiologischen (290) Anteilen der beiden Krankheiten herstellen; sie wurden von manchen Autoren bereits vor 40 Jahren als gleichgewichtig neben der psychopathologischen Pathogenese angesehen (35, 125, 567).
Auch die prämorbide beobachteten psychopathologischen Befunde haben wahrscheinlich eine Wurzel in der genetischen Determiniertheit, werden doch in den Familien Magersucht- und Bulimiekranker affektive Krankheiten öfter beschrieben (171, 658) als in Familien mit Schizophrenieerkrankungen oder Borderlinestrukturen (295).

Soziale Anamnese und Befunde

Zu beiden Krankheitsbildern finden sich in der Literatur zahlreiche Hinweise auf Zusammenhänge zwischen Erkrankung einerseits und Schulbildung, beruflicher Entwicklung, sozialem Status, Familienstruktur und eigenen partnerschaftlichen Bindungen andererseits.
Abb. 64–66 verdeutlichen die Ergebnisse unserer Untersuchungen. Wir unterscheiden dabei zwischen Bulimie und Mager-

sucht; in den beiden Untergruppen der Bulimie und Magersucht fanden wir keine sicheren Unterschiede.

Schulbildung

Die meisten unserer Patienten hatten einen höheren Schulabschluß (60 bzw. 56%) und umgekehrt die wenigsten einen Hauptschulabschluß (19 bzw. 11%).
Das entspricht den Mitteilungen anderer Autoren (468, 469). Allerdings hatten viele unserer Patienten die Schule noch nicht abgeschlossen (42 bzw. 36%) (Abb. 64).
In einer Kontrollgruppe (n = 50) fanden wir den Hauptschulabschluß bei 24%, Realschulabschluß bei 40% und Fachhochschulreife bzw. Abitur bei 36% (146).

Sozialer Status

Das Berufsbild unserer Patienten zeigt ein ähnliches Gefälle (Abb. 64). Die Erhebungen über den sozialen Status ergaben bei unseren Untersuchungen, daß etwa $^2/_3$ der Väter unserer Patienten Akademiker, Beamter, selbständiger Kaufmann oder Angestellter waren (Abb. 65).

▷

Abb. 64
Schulbildung und berufliches Bild bei Patienten mit Magersucht und Bulimie (eigenes Krankengut)

Abb. 65
Berufsbild der Eltern der Patienten mit Magersucht und Bulimie (eigenes Krankengut)

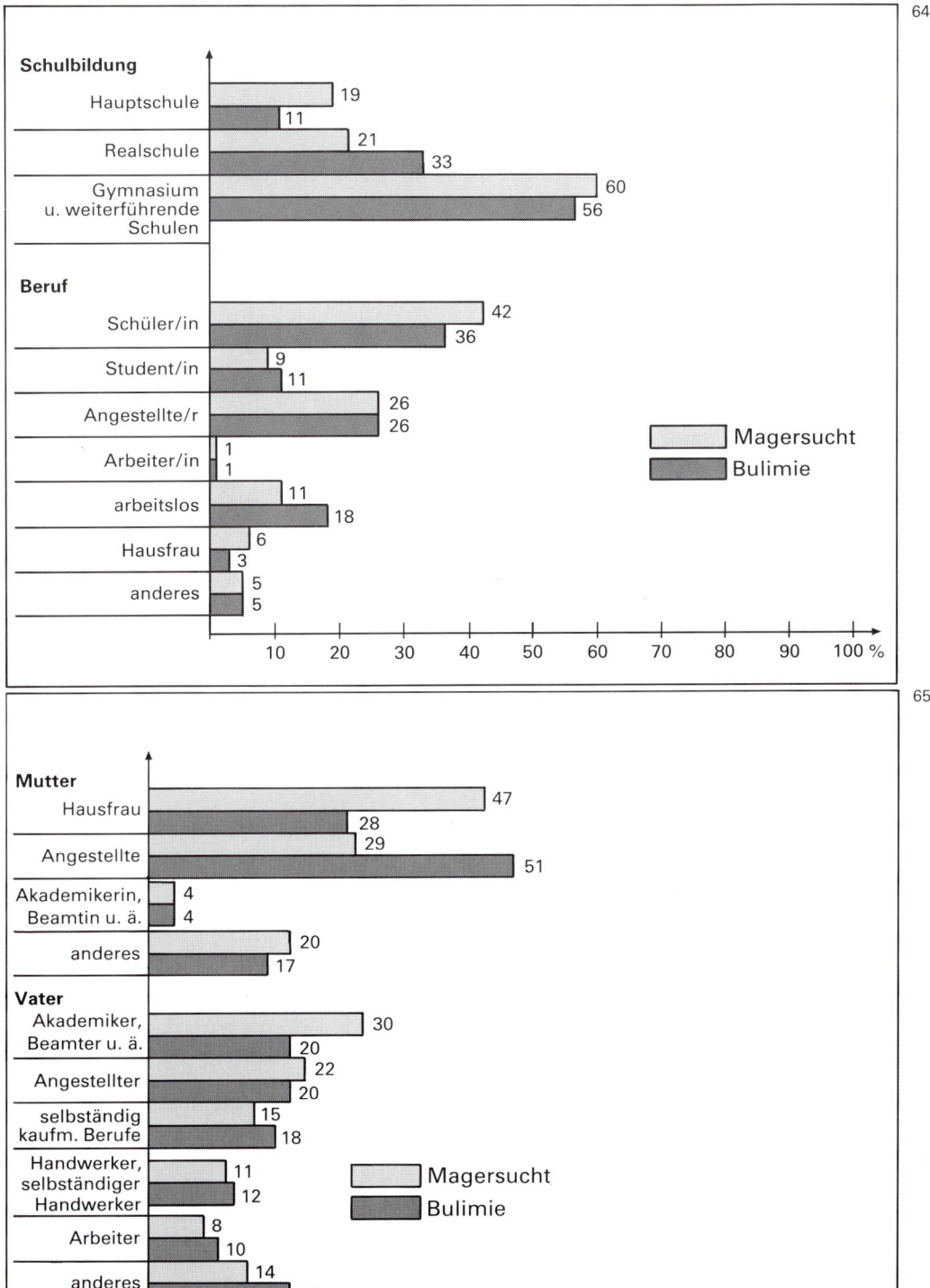

89

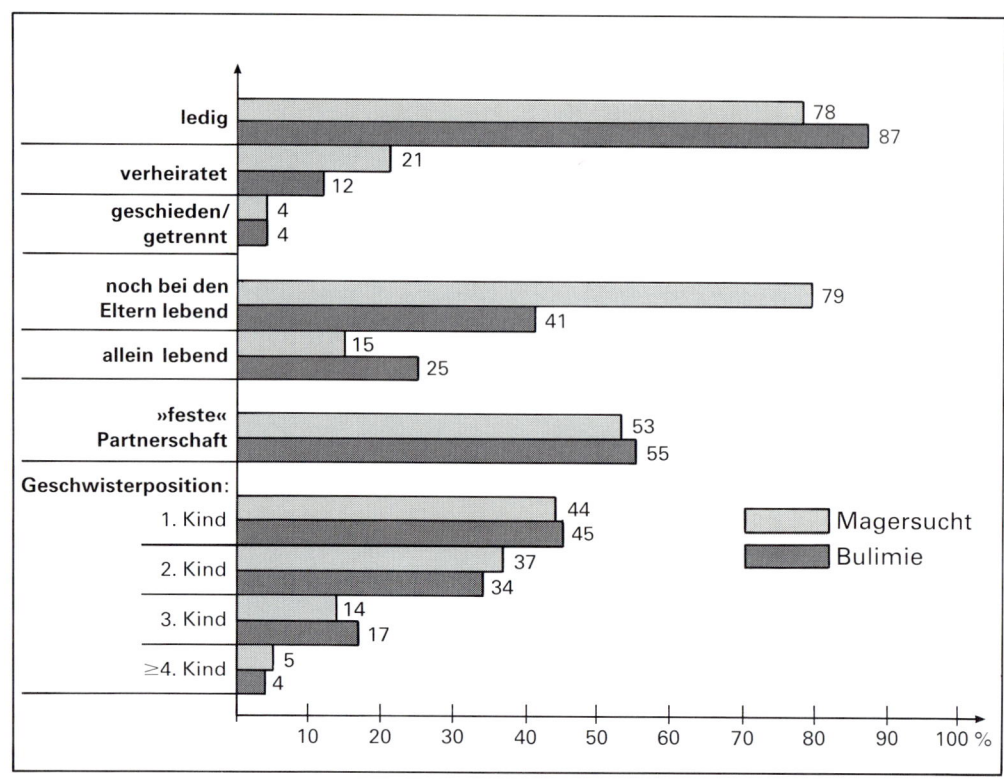

Abb. 66
Familienstatus bei Patienten mit Magersucht
und Bulimie (eigenes Krankengut)

Familienstruktur

Die Eltern der Patienten mit Magersucht und Bulimie waren etwa gleich häufig geschieden oder leben getrennt (15 bzw. 19%). Bei 5 bzw. 12% war der Vater, bei 7 bzw. 5% die Mutter verstorben.

Ein Suchtverhalten (meistens Alkohol) des Vaters bestand bei 7 bzw. 10%, der Mutter bei 1 bzw. 5%.

Abb. 66 zeigt, welche Position die Patienten mit Magersucht und Bulimie in der Geschwisterreihe einnehmen. Fast die Hälfte wurde als erstes Kind geboren (44 bzw. 45%).

Familienstand und Partnerschaft

Weitaus die meisten Patienten sind unverheiratet (78 bzw. 87%) (Abb. 66).
Fast $^4/_5$ der Patienten mit Magersucht wohnen bei den Eltern, dagegen knapp die Hälfte der Patienten mit Bulimie (79 bzw. 41%) (Abb. 66).
Eine feste Partnerschaft haben etwa die Hälfte aller Patienten (53 bzw. 55%) (Abb. 66).
Manche Autoren heben hervor (151, 639), daß Bulimiekranke ein nach außen hin unauffälliges soziales Leben führen, die Kontakte allerdings werden oft als unbefriedigend empfunden (56).

Sozio-kulturelle Einflüsse

In der Ätiologie und Pathogenese der Eßstörungen werden von vielen Autoren (209, 356, 510, 541) sozio-kulturelle Faktoren hervorgehoben. Daß Magersucht und Bulimie vorwiegend in hochzivilisierten Ländern beobachtet werden (175), ist sicherlich kein Zufall. Eine kritische Prüfung ist vonnöten, ob die Symptome dieser Krankheiten, nämlich das Hungern und das Kotzen, auch als symbolhafte Reaktionen auf eine übersättigte Welt des materiellen Wohlstandes und der Maximierungsideologie angesehen werden können, um nicht Gefahr zu laufen, zu generalisieren anstatt die individuelle Bedeutung einer solchen Pathogenese bei den einzelnen Kranken abzuwägen.

Pathogenetisch prägend wirken wohl über Illustrierte, Reise-, Modejournale, Film und Fernsehen propagierte, ja diktierte und von den meisten akzeptierte Schlankheitsideale, die die Selbsteinschätzung beeinflussen und somit die Unzufriedenheit mit dem realen eigenen Körperbild. Gewichtsbewußtsein (438) wird dabei durch Jogging, Null-Diät und spezielle Ernährungsregeln gleichsam mißbraucht, um »vorbildlichen« Leitbildern zu entsprechen.

Da Anerkennung durch die Umwelt und soziales Prestige mehr und mehr von der Erfüllung dieser vorgegebenen Normen abhängen, ist der Konflikt vieler junger Mädchen gleichsam programmiert (70, 133, 241, 242, 302, 459, 524, 541, 542, 630). Unter 1 246 Mädchen hatten 42% ein Untergewicht (2,9% davon mehr als 20%), 16,5% ein Übergewicht und 41,5% ein normales Gewicht (22).

Garner und *Garfinkel* (209) weisen z. B. auf die zunehmende Prävalenz der Magersucht bei Mädchen in Tanz- und Fotomodellausbildung hin.

Nach testpsychologischen Befunden (326, 329, 452, 605) ergaben sich bei Bulimiepatienten deutliche Beeinträchtigungen in den Bereichen Familie, Partnerschaft und soziale Kontakte gegenüber einer Kontrollgruppe.

Potreck-Rose (489) faßt 4 zentrale Merkmale der psychischen Situation zusammen, aus der sich eine Bulimie entwickele: Die Patientin rücke ihre äußere Erscheinung, deren Perfektion und Attraktivität in den Mittelpunkt des Erlebens und Handelns; damit verbunden seien die Unzufriedenheit mit dem aktuellen Gewicht und der Wunsch, schlanker zu werden. Sie neige zu negativen Selbstbewertungen bei hohen Leistungsidealen. Eine kompensatorische Befriedigung könne mit Hilfe der körperlichen Attraktivität erreicht werden, die somit weiterhin an Bedeutung zunehme. Die negativen Selbstbewertungen würden infolge einer depressiven Konfliktverarbeitung verstärkt.

In eigenen Untersuchungen zur sozialen Integration (146) fanden wir signifikante Einschränkungen der Patienten mit Magersucht und Bulimie in allen Bereichen der sozialen Beziehungen gegenüber einer Kontrollgruppe: die Patienten mit Magersucht z. B. auf dem Gebiet »Freizeit und soziale Kontakte« (geringere Kontakte zu Freunden und Bekannten, weniger gemeinsame Unternehmungen, geringerer sprachlicher Austausch) und die Patienten mit Bulimie im Bereich »Arbeit« (höhere Fehlzeiten, geringeres Interesse, Gefühl der Überforderung).

In den Beziehungen zu den Verwandten fanden sich bei Magersucht- ebenso wie Bulimiepatienten mehr Auseinandersetzungen, Abhängigkeitsgefühle, Versuche, den Verwandten aus dem Wege zu gehen, Schuldgefühle, aber auch Vorwürfe und grundlose Sorgen.

Psychodynamik und Persönlichkeitsstruktur

Geschlechts- und Altersgebundenheit als die kennzeichnenden Merkmale für Magersucht und Bulimie sprachen von jeher für die ätiopathogenetische Bedeutung einer gestörten Entwicklung in der frühen Kindheit und Adoleszenz.

Die Aufmerksamkeit galt zunächst in erster Linie der Mutter-Kind-Beziehung, die von den meisten Autoren als enge Bindung der Patienten an eine von jeher als dominierend oder überfürsorglich erlebte Mutter beschrieben wird, die oft selbst eine gestörte Kindheitsentwicklung hatte. Der mit Beginn der Adoleszenz sich abzeichnende verinnerlichte Konflikt, nämlich sich zum Zeitpunkt der Ausbildung der sekundären Geschlechtsmerkmale mit der Weiblichkeit zu identifizieren und auf die Befriedigung kindlicher Bedürfnisse nach Zuwendung und Geborgenheit allmählich verzichten zu müssen, wird abgewehrt, so daß sich eine negative Identifizierung mit einer durch die Mutter repräsentierten Weiblichkeit verfestigt.

Bei Magersüchtigen entwickelt sich ein zunehmend verzerrtes Bild des eigenen Körpers, der ebenso extrem abgelehnt wird, wie er ununterbrochen höchste Aufmerksamkeit besitzt. Mit der Regression auf eine frühere Entwicklungsstufe und dem rigorosen Entzug von Nahrung soll der Stillstand in der Entwicklung zur Weiblichkeit und zum Erwachsenwerden erreicht werden; gleichzeitig erlebt sich die Patientin mit dieser beachtlichen Ich-Leistung als triebbeherrschend und gegenüber ihrem Körper allmächtig (»sekundärer Narzißmus« auf der Stufe des »Größen-Selbst«) und erfährt dadurch einen sekundären Krankheitsgewinn.

Die Patienten regredieren somit in die Phase der Oralität; orale Triebwünsche aber werden ebenfalls abgewehrt und unterdrückt, die Abwehrmechanismen dabei sind besonders Spaltung, Verleugnung, Projektion und auch Sublimation.

Die Bindungs- und Lösungsprobleme innerhalb der nunmehr rigiden symbiotischen Verflochtenheit mit der Mutter erscheinen mehr und mehr ausweglos, die Reifungskrise perpetuiert.

Diese Entwicklung ist eng verflochten mit einer Störung auf der prägenitalen und genitalen Stufe. Immer wieder fällt auf, daß die Patientin von jeher »lieber ein Junge« hätte sein wollen oder sollen und sich mit dessen Attributen und Interessen schon im Spielalter identifizierte, womöglich gefördert durch zufällige oder direkte Äußerungen der Eltern, besonders des Vaters. Das angestrebte Ziel dieses Verhaltens ist es meistens, die Anerkennung des Vaters über herausragende geistige und körperliche Leistung zu erreichen und über diesen Weg nicht nur Geschwistern vorgezogen zu werden, sondern womöglich auch die Mutter im Ansehen des Vaters zu übertreffen. Die ödipale Fixierung auf den Vater kann identifikatorisches Gewicht erhalten

und die Magersuchtsymptomatik Teil der Abwehr des Inzesttabus sein (31).

Da der Vater von dem heranwachsenden Mädchen selten als stark und emotional zugewandt erlebt wird, sondern, entgegen der Mutter, eher als Außenstehender oder als Kühle ausstrahlende Autorität, wird die Übernahme erwarteter Funktionen, mit denen auch geschlechtsspezifische Kontakte verbunden wären, abgewehrt (398). Von manchen Autoren (17) wird z. B. der Vater als selbstunsicher, zwanghaft und entscheidungsschwach beschrieben. Er zeigt an der Familie nur ein geringes Interesse und wendet sich vorwiegend seinem Berufe zu, oder er ist krank oder nicht mehr vorhanden (477). Der psychopathologische Befund des Vaters enthält teilweise auch psychotische Strukturen und schwere Charakterstörungen (318).

Versucht nunmehr die Mutter die Rolle des Vaters zu übernehmen, bietet sie mehr und mehr ein beherrschendes, aber auch überfordertes Bild. Wegen der gestörten Beziehung der Eltern untereinander werden der Patientin oft von der Mutter Partialfunktionen des Vaters übertragen, das heißt, sie wird Vertraute der Mutter und fungiert als Hilfe zur Lösung ihrer Konflikte. Diese Koalition Mutter-Tochter, der die Tochter nicht gewachsen ist, bietet einen weiteren Strang im Bündel der pathogenetischen Erklärung für die Entstehung von Magersucht und — entwicklungsbezogen — der Bulimie. Ein unzulänglicher Vater kann also Ursache der gegen die Mutter gerichteten Aggressionen sein.

Im Laufe der Zeit offenbart sich infolge des negativ erlebten Mutter-(Frau-) und Vater-(Mann-)Bildes die Ablehnung der weiblichen Identifikation und endgültigen Ich-Identität.

Es resultiert daraus ebenso die negative Einstellung zur Sexualität, die imaginiert oder real meistens angstbesetzt ist. Hier dürften auch archaisch anmutende Befürchtungen vor Schwängerungen bereits bei körperlicher Berührung mitwirken. Ein Teil der Patienten hatte bisher keine sexuellen Erfahrungen oder lehnt sie — bedürfnislos — ab:

»Schon wenn mich ein Mann anfaßt, habe ich Angst. Meistens gehe ich den Leuten gleich aus dem Wege. Sexualität war auch in meiner Familie ein Thema, das völlig ausgespart wurde. Ich bin auch nicht aufgeklärt worden, und Zärtlichkeit gab es bei uns auch nicht.« (21jährige Patientin H. L.)

In einer eigenen Untersuchung (146) hatten 15% der Magersüchtigen und 9% der Bulimiepatienten, hingegen nur eine Patientin der Kontrollgruppe, noch nie eine partnerschaftliche Beziehung. In der Gruppe der Magersüchtigen bestanden deutlich größere Probleme bei sexuellen Kontakten als bei Patienten mit Bulimie und in der Kontrollgruppe.

Die Folge dieser Entwicklung sind Askese-Ideal und sexuelle Neutralität im Kampf um die Autonomie, der in autoaggressive und autodestruktive Bahnen mündet.
Die restriktive Einstellung zur Sexualität gehört daher auch zum Inhalt der Therapie (187).

Über solche prämorbiden Entwicklungsstörungen haben viele Autoren unter tiefenpsychologischem Aspekt wiederholt eingehend berichtet (25, 45, 48, 93, 136, 137, 167, 308, 352, 411, 465, 499, 559, 560, 589, 597, 631).

Im Zusammenhang mit dem systemischen Anteil in der Ätiopathogenese wird oft auch auf eine kennzeichnende Familiendynamik (»Magersuchtfamilie«) (563) mit starren ideologischen Normen, Überbetonung von Leistung und Askese hingewiesen (209, 361, 407), so daß die Familie gleichzeitig als Widerstandsträger gegen die Therapie fungiert (438, 564, 636), z. B., wenn die Krankheit der Tochter eine protektive Funktion für andere besitzt (108). Man spricht dann von der »Festungsfamilie«, in der den Patienten verschiedene Rollen zugewiesen werden, etwa als Partnersubstitut, als Abbild des negativen Selbst, als ideales Selbst oder Bundesgenosse (192).
Die Festung ist nach außen abgesichert, in ihr aber stehen alle Türen offen. Es gibt keine Privatsphäre des Individuums innerhalb der Festung.
Standen seit Jahrzehnten intrapsychische und interpersonelle Konflikte infolge der Störungen, die sich aus dem triebdynamischen Modell ableiten lassen, im Mittelpunkt des Interesses, so rücken zur ätiopathogenetischen Erklärung der Magersucht und Bulimie mehr und mehr auch ich-psy-

chologische Konzepte ins Blickfeld. Sie umfassen die Störungen der Selbstentwicklung und der Individuation, um deren Aufklärung sich vor allem *Erikson* (148), *Hartmann* (257), *Kernberg* (344), *Kohut* (363), *Mahler* (399, 400), *Winnicott* (656, 657) verdient gemacht haben.
Die Patienten weisen in ihrer Lebensgeschichte prämorbide Merkmale auf, die auf eine frühe Störung, das heißt in der Phase der Subjekt-Objekt-Differenzierung schließen lassen und mit dem Begriff des gestörten Urvertrauens oder einer frühkindlichen Deprivation in der Zeit der Mutter-Kind-Dyade zu beschreiben sind. Selbstunsicherheit und Mangel an Selbstwertgefühl sowie Unzufriedenheit mit sich selbst kennzeichnen die weitere Entwicklung. In die Störung der Individuation und Separation ist besonders auch der eigene Körper einbezogen, das heißt, es bestehen Mängel an einer ausgewogenen narzißtischen Besetzung des Körper-Selbst. Brüchigkeit und Unsicherheit innerhalb des eigenen Selbstbildes, erlebte Enttäuschungen und Verletzungen erklären teilweise auch den Rückzug vieler Patienten von der Außenwelt, den Weg in die Verborgenheit als Schutz vor weiteren Kränkungen und Versagungen. Diese Entwicklung ist oft verknüpft mit Ängsten, die nicht allein von Verlust- und Trennungsphantasien ausgelöst werden, sondern den Kern des eigenen Selbst treffen.
Es entsteht daraus ein Ambivalenzkonflikt zwischen Strebungen nach Autonomie und schmerzlich bewußter, symbiotisch verflochtener Abhängigkeit, vor allem bei Bulimiepatienten, bei denen der Leidensdruck um ein Vielfaches größer ist als bei Magersüchtigen.
Angst und begleitende Depressivität, Labilität des Selbstwertgefühls und mangelhafter Bezug zum Körper-Selbst bahnen schließlich ebenfalls eine Regression, nämlich zurück zum Größen-Selbst, das heißt dem zur Kindheit gehörenden Stadium der Selbstentwicklung im Anschluß an die Selbst-Objekt-Differenzierung.
Sekundärer Narzißmus zur Kompensation der ich-strukturellen Defizite und Selbstwertkonflikte sind Kennzeichen dieser regressiven Schritte. Die Selbstwertkrisen aktualisieren sich bei Bulimiepatienten im

Kotzen, während das »Gelingen« der Magersucht im Hungern einen zweifelhaften Versuch der Aufrechterhaltung des Selbstwertgefühls darstellt.

Durch nichtige, auswechselbare Anlässe ausgelöst, setzen grandiose, unkontrollierbare Freßanfälle ein, real bei Bulimiepatienten, phantasiert und selten zugelassen bei Magersüchtigen. Sie sind symptomatologisch und symbolisch entweder Korrelat des pathologischen Narzißmus oder – triebdynamisch gesehen – sadistischer Impuls gegen die Mutter und sadomasochistischer Akt gegen sich selbst. *Habermas* (244) bezeichnet die Bulimie als Impulsneurose mit einem Abhängigkeitspol und einem Autonomiepol.

Nach alledem bilden die zahlreichen Berichte und Mitteilungen (246) sowie Überlegungen zur Psychodynamik bei Magersucht und Bulimie hilfreiche Modelle, die ihre Schwerpunkte im triebdynamischen Konzept und im Selbst- und Individuationsprozeß besitzen (Abb. 67).

Wechselwirkungen und Überschneidungen sind beim einzelnen Patienten ebenso festzustellen, wie eine gestörte Familienentwicklung bei beiden Krankheiten pathogenetisch wirksam ist. Hier besteht wiederum eine Querverbindung zu den geschilderten sozialpsychologischen Einflüssen, die ebenfalls Inhalt der Psychodynamik sind.

Im Verlaufe der Therapie wird häufig deutlich, daß diesem Konflikt die Auseinandersetzung mit dem gegenwärtig stereotyp erwarteten Bild der überschlanken, gesellschaftlich erfolgreichen Frau zugrundeliegt (»Problem der Sozialisation der Frau, soziale Neurose«) (52). Hier spiegelt sich wohl zum Teil die Gesellschaftsstruktur wider, in der wir leben. Befragt nach ihrem Ideal-Ich, geben die Patienten mitunter spontan an, in der Umwelt erfolgreich sein zu wollen und »trotzdem geliebt« zu werden. Abwehr der Weiblichkeit hieße umgekehrt dann Abwehr dieser auferlegten und/oder übernommenen Funktionen. Auch hieraus folgt die Regression (oder Flucht?) in die orale Symptomatologie, die zunächst als entlastend empfunden wird, bis Depressionen und Schuldgefühle eintreten. Im Gegensatz zu den Patientinnen mit Magersucht wird daher bei Bulimie-

kranken die Sexualität weniger aus Gründen der mangelhaften weiblichen Identifikation abgewehrt als vielmehr aus Angst vor Kränkung, Verletzung oder Entwertung. Bei Magersucht aber stehen Erlebnisse von »quälender Schuld« und »unbarmherziger Selbstanklage« infolge der »nie aufgelösten Abhängigkeit von der oral spendenden Mutter« im Vordergrund (262).

Die prämorbide psychische Struktur der Patienten mit Magersucht und Bulimie ist nach den meisten Beobachtungen (95) und eigenen Erfahrungen unspezifisch. Sie ist wahrscheinlich genetisch determiniert und wird von der prägenden Kindheit geformt; sie kann ebenso vorwiegend depressive, hysterische, zwanghafte, hypochondrische oder paranoide Kennzeichen besitzen; am häufigsten liegt, wie auch sonst oft bei psychosomatischen Krankheiten, eine Mischstruktur vor.

Die für Bulimiepatienten öfters hervorgehobene Borderline-Struktur (114, 388) erscheint uns recht selten.

Auslösung

Gegenüber den einzelnen ätiopathogenetischen Wurzeln der Krankheiten Magersucht und Bulimie sind Auslösungsfaktoren zu unterscheiden, das heißt sehr verschiedenartige, auswechselbare Anstöße in engem zeitlichen Zusammenhang mit dem Beginn der Krankheit, einer Exazerbation, einem Rezidiv oder einer Verschlechterung.

Hierzu gehören Frustrationen im weitesten Sinne, Hänseleien und Kränkungen in der Schule, Verlassenheitsgefühle, z. B. die Trennung von den Eltern mit dem damit verbundenen Auszug von zu Hause,

▷

Abb. 67
Schematische Übersicht zur Psychodynamik innerhalb der Pathogenese von Magersucht und Bulimie

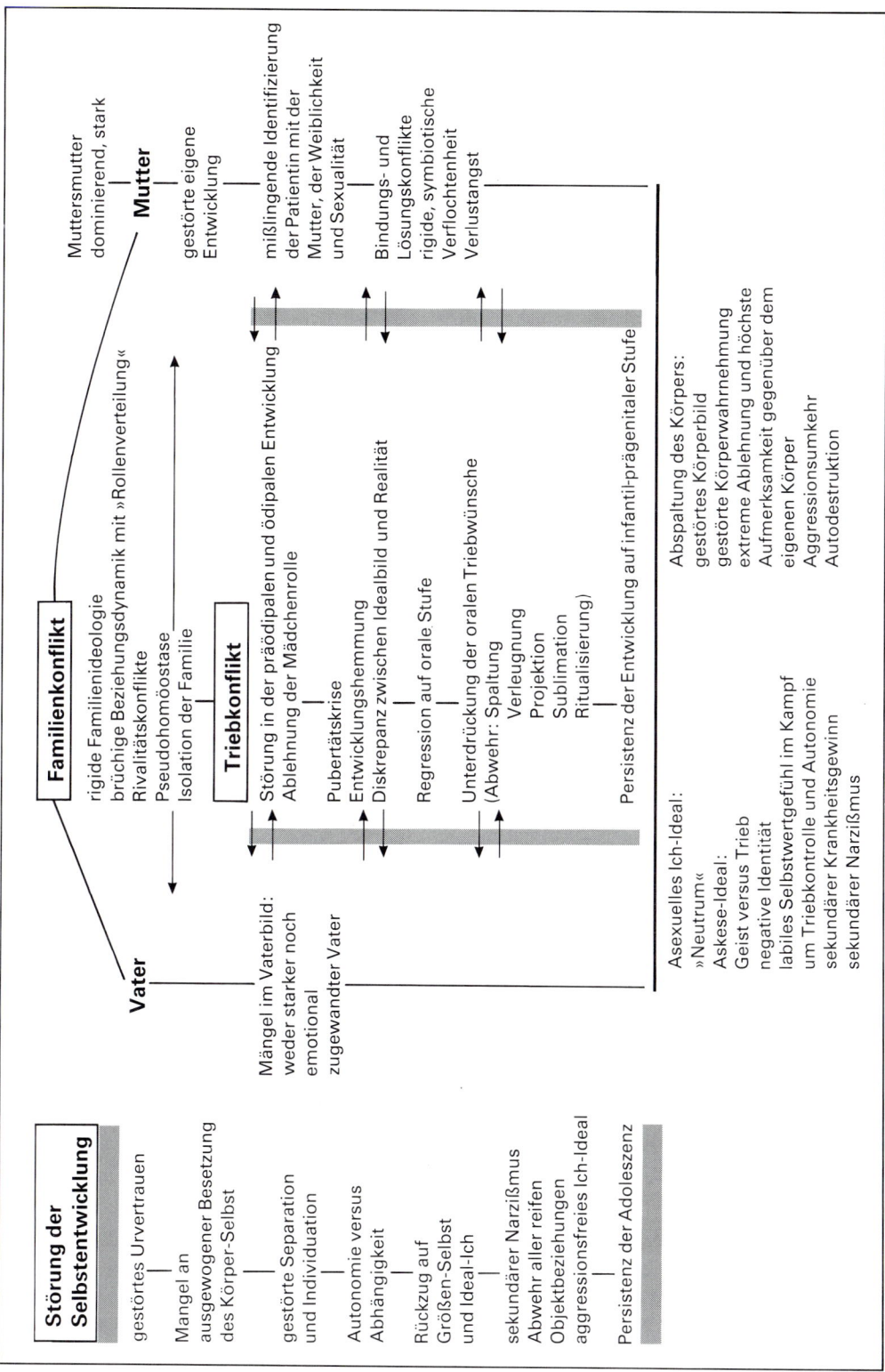

Störung der Selbstentwicklung

gestörtes Urvertrauen

Mangel an ausgewogener Besetzung des Körper-Selbst

gestörte Separation und Individuation

Autonomie versus Abhängigkeit

Rückzug auf Größen-Selbst und Ideal-Ich

sekundärer Narzißmus
Abwehr aller reifen Objektbeziehungen
aggressionsfreies Ich-Ideal

Persistenz der Adoleszenz

Vater

Mängel im Vaterbild: weder starker noch emotional zugewandter Vater

Familienkonflikt

rigide Familienideologie
brüchige Beziehungsdynamik mit »Rollenverteilung«
Rivalitätskonflikte
Pseudohomöostase
Isolation der Familie

Triebkonflikt

Störung in der präödipalen und ödipalen Entwicklung
Ablehnung der Mädchenrolle

Pubertätskrise
Entwicklungshemmung
Diskrepanz zwischen Idealbild und Realität

Regression auf orale Stufe

Unterdrückung der oralen Triebwünsche
(Abwehr: Spaltung
Verleugnung
Projektion
Sublimation
Ritualisierung)

Persistenz der Entwicklung auf infantil-prägenitaler Stufe

Asexuelles Ich-Ideal:
»Neutrum«
Askese-Ideal:
Geist versus Trieb
negative Identität
labiles Selbstwertgefühl im Kampf um Triebkontrolle und Autonomie
sekundärer Krankheitsgewinn
sekundärer Narzißmus

Abspaltung des Körpers:
gestörtes Körperbild
gestörte Körperwahrnehmung
extreme Ablehnung und höchste Aufmerksamkeit gegenüber dem eigenen Körper
Aggressionsumkehr
Autodestruktion

Mutter

Muttersmutter dominierend, stark

gestörte eigene Entwicklung

mißlingende Identifizierung der Patientin mit der Mutter, der Weiblichkeit und Sexualität

Bindungs- und Lösungskonflikte
rigide, symbiotische Verflochtenheit
Verlustangst

der phantasierte oder reale Verlust einer nahen Bezugsperson, oft einer Großmutter oder eines Großvaters, Einsamkeit, depressive Stimmungen, negative Erfahrungen in einer ersten Freundschaft, Versagenserlebnisse in Ausbildung und Beruf, wahrscheinlich auch biochemische oder neuroendokrinologische Vorgänge, die derzeit besonders Gegenstand der Forschung sind.

In einer größeren Zusammenstellung wurde z. B. die Auslösung der Freßanfälle bei 56% durch Frustrationen, 35% durch Langeweile und 27% durch Ärger mitgeteilt (468, 469). Auch über eine prämenstruelle Auslösung eines Freßanfalls wurde berichtet (221).

Mit wenigen Strichen vermochte die 26jährige Patientin N. C. die Auslösung ihrer Krankheit zu skizzieren (Abb. 68).

Abb. 68
Von der 26jährigen Patientin N. C. angefertigte Strichskizze zur Auslösung ihrer Magersucht

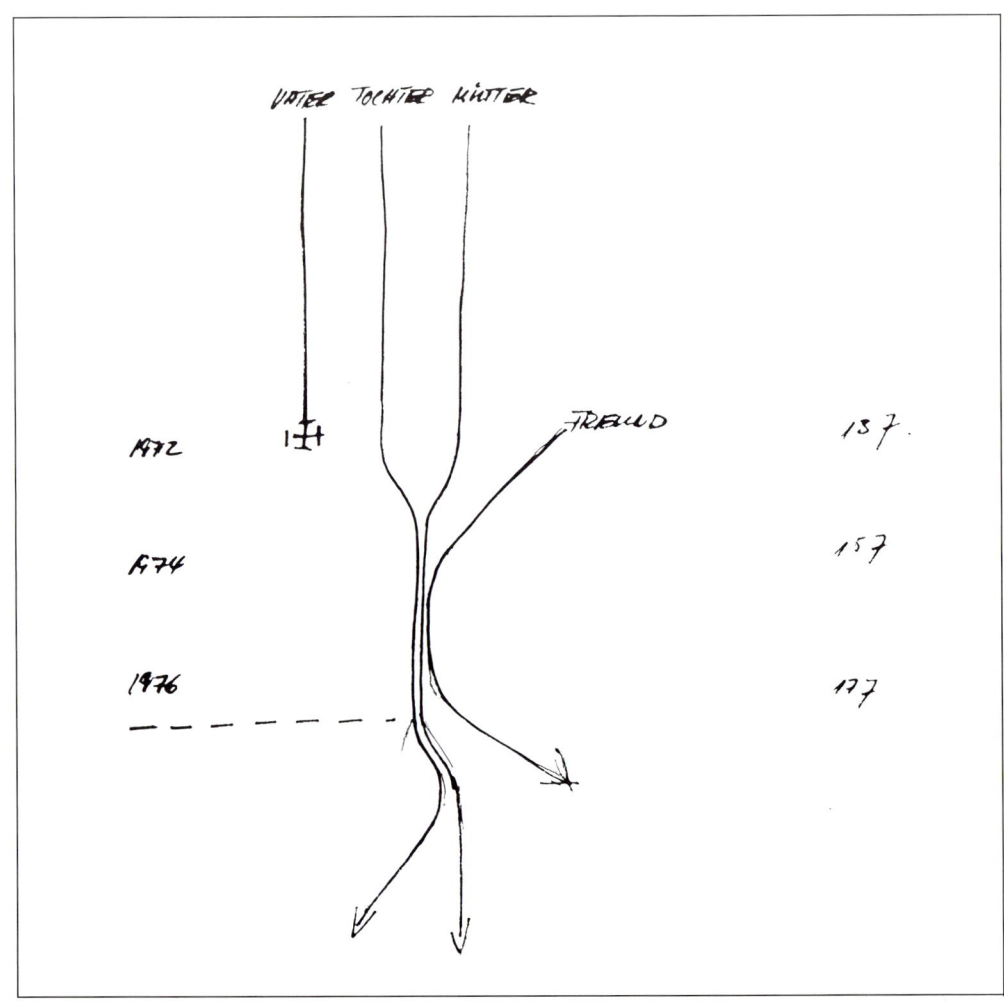

Diagnose

Magersucht

Faßt man die Kriterien der Diagnose zusammen, so sind die Hauptsymptome:

1. Die Sucht, unaufhörlich abzunehmen.

2. Eine auf dieser Sucht beruhende und sich verstärkende Körperschemastörung mit dem Wunsch, extrem mager zu sein; hiermit oft verbunden sind Störungen der Körperwahrnehmung.

3. Verweigerung der Nahrungsaufnahme infolge von Ekel und Appetitlosigkeit (»Anorexia nervosa«) oder die Unterdrückkung des Hungergefühls: passive-restriktive Form; bzw. die vom Zwang gesteuerte Entlastung durch Erbrechen, Laxanzienabusus und motorische Überaktivität, evtl. begleitet von Freßanfällen: aktive Form. Die Aktivität schlägt sich auch geistig in einem hohen Leistungsanspruch nieder.

4. Spaltungsvorgänge mit fehlender Krankheitseinsicht oder Verleugnung und an Besessenheit grenzende Beschäftigung mit Ernährungs-, Diät- und Kalorienfragen, Sammeln von Nahrungsmitteln und Gewürzen sowie altruistischer Fürsorge hinsichtlich der Ernährung nächster Angehöriger.

5. Amenorrhoe (sofern keine Antikonzeptiva).

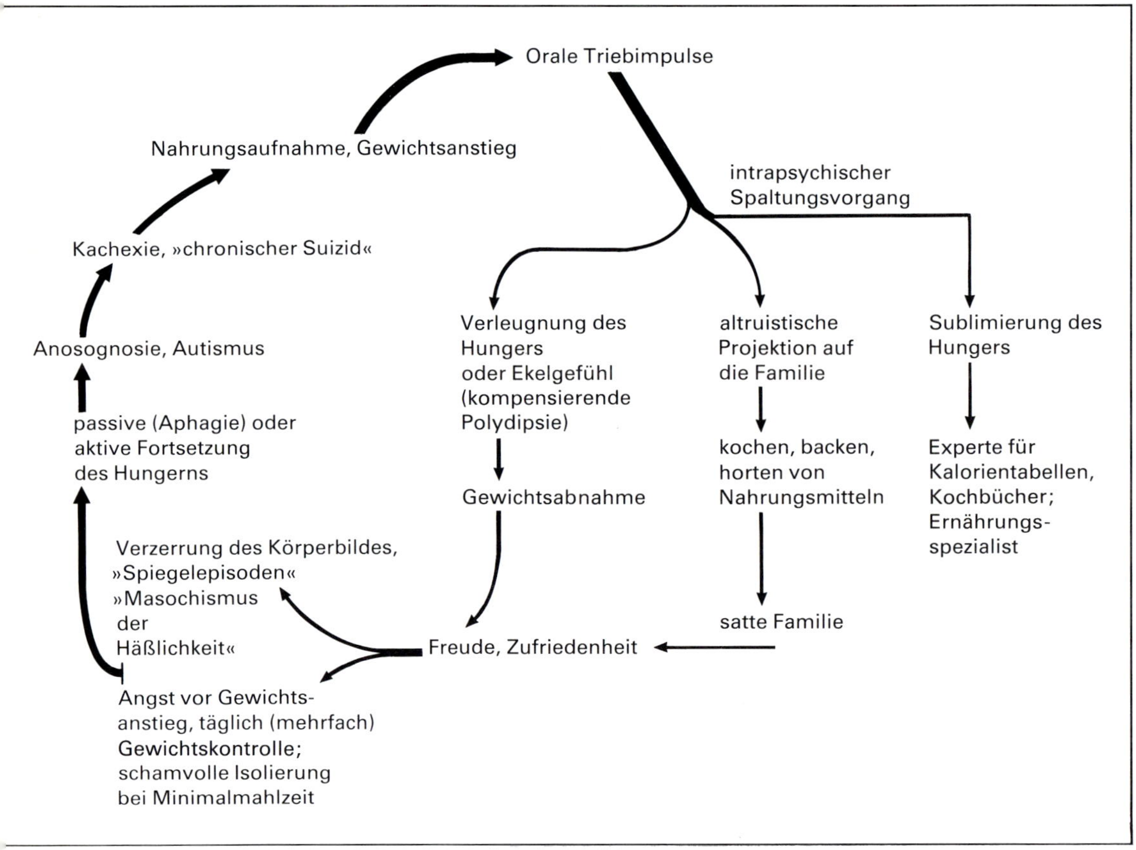

Orale Triebimpulse

Nahrungsaufnahme, Gewichtsanstieg

intrapsychischer
Spaltungsvorgang

Kachexie, »chronischer Suizid«

Anosognosie, Autismus

Verleugnung des
Hungers
oder Ekelgefühl
(kompensierende
Polydipsie)

altruistische
Projektion auf
die Familie

Sublimierung des
Hungers

passive (Aphagie) oder
aktive Fortsetzung
des Hungerns

Gewichtsabnahme

kochen, backen,
horten von
Nahrungsmitteln

Experte für
Kalorientabellen,
Kochbücher;
Ernährungs-
spezialist

Verzerrung des Körperbildes,
»Spiegelepisoden«
»Masochismus
der
Häßlichkeit«

satte Familie

Freude, Zufriedenheit

Angst vor Gewichts-
anstieg, täglich (mehrfach)
Gewichtskontrolle;
schamvolle Isolierung
bei Minimalmahlzeit

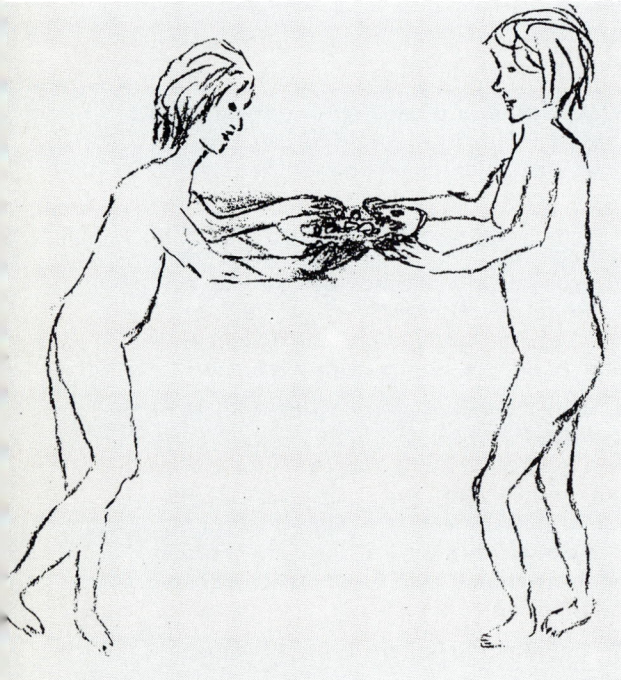

Abb. 69
Der Teufelskreis der Symptomatologie
bei Magersucht

◁

Abb. 70
Selbstschilderung des Spaltungsvorganges
der 36jährigen Patientin F. T. mit Magersucht:
ein Kampf − ein Dialog

Legende zu Abb. 70

Aufforderung	Antwort
1. Laß mir den Teller, ich will essen!	**1.** Nein, ich lasse ihn dir nicht, denn ich will nicht essen. Dann sollst du auch nicht essen! Wir gehören zusammen. Wenn ich leide, mußt du auch leiden!
2. Ich leide auch, aber ich will trotzdem essen, ich will alles zurückgewinnen, was ich mal hatte!	**2.** Ach, das kriegst du sowieso nicht, die anderen sind immer stärker und besser als du!
3. Nein, das glaube ich nicht. Es gibt genug Menschen, die mich lieben und die möchten, daß ich gewinne!	**3.** Denen kannst du nicht trauen!
4. Doch, denen kann ich trauen. Sie haben mich noch geliebt und haben zu mir gehalten, als ich mich selbst schon längst verloren hatte.	**4.** Verloren, verloren, verloren, das ist es. Wer verloren hat, braucht endlich nicht mehr zu essen, kann endlich untergehen, nicht mehr da sein, nicht mehr fühlen, auch keinen Schmerz mehr.
5. Ich will aber fühlen, alles, Freude und Schmerz; das gehört zum Dasein. Man kann das eine nur wirklich empfinden, wenn man auch das andere kennt!	**5.** Für mich gibt es nur Schmerz.
6. Das ist nicht wahr. Du mißachtest alles, was schön ist und tust dir dabei selber unrecht. Ich glaube, du hast dich schon so verkrochen, daß du gar nicht mehr da bist!	**6.** Dann kann mich auch nichts mehr berühren.
7. Genau, das will ich nicht! Gib mir den Teller!	**7.** Aber, dann habe ich ja nichts mehr!
8. Siehste, du bist nicht ehrlich. In Wirklichkeit willst du auch nicht ganz verlieren. Wenn du dir das eingestehst, können wir uns den Teller teilen und wieder eins werden.	**8.** Ich weiß nicht . . .

Eigene Bemühungen, diese Entwicklung zu beeinflussen oder therapeutische Versuche mit schließlich erreichtem Gewichtsanstieg münden nicht selten in einen Teufelskreis, der in Abb. 69 schematisch zusammengefaßt ist und am Beispiel der 36jährigen Patientin F. T. mit Magersucht angedeutet wird (Abb. 70).

Bulimie

Die Hauptkriterien der Diagnose sind zusammengefaßt:

1. In Menge, Zusammensetzung, Form und Zeit abnorme Nahrungsaufnahme als heimliche Freßattacke mit vorausgehen-

▷

Abb. 71

Selbstschilderung des Erbrechens der 19jährigen Patientin V. L. mit Bulimie

▽

Abb. 72 und 73

Beispiele über die exakten Aufzeichnungen der aufgenommenen Nahrung und deren Kaloriengehalt (24jährige Patientin J. H. mit Bulimie)

Die Kunst des Kotzens

Ich häng über'm Klo
mit'm Finger im Hals
müßte a nicht schon im Magen sein?
Langsam kommt es aus mir 'raus
Alles was ich in mich reingestopft habe
ohne zu denken, ohne zu schmecken, ohne Gefühl
Der Ekel weicht, ich fühl mich gut
Erleichtert
Der Kopf pulsiert, fast wie berauscht
und ich spüre wie die Säure mich zerfrißt,
meinen Körper meine Haut

11. Juni
Hr. sehr früh aufgebrochen

Rhabarberkuchen	60
Würstchen 250 g.	100
1 Kirsch	30
u. 114 Sch. Käse	60
Butter / Öl	50
Leberwurst	30
Wurst	60
1 schönes Ei	100
Rumpsteak	500
Bratkartoffeln	400
Broccoli	200
1 roter Apfel	90
1 Granny	90
100 g. Sauerkraut	60
1/2 Tomate	10
Schafskäse	30
Zitronen	50
	1820

12. Juni
Tischtelefon bezahlt gestellt, nicht getönt   Hr

1/2 Käsecroissant	180
1 Port. Flattersalat	50
1/2 Kirsche u. Käse	80
1 gr. Ei	100
Öl - Osaft	110
Fleisch	300
Kartoffeln	75
Erbsen u. Spargel	175
Erdbeeren	80
rote Grütze u. Milch	450
Rhabarbergr.	75
" Kuchen	55
1 gr. Fische	50
Würstl + Salat	255
W. saft + Tomaten (2)	100
landliche Joghurt	180

2405

schrankenlos
gefressen

dem anfallsartigem Heißhunger, der allerdings auch fehlen kann.

2. Furcht vor Gewichtsanstieg, daher

3. heimliches Erbrechen nach dem Anfall;

4. initial oder intermittierend Phase strikter Nahrungsrestriktion oder Magersucht;

5. rasch aufeinanderfolgende Gewichtsschwankungen (3–7 kg);

6. Scham- und Schuldgefühle;

7. Amenorrhoe (sofern keine Antikonzeptiva).

Der Ablauf des Anfalles wird von den Patienten recht uniform beschrieben und meistens auch drastisch kommentiert, wie ein Beispiel zeigt (Abb. 71). Viele Patienten führen auch sorgfältig Tagebuch mit exakter Berechnung der Menge (Abb. 72 und 73).

Besteht bei der Magersucht vorwiegend ein Spaltungsvorgang des oralen Triebimpulses, so liegt bei der Bulimie der Schwerpunkt in einer Art Spaltung des Ichs, die in der Selbstschilderung einer Patientin als »die zwei Ichs« bezeichnet wurde (378). Der Teufelskreis ist in Abb. 74 schematisch dargestellt: Im Mittelpunkt steht die Abspaltung einer machtlosen Selbstbeobachtung, das heißt das Erlebnis des Anfalles bei vollem Bewußtsein, »wie von außen«. Am Ende des Anfalles

Abb. 74
Der Teufelskreis der Symptomatologie bei Bulimie

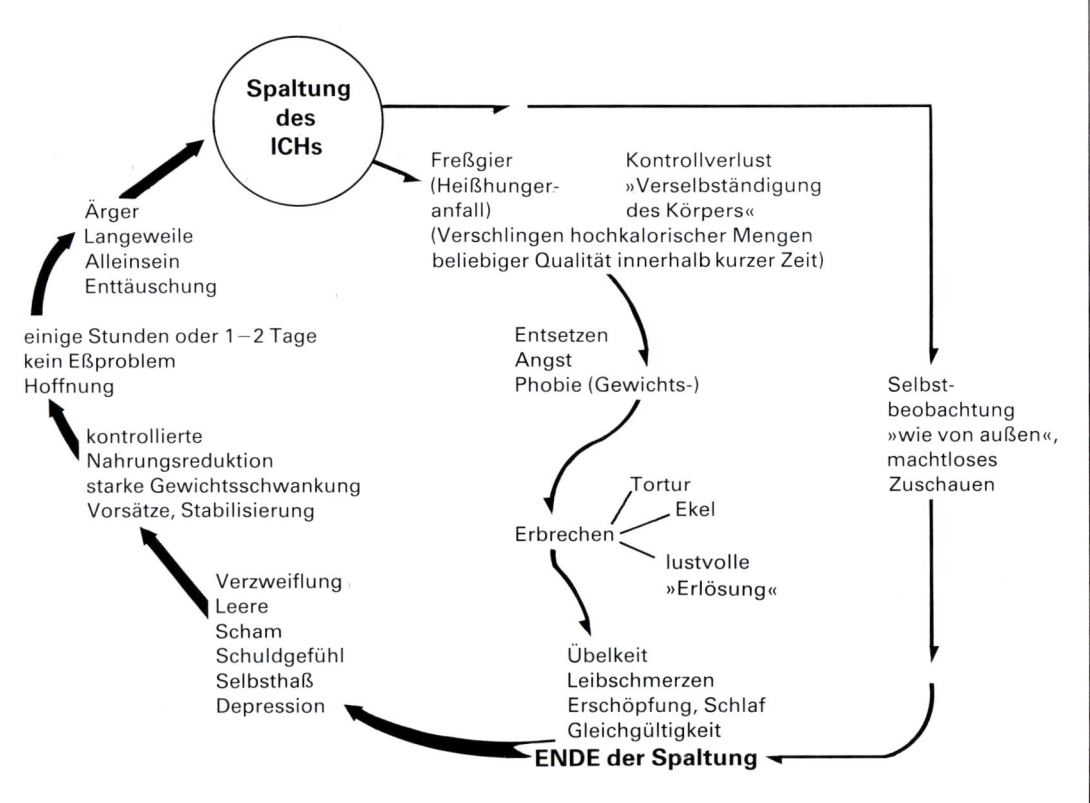

und am Ende der Spaltung setzen Verzweiflung, Scham und Schuldgefühle ein, die den Impuls zum kontrollierten Nahrungsverhalten auslösen, um das Ideal- oder Normalgewicht zu halten und dadurch die Phobie vor dem Übergewicht zu überwinden.

Irgendeine Auslösung, meistens das Alleinsein am Nachmittag oder Abend, ein Ärger oder ein Unlustgefühl setzen dann den Kreislauf wieder in Gang, manchmal fünfmal täglich, manchmal nur dreimal in der Woche.

In Tab. 6 sind einige auch für die Therapie wichtige Unterscheidungsmerkmale zwischen Magersucht und Bulimie gegenübergestellt.

Magersucht	Bulimie
»Anorexie«	Hyperorexie
Hypophagie	Hyperphagie
abnehmen wollen	nicht zunehmen wollen
Kontrollzwang	Kontrollverlust
Untergewicht	Normal-(Über-)Gewicht
Kachexie	Gewichtsschwankungen
Störung des Körperbildes	
kein Leidensdruck,	großer Leidensdruck,
Verleugnung	Schuldgefühle
geringes Therapiebedürfnis	starkes Therapiebedürfnis
geringe Compliance	gute Compliance
Amenorrhoe	

Tab. 6
Gegenüberstellung wichtiger Symptome bei Magersucht und Bulimie

Bulimie ohne Erbrechen

Zur Abgrenzung der Eßstörung von der Polyphagie (z. B. »Daueresser«, »Nachtesser«, »Nimmersatte«) mit unweigerlich folgendem Übergewicht ist bei extremer Adipositas zu fragen, ob nicht, wenn auch selten, eine »Bulimie sine vomitu« vorliegen kann, das heißt, die charakteristischen Merkmale der Bulimie bestehen, ohne daß das Gewicht durch Erbrechen beeinflußt werden kann. Ein Beispiel möge dies erläutern:

Beobachtung 1

Die 40jährige Beamtin B. D. kommt zu uns, weil sie vor einigen Jahren zunächst Gewichtsschwankungen von 15–25 kg beobachtete, hingegen bis zum 22. Lebensjahr mit 65 kg (176 cm) ein konstantes Idealgewicht hatte. Seitdem Gewichtsanstieg mit wiederholten Versuchen, abzunehmen, schließlich setzten Phasen ein, in denen ihr dies »egal« gewesen sei. Letztlich habe sie ein Höchstgewicht von nunmehr 140 kg erreicht! Zu den Einzelheiten ihrer Eßstörung schildert die Patientin, daß sie sie wie eine Sucht empfinde; sie sei Diätexpertin und wolle gern dahinterkommen, warum sie so sei, sie esse häufig unkontrolliert, habe Anfälle und stopfe alles in sich hinein; es sei ein schreckliches Gefühl, aber anders gehe es einfach nicht. Früher seien die Anfälle unter seelischen Anspannungen aufgetreten, jetzt hätten sie sich verselbständigt.

Anfangs habe sie gelitten wegen mancher Probleme mit dem Vater, der sehr eitel gewesen sei und in ihr immer eine zierliche Tochter haben wollte; er sei sehr streng gewesen. Sie habe nie gewagt aufzubegehren. Schließlich habe sie begonnen, von vorhandenen Vorräten zu essen, die im Keller gewesen seien. Zunächst waren es Süßigkeiten, »tafelweise«, obwohl sie sich nichts aus Süßigkeiten machte.

Nachdem sie eine eigene Wohnung hatte, sei sie manchmal mit einem Tablett voller Essen ins Bett gegangen. Später sei ihr Freund zu ihr gezogen. Auch er habe großen Wert auf die Figur gelegt. Nach irgendeinem Krach sei es aber dann erneut zu Anfällen gekommen: »Ich ging wie eine Wilde in die Stadt, zunächst in eine Parfümerie, um nicht zu fressen. Auf dem Wege zum Auto ging ich aber dann doch zum Feinkostladen, kaufte viel; mit zitternden Fingern öffnete ich die Nahrungsmittel bereits auf dem Parkplatz und stopfte sie in mich hinein, auch während der Fahrt.«

Solche Anfälle seien fast jeden Abend aufgetreten, wenn sie Schwierigkeiten mit dem Freund erlebte, den sie inzwischen geheiratet habe.

Sie habe erstmals vor 3–4 Jahren zu erbrechen versucht, es sei ihr aber nicht gelungen.

Differential-diagnose

Die Differentialdiagnose der Magersucht und Bulimie erfordert vor allem einen sorgfältigen Ausschluß organischer internistischer und psychiatrischer Erkrankungen. Die wichtigsten differentialdiagnostischen Hinweise finden sich in Tab. 7.

Tab. 7
Differentialdiagnose der Magersucht

Reaktive Anorexie
Habituelles Erbrechen

Passagebehinderung im Magen-Darm-Trakt
Morbus *Crohn*
Sprue
Malabsorptionssyndrom
Darmtuberkulose
Nahrungsmittelallergie

Endokrine Krankheiten
   Hypophysenvorderlappeninsuffizienz
   Nebennierenrindeninsuffizienz
   Hyperthyreose
   Diabetes mellitus
Stoffwechselkrankheiten

Konsumierende Krankheiten, Tumoren

Neurasthenisch-hypochondrische Neurose
Depressionen
Psychotische Krankheiten

Da zu den körperlichen Hauptsymptomen einer Magersucht Appetitlosigkeit, Leibschmerzen und Gewichtsabnahme gehören, seien besonders die Erkrankungen des Magen-Darm-Traktes hervorgehoben.

Außer mechanischen Passagestörungen ist der M. *Crohn* eine Fallgrube womöglich folgenschwerer Verzögerung der Diagnose. Die Enteritis granulomatosa *Crohn* wird nicht selten deshalb jahrelang verkannt (83, 162, 163, 165), weil die abdominelle Symptomatik als funktionell angesehen wird, so bei manchen Patienten auch als Anorexia nervosa. Dem Irrtum wird mitunter auch deshalb der Weg gebahnt, weil einerseits der M. *Crohn* vorwiegend die gleichen Altersgruppen betrifft und andererseits

1. auch anorektische Entwicklungen bei M. *Crohn* als Folge des entzündlichen Darmprozesses vorkommen (»Pseudo-Anorexia nervosa« [165]), und schließlich

2. auch das Zusammentreffen beider Krankheiten in Form einer Doppelkrankheit möglich ist (116, 235, 319, 422, 642).

Ein ebenfalls der Magersucht ähnliches Bild kann die einheimische Sprue vermitteln.

Beobachtung 1

Die 29jährige Lehrerin J. K. kommt zu uns mit der Frage nach einer stationären Therapie wegen »chronifizierter Anorexie«. Seit 1½ Jahren befindet sie sich bereits in einer Gruppentherapie (Gestalttherapie, Transaktionsanalyse).

Anamnese: Seit etwa 13 Jahren Appetitlosigkeit, »fast nie Hungergefühl«, große Widerstände, etwas zu schlucken, gelegentlich auch Erbrechen, ferner Durchfälle, stets ohne Blut und Schleim. Seit 1 Jahr Gewichtsabnahme von 10 kg. Zunehmende Depressivität und Unlust zu leben. Keine Abhängigkeit der Durchfälle von festen Speisen. Bisher symptomatische Therapie, jahrelang mit *Mexaform*. Die Mutter habe ein nervöses Magenleiden, die Schwester »ihr Leben lang ähnliche Durchfälle«.

Befund: Blasse Patientin, reduzierter AZ und EZ, 171 cm; 43 kg. Kein pathologischer Tastbefund. Anämie mit Hb 94 g/l, Ery 3,55 T/l. Eisen 5,9 µmol/l. BSG 5/11. Kalium 4,1, Kalzium 1,98 mmol/l. Serumeiweiß und -Elektrophorese o.B., Stuhl breiig, Untersuchung auf Fett negativ.

In der psychischen Entwicklung fanden sich kennzeichnende Merkmale für die Anbahnung der chronifizierten Anorexie mit ausgeprägten Abwehrmechanismen bei vorwiegend ödipalen Konflikten. Schon als Kind habe sie alles »verabscheut«, was Mädchen taten, sie wollte weder mit anderen Mädchen spielen, noch irgend etwas mit Puppen zu tun haben, auch Kleider fand sie eher lästig. Auf ihren Wunsch hin bekam sie eine Lederhose, mit der man sich »auf die Erde setzen« konnte. Auch ihre Spielkameraden waren ausschließlich Jungen; Mädchen habe sie als langweilig, zu ängstlich und zu wenig unternehmungslustig empfunden. Als Kind sei sie mal sehr dünn gewesen, andererseits wurde auch in der Familie, besonders der Mutter, das Schönheitsideal im Schlanksein gesehen; Dicksein war in der Familie verbunden mit Ekel. Die aktuellen Spannungen beruhten auf erheblichen Partnerschaftsschwierigkeiten, »ich bin keine vollwertige Frau; ich bin erschüttert, daß ich mit 30 Jahren noch die Liebe der Mutter haben möchte«.

Zunächst sprach vieles für die Entwicklung einer Magersucht. Als unter der kombinierten klinischen Therapie keine wesentliche Besserung der abdominellen Symptomatik, auch kein Gewichtsanstieg eintraten, wurde die somatische Diagnostik nochmals aufgenommen. Bei der Gastroskopie zeigten sich makroskopisch keine sicheren Schleimhautveränderungen, histologisch aber eine starke Zottenatrophie mit chronischer Entzündung am Duodenum, so daß die Diagnose eines gluteninduzierten Sprue-Syndroms gesichert war. Das erklärte zwar auch teilweise die psychische Symptomatologie, jedoch unabhängig hiervon lagen psychotherapiebedürftige chronifizierte Konflikte vor, so daß ein kombiniertes Krankheitsbild bestand und die diagnostische Einheitsregel nicht anzuwenden war (115–117).

Daß auch eine zufällige Koinzidenz zweier Krankheiten als Doppelkrankheit (116) bestehen kann, zeigt folgendes Beispiel:

Beobachtung 2

23jährige Kauffrau J. H. Seit etwa 10 Jahren schubweise einsetzende Freßanfälle mit Erbrechen, häufig täglich 8—12mal, »entsprechend gegessen«. Das höchste Gewicht habe mit 14 Jahren 65 kg betragen, mit 18 Jahren habe sie 55 kg gewogen, zum Zeitpunkt unserer Untersuchung 63 kg (177 cm). Seit 1½ Jahren besteht gleichzeitig eine chronisch rezidivierende Colitis ulcerosa mit flachen Ulzerationen im Rektum und Sigma, reduzierter submuköser Gefäßzeichnung und ausgeprägter entzündlicher Infiltration in der Mukosa und Submukosa des Deszendens, Sigmas und Rektums.

Bei dieser Patientin bahnte die Indikation zur stationären Therapie der blutig-schleimigen Durchfälle bei Colitis ulcerosa gleichzeitig die Behandlung der Bulimie an, nachdem frühere Versuche fehlgeschlagen waren und die Patientin auch nicht stationär hatte behandelt werden wollen, »ich wollte lieber weiterfressen«.

An das Zusammentreffen eines *Turner*-Syndroms (457) oder eines Krampfleidens mit Magersucht (531) als Doppelkrankheit ist auch zu denken.

Ähnlich schwer kann manchmal eine Magersucht mit im Vordergrund stehendem Erbrechen abgegrenzt werden gegen das durch ein mechanisches Passagehindernis verursachte Erbrechen, wenn die Krankheitsentwicklung und Psychodynamik und auch das therapeutische Ergebnis für eine Magersucht sprechen:

Beobachtung 3

16jähriges Mädchen I. E. Seit mehreren Monaten Appetitstörung, zunächst vereinzelt nach dem Essen Erbrechen, später regelmäßig und spontan.

Befund: Reduzierter EZ und AZ, 165 cm; 42,9 kg. Laborwerte bis auf Kalium 3,04 mmol/l o.B. Amenorrhoe seit 8 Wochen.
Die Symptomatik begann zeitgleich mit dem Verlust eines Freundes und rapide absinkenden Leistungen in der Schule. Auch das Familienbild mit einer von jeher dominierenden und überängstlichen Mutter sprach für die Entwicklung einer Magersucht.

Die einige Wochen später auswärts nochmals aufgenommene Magen-Darm-Diagnostik zeigte nunmehr eine Pendelperistaltik zwischen Magen und Duodenum infolge einer durch die A. mesenterica bestehenden Kompression des Duodenums, so daß eine Operation notwendig wurde.

Vom Erbrechen bei Magersucht und ebenso infolge eines mechanischen Hindernisses der Passage ist das habituelle neurotische Erbrechen (150, 286, 357, 382, 498, 664) abzugrenzen:

Beobachtung 4

25jähriger Handwerker H. G. Seit 4—5 Jahren Magenbeschwerden. Oft Schmerzen, Erbrechen mindestens 2—3mal am Tag, darüber hinaus häufig Angstzustände. Seit der Kindheit Enuresis, seit 6 Jahren in unregelmäßigen Abständen.
Ausgelöst wurde die Krankheit durch eine heftige Auseinandersetzung mit einem Vorgesetzten, dem er sich nicht gewachsen fühlte. Der Patient erinnerte sich hierbei sehr an ähnliche Erlebnisse während der Kindheit und Adoleszenz, die er großenteils in Heimen verbrachte.
Bei der eingehenden Untersuchung fand sich kein krankhafter organischer Befund, auch kein Anhalt für eine Eßstörung. Die biographische Anamnese bestätigte die konversionsneurotische Pathogenese des Erbrechens.

Die früher als besonders bedeutsam angesehene Differentialdiagnose gegenüber der *Simmond*schen Kachexie bzw. dem postpartalen *Sheehan*-Syndrom (330) bereitet heute nur noch selten Schwierigkeiten. Demgegenüber ist bei atypisch erscheinender Magersucht an einen Tumor in der Region des 3. Ventrikels (44, 96, 285) zu denken, um so mehr, als bei Pinealomen auch Körperschemastörungen beschrieben wurden. Manche Autoren halten daher stets die röntgenologische Diagnostik des Schädels und eine kraniale Computertomographie bei Magersucht für indiziert (44).
Differentialdiagnostisch und therapeutisch besonders wichtig erscheint die Abgrenzung der Magersucht gegen die reaktive Anorexie als Folge von Depressionen, akuten seelischen Belastungen oder

schwerwiegenden chronifizierten Konflikten und körperlichen Erkrankungen und Traumen (10, 347). Schließlich ist auch an eine neurotische Entwicklung bei asthenischem Habitus und uncharakteristischen abdominellen Beschwerden und Unterernährung zu denken. Stets werden neben der eingehenden aktuellen Anamnese und Konfliktanalyse die fehlenden Suchtkriterien in aller Regel die Unterscheidung ermöglichen.

Die angeführten Beispiele seien ein Hinweis darauf, daß differentialdiagnostisch stets die Annahme einer Magersucht oder Bulimie überprüft werden sollte. Bleibt z. B. eine Blutsenkungsgeschwindigkeit anscheinend ungeklärt beschleunigt, so ist vor allem an einen M. *Crohn* zu denken, steht das Erbrechen mehr im Vordergrund, an eine mechanische Passagestörung, z. B. infolge eines M. *Crohn* oder einer anderen Genese, etwa auch einer Tuberkulose des Dünndarms (285). Auch eine Nahrungsmittelallergie ist differentialdiagnostisch einzubeziehen, sie scheint uns allerdings manchmal eine Alibidiagnose zu sein.

Differentialdiagnostisch stellt sich auch oft die Frage nach der Abgrenzung der Bulimie gegen die Eßstörung bei Adipositas (56, 586), die pathophysiologisch als ursächlicher Risikofaktor bei der Entstehung anderer Erkrankungen mitwirken kann.

Im Gegensatz zur Bulimie beruht bei der Adipositas der überschießende Appetit auf dem verminderten Gefühl für die Sättigung (»Daueresser«, »Vielesser«). Wegen der fehlenden Wahrnehmung des »Stop-Signals« wird konstant weitergegessen, besonders, wenn verführerische Außenreize dazu stimulieren.

Pathogenetisch hervorzuheben sind die Steigerung des Appetits während des Essens und ebenso auch eine reaktive Hyperphagie auf ein gestörtes Allgemeinbefinden infolge von Konflikten, Unlustgefühlen, Langeweile oder fehlender anderer Erlebnisinhalte. Dabei wird selten über eine unkontrollierbare Gier – wie für die Bulimie charakteristisch – berichtet; auch eine Störung des Körperschemas wird bei der Adipositas äußerst selten beobachtet.

Als weitere Unterscheidung zu den an Bulimie erkrankten Patienten wird oft angeführt, daß

1. die Adipositas am häufigsten bei Frauen um das 40. Lebensjahr auftritt,

2. das Fehlverhalten beim Essen und bei der Ernährung ganz allgemein durch Eltern und Familie geprägt wird,

3. die adipösen Patienten aus niederen oder mittleren sozialen Schichten stammen.

Die übermäßige Nahrungsaufnahme der Adipösen unterscheidet sich nach all diesen Kriterien also deutlich von der unmäßigen Nahrungsaufnahme bei Bulimie.

Therapie der Magersucht und Bulimie

»Um zu wissen, wohin
wir gehen, müssen wir wissen,
woher wir kommen.«

Vorbemerkungen

Das Spektrum der therapeutischen Möglichkeiten bei Magersucht und Bulimie ist breit angelegt; das gleiche gilt für die jeweils gewonnenen Erfahrungen und mitgeteilten Ergebnisse. Es reicht von der Bevorzugung einer restriktiven Ernährungstherapie (384, 385, 410), einer schwerpunktartigen medikamentösen Behandlung über eine somatisch orientierte Kombinationstherapie (183, 184) oder die Bevorzugung eines speziellen psychotherapeutischen Verfahrens, vor allem der Psychoanalyse (95, 180, 277, 527−529, 546, 602−604, 647, 654) bis hin zu einer modifizierten Form der tiefenpsychologischen Therapie (71, 73, 320), der Familientherapie (siehe Seite 229, ferner auch Lit. 390, 496, 509, 517, 544) oder schließlich der Verhaltenstherapie bei Magersucht (18, 172, 251, 483) oder Bulimie (152, 153, 508).

Auch eine große Anzahl anderer Autoren beschrieb verhaltenstherapeutische Ergebnisse bei diesen beiden Eßstörungen (3, 55, 56, 101, 171, 177, 200, 341, 342, 414, 417, 461, 475, 486, 577, 622).

Recht unterschiedlich sind die Mitteilungen darüber, ob eine Einzeltherapie oder eine Gruppen-Psychotherapie bei Magersucht (18, 122, 305, 462, 480) oder Bulimie (18, 305, 327, 470) oder eine Kombination anzuwenden sei; teilweise werden hierzu, z. B. für die Bulimie, differenzierte Indikationen formuliert (243).

Unsere Erfahrungen beruhen auf einer Behandlung, deren Grundlage die gleichzeitige Anwendung körperorientierter und psychotherapeutischer Verfahren ist (Abb. 75).

Abb. 75
Kombinierte psychosomatische Therapie
bei Magersucht und Bulimie

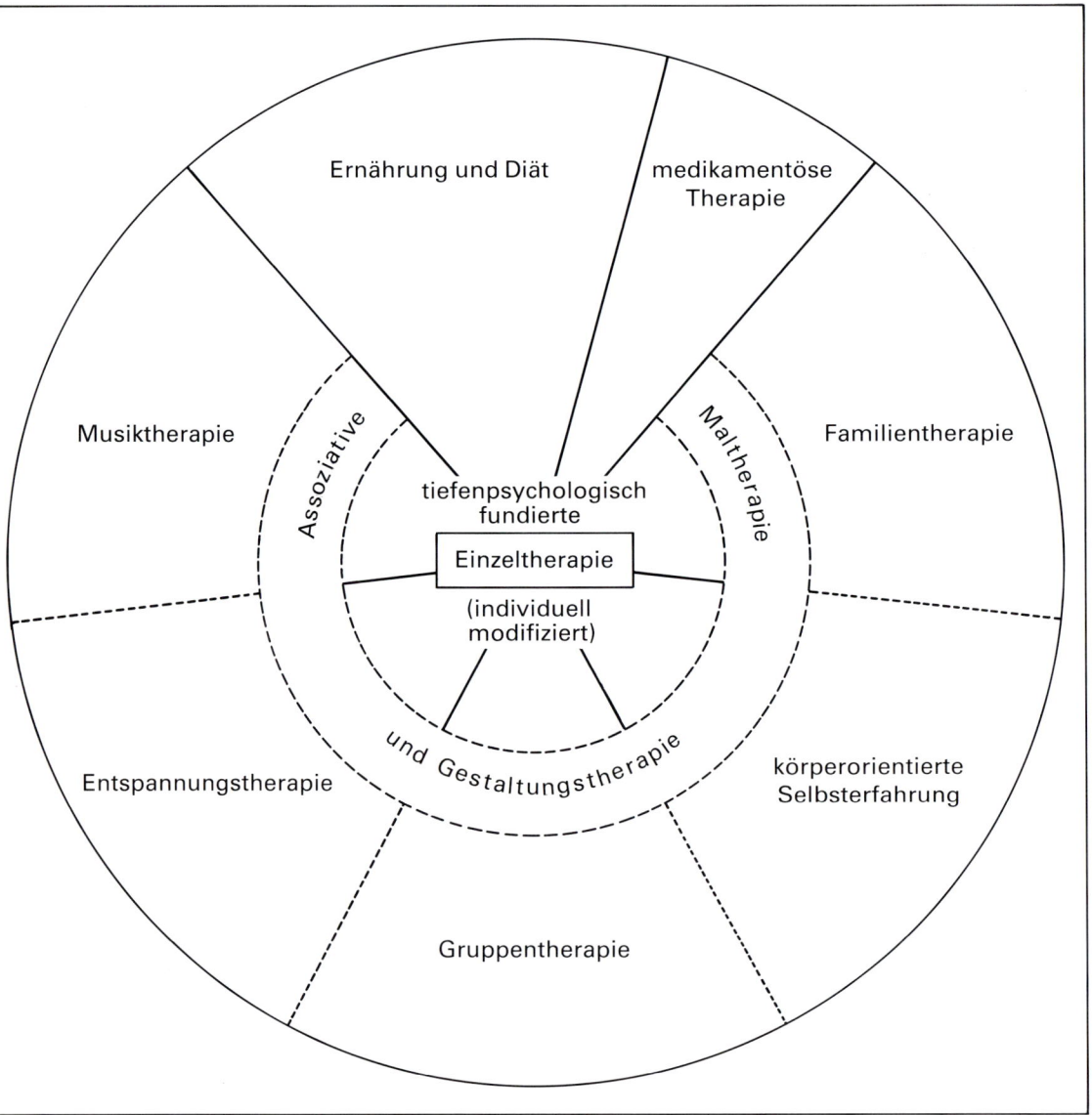

Das diagnostisch-therapeutische Gespräch mit dem Ziel der kontrollierten Kooperation

Die ätiologisch-pathogenetischen und symptomatologischen Unterschiede bei Magersucht und Bulimie erfordern, ebenso wie der oft sehr unterschiedliche psychische Ausgangsbefund, ein auf die individuellen Besonderheiten des Kranken und der Krankheit abgestimmtes Gespräch zu Diagnose und Therapie. Die vehement dargebotene Abwehrhaltung der Magersuchtkranken kann ein gravierendes Hindernis für den Beginn der Therapie sein. Bei den Bulimiepatienten bilden nach jahrelang verborgen gebliebenem Krankheitsverlauf Depressivität und Hoffnungslosigkeit den ersten Ansatz zu gemeinsamen therapeutischen Überlegungen.

Bei unseren Patienten war die Häufigkeit des Leidensdruckes in beiden Krankheitsgruppen groß (Abb. 76), wohl oft wegen des meistens schon sehr langen Krankheitsverlaufes und bisher unzureichender Therapie.

Die Bereitschaft zur Behandlung war bei der Gruppe der Bulimiekranken vorhanden, ebenso aber auch bei den Patienten mit der passiven Form der Magersucht, hingegen nur zur Hälfte bei den Magersuchtkranken der aktiven Form (Abb. 76).

Am Anfang der Therapie steht das Ziel im Vordergrund, eine positive Übertragung, das heißt, eine tragfähige Arzt-Patient-Beziehung zu erreichen, um die Patienten zu einem therapeutischen Bündnis zu gewinnen, das sie nicht als angstbesetztes Wagnis empfinden, sondern als Ergebnis freier Entscheidung.

Das aufklärende und erklärende Erstgespräch ist in keiner Weise konfrontierend. Offen werden alle Fragen beantwortet, die die Patienten bewegen; mögliche Restriktionen und Einengungen zu Beginn der Behandlung werden dargelegt, und es wird ein Therapieziel über das Gewicht formuliert, das etwa 90% des Idealgewichtes betragen sollte. Bis zur Entlassung sollten 85% des Idealgewichtes erreicht sein.

Andere Personen, auch begleitende Eltern, nehmen an diesem Gespräch in der

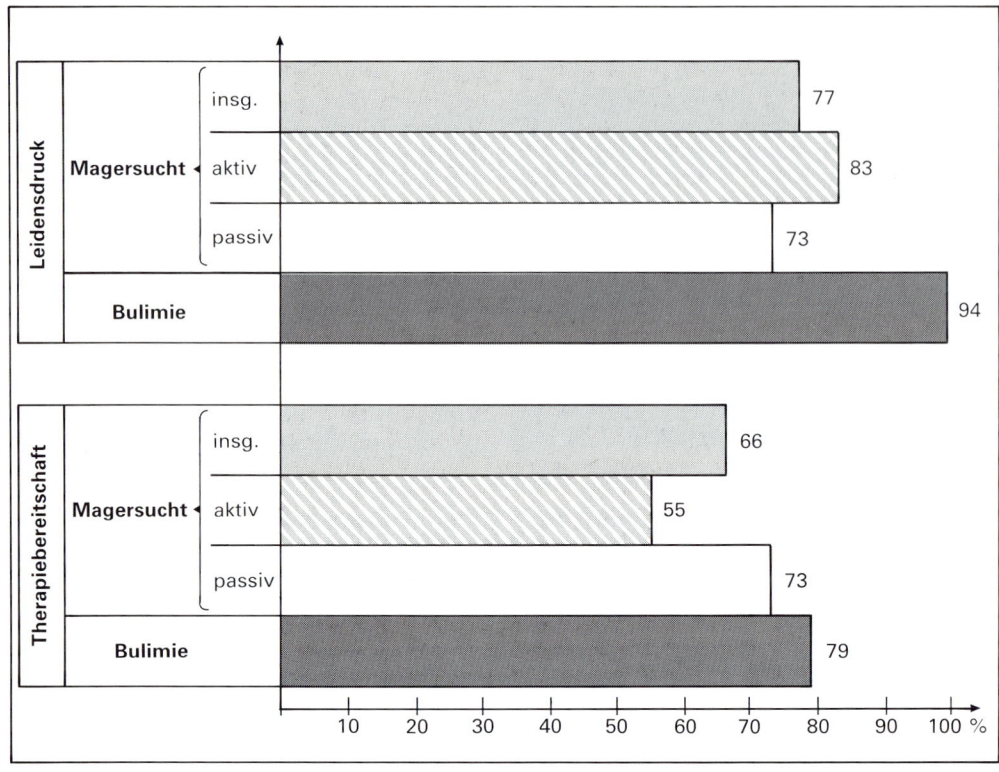

Abb. 76
Leidensdruck und Therapiebereitschaft bei
Patienten mit Magersucht und Bulimie im
eigenen Krankengut

Regel nicht teil. Einzig die Patienten mit
Fragen zu ihrer Krankheit und den Möglichkeiten der Therapie stehen im Mittelpunkt. Schon dadurch erfahren sie oft innere Entlastung von äußerem Druck und
finden einen Zugang zur Chance einer autonomen Mitarbeit.

Von der Qualität des diagnostisch-therapeutischen Gespräches ist es zweifellos
abhängig, ob die notwendige Therapie akzeptiert werden kann und die zeitliche Verzögerung infolge der Abwehr gering ist.
Wir vermeiden aber, die Patienten, vor al-

lem Magersüchtige, allzu sehr »in ihrer Festung zu bedrängen«, da wir den freien
Entschluß zur Therapie unter Wegfall des
äußeren Drucks und vor der offenen Möglichkeit des »freien Abzugs« für therapeutisch wichtig halten.

Freiwilligkeit ist

1. die optimale Voraussetzung für die Therapie, stärkt

2. das Gefühl für eigenen Wert und Autonomie und soll

112

3. gewährleisten, daß bewußtes und vorbewußtes Wollen der Patienten sich nicht auf eine nur »oberflächliche Korrektur der Symptomatik« (421) richtet.

Die Dauer der stationären bzw. ambulanten Therapie wird nicht von vornherein festgelegt. Der Patient erfährt aber bereits zu diesem Zeitpunkt, daß eine wöchentliche Bilanz gezogen wird, die Fortschritt, Stillstand oder Rückschritt in der Therapie zum Inhalt hat und auch Fragen der weiteren Behandlung bzw. deren Modifikation in Form und Zeit.

Willigt der so vorbereitete Patient in die Therapie ein, wird gemeinsam das Ziel des therapeutischen Bündnisses formuliert, das mit so wenig therapeutischer Restriktion wie möglich, aber auch so viel wie nötig erreicht werden soll.

In der ersten wichtigen Entscheidung geht es darum, ob die Behandlung ambulant oder stationär sein soll.

Verschiedene Autoren haben über Erfahrungen mit der ambulanten kombinierten Therapie Magersüchtiger berichtet und Langzeitergebnisse mitgeteilt (355, 547, 575, 627). Sie widerlegen ebenso wie unsere eigenen Untersuchungsergebnisse die Ansicht, daß eine ambulante Behandlung der Magersucht selten möglich sei.

Die wichtigsten absoluten Indikationen zur stationären Behandlung sind:

1. Kritischer Abfall des Gewichtes auf 55–60% oder gar weniger des Idealgewichtes;

2. ausgeprägte Depressivität;

3. bedrohliche Komplikationen der chronischen Ernährungsstörung (Eiweißmangel, Elektrolytmangel, Hypovitaminose, Kreislaufinsuffizienz, Suizidalität);

4. ambulant aussichtslose Therapie und bisher therapierefraktärer Verlauf.

Liegen Indikationen zur stationären Therapie nicht vor, so ist der ambulante Versuch gerechtfertigt. Er setzt sich aus einer Kombination somatischer und psychotherapeutischer Anteile zusammen. Das therapeutische Ziel wird gemeinsam definiert.

Somatisch bedeutet dies:

1. Anstieg des Gewichtes bei Magersucht;

2. Abnahme des Erbrechens (aktive Form) bei Magersucht;

3. Abnahme der Freßanfälle und des Erbrechens bei Bulimie;

4. Erreichen des Idealgewichtes bei Bulimie.

Die somatischen Anteile der Therapie stehen in einer engen Wechselbeziehung zur konsequenten Bereitschaft für die Psychotherapie; eine Auf- oder gar Abspaltung schließt das therapeutische Bündnis aus und führt rasch zur Indikation stationärer Behandlung.

Das wesentliche Ziel unseres diagnostisch-therapeutischen Gesprächs ist es also, den Patienten für eine kontrollierte Kooperation zu gewinnen, unabhängig davon, ob der weitere Weg ambulant oder stationär beschritten wird. Er unterscheidet sich damit grundlegend von einer anderen Form des Gesprächs (184):

»Es wird ihnen in bewußter Überspitzung gesagt, daß bezweifelt werden müsse, ob psychische Konflikte Anlaß genug seien, Leib und Leben in Gefahr zu bringen. Auch sei es verwunderlich, darin einen Sinn des Lebens zu sehen, einen häufig nicht vertretbaren Aufwand zur Unterhaltung eines nicht unabwendbaren Krankheitszustandes, nämlich der Magerkeit, zu betreiben. Aus der Vorgeschichte sei kein überzeugender Anhaltspunkt zu gewinnen, der den Schluß eines Gesundungswillens zuließe« (184).

Die Begründung zur Behandlung »gipfelt etwa in folgenden Punkten«:

»Die Kachexie bzw. in Fällen mit noch nicht extremer Unterernährung, die obligate Entwicklung zur hochgradigen Magersucht stelle schon äußerlich eine Belastung für die Umgebung dar. Der ständige Anblick eines von Haut überspannten

113

Skeletts sei den Mitmenschen nicht zumutbar, da ein solcher Zustand nicht zu sein brauche. Die nächsten Angehörigen trügen aufgrund ununterbrochener Besorgnis um die Gesundheit der Kranken und des häufig großen materiellen Aufwandes schließlich Schaden davon. Soziale Fragen würden in dem Sinne berührt, daß laufende Krankenhausbehandlungen und Arbeitsunfähigkeit sowie evtl. soziale Unterstützungen Kosten verursachten, die von der Gemeinschaft getragen werden müßten.

Da aufgrund unserer Kenntnisse und Erfahrung über das Krankheitsbild eine aktive Mitarbeit der Kranken zur Behebung des Zustandes nicht zu erwarten sei, müsse eine künstliche Ernährung durchgeführt werden, um so die Beseitigung des schweren substantiellen Defizits zu gewährleisten. Es werde erwartet, daß das Erbrechen bereits vor Behandlungsbeginn, also während der Untersuchungsphase, unterbleibt« (184).

Die einige Jahre vorher in derselben Klinik angewandte analytische Psychotherapie (601) wird hierbei nicht mehr erwähnt.

Andererseits ist der Zugang zum Kranken sicherlich auch nicht auf eine so einfache Formel zu bringen wie:

»Gewinnt der Kranke Kontakt zu den behandelnden Ärzten oder auch zu den Schwestern, so ist fast mit Sicherheit mit einer baldigen Heilung zu rechnen. Wird das Ziel der Abmagerung als ausgesprochen unästhetisch hingestellt und aperzipiert, so hat man bereits gewonnenes Spiel« (374).

Uns hat sich nach den bisher gewonnenen Erfahrungen das beschriebene differenzierte diagnostisch-therapeutische Gespräch (siehe auch 323) zur Eröffnung des oft langen und mühsamen Weges der Therapie dieser Patienten mit dem nie voraussehbaren Ausgang am besten bewährt. Als sehr hilfreich zur Vorbereitung dieses Gespräches erschien es uns, wenn die Patienten vorher ihre eigene Lebensentwicklung schriftlich schilderten (»Lebensbericht«, nicht »Lebenslauf«) (94) und dadurch Erinnerungen und Assoziationen bereits freigesetzt worden sind. Die Patienten äußern oft spontan, wie sehr sie diese Niederschrift als entlastend und für sich selbst aufschlußreich erleben — Erfahrungen, wie sie auch andere Autoren mitteilen (216).

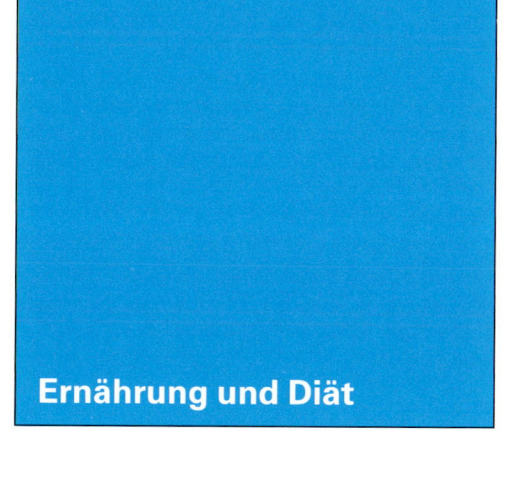

Ernährung und Diät

Die qualitative und quantitative Zusammenstellung der Nahrung gehört vor allem anfangs zu den schwierigsten Aufgaben bei Magersucht- und Bulimiekranken. Den meisten Patienten fällt es äußerst schwer, sich von den ununterbrochenen Gedanken an Nahrungsmittel, Kalorien, Diäten und Rezepten zu lösen, von den oft bizarren Formen der Nahrungsaufnahme Abstand zu gewinnen und den ernährungstherapeutischen Vorschlägen zu folgen.

Von Anfang an ist uns dabei die Diätassistentin eine unentbehrliche Hilfe. Sie bespricht mit den Patienten die Einzelheiten der Ernährung, geht dabei auf besondere Wünsche, z. B. den nach der mehr und mehr bevorzugten vegetarischen Kost ein, und scheut keine Mühe, Fragen zu beantworten, die das Ziel der vereinbarten Gewichtszunahme betreffen (303, 304, 423).

Mit Recht wurde in der Literatur hervorgehoben, daß eine gewisse Sensibilität für die Bedürfnisse der Patienten notwendig sei; so könnten die meisten Magersüchtigen nur 1−2 kg/Woche Gewichtszunahme tolerieren.

Das bedeutet, daß in den ersten 2 Wochen täglich 1500 kcal angezeigt seien. Danach solle eine Erhöhung auf 2000−3500 angestrebt werden (207). Bei zu rascher Auffüllung seien metabolische Komplikationen nicht auszuschließen (63).

Wir lassen den Patienten in der Regel 8−10 Tage Zeit, sich an die Umstellung in der Ernährungsweise zu gewöhnen, das heißt, wir warten ab, wie sich der gemeinsam festgelegte Ernährungsplan auswirkt, ohne die Nahrungsaufnahme ständig zu beaufsichtigen.

Haben die Patienten nach 8−10 Tagen nicht zugenommen oder sogar noch an Gewicht verloren, so ist der nächste Schritt die kontrollierte Zufuhr hochkalorischer, vollbilanzierter, hochmolekularer Formeldiät mit niedriger Osmolarität *(Fresubin* flüssig, 500 ml enthalten 500 kcal; *Nutrodrip* Energie Drink, 250 ml enthalten 410 kcal). Zunächst nehmen die Patienten

400—500 kcal als Trinknahrung zusätzlich zu sich, evtl. erhöht auf 800 und 1000 kcal, um zusammen mit der festen Nahrung die notwendigen etwa 1500 kcal für eine erste Gewichtszunahme zu erreichen.

Erst nach Scheitern dieses 2. Schrittes wird die Sondenernährung angewendet, die ebenfalls mit der hochmolekularen Formeldiät zugeführt wird, nur selten mit der niedermolekularen Elementardiät.

Eine i.v. Ernährung (404) oder i.v. Substitution von Flüssigkeit oder Mineralien ist nach unseren Erfahrungen nur selten angezeigt und notwendig. Wir versuchen, diese Form der Ernährung wegen der möglichen Nebenwirkungen (Katheterinfektion, Thrombose) zu vermeiden, das heißt erst alle anderen Möglichkeiten auszuschöpfen, um den Patienten diese Form der Auffütterung zu ersparen. Besteht hingegen Lebensgefahr, hochgradige Unruhe oder gar eine psychotische Entwicklung, so ist die i.v. Therapie für begrenzte Zeit unvermeidbar.

Die autoritär-konsequent kontrollierte Ernährung als einzige therapeutische Maßnahme der Magersucht (384) wird kaum anhaltenden Erfolg gewährleisten.

Medikamentöse Therapie

So unterschiedlich wie die Behandlung der Magersucht und Bulimie beschrieben und praktiziert wird, so differenziert sind auch Einstellung und Erfahrungen der meisten Autoren zur Frage der Verordnung von vorwiegend sedierend, antidepressiv oder neuroleptisch wirksamen Medikamenten (413). Die Ruhigstellung der magersüchtigen Patienten wird vor allem innerhalb der stationären Behandlung dann empfohlen, wenn die restriktive Sondenernährung mit Aufstehverbot und völliger Abschirmung von der Außenwelt im Vordergrund steht.

Besonders *Frahm* (183–185) bevorzugt ähnlich wie bereits *Dally* und *Sargant* (120) diese Form der Behandlung, zu der die hochdosierte Phenothiazinmedikation (Promazin, Promethazin und Prothipendyl) gehört. Die Phenothiazine werden 3mal täglich mit der Sonde appliziert (am Beginn 150 mg *Protactyl* und 150 mg *Atosil);* vereinzelt wird zusätzlich *Dominal* (2mal täglich 40 mg i.m.) injiziert. Die Tagesdosen liegen im Mittel bei 650 mg, die Anfangsdosen zwischen 150–530 mg, die Maximaldosis bei 1400 mg. Alle Patienten seien stets ansprechbar gewesen, »die Hyperaktivität weicht einer gelassenen, fast im Sinne der Erschöpfung anmutenden inneren und äußeren Ruhe. Diese Veränderung der Patientinnen ist für jedermann erkennbar« (184).

Von einer Reihe anderer Autoren wird ebenfalls über die Anwendung von Phenothiazinen (6, 14, 449) berichtet. Darüber hinaus gibt es Mitteilungen über die Erfahrungen mit vielen anderen Medikamenten unterschiedlichen Wirkungsspektrums, z. B. mit Anabolika, Appetitanregern (Cyproheptadin), antikonvulsiven Medikamenten, L-Dopa, Lithium (291), Sulpirid (618), dem dopaminblockierenden Pimozid (419), Naloxon, dem α-adrenergen Blocker Phenoxybenzamin, dem β-Blocker Propranolol sowie ACTH und Cortison (328). Der Vergangenheit angehören dürfte wohl die Kombination von Chlorpromazin und »Insulinmast- und Schockkur« (120).

Einen breiten Raum nehmen die Berichte über thymoleptisch bzw. antidepressiv wirkende Medikamente ein (112, 487, 514). Im Vordergrund stehen vor allem Amitriptylinpräparate *(Saroten, Tryptizol, Laroxyl).*

Bei der Therapie mit neuroleptischen und antidepressiven Medikamenten sind selbstverständlich Nebenwirkungen und

Gefahren zu berücksichtigen, z. B. die unerwünschte Appetit- und Gewichtszunahme bei Bulimie unter Amitriptylinsubstanzen, die Kreislaufreaktionen auf die trizyklischen Präparate, schließlich die extrapyramidale Symptomatik.

Wiederholt versuchte man auch, die Heißhungeranfälle medikamentös zu beeinflussen, z. B. mit Methylamphetamin (458), Fenfluramin (500), Nomifensine (!) (444) oder Desipramin (301); dieses wird für wirksamer als Imipramin und MAO-Hemmer gehalten. Auch der mögliche Einfluß körpereigener Endorphine bzw. von Opiatantagonisten auf die zentrale Steuerung des Hungergefühls spricht für solche therapeutischen Wege.

Eine hormonelle Therapie, die früher in der Annahme einer im wesentlichen vorliegenden Hypophysenvorderlappenstörung oder endokrinen Erkrankung durch Implantation menschlicher oder tierischer Hypophysen oder peripherer endokriner Drüsen und später durch Injektionen oder Implantationen kristallisierter NNR-Hormone praktiziert wurde (267), gilt heute als obsolet; erwägenswert ist allenfalls eine hormonelle Substitution zur Regulierung des menstruellen Zyklus, sofern er nicht ohnehin spontan wieder in Gang kommt.

Nach *Lauritzen* »eignet sich als Terraintherapie die Pseudogravidität«, die er mit hohen Hormondosen als Mischspritze empfiehlt (380).

Innerhalb unserer Behandlung wenden wir Psychopharmaka äußerst sparsam und allenfalls im Anfangsstadium an. Die Indikationen sind stärkere Depressionen mit Suizidgefahr und ausgeprägte Unruhe sowie Entzugssymptome nach vorausgegangener Abhängigkeit, z. B. von Alkohol oder Tranquilizern; bei diesen Patienten geben wir dann 2—3mal 25 mg Amitriptylin *(Saroten)* und 50—75 mg zur Nacht in der Retardform. Bei ausgeprägter motorischer Unruhe halten wir die Gabe von Thioridazin *(Melleril)*, 2—3mal 10—20 mg tags und 30—60 mg retard zur Nacht, für angezeigt.

Demgegenüber ist eine medikamentöse Zusatztherapie zur Substitution schwerwiegender metabolischer oder funktioneller Begleit- oder Folgeerscheinungen angezeigt. Hierzu gehört der Einfluß auf die metabolische Alkalose mit Hypokaliämie, die Substitution von Vitaminmangelerscheinungen und schließlich die symptomatische Therapie der Motilitätsstörungen des Magens und des Darmes mit z. B. Metoclopramid *(Paspertin)*, Domperidon *(Motilium)* und der Obstipation mit Weizenkleie, Glyzerinzäpfchen und für kürzere Zeit auch Paraffinöl-Emulsion *(Obstinol mild)* als Gleitmittel.

Wir halten im floriden Krankheitsstadium eine Östrogen-Gestagen-Medikation für überflüssig und auch nach eingetretener Besserung der Krankheit in der Folgezeit therapeutisch nicht für erforderlich, selbst wenn, wie es nicht selten zu beobachten ist, nach Normalisierung des Gewichtes die Periode noch lange Zeit ausbleibt. Sie ist eben ein recht sensibles Kriterium nicht nur körperlicher, sondern auch psychischer Gesundung, die natürlich nicht identisch mit dem erreichten Idealgewicht oder Normalgewicht ist.

Eine Indikation zur Gabe von Hormonen besteht somit lediglich bei der Frage einer Antikonzeption.

Kombinierte psychosomatische Therapie

Einleitung

Besteht nach dem diagnostisch-therapeutischen Gespräch die Bereitschaft zu einer kontrollierten Kooperation, so halten wir von Anfang an eine kombinierte körperliche und psychische Therapie für angezeigt. Nur extrem kachektische Patienten bedürfen umgehend einer schwerpunktartigen intensiven Infusionstherapie oder Sondenernährung, gegebenenfalls mit medikamentöser Unterstützung, um eine Stoffwechselkrise zu vermeiden.

Bei weitaus den meisten Patienten hingegen wenden wir die aus Abb. 75 ersichtliche Therapie an. Sie ist zunächst für etwa 8–10 Tage eine Probebehandlung, die für den Patienten gleichzeitig eine Probehandlung ist, in der ihm eine begrenzte Zeit eingeräumt wird, mit der Therapie vertraut zu werden und sich gleichzeitig nicht unter einem Erwartungsdruck zu fühlen. Auch andere Autoren hoben diesen die Therapie einleitenden Zeitfaktor hervor (29, 227). Die Patienten befinden sich nicht in einer Spezialstation für Magersucht- und Bulimiekranke, sondern in einer Klinik, in der die Patienten mit den eingangs erwähnten psychosomatischen Krankheiten untersucht und behandelt werden; die Station ist gemischt belegt.

Wir fühlen uns in der Anwendung der kombinierten Therapie durch die überwiegend positiven Mitteilungen der Ergebnisse in der Literatur der letzten 10 Jahre (393, 460, 463, 466, 482, 497) bestätigt.

Mehr und mehr übereinstimmend wird bei der Behandlung von Magersucht und Bulimie die Notwendigkeit einer integrativen Therapie, also das Konzept einer Therapie, die gleichzeitig somatische und psychische Anteile der Krankheit berücksichtigt, hervorgehoben (205, 211, 287, 479, 511, 619, 645), wenngleich die Schwerpunkte innerhalb der Kombination unterschiedlich gesetzt werden (228, 248, 334, 373, 393, 441, 502, 583).

Beispiele verschiedener Kombinationen:
Internistische und tiefenpsychologisch fundierte Individualtherapie mit Katathymem Bilderleben, evtl. in Verbindung mit der Paartherapie eines Subsystems, z. B. Mutter-Tochter bei Magersucht (355).

Verhaltenstherapie und Gesprächspsychotherapie bei Magersucht und Bulimie (218).
Symptomorientierte und konfliktorientierte Therapie bei Magersucht (534, 535).
Internistisch-restriktive, medikamentöse Therapie und psychotherapeutische Einzelgespräche sowie Familienkonfrontationstherapie bei Magersucht (126).
Verhaltenstherapie, Körpertherapie und Familientherapie bei Magersucht (58).
Traditionelle Behandlung nach *Frahm* und supportive sowie problemorientierte Psychotherapie bei Magersucht (143–145).
Diät- und Familientherapie bei Magersucht (8).
Supportive Therapie und Verhaltenstherapie (201).
Diät, Einzeltherapie und Gruppentherapie bei Bulimie (372).
Verhaltenstherapie und tiefenpsychologisch orientierte Psychotherapie bei Magersucht (53, 473) und Bulimie (130).
Verhaltenstherapie und analytische Gruppentherapie (5, 345).

Die Erfolge der lerntheoretisch-fundierten verhaltenstherapeutischen Techniken bei der Therapie der Magersucht und Bulimie sind wiederholt dokumentiert worden. Die Verhaltenstherapie hat ihren Schwerpunkt in der funktionalen Bedingungsanalyse (556) und in der Aufgabe, das Eßverhalten, das lerntheoretisch im wesentlichen als Vermeidungsverhalten anzusehen ist, durch bestimmte Lernvorgänge in Verbindung mit Selbstkontrolle und Fremdkontrolle zu regulieren und gleichzeitig selbst zu kontrollieren:

Als direkte therapeutische Hilfen werden angeführt:

1. Zunächst Ausschaltung aller Einflüsse von außen (Besuchs-, Brief- und Telefonverbot).

2. Vereinbarung qualitativ und quantitativ verbindlicher Mahlzeiten; »Stimuluseinengung«, operantes Konditionieren mit positiver oder negativer Verstärkung.

3. Selbstkontrolle (kognitiv und emotional) von Essen und Erbrechen durch Tagebuch und andere Techniken.

4. Kontrolle auslösender Reize.

5. Übungen zur differenzierten Wahrnehmung.

6. Aufbau alternativen und sozial erwünschten Verhaltens, z. B. Einkauf von Lebensmitteln, gemeinsame Restaurantbesuche.

Als indirekte therapeutische Möglichkeiten werden angegeben:

1. Selbstsicherheitstraining, z. B. Steigerung des Durchsetzungsvermögens und Abbau von Minderwertigkeitsgefühlen.

2. Förderung der Kontakte.

3. Beschäftigung mit der Identität als Frau.

4. Ausschaltung irrationaler Vorstellungen über Nahrungsmittel, Gewicht, Aussehen.

Ist mit Hilfe dieser Maßnahmen eine Besserung eingetreten, so werden supportive und problemorientierte Gespräche, meistens dann in der ambulanten Phase angeschlossen, verbunden mit Ratschlägen und Handlungsanweisungen.
Nach unserer Erfahrung bei der Behandlung von inzwischen 700 Patienten mit Bulimie und Magersucht erscheint uns die kombinierte Psychotherapie am meisten erfolgversprechend, wenn sie offen ist

a) für körperbezogene wie tiefenpsychologisch fundierte Anteile, für konfliktzentrierte wie stützende Anteile,
b) für einzeltherapeutische wie gruppen- oder familienorientierte Anteile,
c) das heißt für jede Aktivierung, die den Patienten zu einem Instrument der Selbstreflexion und der Selbsterkenntnis werden kann.

Durch das Spektrum breit angelegter therapeutischer Mittel bietet die derart kombinierte Therapie die beste Möglichkeit individuellen Zuschnitts für den einzelnen Patienten.

Die Hauptprinzipien unserer Therapie sind:

1. Auf den Kranken und seine Krankheit individuell abgestimmte therapeutische Maßnahmen.

2. Der gleichzeitige Beginn der somatischen und der psychischen Therapie.

3. Modifikation der Behandlung, je nach Krankheitsverlauf.

Wir betrachten die verbale tiefenpsychologisch fundierte, konfliktzentrierte Einzelbehandlung als das Kernstück unserer kombinierten psychischen und somatischen Therapie bei Magersucht und Bulimie. Sie geschieht nicht nach klassisch-orthodoxen Regeln, sondern wird je nach Schwere der Erkrankung, nach zur Verfügung stehender Zeit und gemäß der Introspektionsfähigkeit der Patienten auf die zentralen Konflikte fokussiert und verhaltenstherapeutisch sowie stützend modifiziert.
Ergänzt wird dieses Kernstück durch weitere psychotherapeutische Verfahren, die sich uns als unentbehrlich erwiesen haben:
Gleichzeitig mit der Einzeltherapie beginnen Entspannungstherapien mit autogenem Training und progressiver Relaxation und die körperorientierte Selbsterfahrung mit krankengymnastischer Bewegungsbehandlung und, zeitlich versetzt, mit konzentrativer Bewegungstherapie und Tanztherapie, jeweils in Gruppen.
Während der letzten 20−30 Jahre gewannen körperbezogene Therapieformen bei psychosomatischen Krankheiten ein zunehmendes wissenschaftliches Interesse und eine große Bedeutung für die Behandlung dieser Krankheiten. Uralte Erfahrungen wurden wiederbelebt und für neue therapeutische Möglichkeiten nutzbar gemacht. Mit ihrer Hilfe gelingt es, den Patienten die Wahrnehmung der engen Verflochtenheit und Interferenz körperlicher und psychischer Vorgänge zu vermitteln.
Da für viele Patienten zunächst das körperliche Symptom im Vordergrund steht, erfahren sie durch diese Art der Therapie Hilfe und Entlastung zugleich: Hilfe durch die subjektive und objektive Wirksamkeit der Behandlung, Entlastung dadurch, daß der

Behandlung nicht ausschließlich verbale konfliktorientierte Verfahren zugrundeliegen. Gerade auf diese nämlich reagieren viele Patienten anfangs mit Abwehr, Befangenheit und mangelhafter Bereitschaft. Oft fehlt ihnen auch zu Beginn der Therapie die genügende Introspektionsmöglichkeit für den verbalen Teil der Behandlung. Insofern öffnen diese körperbezogenen Verfahren den Zugang für die verbale Psychotherapie und sind gleichzeitig deren wertvolle Ergänzung.
In der »körperbezogenen Psychotherapie« ist nach *Rosemarie Schütz* (533) der Umgang mit dem Körper unmittelbarer als der Umgang mit der Sprache; der Körper lasse weniger Spielraum für die Vielfalt unterschiedlicher Interpretationen als das Medium Sprache; auch der Widerstand zeige sich ebenfalls unmittelbarer, er werde in der therapeutischen Körperarbeit direkter wahrnehmbar und damit schneller einer Bearbeitung zugänglich. Das Handeln des Körpers mit seinen emotionalen Reaktionen sei nicht so leicht manipulierbar, somit authentischer als das Sprechen »über« Erleben. Darüber hinaus erlebe der Patient auch seine Kommunikationsfähigkeiten und -schwierigkeiten unmittelbar. Weiterhin sei dem Patienten mit Körperbildstörungen ein schnellerer Einstieg in die Therapie möglich als ausschließlich durch das Wort; er könne sich der direkten Auseinandersetzung mit sich selbst schwerer entziehen und könne dann körperlich direkt korrigieren, was er soeben verstanden habe.
Die assoziative Maltherapie ist ein enger Bestandteil der tiefenpsychologisch fundierten Behandlung. Sie ermöglicht frei assoziativ über das Bild und somit präverbal den Zugang zu unbewußten psychodynamischen Inhalten, ähnlich wie die gedanklichen Assoziationen während der Einzeltherapie.
Gleiches gilt auch für die Gestaltungstherapie, besonders für die Arbeit mit Ton.
Von der assoziativen Maltherapie zu unterscheiden ist die Verwendung projektiven Bildmaterials (426) und ebenso auch eine Therapie durch Kunst, sei sie rezeptiv (Betrachten von Kunstwerken oder als Bibliotherapie) oder nachschöpferisch (z. B.

in der Musik) vermittelt oder aber wirksam in Form eigener künstlerischer Kreativität als Hilfe zur Bewältigung, z. B. einer schweren oder infausten Krankheit (309).

Unter den verschiedenen Möglichkeiten der Gruppentherapie bevorzugen wir die themenzentrierte Interaktion, die uns für psychosomatisch Kranke und somit auch für Patienten mit Magersucht und Bulimie besonders geeignet erscheint.

Die Familientherapie besitzt den Schwerpunkt für Patienten im Adoleszentenalter und ist als systemische Therapie nicht nur ebenso mit der Einzeltherapie vereinbar wie die anderen Behandlungsformen, sondern ein gleichermaßen fester Bestandteil der kombinierten Psychotherapie, in die auch Elterngruppen einbezogen werden können (389, 507).

Die Musiktherapie bei psychosomatisch Kranken ist eine noch junge Form der Behandlung, die für Patienten mit Magersucht und Bulimie in unserer Klinik Modellcharakter besitzt; für das nähere Verständnis erschien uns daher eine etwas breitere Einführung in die Grundlagen dieses Modells erforderlich.
Die Abstimmung über die so individuell strukturierte Therapie bzw. deren Modifikation erfolgt verkürzt in der Visite, vertieft in der klinischen Balint-Gruppe.
Durch diese Gruppe wird die therapeutische Zusammenarbeit gesichert, Informationen werden ausgetauscht, Übertragungs- und Gegenübertragungsprobleme erörtert, versuchte Spaltungsprozesse aufgedeckt und Verhaltensweisen gegenüber dem einzelnen Patienten abgesprochen.

Eine wichtige Brückenfunktion im Zugang zum Patienten hat die Krankenschwester. Sie gibt — soweit es ihre spezifischen Aufgaben zulassen — durch ihren Kontakt mit dem Patienten emotionale Stütze und Hilfe im Gespräch. Oft erlebt der Patient sie im Übertragungsmodell als »gutes Objekt«, das in der Regel Belastungen infolge restriktiver Elemente des Therapiekonzepts verträgt. Risse in der Übertragung der Patienten zur Krankenschwester treten allerdings nach unseren Erfahrungen ein, wenn z. B. die Krankenschwester — von ihr unbedacht — den Umgang der Patienten mit dem Essen negativ-destruktiv kommentiert, oder die Patienten aus ihrem Verhalten den Eindruck gewinnen, daß sie in ihrer Krankheit nicht genau so ernst genommen werden wie ein gleichaltriger Patient z. B. mit M. Crohn oder Asthma bronchiale.
Da an der Krankenschwester häufig Konflikte mobilisiert werden, die mit dem weiblichen, geschwisterlichen oder mütterlichen Bild projektiv besetzt sind, werden ihre täglichen Beobachtungen und Erfahrungen wichtig für den therapeutischen Prozeß. Ihre Einbeziehung in die klinische Balint-Gruppe ist darum unerläßlich.
Wir streben allerdings auch in der Beziehung der Krankenschwester zum Patienten weitaus mehr eine kontrollierende Kooperation als ein »strenges Regime« (184) an.
Die Krankenschwester steht — trotz aller Einschränkungen infolge Rationalisierung und Schwesternmangels — dem Patienten im praktischen Alltag nach wie vor am nächsten. Besonders in den beiläufig erscheinenden Begegnungen bieten sich ihr viele Möglichkeiten, stützend zu helfen, Kontaktängste abzubauen, die Patienten zu ermuntern, Schwierigkeiten im Umgang mit Mitpatienten zu beheben, momentan entstandene Stimmungsschwankungen, z. B. nach Besuch von Angehörigen, auszugleichen, sich abzeichnende Krisen zu erfassen und auch für soziale Fragen beratend zur Verfügung zu stehen. Alle Beobachtungen der Krankenschwester dienen ebenso auch dazu, manches Mißverständnis zu vermeiden und Irrtümern vorzubeugen.

In der kombinierten Therapie ermöglichen also die körperbezogenen Anteile das meistens sehr wirksame Erlebnis heilsamer Körperwahrnehmungen und dadurch der Korrektur des verzerrten Körperbildes. Die psychotherapeutischen Verfahren in dieser kombinierten Therapie folgen nicht erstarrten Grundsätzen, sondern richten sich nach der Art und Schwere der Krankheit, ihrer Dauer und nach den strukturellen, familiären und psychosozialen Besonderheiten der einzelnen Patienten.

Entspannungstherapie und körperorientierte Selbsterfahrung

Autogenes Training

Wegen der beschriebenen psychophysischen Wechselbeziehungen bei den Patienten mit Magersucht und Bulimie ist uns das autogene Training eine unentbehrliche Methode zur Selbstentspannung und Ruhigstellung. Nach *J. H. Schultz* (537), der dieses psychotherapeutische Verfahren entwickelte, haben die Übungen den Sinn, auf dem Wege der inneren Versenkung im Organismus eine »von innen kommende Umschaltung zu erreichen, die es erlaubt, Gesundes zu stärken, Ungesundes zu mindern oder abzustellen«.

In dieser Definition sind die 3 für den Patienten wichtigsten Funktionen des autogenen Trainings enthalten:

1. Er gewinnt die Möglichkeit aktiver Einflußnahme auf seinen Körper und dessen Erkrankung.

2. Er erfährt die Möglichkeit tiefer Entspannung mit ihren körperlichen und psychischen Auswirkungen.

3. Er bahnt mit diesen Übungen einen therapeutischen und auch prophylaktischen Effekt auf die gestörte Funktion und die veränderte morphologische Struktur.

Regelmäßiges systematisches Einüben vorausgesetzt, lassen sich mit dem autogenen Training z. B. unwillkürlich ablaufende körperliche Funktionen regulieren, Affekte dämpfen, Spannungen ausgleichen und die Leistungsfähigkeit steigern.

Den Übungen können individuell abgestimmte formelhafte Vorsätze eingefügt werden, die dem einzelnen Patienten eine weitere Hilfe sind.

Über die innerhalb weniger Minuten erreichbare Ruhigstellung, »Abschaltung« und Distanz von der Umwelt werden Selbstreflexion und Selbstkontrolle gefördert (159, 282, 376, 405, 578).

In unserer Klinik wird das autogene Training für Anfänger und Fortgeschrittene (jeweils 10−20 Patienten) täglich geübt. Die Patienten nehmen von Beginn der Behandlung an daran teil. Für die meisten genügt das Erlernen der Unterstufe des autogenen Trainings.

In der Gruppe für Anfänger werden alle nötigen Informationen zum Verständnis dieser Entspannungsmethode gegeben. Dieses Verständnis des Patienten für Ablauf und Wirkungsweise des autogenen Trainings ist eine Voraussetzung für die Einsicht in die Notwendigkeit regelmäßiger Übung über eine lange − für die Erkrankung erforderliche − Zeit.

Progressive Relaxation

Gisela Gandras

Diese Entspannungsmethode wurde vor über 50 Jahren in den USA von *E. Jacobson* entwickelt (40, 311). Ausgehend von der Erfahrung, daß psychische Anspannungen, z. B. Ängste, regelmäßig von einem erhöhten Muskeltonus begleitet sind, lag es nahe, auf dem Wege der Muskelrelaxation auch zugrundeliegende psychische Spannungen mindern zu können. In der progressiven Relaxation werden Anspannung und Entspannung systematisch nacheinander mit einzelnen Muskeln und Muskelgruppen geübt, z. B. wird die Hand, danach der Arm zunächst kräftig angespannt, dann lockergelassen. Die Sensibilität für die eigene Muskelspannung wird verstärkt, ein »Muskelsinn« entwickelt; die darauf folgende Relaxation wirkt »progressiv« und breitet sich als intensives Entspannungserlebnis über den ganzen Körper aus.

An diesen Übungen (täglich 30 Minuten) nehmen die Patienten mit Magersucht und Bulimie unmittelbar von Beginn der Therapie an teil. Da sie im Liegen auf einer Matte stattfinden, können auch schwer an Magersucht erkrankte Patienten daran teilnehmen. Sie dienen der Wahrnehmung von Entspannungsvorgängen in einzelnen Muskelabschnitten und dadurch auch der körperlichen Selbsterfahrung, die über diesen Weg auch die Selbstwahrnehmung in der verbalen und averbalen Psychotherapie erweitert und ergänzt. Wie beim autogenen Training werden die Patienten angehalten, die Übungen mehrfach täglich allein auszuführen.

Die Gruppenübungen werden von einer geschulten Krankengymnastin geleitet, die somit eine wichtige Stellung innerhalb der kombinierten Psychotherapie einnimmt, hilft sie doch den Patienten, einen angst- und abwehrmindernden Weg zur Besserung ihrer auch so eminent körperbezogenen Krankheit zu finden.

In einer vergleichenden experimentellen Untersuchung (157) gingen wir der Frage nach physiologischen Veränderungen während des autogenen Trainings und der progressiven Relaxation nach, um über

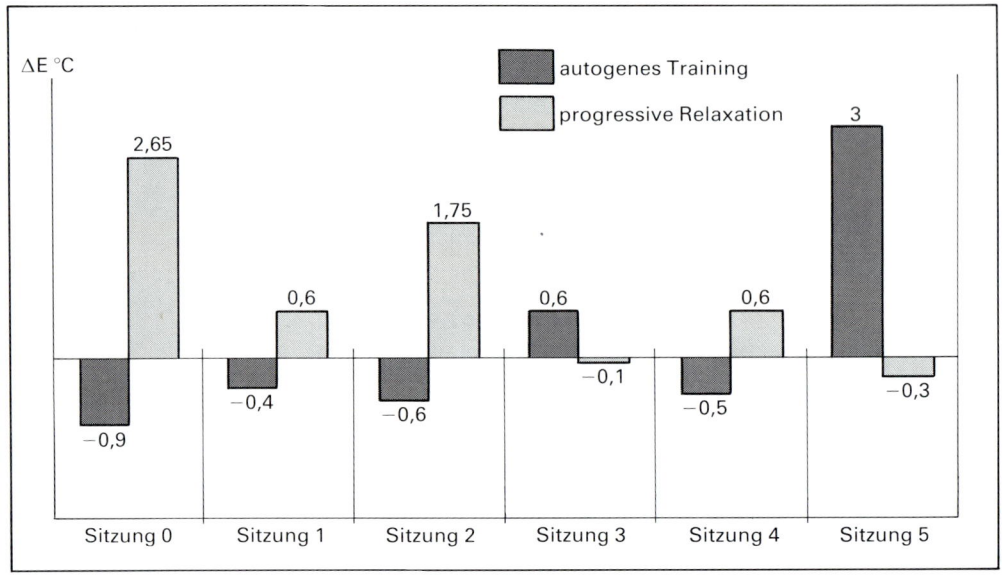

Abb. 77
Differenzen ΔE (Medianwerte) der
Hauttemperatur unter autogenem Training
und progressiver Relaxation bei 2 Gruppen
(je 20 Patienten) mit Magersucht

das Entspannungserleben hinaus auch objektive Aussagen über das Entspannungsergebnis machen zu können.

Messungen der Hauttemperatur und des Muskeltonus erwiesen die Wirksamkeit beider Entspannungsmethoden, gleichzeitig bestätigte sich uns die Beobachtung, daß Patienten mit Magersucht ein intensiveres Entspannungsgefühl bei der progressiven Relaxation erlebten als beim autogenen Training.

Ausgewertet wurden Meßreihen, die an 40 magersüchtigen Patienten während 6 Entspannungssitzungen in einem Zeitraum von 4 Wochen erhoben wurden. Die Meßreihen der Versuchspersonen wurden gemittelt. Aus den Differenzwerten ΔE zwischen einem frühen und einem spä-

ten Zeitpunkt innerhalb eines Verlaufs ließ sich der Entspannungserfolg ablesen.

In den Abb. 77 und 78 sind die Differenzwerte des autogenen Trainings und der progressiven Relaxation zum Vergleich gegenübergestellt.
Die Hauttemperatur war während des autogenen Trainings bei 4 der Messungen abgefallen, das heißt, die Patienten hatten offenbar Schwierigkeiten, das Wärmegefühl zu empfinden. Dagegen war bei der progressiven Relaxation vorwiegend ein Anstieg der Temperatur festzustellen (Abb. 77).
Ein ähnliches Ergebnis zeigte die Messung der Muskelspannung; sie war bei allen Verlaufsmessungen in der progressiven Relaxation vermindert (Abb. 78).

Diese Befunde bestätigen die vom Patienten wahrgenommenen Entspannungsvor-

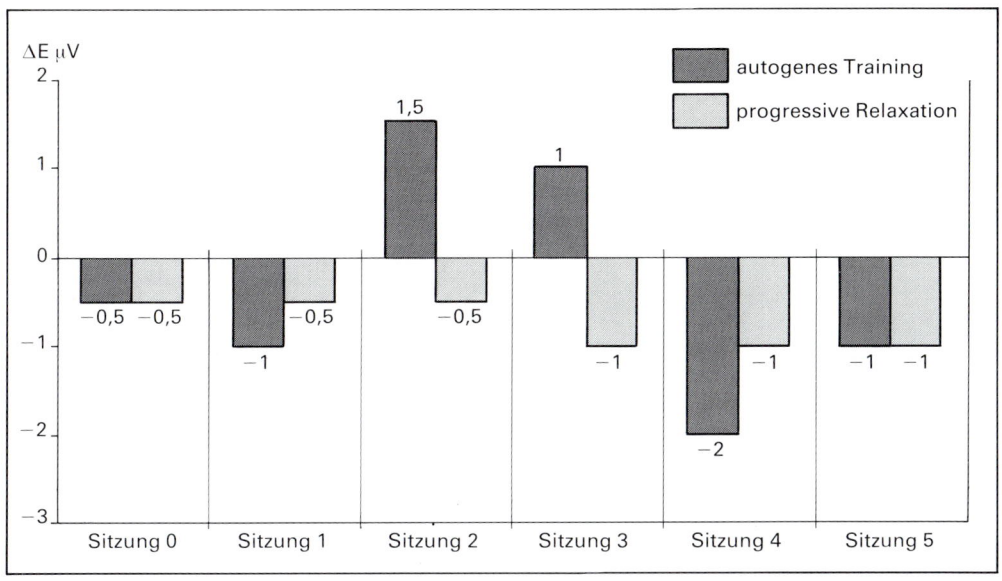

Abb. 78
Differenzen ΔE (Medianwerte) des
Muskeltonus im Elektromyogramm (EMG) bei
2 Gruppen (je 20 Patienten) mit Magersucht

gänge, zeigen aber auch die Notwendigkeit an, die Übungen über einen längeren
Zeitraum fortzusetzen. Im beobachteten
Zeitraum von 4 Wochen war noch keine
kontinuierliche Verbesserung der Ent-
spannungsfähigkeit zu erkennen; weitere
Untersuchungen erscheinen erforderlich,
um eine noch differenziertere Indikation
für einzelne psychosomatische Krankheiten stellen zu können.

Krankengymnastische Therapie

Ein Ziel dieser Behandlung (in der Regel bald auch unter Einbeziehung der Bewegungstherapie im Schwimmbad) beruht darin, natürliche Bewegungsimpulse wieder zuzulassen (»plaisir du mouvement«), Spannungen zu lösen, ohne Einsatz von Energie, Willen und verkrampfter Überaktivität den Körper und einzelne seiner Funktionen wahrnehmen zu lernen und sich am harmonischen Ablauf der wiedererlebten Bewegungsabläufe zu erfreuen.

Erstarrte Formen und verkrampfte Haltungen wie gezwungen wirkender Ausdruck in Mimik und Gestik können fallengelassen werden, ohne daß sich der Patient sogleich mit seiner Abwehr konfrontiert empfindet.

Die krankengymnastische Therapie wird oft mit einzelnen organbezogenen Übungen verbunden, vor allem für Atmung und Bauchorgane. Besonders bei Patienten mit Magersucht und Bulimie stehen diese Körper- und Funktionsregionen oft im Zentrum bizarrer Vorstellungen und hartnäckiger Fixierungen, die mit Hilfe dieser Übungstherapie und körperlichen Selbsterfahrung allmählich korrigiert und aufgegeben werden können.

Wegen der abdominellen Symptomatik, besonders der Obstipation bei Magersüchtigen, ergänzen wir diese Bewegungstherapie auch mit Massagen, die von den meisten Patienten sehr positiv erlebt werden, nicht zuletzt auch dadurch, daß das Bedürfnis nach leiblicher Kommunikation mit dieser leibbezogenen Behandlungsmethode gleichsam chiffriert gestillt werden kann (95).

Die bei den meisten Patienten mit Magersucht und Bulimie vorliegenden Störungen des Körperbildes und der verzerrten Körperwahrnehmung bilden von vornherein eine Indikation zur krankengymnastischen Therapie, an der alle Bulimiekranken von Beginn der Behandlung an in einer Gruppe teilnehmen (täglich 30—40 Minuten). Für die Patienten mit Magersucht gilt diese Therapie erst dann, wenn die körperliche Belastbarkeit und ein notwendiges Mindestgewicht erreicht sind.

Die krankengymnastische psychomotorisch orientierte Behandlung unterscheidet sich also wesentlich von systematisierten, körperliche Funktionen trainierenden Übungen, weil nicht mechanistisch ablaufende, fest eingefahrene Übungsteile im Vordergrund stehen, sondern die individuelle Einstellung und Zuwendung der Krankengymnastin zum Patienten und die Besonderheit seiner Krankheit und Störung: Physiotherapie ist gleichzeitig Psychotherapie.

Konzentrative
Bewegungstherapie

Gisela Gandras

Die konzentrative Bewegungstherapie ist ein überwiegend nonverbales psychotherapeutisches Verfahren, das auf die »konzentrativen Entspannungsübungen« in der Gymnastikschule *Elsa Gindlers* vor etwa 60 Jahren zurückgeht und besonders von *J.-E. Meyer* (424), *Goldberg* (226) und *Stolze* (579–581) als Psychotherapieverfahren weiterentwickelt wurde. Auch die Bezeichnung »konzentrative Bewegungstherapie« wurde von *Stolze* (579) eingeführt. In Seminaren der Lindauer Psychotherapiewoche und auch in Publikationen wurde immer wieder hervorgehoben, wie schwierig es sei, in Worte zu fassen, was in der konzentrativen Bewegungstherapie vor sich gehe. Nach *Gräff* (229) ist das Thema der konzentrativen Bewegungstherapie die Behandlung über Bewegungen.

Dem averbalen Hauptteil der Behandlung geht ein Anfangsgespräch voraus, in dem jeder Patient mitteilt, wie er sich gerade fühlt und was ihn beschäftigt. In einem Abschlußgespräch findet ein gegenseitiger Austausch statt über die Erfahrung mit dem eigenen Körper und seine Beziehung zu Mitpatienten, zum Raum und zu den Gegenständen.

Der Raum ist ausgestattet mit einer Reihe von in der Gymnastik gebräuchlichen Gegenständen, z. B. Sprossenwand, Matten, Bällen verschiedener Größe und Festigkeit, Stäben, Reifen, Seilen, Keulen. Darüber hinaus gibt es Naturgegenstände wie Steine, verschiedene Hölzer — in Form und Material Symbol und Kommunikationsmittel zugleich.

Es gibt keine Regeln oder vorgegebene Ziele für das, was der einzelne tut; jeder kann sich in jedem Moment seiner Assoziation überlassen, sich für das entscheiden, was ihm gut tut: ob er mit anderen Kontakt haben oder allein sein möchte, ob er ein Gerät benutzen möchte oder nicht, ob er sich bewegen möchte oder ausruhen.

Der Raum, die Gegenstände und Personen ermöglichen intensives Erleben. Sowohl der eigene Körper wird erforscht und wahrgenommen als auch Form und Struktur der Gegenstände; Bindung und Trennung, Nähe und Distanz werden im Handeln ausgedrückt. Oft entwickelt sich ein Spiel, das unterschiedliche Stufen von Regression aufweisen kann: ein Ballspiel mit Regeln wie Volleyball, ein Bewegungsspiel wie Seilspringen oder frühe Kinderspiele wie Höhlenbauen, Schaukeln, Schlagen von Purzelbäumen u. a.

Die Interventionen des Therapeuten sind sparsam und nicht-direktiv. Er kann dem Patienten durch Basisangebote helfen, anfängliche Hemmungen zu überwinden und den Einstieg in seine Erlebnismöglichkeiten zu finden. Ähnlich wie Deutungen in der psychoanalytischen Therapie enthalten die Interventionen Hinweise darauf, wie das Erlebte wahrgenommen und verstanden werden kann. Über das Abschlußgespräch hinaus wird diese körperorientierte Selbsterfahrung wiederum Gegenstand und Inhalt des Gesprächs in der Einzeltherapie.

Die konzentrative Hinwendung auf den gegenwärtigen körperlichen Vorgang ist eine Gemeinsamkeit der konzentrativen Bewegungstherapie mit dem autogenen Training. Unterschiede bestehen in dem Ziel, das beim autogenen Training in der Ruhigstellung und Dämpfung von Affekten liegt. Es soll also eine Entspannung und Einengung des Bewußtseins erreicht werden. In der konzentrativen Bewegungstherapie geht es mehr um die Erweiterung des Bewußtseins. Es stellt sich nicht die Frage nach Spannung und Entspannung, sondern nach Bereitstellung der jeweils benötigten Spannung und der sich daraus ergebenden verbesserten Ökonomie der Kräfte (580). Auch werden in der konzentrativen Bewegungstherapie die Übungen nicht oder nur selten kollektiv vorgegeben, sondern der Ablauf wird bestimmt durch individuelle freie Körper- und Handlungsassoziationen (32, 33).

In unserer Klinik findet die konzentrative Bewegungstherapie in halboffenen Gruppen statt, einmal 75 Minuten und zweimal 45 Minuten in der Woche. Wir behandeln in dieser Gruppe vor allem Patienten mit starken körperlichen Fehlwahrnehmun-

gen und zunächst noch herabgesetzter Introspektionsfähigkeit für verbale Psychotherapieverfahren; für Patienten mit ausgeprägten Berührungsängsten bevorzugen wir jedoch die themenzentrierte Gesprächsgruppe.

In unseren heterogen zusammengesetzten Gruppen beobachten wir kein einheitliches Verhaltensmuster der Patienten mit Magersucht und Bulimie. Die Unterschiede der individuellen Persönlichkeitsstruktur spiegeln sich in einer Vielfalt von Gestaltungsmöglichkeiten in der konzentrativen Bewegungstherapie wider. Dennoch ist deutlich geworden, daß magersüchtige Patienten (Typ I) das Thema Verweigerung in Ablehnung von Kontaktangeboten ausdrücken. Sie ziehen sich in eine Beobachterposition am Rande zurück oder blicken desinteressiert aus dem Fenster. Andere wiederum setzen den Kampf mit ihrem eigenen Körper durch gymnastische oder tänzerische Übungen fort, womit sie die Aufmerksamkeit der anderen auf sich ziehen, die solche Übungen oft als selbstquälerisch und anstrengend empfinden.

Erst im Laufe der Zeit gelingt es den Magersüchtigen, sich von dem warmen und lebendigen Miteinander der anderen Gruppenteilnehmer anstecken zu lassen. Sie schließen sich an oder lassen sich einbeziehen und vergessen allmählich die Auseinandersetzung mit ihrem Körper; angenehme Gefühle werden zugelassen.

Demgegenüber zeigen Patienten mit Bulimie oft von Anfang an eine ausgeprägte Aktivität, gehen schnell auf andere zu und gestalten den Gruppenprozeß mit. Auch kommen aggressive oder chaotische Verhaltenselemente bei ihnen häufiger vor. Sie bevorzugen »wilde« Spiele, z. B. kräftiges Werfen mit Bällen, Kampfspiele u. a. Oft sind sie Spielführer und machen im Laufe der Zeit eine umgekehrte Entwicklung wie die Magersüchtigen durch. Sie müssen erst lernen, daß Pausen und Ruhe nicht mit Langeweile gleichzusetzen sind, sondern daß auch in der Ruhe angenehme Körpergefühle wahrgenommen werden können.

Wenn das therapeutische Ziel nicht nur eine Desomatisierung ist, sondern auch eine Reintegration des Somatischen im Sinne einer Resomatisierung, das heißt primäre Bedürfnisse in die soziale Realität integriert werden sollen (32), stellt die konzentrative Bewegungstherapie für Patienten mit Magersucht und Bulimie eine große Hilfe dar. Die »Wahrnehmung des eigenen Körpers in Ruhe bzw. Konzentration«, der »Bezug zum Raum und den umgebenden Objekten« und die »Kommunikation im gruppendynamischen Feld« (34) geben den Patienten die Möglichkeit, sich von der vordergründigen Problematik der Eßstörung mindestens zeitweise zu distanzieren und u. U. sogar Hinweise für deren Symbolgehalt zu bekommen.

Körpererfahrungen wie: »Meine Hände erwärmen einen Stein«, »ich halte einen Stab im Gleichgewicht«, »ich verspanne mich, wenn ich mich führen lassen soll«, »jedes Spiel wird mir langweilig«, oder »ich bin ausgeschlossen« können Erinnerungen an frühe Kindheitserlebnisse auslösen und intrapsychische Konflikte aktualisieren, die noch nicht verbalisationsfähig sind. Gleichzeitig und ohne den präverbalen Raum zu verlassen, können aber auch schon neue Erfahrungen gewonnen, neue Verhaltensmuster ausprobiert werden. »Ich kann es den anderen zumuten, daß ich meine Kraft voll einsetze«, könnte so eine neue Erfahrung sein.

Die körperlichen Ausdrucksmöglichkeiten in der konzentrativen Bewegungstherapie stellen somit eine Ergänzung zu den übrigen verbalen und nicht-verbalen Erlebnismöglichkeiten im therapeutischen Gesamtkontext dar.

Tanztherapie

Eine weitere, noch recht junge Form körperbezogener und gleichzeitig psychotherapeutisch wirksamer Behandlung ist die Tanztherapie, die aus dem Ausdruckstanz entwickelt wurde und an alte Überlieferungen der heilenden Kraft des Tanzes anknüpft.

Nach *Klein* (350) versucht auch die Tanztherapie, einen Heilungsprozeß über die Bewegung in Gang zu setzen. Grundlegende Bewegungselemente des Tanzes werden genutzt — frei von technischen Vorschriften und festgelegten tänzerischen Formen —, um Leib und Seele, Gefühl und Körperlichkeit zu integrieren.

Ausgangs- und Ansatzpunkt ist das aktuelle Bewegungsmuster des Patienten. Seine Bewegungen werden vom Therapeuten aufgegriffen und übernommen. Das Ziel liegt in der Kommunikation über die authentische, selbst bestimmte Bewegung.

Nach eigenen Untersuchungen über das Bewegungsverhalten in der Tanztherapie (381) sind die festgestellten Veränderungen des Bewegungsverhaltens vereinbar mit Erfolgskriterien anderer Therapien, z. B. Steigerung des Selbstbewußtseins, der Flexibilität und Beziehungsfähigkeit.

Der charakteristische Bewegungsdrang und die gesteigerte Aktivität, vor allem magersüchtiger Patienten, finden in der Lebhaftigkeit ihrer Bewegungen bei der Tanztherapie eine Entsprechung.

Wir wenden die Tanztherapie als Einzel- oder Gruppenbehandlung 1—2mal in der Woche (60—90 Minuten) an. Die Indikation wird auch hier individuell erwogen und meist in Verbindung mit dem Visitengespräch festgelegt.

Nach den bisher vorliegenden Berichten (149, 350, 551) kommt es durch die Tanztherapie besonders auch bei Patienten mit Magersucht und Bulimie zu einer therapeutischen Veränderung der Erfahrung und des Erlebens deformierter Körperwahrnehmung und verzerrten Körpergefühls. Das entspricht auch unseren Beobachtungen.

Einzeltherapie: Struktur und Modifikation

Am Beginn der kombinierten Therapie bei Magersucht und Bulimie steht – verteilt über 3–4 Sitzungen – die biographische Anamnese, das heißt das Einzelgespräch, das Einblick in die Entwicklungsgeschichte des Patienten und seiner Krankheit geben soll.

Die vorher vom Patienten angefertigte Niederschrift (siehe Seite 114) bildet gleichsam das Gerüst für das erweiterte und vertiefte tiefenpsychologisch orientierte Interview.

Die anamnestisch-biographischen Inhalte weisen häufig schon auf mögliche Auslösungsfaktoren für die Krankheit hin, ergeben – bei aufmerksamer Registrierung der ersten Sätze zur Symptomatologie – ein plastisches Bild (siehe Seiten 30, 42, 224) und vermitteln wichtige Informationen über die Vorstellungen der Patienten von der Ätiopathogenese, der Krankheitsschwere und der Therapie (autoplastisches Krankheitsbild).

Aufschlußreich sind dafür auch die Schilderungen des Patienten zum Familienbild, zur sozialen Entwicklung der Familie, zu seiner eigenen Entwicklung, zum Beruf bzw. zur Schule (161). Ergänzt und erweitert wird das Interview durch die Beobachtung des psychomotorischen Ausdrucks, also der Körpersprache, die gleichzeitig den therapeutischen Kontakt mit Übertragung und Gegenübertragungswahrnehmungen herstellt.

Hier bereits wird die Weiche für Erfolg oder Mißerfolg der Therapie gestellt und lassen sich die von *Thomae* (603) beschriebenen Auslöser von Kettenreaktionen zwischen Arzt und Patient vermeiden.

Die tiefenpsychologisch fundierte und psychoanalytisch orientierte Form der anschließenden Einzeltherapie erfordert Flexibilität des Therapeuten innerhalb der Regeln und Instrumente dieser Behandlung und eine offene Einstellung zu verhaltenstherapeutischen und stützend-supportiven Hilfen, um die körperliche Symptomatik aus dem Blickfeld der Patienten zu rücken.

Viele Kranke mit Magersucht entwickeln z. B. zunehmende Angst, unauffällig zuzunehmen, sind voller Mißtrauen gegen sich selbst oder auch gegen den Arzt, daß er das verabredete Gewicht vielleicht nur als eine erste Etappe betrachten könnte. Darum ist es wichtig, den Patienten das Gefühl der vollen Identifikation des Arztes mit dem verabredeten Gewicht zu geben, die Sache der Patienten also zur eigenen zu machen. Das gibt den Patienten ein Gefühl der Sicherheit, aus dem heraus sie schließlich Ernährungs- und Gewichtskontrolle an den Arzt delegieren und auf die bekannten Tricks, Nahrung verschwinden zu lassen, leichter verzichten können. Unter Umständen erübrigt sich dadurch auch die besondere Beaufsichtigung.

Hingewiesen sei hier auf die häufige Unehrlichkeit und Raffinesse Magersüchtiger »in Sachen Nahrung und Gewicht«.

Nahezu unbegrenzt sind die Tricks, mit deren Hilfe Nahrungsmittel verschwinden oder das Gewicht manipuliert wird. Die Verstopfung von Waschbecken und Toiletten wird vergleichsweise rasch erkannt gegenüber der Hortung von Nahrungsmitteln im Seifenspender, auf Gardinenbrettern hoher Fenster, in Kleidungsstücken, wie z. B. Brustbeutel, Strümpfen und Schuhen, hinter dem Sockel eines Schrankes oder in Buchattrappen und Kassettenschachteln, die mit Brot oder anderer Nahrung gefüllt sind.

Die phantasiereichen Möglichkeiten, einen Gewichtsanstieg vorzutäuschen (volle Blase, nasses Haar, schwerer Modeschmuck), lassen sich am besten durch unangesagtes, also überraschendes Wiegen »unterlaufen«.

Um die Ängste und das Mißtrauen seitens der Patienten nicht noch zu schüren, bedarf es in dieser Phase der Einzeltherapie besonderen Verständnisses und großer Sensibilität des Arztes, jedoch auch einer Bestimmtheit und Sicherheit, die keine faulen Kompromisse zuläßt.

Diese Einstellung besitzt somit auch Anteile der Variablen einer reinen Gesprächstherapie, nämlich Empathie, unbedingte Wertschätzung und Kongruenz.

Über gesprächstherapeutische Erfahrungen in der Behandlung Magersüchtiger und Bulimiekranker liegen bisher nur wenige Berichte vor (186, 528).

Die bei uns im Mittelpunkt stehende tiefenpsychologisch fundierte Einzeltherapie erfordert vorwiegend anfangs die Einbeziehung des verhaltens- und symptomorientierten Instrumentes der Interventionen. Bei negativem oder unbefriedigendem Ergebnis der »Probehandlung« des Patienten innerhalb der ersten 8–10 Tage können anschließend auch vorübergehende Verbote nötig sein, z. B. das Zimmer außerhalb der Therapiezeiten zu verlassen. Wir verweigern jedoch zu keiner Zeit Bücher, Radio oder soziale Kontakte, sofern Besuche die Therapie nicht behindern. Restriktive Maßnahmen werden verbunden mit stützenden und ermutigenden Hilfen des Therapeuten. Die Symptome Hungern, Fressen oder Kotzen sollen ebenso wie die ständig kreisenden Gedanken um Gewicht, Waage und Körperbild und die minuziösen Aufzeichnungen über die einzelnen Mahlzeiten in die Peripherie der Einzeltherapie gelangen. Das Gewicht als »Manipulationsmittel« wird ausgeschaltet, die Schritte von »regressiver Manipulation zu progressiver Konfrontation« (441) werden gefördert. Der Blick soll möglichst bald frei werden für die Arbeit an den Störungen der Persönlichkeitsentwicklung und den damit verbundenen Konflikten.

Die Mehrzahl der Patienten identifiziert sich sehr bald mit dieser Kombination aus symptomorientierter und gleichzeitig einsetzender symptomdistanzierter Therapie, in der vielen die Einzelgespräche (3mal/Woche) therapeutisch am meisten bedeuten.

Im Schutze der Klinik und des Therapieangebotes verschwinden manchmal überraschend schnell die eingeschliffenen Reflexe von Hungern-Fressen-Kotzen. Die Gefahr eines Rückfalles ist um so größer, je mehr die Einzeltherapie insuffizient oder unwirksam ist.

Die konstante ambulante Fortsetzung der Einzeltherapie über lange Zeit hinweg besitzt nach unseren Erfahrungen auch eine maßgebende Bedeutung für die Prognose von Magersucht und Bulimie.

»Gut ist es schon, die äußere
Wirklichkeit abzubilden;
besser aber ist es, sich von ihren
Bildern zu lösen,
denn so können sich die Erinnerungen,
die Imaginationen, die inneren
Bilder befreien und sichtbar werden.«
(Edgar Degas)

Assoziative Maltherapie

Hubert Feiereis,
Friederike Janshen und
Vera Sudau

Die sprachlichen psychotherapeutischen Verfahren stoßen nicht selten an ihre Grenze, wenn die Abwehrkräfte des Patienten zu groß sind oder ihm zunächst das Verständnis für Zusammenhänge zwischen körperlicher Krankheit und seiner psychischen Entwicklung, z. B. auch für den inneren Konflikt fehlt.

Bei nicht wenigen Patienten mangelt es einfach auch daran, Empfundenes oder Erlebtes aussprechen und sich damit auf das dialogische psychotherapeutische Arbeitsbündnis einlassen zu können. Es lag darum nahe, nach anderen Zugängen zu suchen, um diese Widerstände zu überwinden, nicht zuletzt auch wegen der begrenzt zur Verfügung stehenden Zeit.

Bereits *C. G. Jung* sah in spontan gemalten Bildern seiner Patienten eine »Botschaft der Seele« (331). Später hat vor allem *Speer* (562) darauf hingewiesen, daß der Patient mit der freien Gestaltung der Bilder von den Inhalten seiner Nachtträume unabhängig sei; *Heyer* (278) hob immer wieder die Möglichkeit der Patienten hervor, zu »malen, was sie leiden«. So haben auch wir seit vielen Jahren die Möglichkeit wahrgenommen, mit Stift, Pinsel und Farbe Zugang zum Unbewußten zu finden. Mit Hilfe dieser Maltherapie werden die Patienten angeregt, spontane Einfälle, Träume, aktuelle Empfindungen und Stimmungen, chronifizierte Konflikte, intrapsychische oder interpersonelle Spannungen darzustellen.

Im Laufe der letzten 10 Jahre, in denen etwa 5000 Patienten mit den verschiedensten psychosomatischen organischen und funktionellen Krankheiten stationär in unserer Klinik aufgenommen wurden, entstand eine umfangreiche Sammlung von Bildern. Ein Rückblick auf die vorangegangene Krankheitsphase und die weitere Entwicklung ist somit jederzeit möglich.

Methodik

Die Patienten nehmen 1–2mal pro Woche an der offenen, unstrukturierten Malgruppe (2 Stunden) teil. Zu Beginn informiert die Gruppenleiterin in einem ausführlichen Gespräch über die Maltherapie. Die Patienten erfahren, daß weder Fähigkeiten im Malen nötig sind, noch ein besonderes Thema oder bestimmte Materialien vorgegeben werden. Jedem ist es freigestellt zu malen, was ihm in den Sinn kommt, Gegenständliches oder Abstraktes.

In der den Patienten gegebenen Anleitung heißt es:

»Warten Sie gelassen ab, was Ihnen in den Stift oder in den Pinsel fließt! Bringen Sie zum Ausdruck, was sich gerade von innen her anbietet! Zum Schluß wird das Bild vielleicht etwas ganz Unbeabsichtigtes darstellen, und Sie werden selbst überrascht sein. Ihre Empfindungen und Gedanken zu dem Bilde schreiben Sie bitte anschließend auf.«

Diese Einführung hilft den Patienten, die oft seit ihrer Kindheit nicht mehr gemalt haben, Ängste und Widerstände abzubauen und Befangenheit zu verlieren.

So kommt es nicht auf eine mehr oder weniger gelungene, geschickte oder künstlerisch begabte Darstellung an. Wichtig ist vielmehr, daß mit Hilfe des Malens bisher Verborgenes, eventuell Krankmachendes dem Bewußtsein nähergebracht und offenbar wird.

Das Bild wird unmittelbar in die sprachliche Einzeltherapie integriert, das heißt, nicht innerhalb der Malgruppe wird darüber gesprochen, sondern ausschließlich in den folgenden Stunden der Einzelbehandlung. Hier allerdings erweisen sich Inhalt und Form des Bildes ebenso wie die dazu niedergelegten Gedanken und Empfindungen als ein therapeutisches Agens von hoher, manchmal auch höchster Qualität. Wir möchten dabei auch auf eine Reihe wichtiger Beiträge zur Maltherapie der Gegenwart verweisen (59, 132, 188, 310, 663).

Die Maltherapie wurde dadurch ein unentbehrlicher Bestandteil unserer kombinierten Therapie, in der verbale, präverbale und averbale Verfahren, psychotherapeutische, psychosoziale und körperbezogene Behandlung als Einzel- und Gruppentherapie ineinandergreifen und sich ergänzen, selbstverständlich individuell sorgfältig abgestimmt und modifiziert.

So ist die Maltherapie nicht nur eine therapeutische Möglichkeit, »Bilder aus dem Unbewußten« (331, 392) darzustellen und aufzuhellen, sondern sie vermittelt oft gleichzeitig das Erlebnis unerwarteter Kreativität von zum Teil künstlerischem Ausdruck und hat dadurch eine therapeutische Rückwirkung.

Da bei verschiedenen Therapieformen intrapsychische Erlebnisse und Prozesse im gemalten Bild dargestellt werden, sei auf die Unterschiede der Entstehung eines Bildes hingewiesen:

Assoziative Maltherapie:

Das Wesentliche ist das Spontane des Malvorganges. Unter diesen Bildern verstehen wir die Materialisierung eines psychischen Inhaltes, ausgelöst durch eine bestimmte Vorstellung, ein Gefühl, eine Phantasie, einen Traum oder den spielerischen Umgang mit Farben, eine Befreiung vom Zwang zur Perfektion und vom Leistungsdruck.

Zu diesen so entstandenen Bildern (manifester Bildgehalt) lassen sich dann assoziative Einfälle (latenter Bildgehalt) hinzufügen (232).

Katathymes Bilderleben:

Im therapeutischen Prozeß des Katathymen Bilderlebens entstehen Bilder, die dem Patienten im Zustand vertiefter Entspannung auftauchen und unmittelbar in die sprachliche Kommunikation mit dem Therapeuten einmünden.

Der Fluß dieser spontan erlebten Bilder wird vom Therapeuten angeregt und im weiteren Ablauf behutsam von ihm gesteuert. Die Bilder entspringen keinem bewußt kognitiven Prozeß, sondern be-

schreiben gleichsam vorbewußte innerseelische Vorgänge und die sie begleitenden Affekte. Anschließend malt der Patient das Erlebte und spricht dann noch
einmal mit dem Therapeuten über den
Bildinhalt, in den also auch evtl. die Interventionen des Therapeuten eingeflossen
sind.

Musiktherapie:

In der Musiktherapie drückt der Patient intuitiv in der Improvisation auf dem von
ihm gewählten Instrument in 3 Spielphasen Spannungen und Konflikte aus, die er
als sich verändernde Intuitionsbilder erlebt.
Im Nachgespräch mit dem Therapeuten
werden diese Erlebnisse vertieft und sind
dann im Ausdruck des gemalten Bildes
nachvollziehbar.

Ergebnisse der Maltherapie bei Magersucht und Bulimie

Im folgenden beschränken wir uns auf Bilder von 24 Patienten mit Magersucht und
19 Patienten mit Bulimie ($\male = 3$, $\female = 40$).
Mit Hilfe der Gedanken, die die Patienten
zu ihren Bildern niedergeschrieben haben,
ordneten wir das Material verschiedenen
Kategorien und Schwerpunkten, z. B. »Aggression«, »Autoaggression«, »Ängste«
usw. zu. Unser Interesse galt den Gemeinsamkeiten gleichermaßen wie den Unterschieden innerhalb der Krankheitsgruppen und dem Vergleich zwischen Magersucht und Bulimie. Dabei fanden sich einige uns wichtig erscheinende Ergebnisse.

Entgegen unseren Vorstellungen konnten
wir nur wenige Bilder finden, die zu den
Kategorien »Aggression« und »Autoaggression« gehörten. Magersüchtige stellten diese Themen zwar häufiger als Bulimiepatienten dar, jedoch im Vergleich zu
anderen Schwerpunkten auffällig selten
(Abb. 79–87). Nur in der Auseinandersetzung mit der Therapie und den Therapeuten spielt bei beiden Krankheitsgruppen
die Aggression eine wichtige Rolle (Abb.
152–158). Bei den Bulimiepatienten läßt

sich das weitgehende Fehlen von Aggres-
sionsdarstellungen vielleicht durch die
Entlastung deuten, die mit dem stationären Aufenthalt bei vielen in dieser Gruppe
eingetreten sein mag.
Demgegenüber nimmt das Thema
»Angst« einen großen Raum in den Bildern beider Gruppen ein. Verzweiflung
und Todesvorstellungen (Abb. 104, 106,
108) finden genau so ihren Ausdruck wie
Lebensangst (Abb. 88), Angst vor der eigenen Krankheit (Abb. 89), vor Sexualität
(Abb. 90, 115), vor dem Krankheitsverlust
(Abb. 92), vor Freßanfällen (Abb. 93) sowie
der bewußt erlebten Autoaggression
(Abb. 85, 95).

Während Magersüchtige äußerst häufig
ihre Regressionsphantasien in Bilder umsetzen (Abb. 110, 112), findet man bei Bulimiepatienten weit mehr symbiotische Inhalte (Abb. 114–116), die in diesen Bildern
oft angstbesetzt sind, durchaus aber auch
als positiv dargestellt werden oder unreflektiert bleiben (Abb. 116).

Der Kategorie »Abgrenzung/Identifika-
tion« ordneten wir u. a. 2 Bilder der 19jäh-
rigen Magersuchtpatientin N. U. zu, die
während einer Maltherapiestunde sowohl
ihren Vater als ein sie bedrohendes Tier
(Abb. 117) als auch ein das gleiche Motiv
variierendes Selbstporträt (Abb. 118) malte. Während sie sich im 1. Bild als hilflos
und ausgeliefert (»ich bin vor ihm wie eine
kleine Maus stets auf der Hut«) beschreibt,
sieht sie sich im 2. Bild als ein »Ungeheuer«, das die Züge des vorangegangenen
»Vater-Bildes« trägt. Einen Hinweis auf die
oralen Konflikte kann man in der fast identischen Darstellung der Münder finden,
wobei die Zunge des Vaters weiß, ihre eigene schwarz ist.

Spaltungen, Teilungen, Halbierungen und
Brüche in den Körper-, Kopf- und Raum-
darstellungen finden wir in fast allen der
untersuchten Bilder sowohl bei Mager-
sucht- als auch bei Bulimiepatienten, ungeachtet der gewählten Thematik und Motive (siehe besonders die Kategorie »Ambivalenzen 1«, Abb. 122–134). Neben den
Bildern, die eine Trennung von Kopf und
Körper zeigen (siehe auch Abb. 208,

260, 281), stehen Darstellungen von Kopf oder Körper im Vordergrund (Abb. 126–132, 162, 163). Desgleichen werden Körperteile häufig fragmentiert (Abb. 83, 86, 87, 168, 261) oder verzerrt gemalt (Abb. 160). Die Dominanz des Kopfes über den Körper (Abb. 160) wird ebenso wie ein gestörtes Körperempfinden (Abb. 159, 164) bildlich ausgedrückt.

Besonders eindrucksvoll zeigt die 19jährige Magersuchtpatientin N. T. ihre ambivalente Haltung gegenüber ihrem Körper (Abb. 123). »Ich mag Frauen zeichnen«, beginnt sie ihre Bildbeschreibung, findet ihre Darstellung jedoch bald »zu kitschig« und malt daraufhin bedrohliche »geifernde Blicke« an den Himmel. Der Versuch, sich mit der dargestellten »ästhetischen« Frau zu identifizieren, gelingt nur bei gleichzeitiger Versinnbildlichung der empfundenen Bedrohung und Opferstellung als Frau.

Das Motiv der Spannung wird ebenfalls von Bulimie- wie Magersuchtpatienten aufgegriffen. Während die 15jährige Magersüchtige T. N. ihren »Zustand der Zerrissenheit« malen und »annehmen« will (Abb. 122), sieht sich die 18jährige Bulimiekranke B. C. als halbiert und unvollständig (»bin zwar vorhanden, aber nur zur Hälfte«) (Abb. 130).

Besonders häufig finden wir in unserem Material die Auseinandersetzung mit der eigenen Krankheit und der ambivalent empfundenen Besserung bzw. dem Verlust der Krankheit. »Ich spüre, wie ich hinter den Gittern meiner Krankheit sitze«, schreibt die 24jährige Magersuchtpatientin L. T. (Abb. 138). Der Wunsch nach »Heilung« und »Genesung« wird besonders bei Magersüchtigen von vehementen Ängsten begleitet. Zwar erscheint der Zustand des Krankseins als quälend und furchtbar, aber die Auseinandersetzung mit einem »gesunden« = »normalen« Leben wird in verschiedenen Krankheitsphasen ängstlich gescheut. »Der Weg zu den anderen« (Abb. 143, Bulimie) wird gesucht, doch (noch) nicht gefunden.

Ängste und Zuversicht vermischen sich in den Darstellungen des »Weges zur Gesundheit« (Abb. 147–149, 151). Viele Patienten malen die Suche nach der Möglichkeit, gesund zu werden, in Form von Straßen, Wegen, Tunneln, Labyrinthen, Sackgassen, Treppen und Leitern (Abb. 147–149). »Ich habe die erste Hürde genommen«, schreibt die 16jährige magersüchtige Patientin L. L. und drückt in ihrem Bild sowohl die Hoffnung, den »Weg zum Sonnenschein« zu finden, als auch ihre Angst vor dem Krankheitsverlust aus (Abb. 147).

Geradezu stereotyp erscheint die Vorstellung eines gesunden Lebens in Form der Gegenüberstellung von Gesundheit als hell, sonnig, ungestört, positiv, licht, konfliktfrei und der Krankheit als dunkel, bedrohlich, ungeordnet, vielschichtig und orientierungslos. Die Suche nach einer richtungweisenden, ordnenden (autoritären?) Instanz finden wir im Bild des 20jährigen Bulimiepatienten L. U. (Abb. 149), während sich die 22jährige Patientin mit Bulimie H. L. noch im Zustand der Orientierungslosigkeit sieht, wobei sie schon nach einem »Weg in das schöne Leben« sucht (Abb. 150).

Die averbale Auseinandersetzung mit der Therapie und den Therapeuten findet sich in einer großen Zahl der Bilder. Anklage, Verzweiflung, Ängste, Aggressivität, Autonomiebestrebungen und Schuldzuweisungen werden kraftvoll ausgedrückt. Besonders bei den Magersuchtpatienten wird eine aggressive Haltung gegenüber der Therapie in einigen Phasen des Krankheitsverlaufes deutlich, die ihren Widerstand vor allem in symptomgebundenen Motiven wie Essen, Gewicht, Sonde, Ausgehverbot u. a. zeigen (Abb. 152, 154–156). Diese Bilder haben nicht nur ihren Wert als »Zustandsbeschreibung«, sondern besitzen ebenso eine Art »Ventilfunktion« für die Kranken.

In der Kategorie »Körperdarstellung« weisen Magersucht- und Bulimiepatienten Gemeinsamkeiten wie Unterschiede auf. Beide Patientengruppen drücken ihre Ängste vor dem Dickwerden aus (Abb. 161, 163, 166, 167). Auch die Ablehnung der eigenen Sexualität wie die bedrohlich empfundene männliche Sexualität finden wir in Bildern sowohl von Magersüchtigen als auch Bulimiekranken (Abb. 90, 106, 114, 115, 122, 123, 159, 160, 164, 165).

Die Ablehnung der eigenen wie der männlichen Sexualität nimmt in Abb. 165 einen aggressiven Ausdruck an. Während sich die 18jährige Bulimiepatientin B. C. selbst als anonyme, gesichtslose und »unschuldige« Madonna zeichnet, wehrt sie durch die Darstellung von zerstückelten und unterleibslosen männlichen Körpern ihre Angst aggressiv ab.

Auch das verzerrte Körperbild beider Krankheitsgruppen läßt sich an vielen der Bilder ablesen: So stellt sich die 18jährige Bulimiepatientin B. C. als »dickes Schwein« dar; bei einer Größe von 170 cm liegt sie freilich mit 50 kg deutlich unter dem Idealgewicht.

Als unterscheidendes Merkmal lassen sich das asketische Ideal der Magersuchtpatienten und die augenfällige Angst vor Unförmigkeit und »Ausuferung« bei Bulimiepatienten verstehen. In unserem gesamten Material finden sich z. B. »Strichmännchenzeichnungen« weitaus häufiger bei Magersüchtigen (Abb. 32, 44, 45, 47, 48, 50, 104, 155) als bei Bulimiekranken, während diese wesentlich öfter dicke, feiste oder bedrohlich unförmige Frauenkörper darstellen (Abb. 166, 187).

In der letzten unserer Ordnungskategorien versuchten wir eine Gegenüberstellung von auffälligen Unterschieden bei Magersucht- und Bulimiekranken (Abb. 175 und 176, 177 und 178, 179 und 180).
Hier werden einige Tendenzen der unterschiedlichen »Bewegungen« in den Bildern beider Krankheitsgruppen sichtbar: Bei Magersuchtpatienten finden wir vor allem Formen der Zentrierung, der Raumverengung und der zentripetalen Strebung (Abb. 175, 177, 179), bei den Bulimiepatienten hingegen häufig die gegenteilige Bewegung (Abb. 176, 178, 180): Die Formen streben nach außen, werden weiter, sind zentrifugal.

Ähnliche Erfahrungen machten wir auch bei der Betrachtung der in der Musikthera-

pie gestalteten »Spannungsbilder« (siehe S. 253). Obwohl im Gegensatz zur Maltherapie die Musiktherapie ein »Thema« (»Spannungen« in der 1. Spielphase) für die Gestaltung der Bilder vorgibt, sehen wir bei beiden therapeutischen Ansätzen bei Magersuchtpatienten die Tendenz zur Raumverengung. In den Spannungsbildern der Bulimiekranken imponiert vorrangig die Verbildlichung von sich widersprechenden Tendenzen (siehe Tab. 12, Seite 273), während wir in der Maltherapie das gleiche Phänomen auch bei Magersüchtigen finden; diesen Unterschied führen wir auf die spezifischen und unterschiedlichen Ansätze beider Therapieformen zurück.

Um unsere Beobachtungen zu den Bildern von Magersucht- und Bulimiekranken relativieren zu können, stellten wir eine Vergleichsgruppe von etwa 150 Bildern zusammen, die von 80 Kolitis- und M. Crohn-Patienten gestaltet wurden. Gleichermaßen wie die Magersucht- und Bulimiepatienten waren die Kolitis- und M. Crohn-Patienten in unser stationäres Therapiekonzept eingebunden und weisen eine ähnliche Struktur in Alter und Geschlecht sowie in der Chronizität der beiden Krankheiten auf.

Bei diesem Vergleich fallen vor allem die unterschiedlichen Darstellungen auf. Die von den Magersucht- und Bulimiepatienten verwendeten Ordnungsprinzipien werden dem Bildmaterial der Vergleichsgruppe nur in Maßen gerecht. Als zentrale Thematik kann hier die Kategorie »Ängste« angesehen werden. Immer wieder werden Ängste vor der Krankheit, vor Untersuchungen und Operationen, vor Schmerzen, aber auch vor diffusen Bedrohungen, vor Fremdbestimmung, vor einer anstehenden Entscheidung, vor dem Leben nach der Entlassung und dem vielfach geträumten »Fallen« verbildlicht. Die Außenwelt wird als bedrohlich dargestellt, viele Patienten fühlen sich dem nicht gewachsen und drücken ihre Hilflosigkeit als Versagensängste in der Familie, in der Partnerschaft und auch im weiteren sozialen Leben aus. Auch die angstbesetzte Suche nach dem »richtigen Weg zur Gesundheit« wird häufig ins Bild gesetzt.

	Magersucht	**Bulimie**	**Kolitis/M. _Crohn_**
Aggression Abb. 79 und 80	über Depressionen; bei Versuch, Gefühle zu zeigen; diffuse Ohnmachts- und Wutgefühle häufig	selten	Wut über Unfähig- keit, Gefühle nicht zeigen zu können selten
Autoaggression Abb. 81–87	Selbstzerstückelungsphantasien; massive Selbstvorwürfe; Angst vor bewußt erlebter Autoaggression selten	selten	keine direkte Bebilderung oder Verbalisierung
Ängste Abb. 88–97	vor der Krankheit; vor Symptomverlust; vor »Normalität«; vor Erwachsenwerden; vor Kontrolle häufig	selten	diffus; vor der als unheimlich empfun- denen Krankheit; vor Schmerzen, Untersuchungen; vor Überforderung sehr häufig
Depressionen Abb. 98–109	Todesvorstellungen; Einsamkeitsgefühle; Minderwertigkeits- gefühle; Abwehr; Heimweh häufig	auf die Krankheit be- zogen; Selbstvor- würfe; Versager-Ge- fühle bei Rückfällen häufig	auf die Krankheit bezogen, die am »glücklichen Leben« hindert; Isolations- gefühle durch das Kranksein sehr häufig
Regression Abb. 110–112	Wunsch nach Gebor- genheit, Schutz, Sicherheit, (zwie- spältig:) Hilfe selten	nie	Angst, die Klinik wieder verlassen zu müssen; Suche nach Stützung, Hilfe; Wunsch nach Sicher- heit, Entlastung sehr häufig
Symbiose Abb. 113–116	vereinzelt bei älteren Patientinnen selten	Angst vor/Wunsch nach »Verschmelzung« häufig	Wünsche nach Zwei- samkeit, Umarmun- gen; fester Partner- schaft sehr häufig
Abgrenzung/ Identifikation Abb. 117–121	Versuch der Ablösung von den Eltern; Abgrenzung von Therapeuten und Mitpatien- ten; Abwehr von Bevormundung; Identifikation mit einem Elternteil wird abgewehrt häufig	häufig	Identifikation mit einem Elternteil (positiv besetzt) selten

Tab. 8
Qualitativer und quantitativer Vergleich der
Inhalte in der assoziativen Maltherapie bei
Patienten mit Magersucht und Bulimie
gegenüber den Patienten mit Colitis ulcerosa und
M. *Crohn*

◁

Tab. 9
Qualitativer und quantitativer Vergleich
ambivalenter Inhalte in der assoziativen
Maltherapie bei Patienten mit Magersucht und
Bulimie gegenüber Patienten mit Colitis ulcerosa
und M. *Crohn*

▽

	Magersucht	Bulimie	Kolitis/M. *Crohn*
Ambivalenzen (1−4) **1. Selbst**	Zwiespalt der Gefühle; Kopf gegen Körper; Zerrissenheit; Halbierungen; Teilungen; Orientierungslosigkeit; Suche nach »eigenem Gesicht«; problematische Geschlechtsidentifikation als Frau		Gefühls-Chaos; Verwirrungen; Orientierungs-losigkeit
Abb. 122−134	sehr häufig	sehr häufig	häufig
2. Krankheit	Krankheit als Gefängnis, Käfig; Identifikation mit der Krankheit; Angst vor Krankheitsverlust		Kampf gegen die Krankheit; Abwehr der Symptome
Abb. 135−146	häufig	sehr häufig	sehr häufig
3. Gesundheit	Irrwege, Labyrinthe, Sackgassen, Treppen, Leitern, Straßen, Mauern: angstvoller Versuch, Hindernisse zu überwinden, zu sich und »den anderen« zu gelangen		direkt: um jeden Preis Symptome verlieren; indirekt: Angst vor dem Le-ben außerhalb des Schutzes der Klinik
Abb. 147−151	sehr häufig	sehr häufig	häufig
4. Therapie	Abwehr, Aggression; Ängste, sich einzu-lassen; Angst vor therapeutischen Maß-nahmen (z. B. Sonde)	verdeckte Aggressivität bei Symptomverlust	Hoffnung auf Hilfe, eher positive Ein-stellung
Abb. 152−158	sehr häufig	häufig	sehr häufig

Einen weiteren Schwerpunkt für Kolitis- und M. *Crohn*-Patienten stellt die bildliche Umsetzung des Wunsches nach Ruhe und Entspannung, nach Wärme- und Geborgenheit dar. Diese Kategorie bleibt bei Magersucht-, vor allem aber bei Bulimiepatienten bis auf wenige Ausnahmen leer. Auch wird der Wunsch nach einer »festen Beziehung« und die Sehnsucht nach der Familie von Kolitis- und M. *Crohn*-Patienten weitaus häufiger als von eßgestörten Patienten ausgedrückt.

Als dritten wichtigen Punkt in der Unterscheidung der untersuchten Krankengruppen betrachten wir die unterschiedli-

Tab. 10
Qualitativer und quantitativer Vergleich
von Körperdarstellung und Symptomatologie in
der assoziativen Maltherapie bei Patienten
mit Magersucht und Bulimie gegenüber den
Patienten mit Colitis ulcerosa und M. *Crohn*

	Magersucht	**Bulimie**	**Kolitis/M. *Crohn***
Körperdarstellungen	gestörtes Körperbild: Verzerrungen, Zerteilungen, Zerstückelungen, Halbierungen Kopf ohne Körper, Körper ohne Kopf		Darm-Bilder
	Strichmännchen	feiste, unproportionierte Frauenkörper	
Abb. 159—168	häufig	häufig	häufig
Symptomatik (1—3) **1. Essen**	Ekel, Angst; Schwierigkeiten, im Beisein anderer zu essen	Angst vor Kontrollverlust beim Essen; Essen lernen müssen, Angst vor Freßanfällen, Erbrechen	positiv besetzter Heißhunger auf bestimmte Speisen
Abb. 169—171	sehr häufig	häufig	häufig
2. Gewicht	Wunsch, abzunehmen Angst vor Gewichtszunahme Versuch, Gewicht zu tolerieren, Angst vor der Waage		Wunsch, zuzunehmen
Abb. 172	sehr häufig	sehr häufig	selten
3. Erbrechen		Versuch, dem Impuls nicht nachzugeben	
Abb. 173 und 174	nie	häufig	nie

Magersucht	Bulimie
zentripetal	zentrifugal
Regression	Symbiose
dumpfe Depressivität	reaktive Depressivität
Ekel vor Essen	Versuch, kontrolliert zu essen
dünn werden wollen	nicht dick werden wollen
hungern wollen	nicht fressen wollen
mehr Abwehr gegen die Therapie	weniger Abwehr gegen die Therapie
Todesvorstellungen	

Tab. 11
Vergleichende Zusammenfassung der
auffälligsten Unterschiede in der
assoziativen Maltherapie bei Patienten
mit Magersucht und Bulimie

che Haltung gegenüber der eigenen Krankheit:
Magersucht- und Bulimiekranke stehen ihr weitgehend ambivalent, Kolitis- und M. *Crohn*-Kranke vor allem feindlich gegenüber. Während sich Magersüchtige und Bulimiekranke gleichsam für oder gegen die Gesundheit »entscheiden«, drücken Kolitis- und M. *Crohn*-Patienten ihre Hoffnung auf Gesundheit bei gleichzeitiger Angst vor Schmerz und Rezidiven aus. Die Angst vor dem Krankheitsverlust bleibt bei Kolitis- und M. *Crohn*-Kranken nur indirekt verbildlicht: Sie scheuen vor allem die Entlassung in ein sie überforderndes Leben. Während Magersucht- und Bulimiepatienten auch Ängste haben, ihre Symptome zu verlieren, so werden die körperlichen Krankheitszeichen von Kolitis- und M. *Crohn*-Patienten durchgehend negativ dargestellt, teilweise aber auch abgespalten.

Sehr beeindruckend findet sich die Krankheitseinstellung von Kolitis- und M. *Crohn*-Kranken bei der häufigen Darstellung von Darm und Schmerz:

Der 18jährige Patient B. S. mit M. *Crohn* stellt sich vor, daß seine Schmerzen durch »kleine Männchen mit Gehilfen« hervorgerufen wären, die ihm ein gesundes Leben unmöglich machen und die es zu bekämpfen gilt: »Der Teufel ärgert sich, weil die Krankheit erfolgreich bekämpft wurde bei mir. Der Teufel soll diese elende Krankheit bloß behalten!«

Zusammenfassend geben die Tab. 8–10 einen Überblick über die Ergebnisse unseres Vergleiches von Magersucht- und Bulimiekranken mit den Kolitis- und M. *Crohn*-Kranken bzw. die Tab. 11 über die auffälligsten Unterschiede bei Patienten mit Magersucht und Bulimie.

Innerhalb unseres gesamttherapeutischen Konzeptes kann der Stellenwert der Maltherapie nicht unterschätzt werden. Gegenüber der sprachlichen Auseinandersetzung mit verschiedenen Problemen können die Patienten durch den Malvorgang nicht nur eine Entlastung, sondern auch eine andere Ausdrucksmöglichkeit für ihre inneren Konflikte finden – oder sie überhaupt erst entdecken. Desgleichen ermöglichen die spontan und unreflektiert entstandenen Bilder einen weiteren Anknüpfungspunkt zur gedanklichen wie emotionalen Auseinandersetzung innerhalb der Einzel- und Gruppentherapie.

143

Aggression

Magersucht (Abb. 79 und 80)

Abb. 79
27jährige Patientin I. L., 29. 5. 1986
»Mit dem Pinsel in der Hand ergab sich dieses Bild — und es ist ein Bild der Wut, der Aggressivität geworden.
Ich kann hier nur über das sprechen, was ich momentan empfinde — mir ist zum Heulen, Weinen, zum Schreien, ja ich könnte (?), möchte um mich schlagen. Doch

gleichzeitig getraue ich mir dies Möchten nicht,
›Es‹ verbietet dieses, vielleicht verbiete ich es mir. Hierin liegt wohl vor allem, daß ich trotz oder gerade wegen dieser verbotenen, somit gestauten Aggressivität in mich ohnmächtig zusammensacken möchte — grenzenlos unglücklich über mich selbst und auch verzweifelt weinen könnte.
Ich weiß, daß meine Wut ziellos ist. Am ehesten trifft sie diejenigen, die mir helfen wollen, weil sie mir zu nahe treten, mir etwas nehmen wollen, was mir allein gehört, was ich noch überblicke. Dadurch verstoße ich Menschen, um in meiner Isoliertheit der einzigen Freude — der Selbstzerstörung — nachzugehen. So flüchte ich in meinen Untergang aus Angst vor dem Leben.
Wer versteht mich schon?! Wer kann es überhaupt, selbst, wenn er will?! Ich meine stets, überall weggehen zu müssen«

Abb. 80
15jährige Patientin T. N., 6. 2. 1986
»Das ist das häßlichste Bild, das ich bis jetzt hier gemalt habe. Ich finde es aber noch nicht häßlich genug. Es soll Wut ausdrücken und Ohnmacht meiner Umwelt gegenüber, außerdem noch Ärger über meine eigene Feigheit.
An den Ecken kommt wieder der Optimismus durch, der hier eigentlich nichts zu suchen hat. Das Bild soll die Worte ausdrücken, die ich manchen Leuten am liebsten an den Kopf werfen würde.
Ich hatte echt keine Lust, ein schönes Bild zu malen. Erst einmal mußte ich meinen Frust loswerden. Mir stinkt es hier im Moment, ich will nicht ›eine Magersüchtige‹ sein, die immer lieb und brav ist! Mich nervt das alles. Morgen sage ich das bestimmt wieder nicht, deswegen schreibe ich das jetzt. Ich kenn mich ja, die liebe T.«

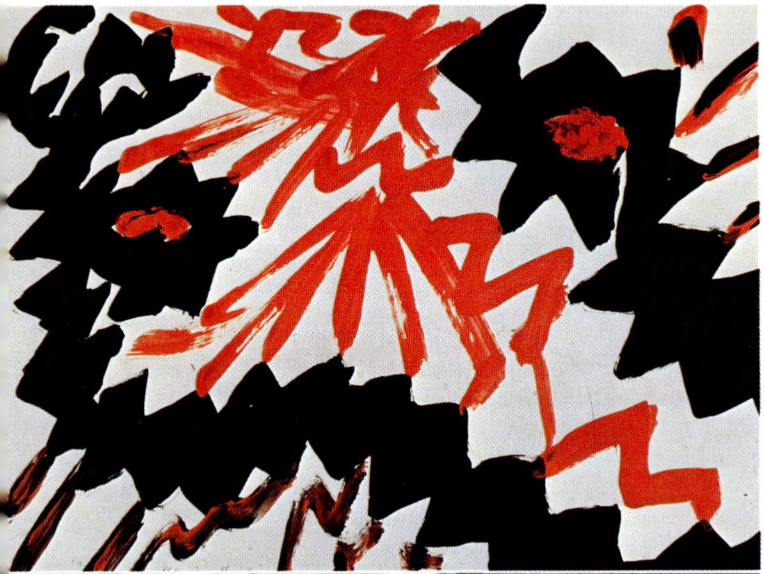

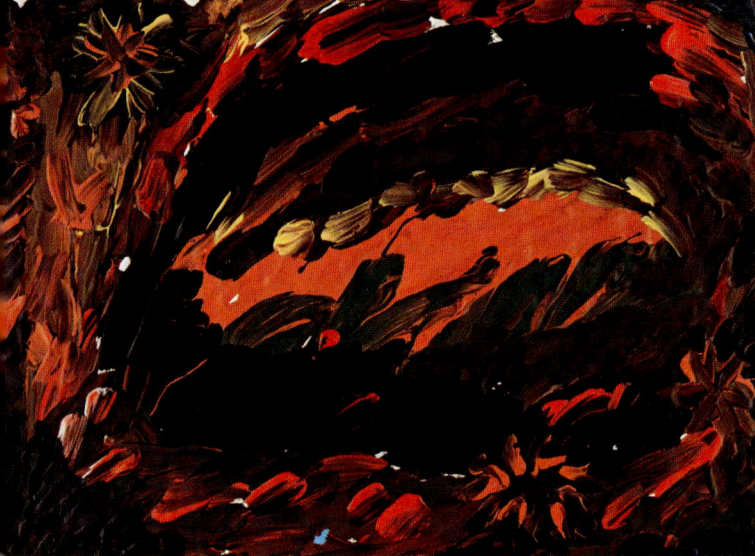

79

80

Autoaggression

Magersucht (Abb. 81—85)

Abb. 81
27jährige Patientin I. L., 3. 7. 1986
(siehe auch Abb. 79)
»Eigentlich fühle ich mich wie eine zerquetschte
Fliege; nur dieses Bild reicht mir für meine
Situation nicht aus. Mir sind erschreckende
Dinge zu Bewußtsein gekommen: weder schön
noch häßlich, weder artig noch unartig, weder
erfolgreich noch unterlegen war, bin (?) ich
meinen Eltern recht. Sie wollten gar keine I.
Momentan kämpfe ich meinen Machtkampf auf
der Ebene der Therapeuten, gegen und nicht mit
den Ärzten. Sie stehen jetzt stellvertretend für
meine Eltern. Ihre Urteile habe ich verinnerlicht,
kann mit ihnen jedoch nicht leben. Daher
fühle ich mich so schuldbeladen, daß ich glaube,
kein Recht zum Leben zu haben. Nur Kummer und
Zwietracht habe ich in die Verwandtschaft
gebracht — obwohl ich vom Verstand weiß, daß
ich damit die Schuld meiner Eltern noch
zusätzlich auf mich nehme.

Zum Bild: Ich bin das auf dem Rücken liegende
Insekt, welches sich weder gegen die schwarzen
Wasserwellen wehrt noch um Hilfe schreit. Am
liebsten täte ich mich hilflos, verzweifelt weinend
aufs Bett werfen. Daher ergeben die vielen Tränen
um mich dies schwarze Meer. In dieser Fülle von
Tränen mag ich nicht versinken, weil ich fürchte,
darin unterzugehen. Ich suche eine Einsamkeit,
wobei ich nicht weiß, ob der Tod diese
beschauliche, besinnliche Einsamkeit bietet.
Aus der Dunkelheit um mich senken sich
Angelhaken, Kescher — Hilfsmittel, die mir
helfen sollen, die mich aber nicht erreichen. Ich
bin viel zu weit entfernt, zu gelähmt, stelle
mich tot.
Vor der Hilfe fürchte ich mich, eine Furcht, im
Leben gefangen zu werden. Ich brauche etwas,
was mich liebkost, wiegt, streichelt«

Abb. 82
27jährige Patientin I. L., 10. 7. 1986
(siehe auch Abb. 79, 81)
»Dieses Bild ist eine Vorstellung aus der letzten
Musiktherapie: Ich sah mich erschlagen am
Boden liegen.
Hier schaue ich wie ein Reptil aus, zumindest
unansehnlich. Dabei liege ich mit dem
Gesicht nach oben, sehe zu, wie man mich

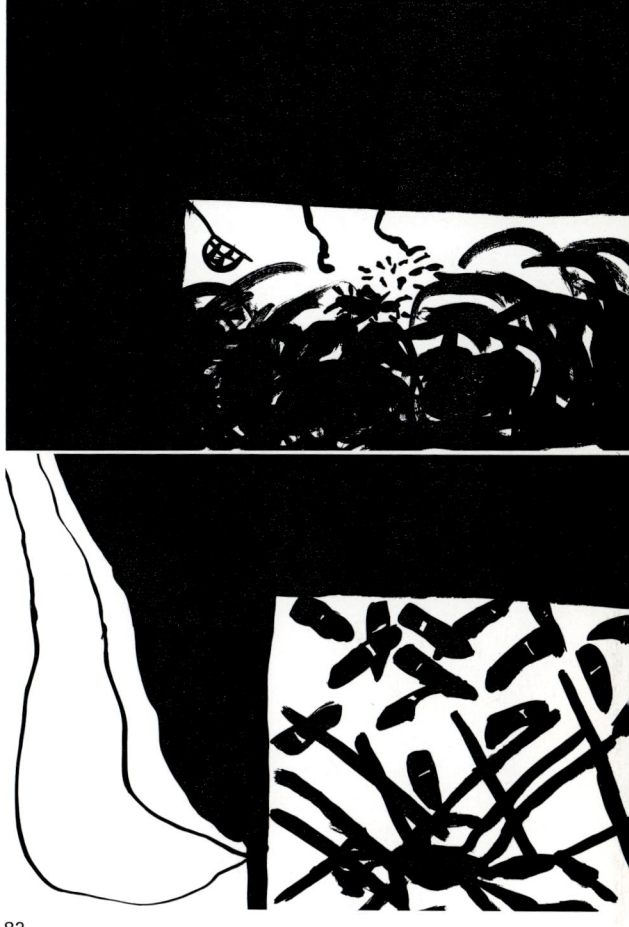

81

82

erschlägt, ohne daß es mich erschüttert, ja, ohne
daß es körperlich schmerzt.
Über mir ist etwas Unbekanntes, Dunkles,
Personen (Vater?). Angst vermitteln mir eher die
Schuhe — an die Füße darin denke ich nicht —,
die mich allerdings nicht berühren. Sie scheinen
eher zur Aufsicht da zu sein, damit ich nicht
fliehe. Ich entschwinde nach der Tortur
›unsichtbar‹ durch die dicke Mauer. Danach bin
ich ein Nichts, das in der nach oben offenen
Vakuumblase entschwindet. Aber auch auf der
›anderen‹ Seite verfolgt, begleitet mich der Tod
des Todes von vordem; sonst ist um mich weiter
nichts. Der Unterschied besteht wohl darin,
daß das Schwarze nicht mehr so starr ist. Es
paßt sich mir an — doch es bleibt die drohende
Verfolgung«

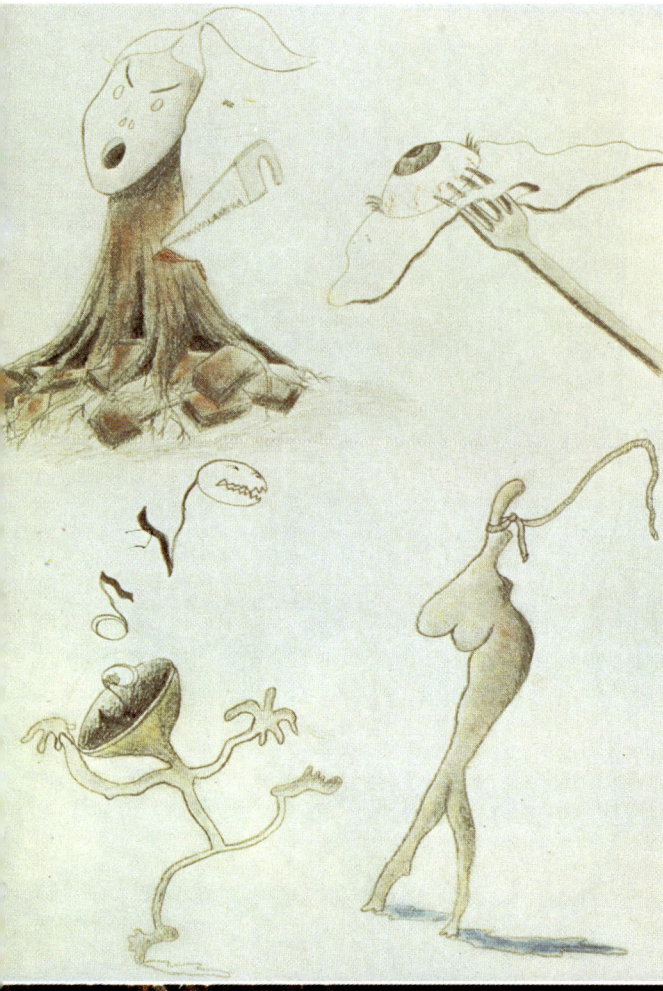

Abb. 83
15jährige Patientin T. N., 13. 3. 1986
(siehe auch Abb. 80)
»Als dieses Bild fertig war, habe ich mich
gewundert, was für ein merkwürdiges
Unterbewußtsein ich haben muß.
Wahrscheinlich kann man sich an der
Bedeutung die Zähne ausbeißen«

Abb. 84
15jährige Patientin T. N., 19. 3. 1987
(siehe auch Abb. 80, 83)
»Dieses Bild drückt eine sehr negative
Stimmung aus. Die eine Hand hält mich
fest, die andere will mich zerstören. Beide
Hände gehören jedoch mir; ich zerstöre
mich selbst.
Ich habe in den letzten Tagen sehr stark
gemerkt, wie abhängig ich bin und wie
wenig ich allein mich behaupten kann.
Diese Unfähigkeit macht mich wütend und
verstärkt meinen Haß gegen mich selbst«

Abb. 85
21jähriger Patient U. C., 9. 2. 1984
»Verzweiflung — In mir ist Selbst-
zerstörendes stärker als der Wunsch nach
den schönen Dingen im Leben«

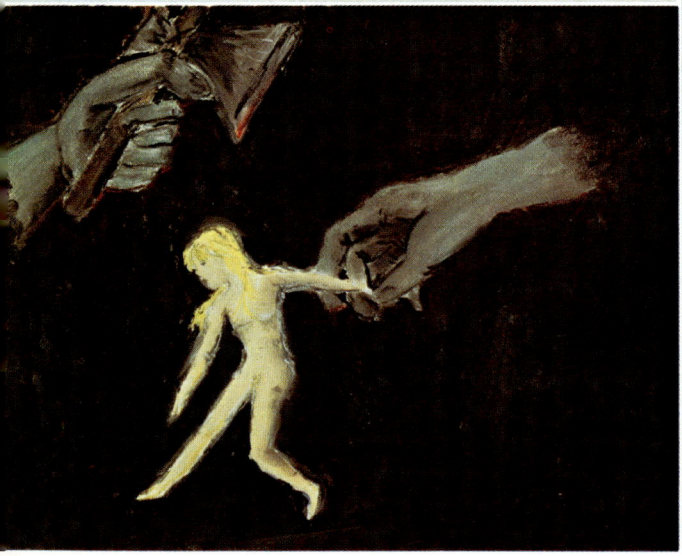

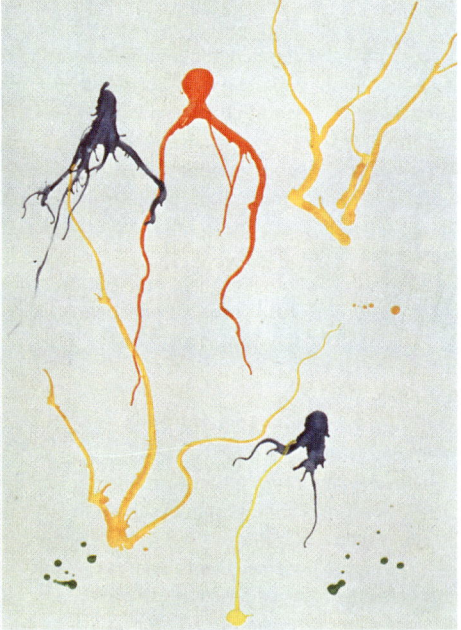

Bulimie (Abb. 86 und 87)

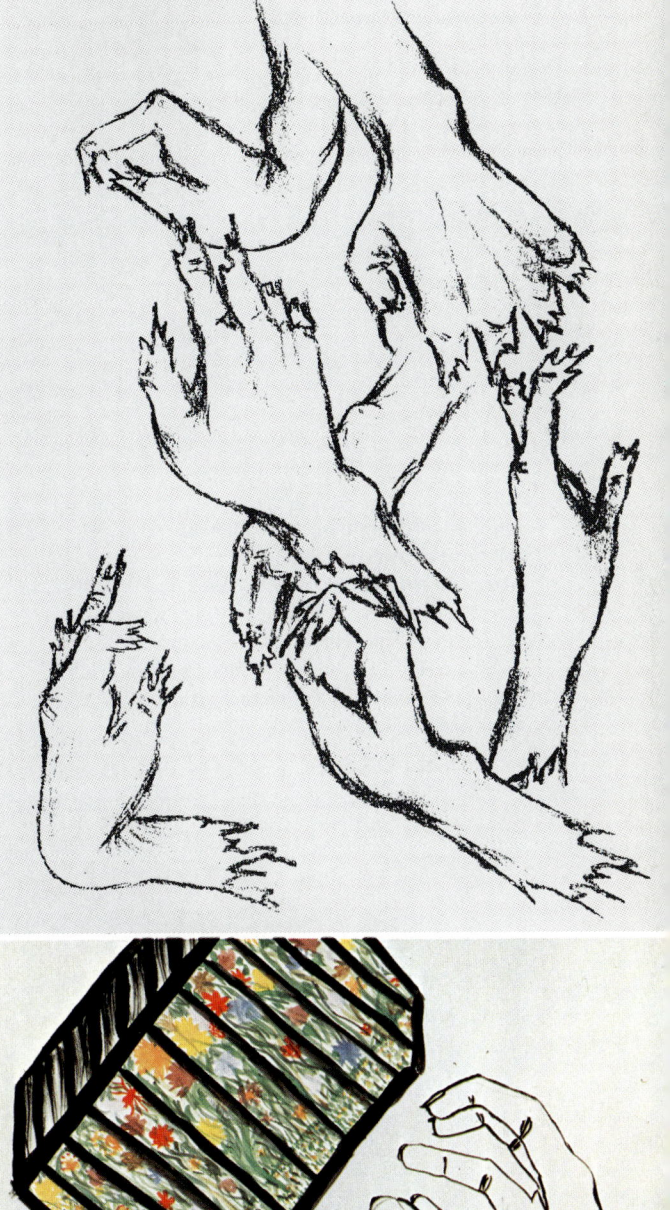

Abb. 86
18jährige Patientin B. C., 16. 9. 1987
»Hände mit abgerissenen Fingern noch
verbunden mit dem Handgelenk und
einem Teil des Unterarms, dessen Enden
sind ebenfalls zerfetzt. Zerfetzen
stellt Zerstörung dar. Zerstörung des
wichtigsten menschlichen Werkzeuges,
welches halten, zerren, reißen, bewegen,
heben, senken usw. kann und gleichzeitig
wie ein aufgeschlagenes Buch den
dazugehörigen Menschen erkennen läßt.
Durch das Bewegen, das Aussehen usw. der
Hände werden auch Gemütslagen
erkennbar.
Auf mich bezogen heißt das:
›Selbstzerfetzen‹ verbunden mit Blut
und Schmerzen«

Abb. 87
27jährige Patientin W. I., 27. 8. 1987
»Die eiserne Hand hat mich immer im Griff.
Sie sperrt meine ganzen ungehemmten
Gefühle, meine Empfindungen ein. Ich
werde ganz traurig, wenn ich die bunte
Vielfalt meiner Gefühle betrachte, die ich
nicht mal für mich selbst befreien kann.
Durch den eisernen Griff werde ich auch
ständig angetrieben. Mein Motor. So
entstehen Disziplin, tödlicher Ehrgeiz,
zusammengebissene Kiefer, Härte und
Unnahbarkeit nach außen hin. Die
Zahnräder stehen nur ›gaaanz‹ selten still«

Ängste

Magersucht (Abb. 88–93)

Abb. 88
15jährige Patientin T. N., 20. 3. 1986
(siehe auch Abb. 80, 83, 84)
»Das Leben ist für mich wie dieses große Loch.
Ich falle und falle; aber ich weiß nicht, was am
Boden des Loches ist. Vielleicht kann ich
mich am Rand festhalten, vielleicht schlage ich
aber am Boden auf, vielleicht werde ich
auch aufgefangen«

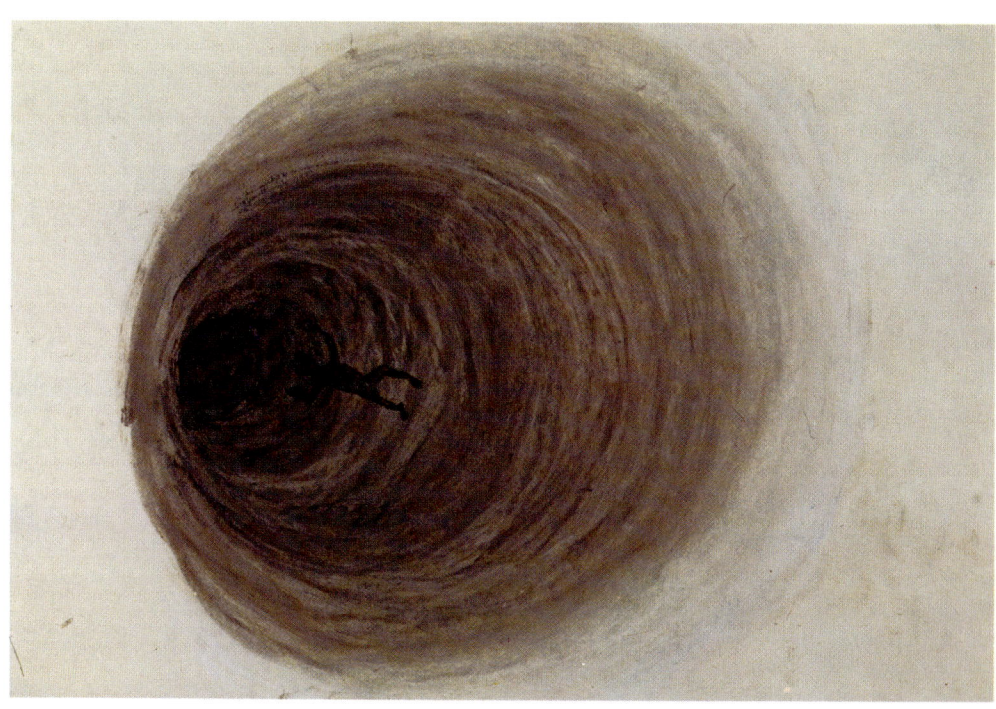

Abb. 89
15jährige Patientin T. N.,
2. 4. 1987
(siehe auch Abb. 80, 83, 84, 88)
»Durch ein Gespräch heute bin
ich geschockt worden; aber
ich glaube, daß es auch gut
gewesen ist. Der Totenkopf ist
die drohende Gefahr, in die
ich mich selbst bringe, was ich
aber nicht wahrnehmen will.
Wenn mir das bewußt ist,
bekomme ich Angst. Aber
dieser Schock hält nie lange
genug an, um mich zur Vernunft
zu bringen. Vielleicht hilft
es, wenn ich mir dieses
Bild immer vor Augen halte«

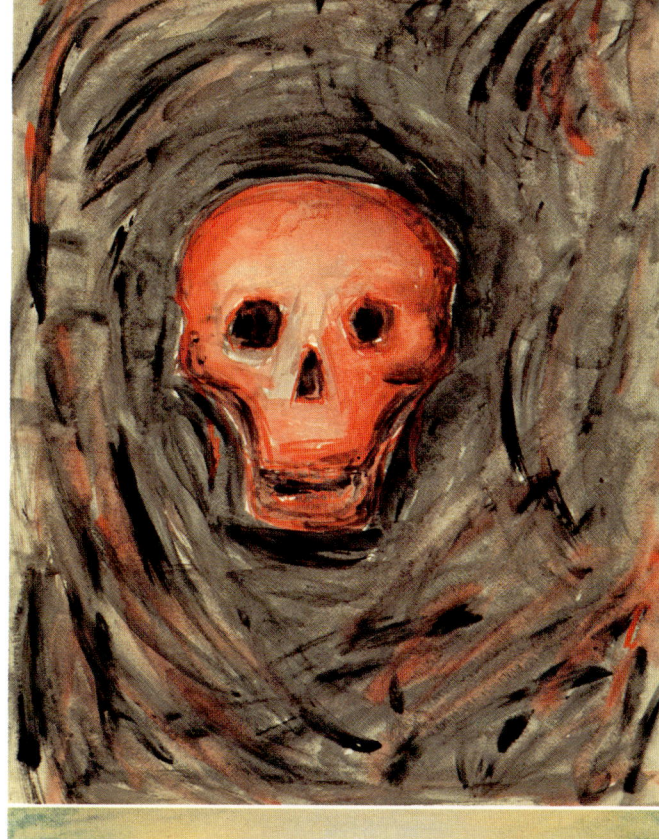

Abb. 90
19jährige Patientin N. T.,
5. 3. 1987
»Solange sie nach oben blickt,
müssen die Flammen an ihr
vorbeizüngeln. Sie wird
unantastbar. Aber wehe, sie
blickt in die Flammen hinein!
Sofort wird sie von ihnen
erfaßt, und sie muß in ihnen
umkommen«

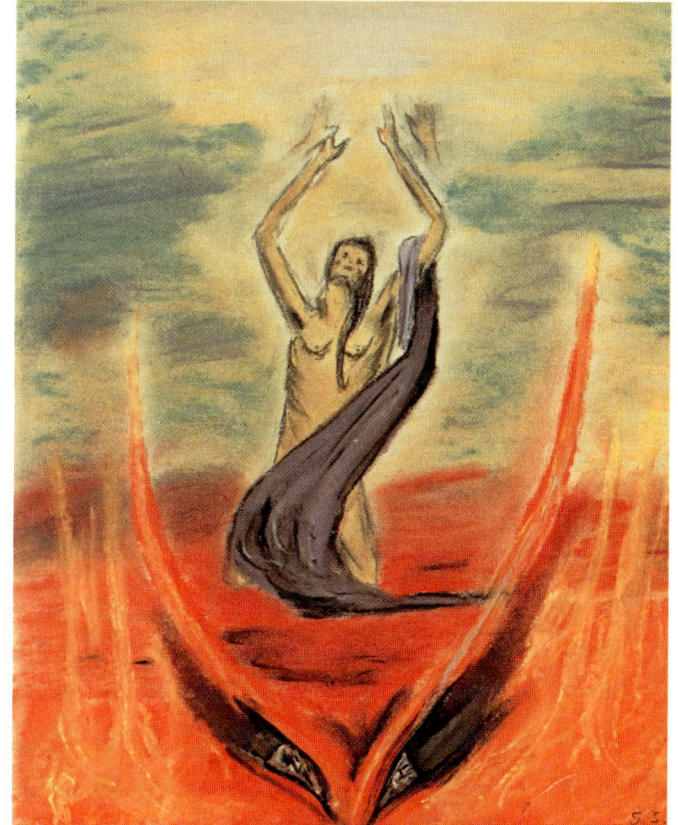

Abb. 91

26jährige Patientin C. D., 3. 11. 1986
»Sehe überall Blicke auf mich gerichtet, versteckt, offen, schamlos,
fordernd, gehässig, abwartend, verwundert. Fühle mich
verunsichert, möchte mich klein und unauffällig machen. Ratlosigkeit.
Versuche, nach vorne zu gehen, mühsam, schaffe es
nicht, ohne zurückzublicken bzw. den Kopf zur Seite zu drehen«

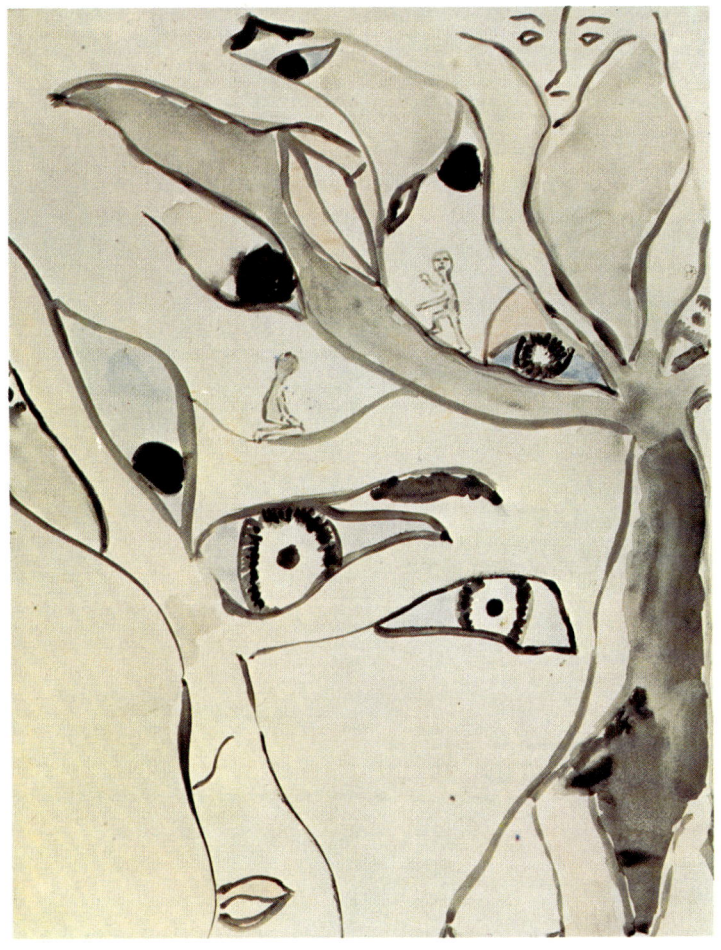

Abb. 92
49jährige Patientin I. I.,
1. 9. 1987
»Ein Angsttraum – der Käfig
soll geöffnet werden,
und ich weiß nicht, wohin
ich flüchten kann –
soll – will – ?«

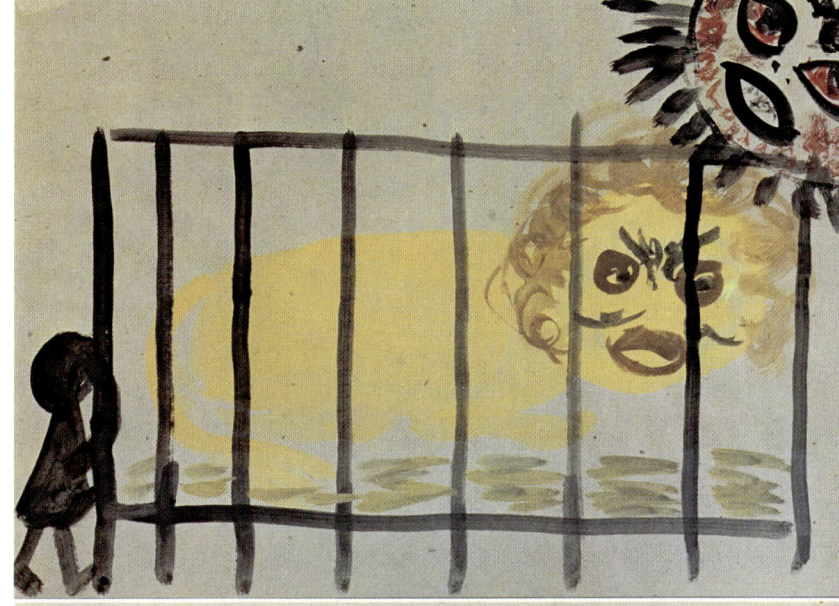

Abb. 93
16jährige Patientin L. L.,
30. 5. 1988
»Die Angst, in einen
Freßanfall zu kommen«

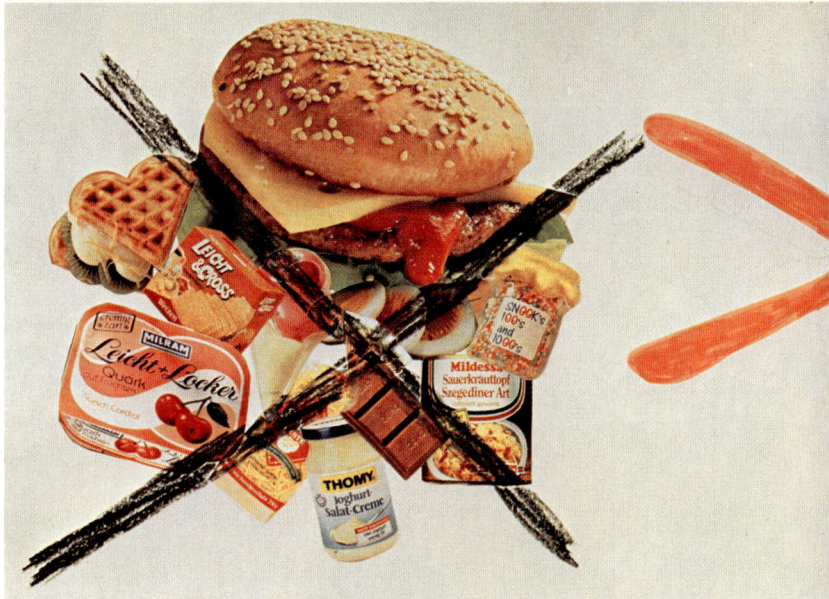

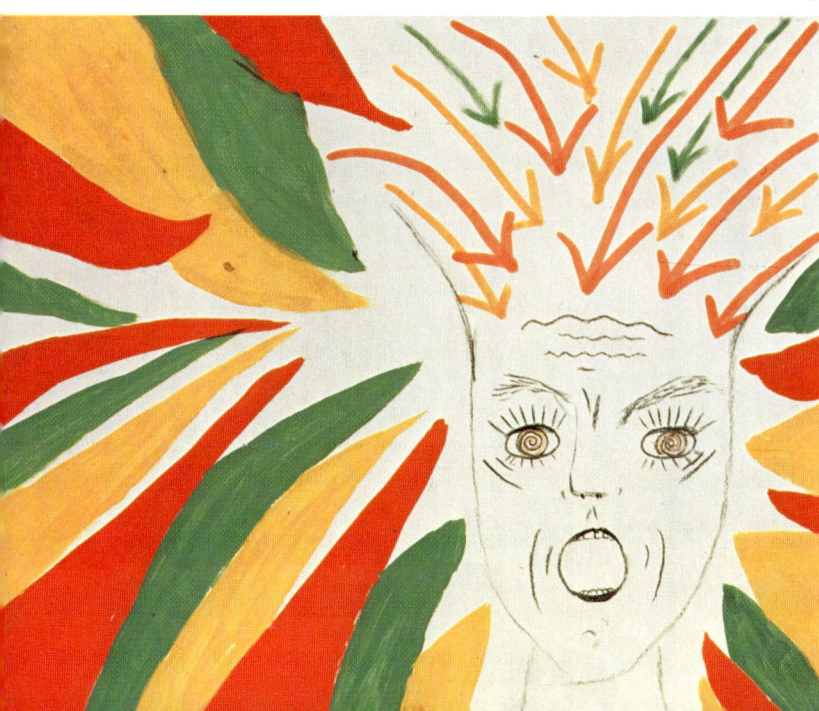

Bulimie (Abb. 94—97)

Abb. 94
22jährige Patientin H. L.,
16. 10. 1986
»Ich habe verzweifelte
Angst. Sie bedroht mich zu
stark — große Hoffnung,
weiterhin dagegen
anschreien zu können. Ich
möchte wieder leben
dürfen . . .«

Abb. 95
20jährige Patientin C. N.,
4. 10. 1984
»Selbstbildnis«

Abb. 96
17jährige Patientin S. C.,
30. 8. 1984
»Isolierung und Angst«

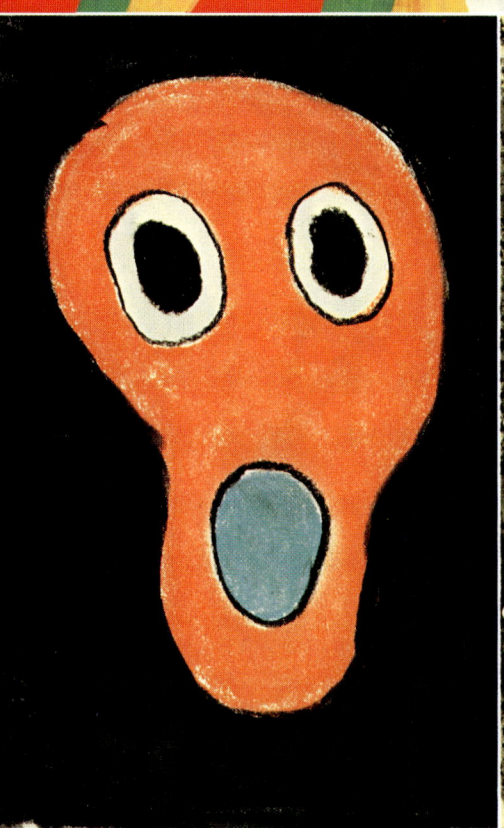

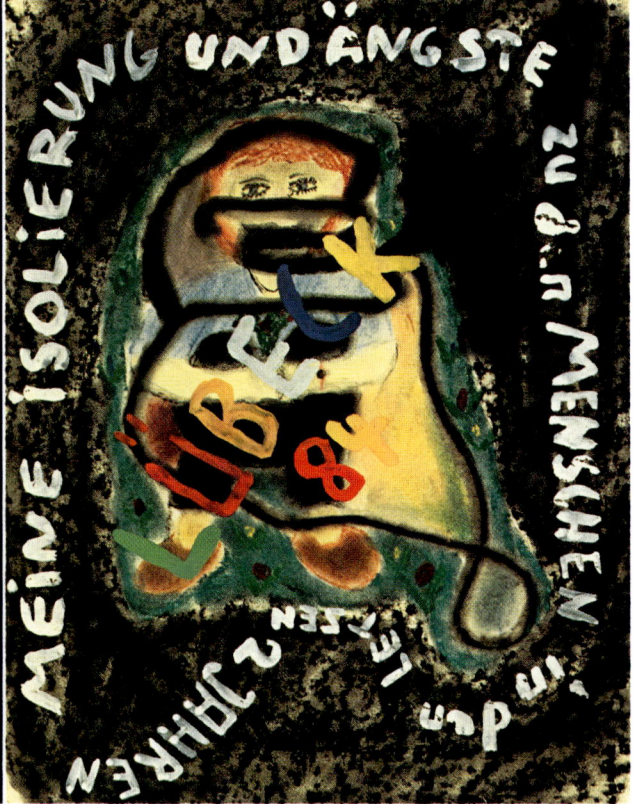

95

96

Abb. 97

17jährige Patientin S. C., 20. 9. 1984
(siehe auch Abb. 96)

»Ich hatte heute die erste Gruppentherapie.
Ich hatte eigentlich gedacht, daß ich
meine Ängste etwas abbauen könne. Aber
es lief ganz anders als erwartet.
Ich wollte gern etwas sagen. Doch ich hatte
das Gefühl, als hielte mir jemand den Mund
zu. Das, was ich eigentlich sagen wollte,
versuchte ich zu behalten. Die Zeit lief
mir davon, und ich geriet unter diesem
Zeitdruck in Panik. Ich fing an zu
schwitzen, und mir wurde übel. Ich fühlte
mich so unwohl und meinte, entweder zu
platzen, laut loszulachen oder rauszurennen zu
müssen. Ein beginnendes Lachen konnte ich
unterdrücken. Sehnlich wartete ich darauf,
daß mich jemand ansprach und mich fragte,
weshalb ich nichts sage. Ich konnte nicht
mehr richtig zuhören; es war eine große
Quälerei, ruhig auf dem Stuhl zu sitzen.
Als mich dann jemand ansprach, hätte
ich heulen können. Ich war fix und fertig
und erzählte nun, weshalb ich nichts
sagen konnte. Beim Erzählen war meine
Stimme nicht fest, sie zitterte, und
ich hatte Schwierigkeiten, einen Satz flüssig
herauszubringen. Ich entschuldigte mich
für mein Lachen und erklärte die Gründe.
Die Gruppe verstand mich gut, und ihre
Reaktionen waren so positiv, daß sich meine
Spannung löste. Ich sagte ihnen, wenn A.
mich nicht angesprochen hätte, wäre ich
traurig und unzufrieden gewesen und
hätte alles in mich hineingefressen.
A. sprach von einem merkwürdigen Gefühl
im Magen. Ich war glücklich über seine
Worte; aber ich schämte mich auch, und mir
wurde meine Situation peinlich. So viele
gute Worte und Lob von ihm und den
anderen konnte ich nicht ertragen. Ich
wurde ängstlich.
Ich werde lange brauchen, um diese
Therapie zu verarbeiten. Aber seit dieser
Stunde wußte ich, wie ich wirklich bin,
und ich werde diese Stunde nie vergessen«

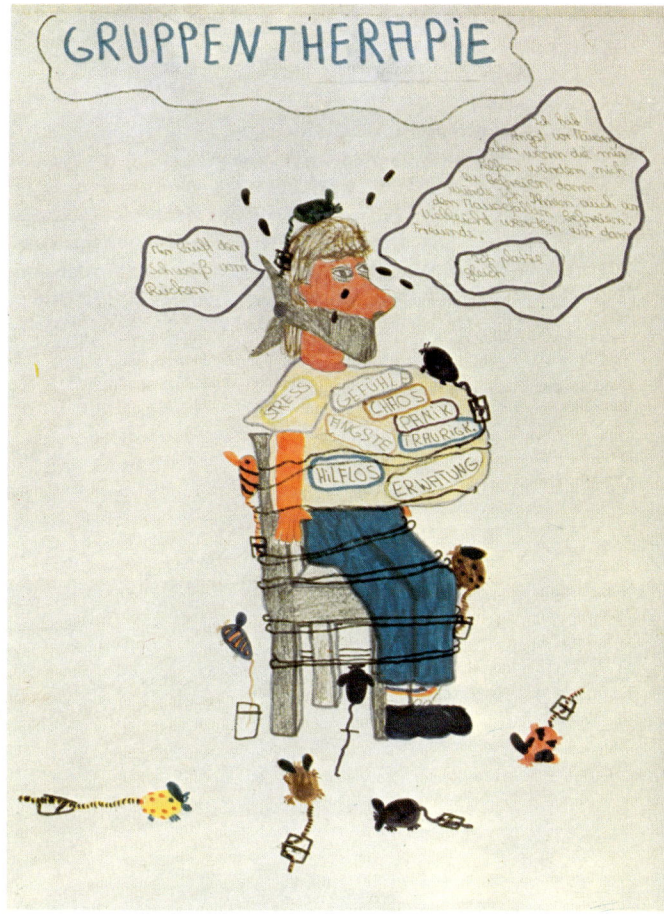

Text in der linken Sprechblase:
»Mir läuft der Schweiß vom Rücken.«
Text in der rechten Sprechblase:
»Ich hab' Angst vor Mäusen, aber wenn
die mir helfen würden, mich zu
befreien, dann würde ich sie auch
von den Mausefallen befreien.
Vielleicht werden wir dann Freunde.
Ich platze gleich.«

Depressionen, Trauer, Einsamkeit, Tod

Magersucht (Abb. 98–104)

Abb. 98
27jährige Patientin I. L., 12. 6. 1986
(siehe auch Abb. 79, 81, 82)
»So schwarz, düster, aussichtslos erscheint − nicht ist −
meine Lage. Nichts kann in mir den Mut und die Kraft
wecken, um weiterzumachen. Das Aufgeben, der Tod
scheint mir als die einfachste, bequemste, griffigste
Lösung, obwohl ich sie in der
Realität nicht will. Wenn
doch ein Mensch akzeptieren
könnte, wie ich mich zur Zeit gebe!
Zur Zeit liege ich wie gelähmt,
mein Gesicht aus Scham
verbergend, und ich hasse mich
momentan als ›Nichtskönner‹,
besonders jetzt, wo ich esse, essen
muß, um hier behandelt zu werden,
obwohl ich es als eine Art von
Vergewaltigung ansehe. Es
beherrscht mich der Gedanke
einer Flucht in das ›Nichts‹,
sofern ich durch diesen
Selbstentscheid nicht noch mehr
Schuld auf mich lege (religiös),
als ich ohnehin schon habe.
Die Aussichtslosigkeit wächst zur
Verzweiflung in dem Wissen,
daß meine Bestimmung bereits
überall dort ist, wohin ich auch
flüchten könnte«

Abb. 99
27jährige Patientin I. L., 19. 6. 1986
(siehe auch Abb. 79, 81, 82, 98)
»Eigentlich war mir heute nur nach
schwarz zumute, ich habe mich
durch die Therapeutin dazu
bewegen lassen, doch mit einer
anderen Farbe zu jonglieren. Neben
schwarz konnte ich nur rot
akzeptieren. Alles, was mit greller,
bunter Farbe zusammenhängt,
bedeutet für mich die Scheinwelt,
die ich in der Öffentlichkeit
aufrecht erhalte − ich will, ich
kann es nicht mehr. Es ist zu einer
Last geworden, unter der ich
zusammenbreche. Darum reagiere
ich apathisch, in stummer Trauer
oder aggressiv, blindlings mich
aufbäumend, um danach
zusammenzusacken. Das Rote auf
diesem Bild macht mir Angst,
daß es mich überfluten kann, daß
ich es nicht mehr unter
Kontrolle halte. Schwarz ist mir
vertraut, in schwarzer Trauer,
Hoffnungslosigkeit, Verlorenheit,
Unverstandenheit lebe ich. Mir
ist, als sei mir nur schwarz
erlaubt«

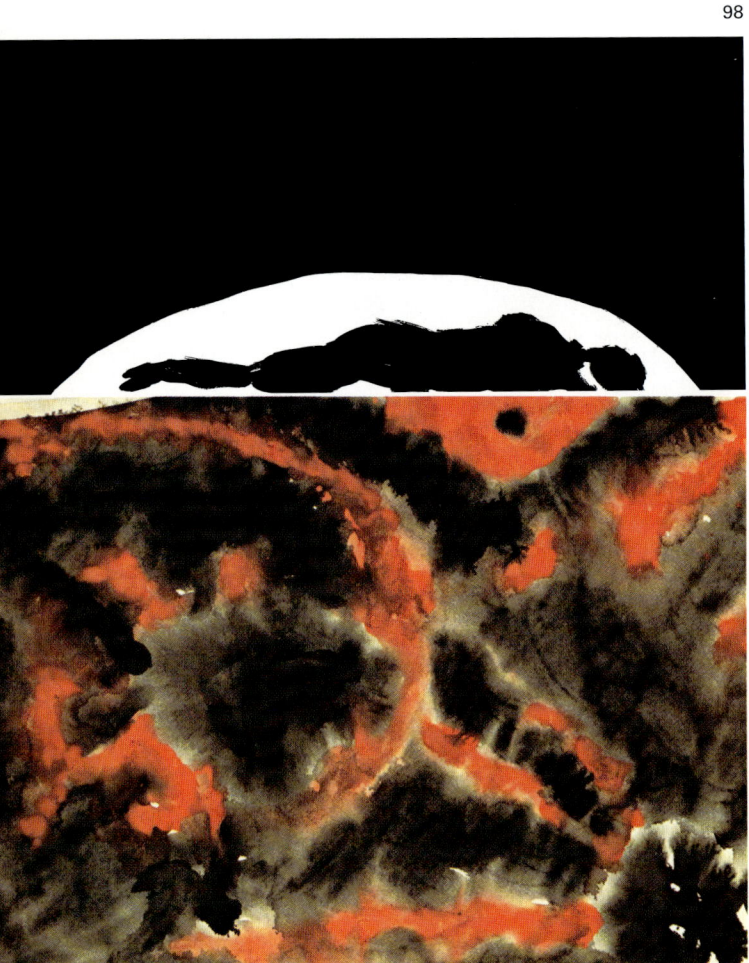

98

99

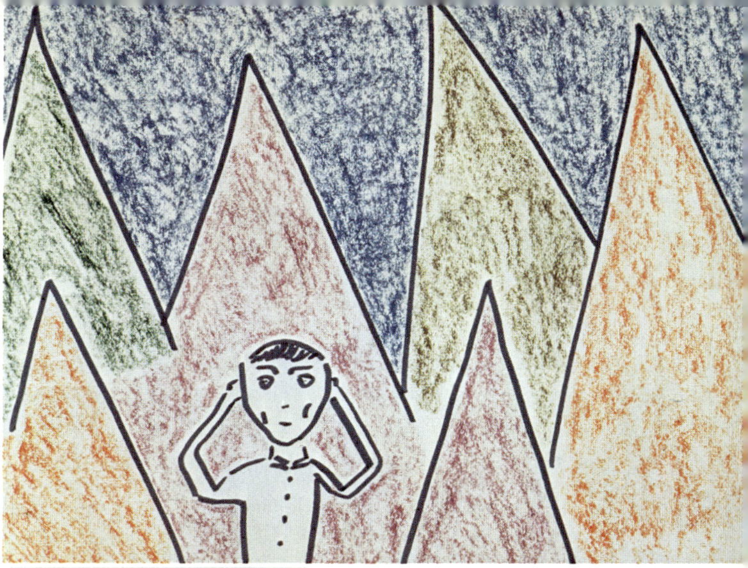

Abb. 100
26jährige Patientin C. D.,
10. 11. 1986
(siehe auch Abb. 91)
»Ich stehe etwas hilflos zwischen
lauter spitzen Bergen. Sehe
noch keinen Weg, aus dem
Tal ausbrechen zu können! Mein
Kopf fühlt sich an wie Watte,
ich habe Angst!«

Abb. 101
17jährige Patientin K. N.,
19. 3. 1987
»Ich habe solches Heimweh, und
mir ist zum Heulen zumute«

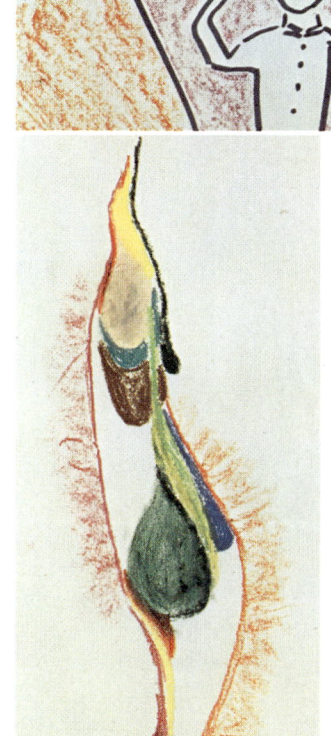

Abb. 102
35jährige Patientin I. F.,
21. 1. 1988
»Ich bin heute gestorben«

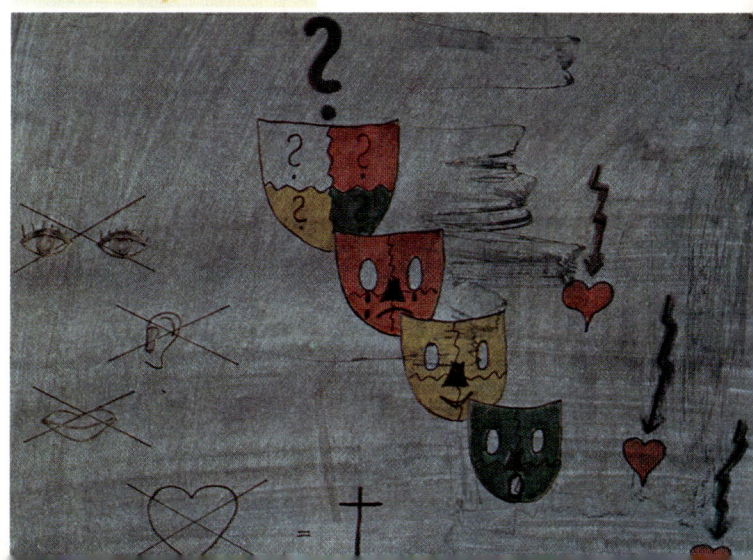

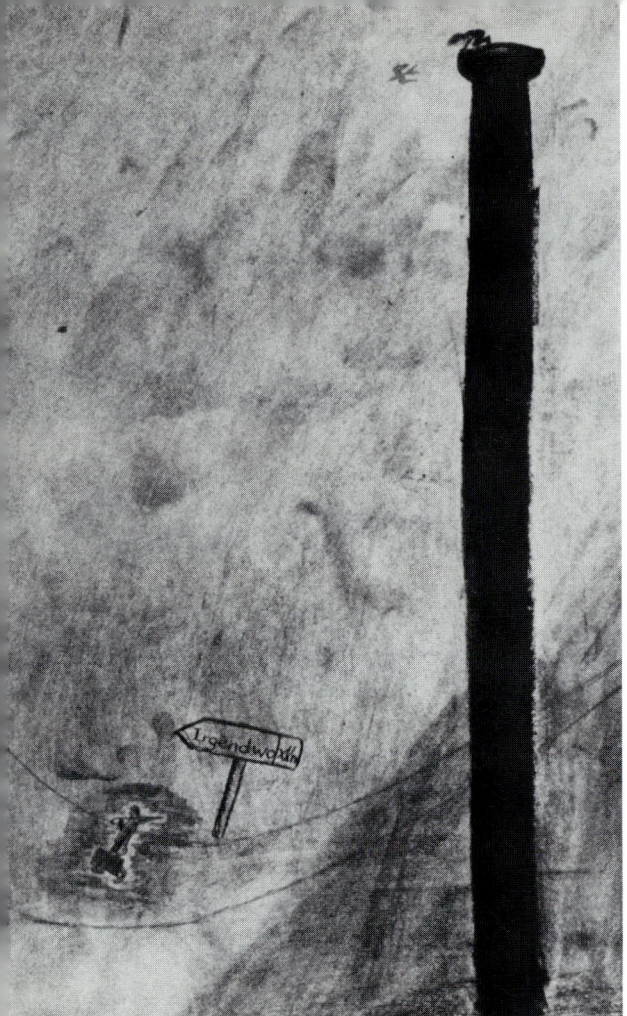

Abb. 103
21jährige Patientin B. Q., 23. 12. 1987
»Dieses Bild stellt einen Traum dar.
Auf dem hohen Turm sitze ich und gucke
hinunter — aber ich finde keine Lösung, um vom
Turm herunterzukommen. Ein Vogel zeigt mir
den Weg — fliegen —, aber ich habe keine Flügel.
Unten auf der Straße geht mein Bruder mit
einem Reisekoffer. Diese Abbildung ist
sinnbildlich und stellt dar, daß mein Bruder
unerreichbar ›irgendwo‹ ist.
Ich weiß nicht wo — ich habe ihn verloren«

Abb. 104
21jährige Patientin F. B., 25. 11. 1982
Ohne Text

103

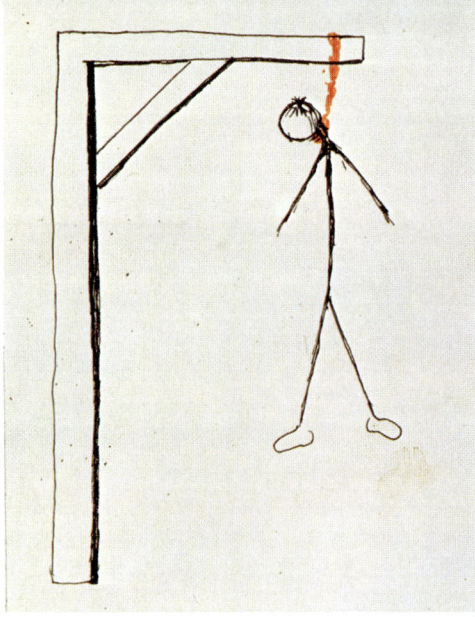

▷

Bulimie (Abb. 105—109)

Abb. 105
21jährige Patientin O. E., 1. 2. 1988
(siehe auch Abb. 246)
»Weiß nicht, was ich malen soll, bin leer und tot
in mir — lustlos, lasse mich hängen, will
nicht weiter, bin ausgeblutet, Tränen in mir,
verzweifelt und aggressiv gegen mich,
habe Heimweh nach meiner Mutter, habe mich,
meine Persönlichkeit, aufgegeben«

Abb. 106
18jährige Patientin U. L., 24. 10. 1985
»Tod — Krankheit — Spannung«

104

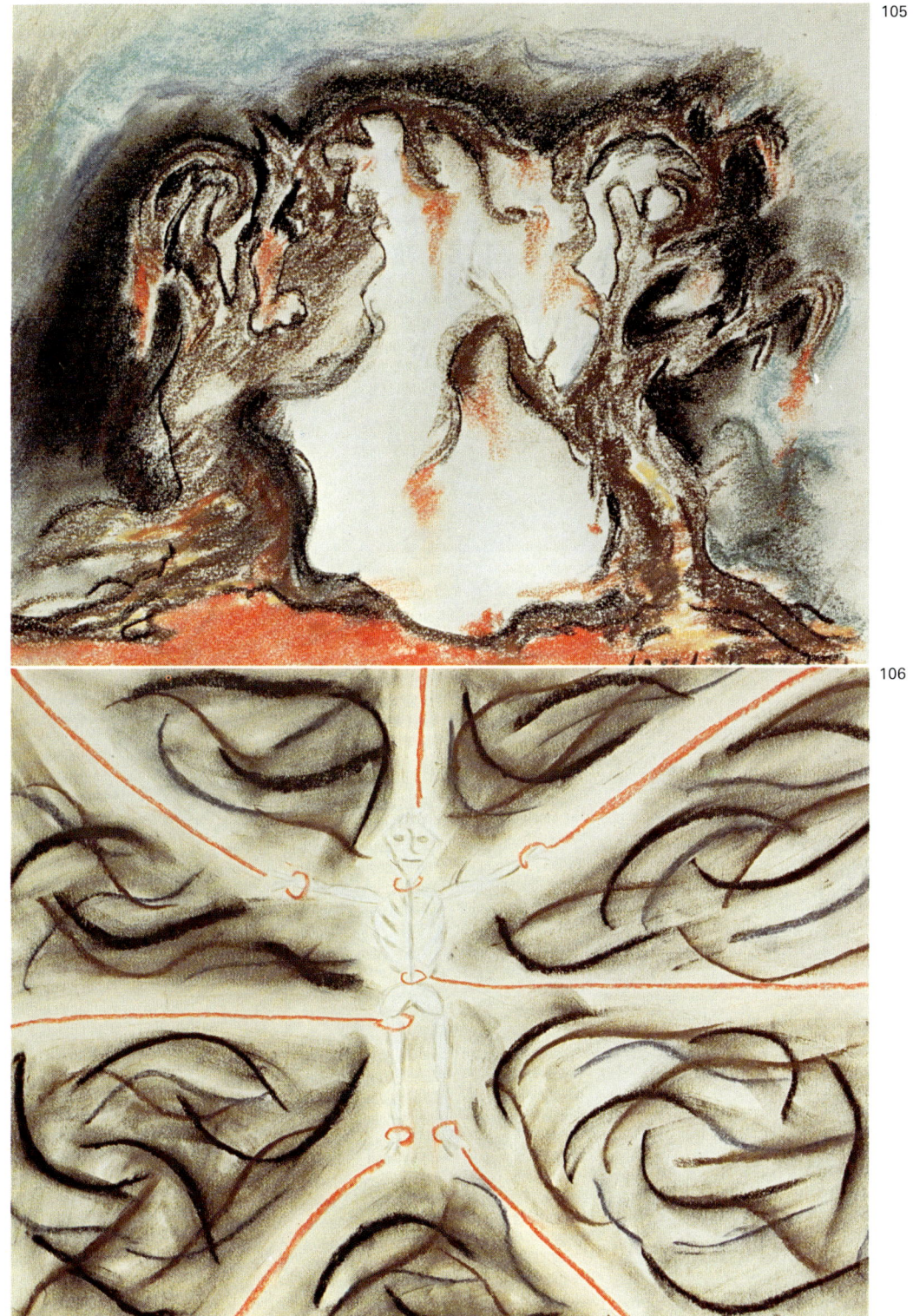

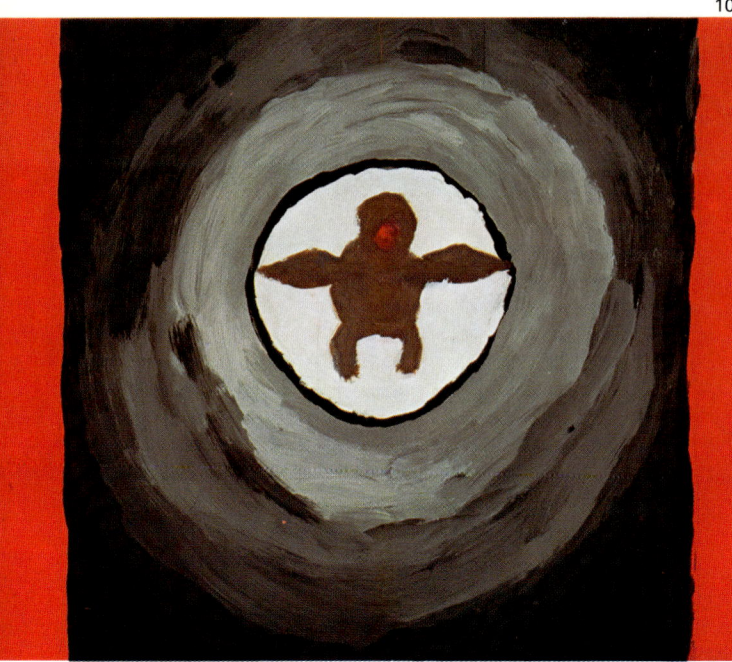

Abb. 107
21jährige Patientin Q. E., 7. 9. 1985
Ohne Text

Abb. 108
31jährige Patientin B. T., 15. 10. 1987
»Ich fühle mich heute total komisch,
völlig deprimiert. Es kommt wohl
daher, daß ich heute vor 12 Jahren
eine Tochter geboren habe, sie aber
nicht bei mir ist. Dann fällt mir auf,
daß ich mich wieder zu doll um andere kümmere. Ach, es geht mir
einfach nicht gut. Warum lebt man
eigentlich? Um Kinder in die Welt
zu setzen, um sie dann zu verschen-
ken oder aber nicht mit ihnen fertig zu werden? Dann immer krank
sein — immer wie ein Bettler leben —
immer meckern! Null Bock mehr! Ich
habe aufgehört mit meinem Bild —
und dann wieder angefangen«

108

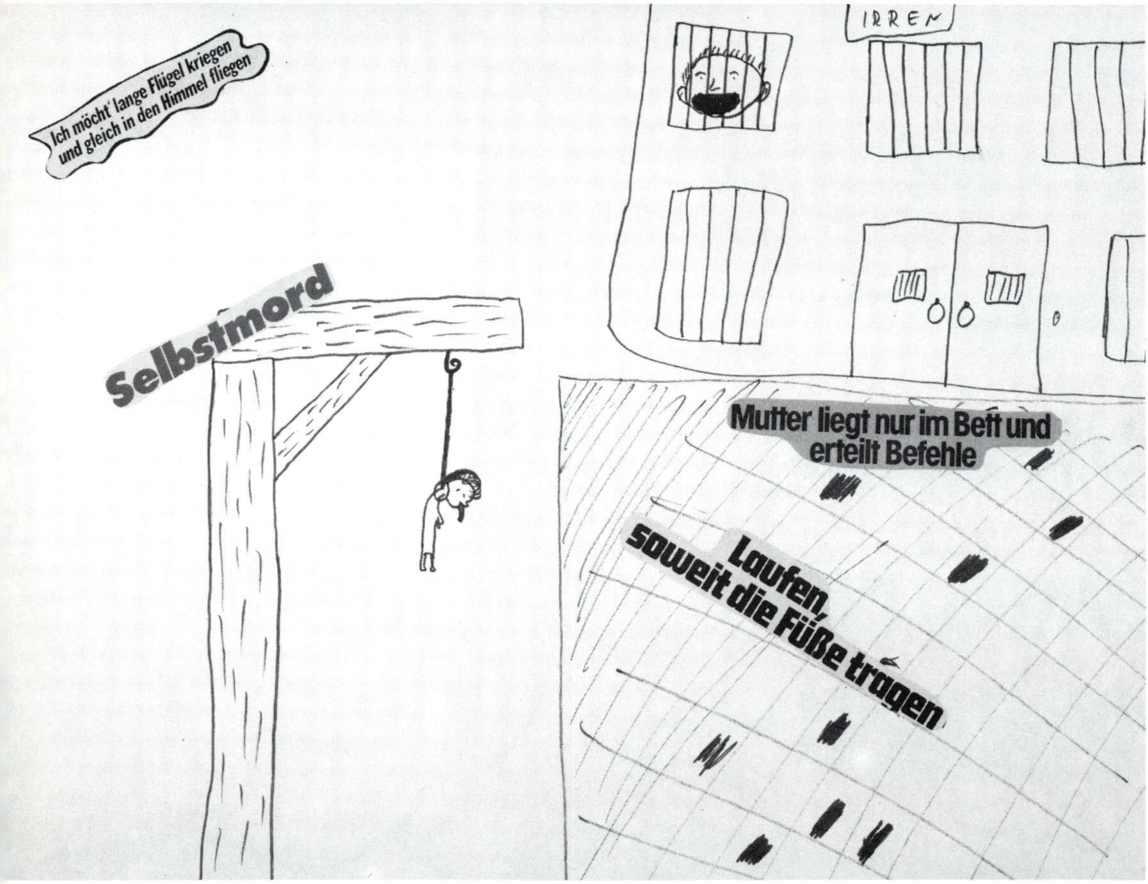

Ich möcht' lange Flügel kriegen
und gleich in den Himmel fliegen

IRREN

Selbstmord

Mutter liegt nur im Bett und
erteilt Befehle

Laufen,
soweit die Füße tragen

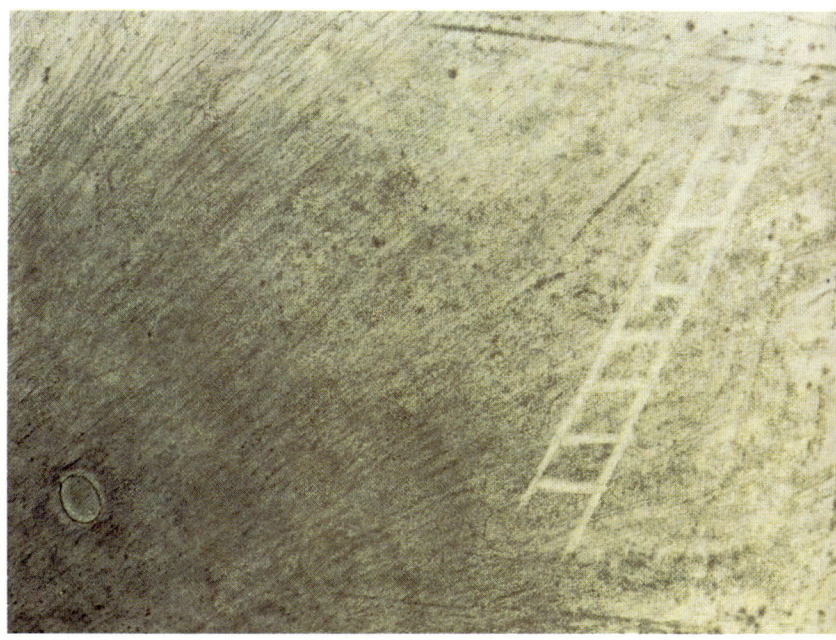

Abb. 109
18jährige Patientin B. C., 10. 9. 1987 (siehe auch Abb. 86)
»Graue Töne stehen für Alltag. Vor allem beschreibt das Bild meine
Ansicht von meinem Leben seit der Magersucht und Bulimie.
Nullform, da sie hier für meine Person steht, die bisher nichts
geleistet hat, also ein Nichts ist. Farben stehen für Gutes,
das dennoch da ist und ausgestrahlt werden kann. Sie sind nach
außen und innen hin sichtbar, da Gutes von
innen kommt. Es ist jedoch mehr versteckt. Die Farbe ist in der
linken Ecke dunkel, da ›links‹ auch oft für Schlechtes
steht. Was rechts ist, ist häufig auch ›recht‹ im Sinne von richtig.
Deshalb befindet sich die Leiter, ein Symbol für Erfolg,
Leistung usw. auch rechts.
Die Distanz zwischen mir und dem Erfolg, der Leistung, der
Anerkennung der eigenen Persönlichkeit durch mich
und andere ist zwar da, aber im Grunde nicht groß. Ihre Bewältigung
ist also möglich. Die Null ist als solche nicht fähig, Stufen
zu erklimmen, deshalb muß sich die Form verändern. Dies wird sie
schaffen mit Hilfe des vorhandenen Guten (Hoffnung,
Liebe, eigener Wille, Selbstbewußtsein usw.); der Erfolg wird sich
einstellen. Hierzu ist das Auftreten anderer Formen
und Farben nicht nur ausgeschlossen, sondern notwendig.
Sprich: andere Persönlichkeiten, die helfen,
Formen zu verändern bzw. zu bestärken und Farben aufzufrischen
und somit leuchtender zu machen«

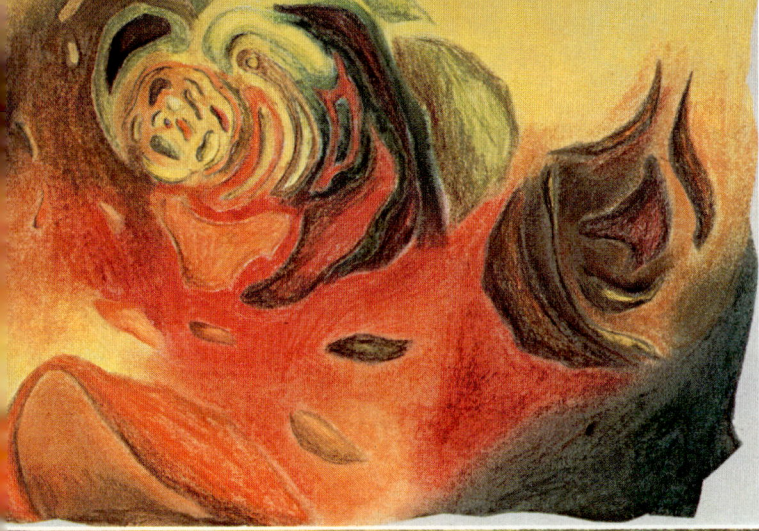

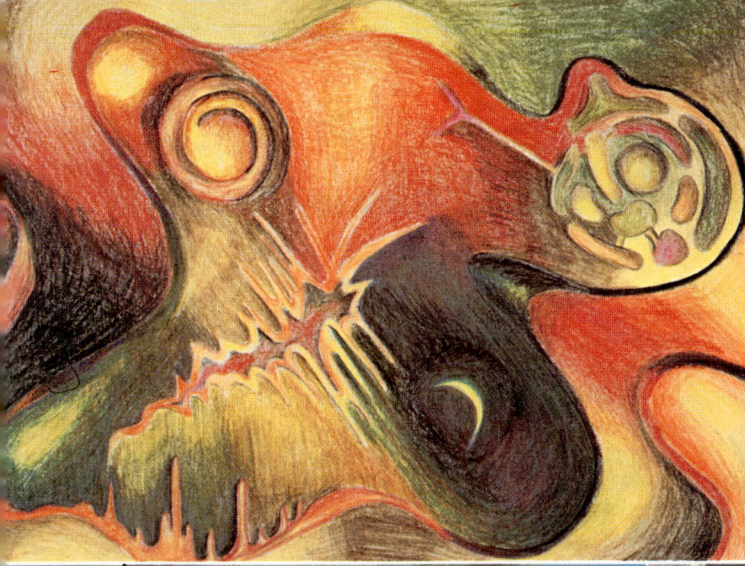

Regression

Magersucht (Abb. 110–112)

Abb. 110
19jährige Patientin J. I., 1. 4. 1988
»Gelbes Eidotter, rote Adern,
wie Uterus der Mutter«

Abb. 111
19jährige Patientin J. I., 9. 4. 1988
(siehe auch Abb. 110)
»Ich habe hier versucht, die
Therapeutin bzw. meine Beziehung
zu ihr zu malen. Habe es mit
diesem Bild aber nicht getroffen.
Es ist sehr bunt, hat sehr viele
Elemente in sich. Das Bild wirkt auf
mich wie eine Körper-Zelle. Durch
die Farbe bekommt es für mich
aber etwas Irreales (Traumhaftes),
ist nicht mehr die Darstellung
einer wirklich existierenden
Beziehung. Allgemein lassen sich
Menschen besser abstrakt
darstellen. Ich setze ihnen dann
keine Grenzen, enge sie weniger
ein, lege mich und die Person
nicht fest. Sie läßt sich nie
klar oder eindeutig fassen«

Abb. 112
19jährige Patientin N. U., 2. 7. 1987
»Ich habe das Bild gemalt, das ich
mir immer beim autogenen
Training vorstelle. Ich hatte mir
vorher überlegt, ob ich dieses
Bild, für mich Urbild von
Geborgenheit und Frieden, wohl
›preisgeben‹ wollte. So habe
ich auch nicht ganz so überzeugt
gemalt wie das letzte Mal.
Trotzdem hat mich schon, als ich
mir das Bild vom autogenen
Training aussuchte, erstaunt,
wie groß mein Wunsch nach
Geborgenheit, nach Ruhe und
Frieden eigentlich ist. Und dennoch
kann ich mir im Moment nicht
vorstellen, daß diese Geborgenheit
einmal für mich wahr werden
könnte, wenn auch nur für
Stunden«

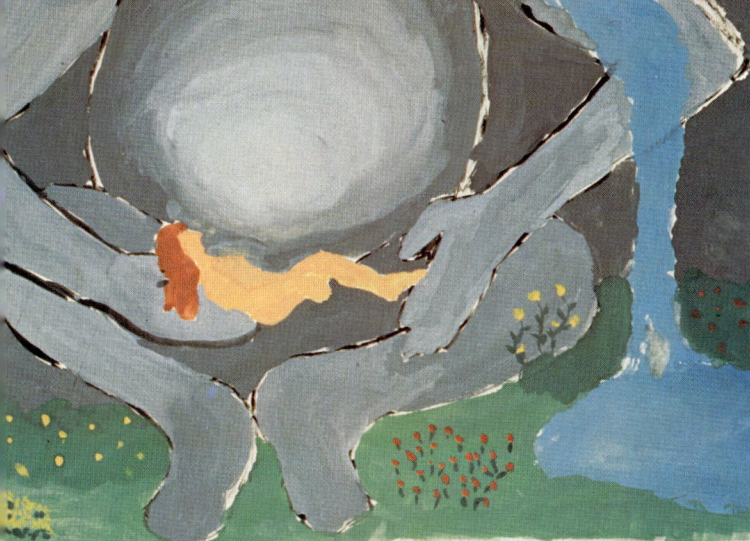

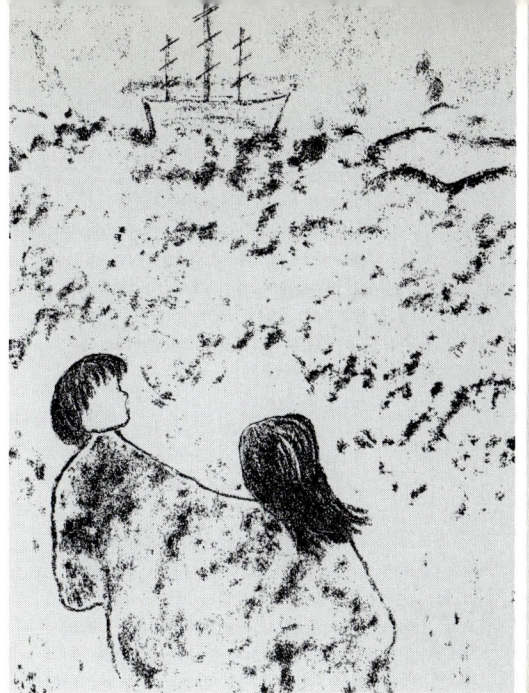

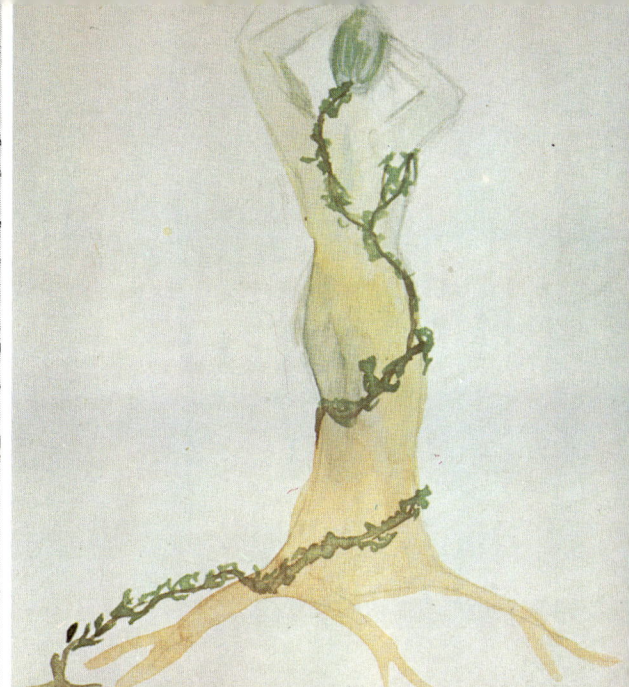

Symbiose

Magersucht (Abb. 113)

Abb. 113
35jährige Patientin I. F., 27. 11. 1987
(siehe auch Abb. 102)
»Nicht mehr allein – eintauchen in das Meer!
Nicht mehr allein – sich trauen!
Nicht mehr allein – wem trauen? . . .
. . . Wartet am Horizont wirklich ein rettendes
Boot?«

Bulimie (Abb. 114–116)

Abb. 114
20jährige Patientin D. X., 1. 3. 1987 (1)
»Besonders beschäftigten mich der Konflikt
mit dem Freund, der Körper und die
Krankheit. Der von Schwarz umgebene Baum
bedeutet Krankheit und Bedrohung.
Ich als Mädchen, blaß – um den Baumstamm
mein Freund als Efeu. Gegensatz«

Abb. 115
20jährige Patientin D. X., 1. 3. 1987 (2)
(siehe auch Abb. 114)
»Mein Freund und ich als Paar, oben
verschmolzen, nicht jedoch in der unteren
Körperhälfte, Hemmung vor Sexualität«

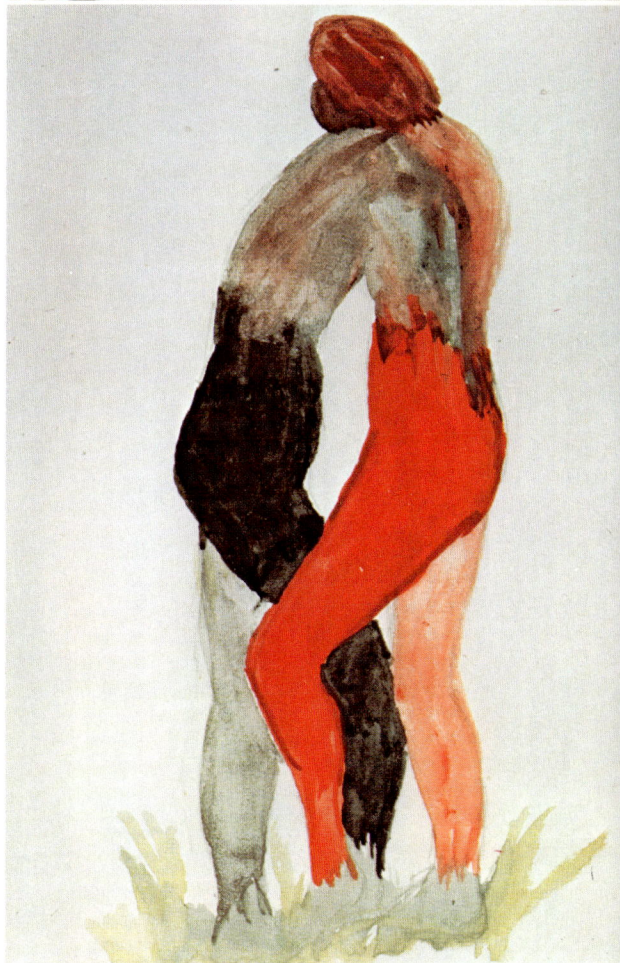

115

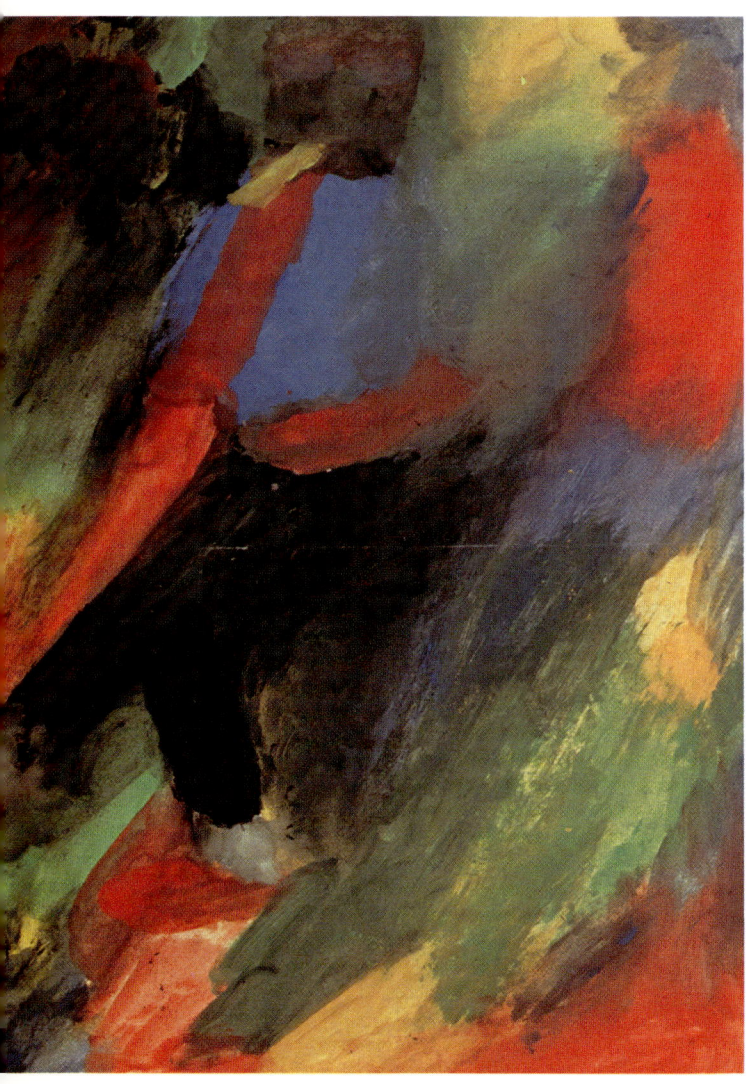

Abb. 116

17jährige Patientin S. C., 9. 8. 1984
(siehe auch Abb. 96, 97)

»Ich habe am Anfang sehr sauber
gemalt. Ich wollte mich mit einer
Zigarette malen. Meine Gedanken
gingen dann von dem Bild weg.
Ich hatte an diesem Nachmittag
einen Traum:
Ich bin in der Klinik, und A.
kam mich besuchen. Ich wollte
unbedingt mit ihm nach Hause
und pünktlich (damit es niemand
merkt) um 17.30 Uhr wieder
in der Klinik sein. Ich bin mit
ihm nach Hause gefahren.
A. verschwand schnell, um seinen
Bürokram zu erledigen. Ich war
ziemlich sauer auf ihn, denn
er hatte mir versprochen, sich für
mich die paar Stunden Zeit zu
nehmen. Ich suchte verzweifelt
jemanden, mit dem ich reden
konnte, aber in unserem Haus war
niemand. Alle waren bei A.
Ich war traurig und geriet in
Panik, denn ich wollte rechtzeitig
wieder zurück sein –; dann bin
ich aufgewacht. Ich habe mir beim
Malen Gedanken über diesen
Traum gemacht. Ich habe heraus-
gefunden, A. fehlt mir sehr. Was ich
geträumt habe, ist oft Wirklichkeit,
denn A. hat keine Zeit für mich.
Ich habe Angst, daß er wieder keine
Zeit für mich hat, wenn ich nach
Hause komme und ich wieder mit
meinen Problemen alleinstehe,
und der ganze Mist fängt wieder an.
Ich habe nach dem Traum gemerkt,
daß ich ihn sehr brauche. Aber dies
wird nicht möglich sein, da er der
Chef ist. Ich habe das Gefühl,
daß er mich wieder alleinlassen
wird. Als ich mir dies so überlegte,
wurde ich traurig und hatte keine
Lust mehr, ein schönes Bild zu
malen. Ich verschmierte langsam
meine Gestalt und überlegte
noch einmal diesen Traum.
Dennoch habe ich an diesem Bild
über eine Stunde gemalt. Weshalb
ich mich mit einer Zigarette malen
wollte, weiß ich nicht«

Abgrenzung/Identifikation

Magersucht (Abb. 117–119)

Abb. 117
19jährige Patientin N. U., 2. 7. 1987 (1)
(siehe auch Abb. 112)
»Hier habe ich meinen Vater dargestellt, so wie
er im Moment für mich ist. Ich komme mir von
ihm überfordert, angegriffen und bedroht vor. Es
scheint mir, als hindere er mich daran, meine
eigene Persönlichkeit zu entwickeln (obwohl
ich selbst gar nicht weiß, was ich will), und
als ob er mich zwingen wolle, nur die Wege
zu gehen, die er für mich für gut erachtet. Ich bin
froh, daß er im Moment weit weg ist und mich
nicht bedrohen kann. Er macht dies zwar nie mit
Taten, aber er erscheint mir immer so autoritär,
und ich bin vor ihm wie eine kleine Maus stets
auf der Hut«

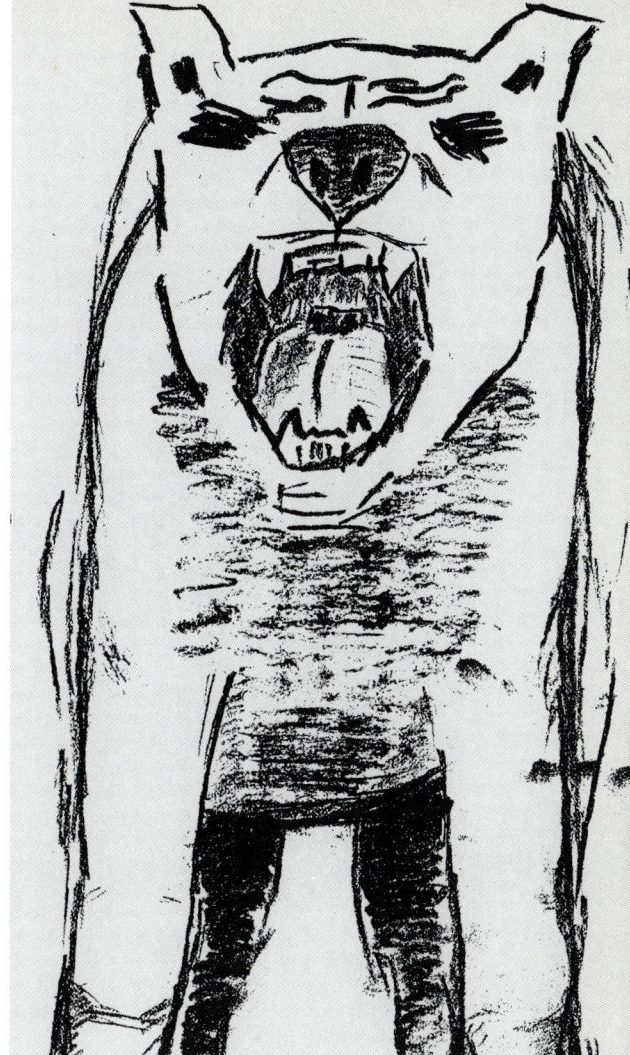

Abb. 118
19jährige Patientin N. U., 2. 7. 1987 (2)
(siehe auch Abb. 112, 117)
»Das Ungeheuer – und doch ein Selbstportrait«

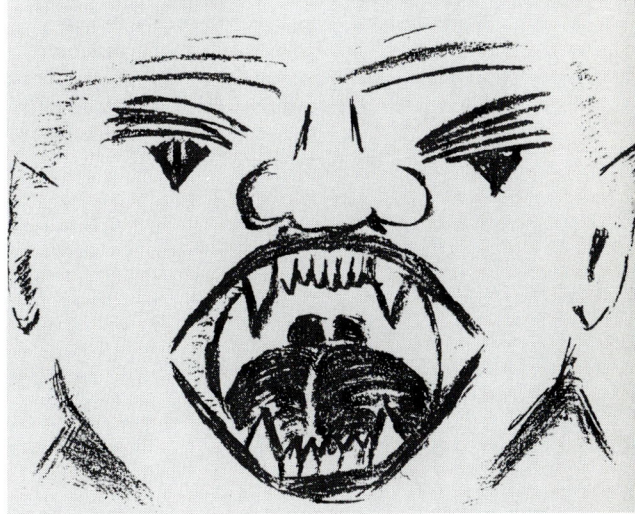

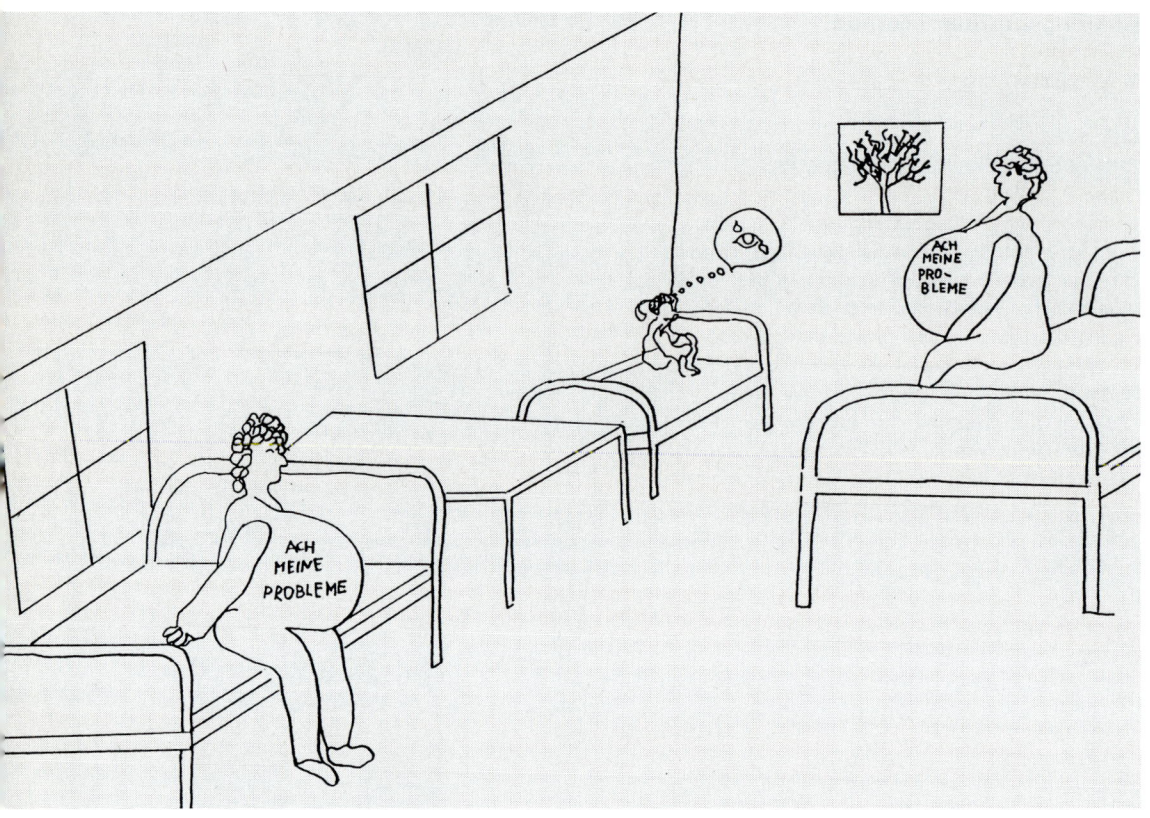

△

Bulimie (Abb. 120 und 121) ▷

Abb. 119
16jährige Patientin C. N., 26. 8. 1984
»Meine beiden Zimmer-Nachbarinnen reden nur
über ihre eigenen Probleme. Sie haben
beide dieselbe Krankheit. Mich schließen sie
immer aus. Ich habe mich auch schon einmal
mit ihnen gestritten. Am liebsten möchte
ich raus aus dem Zimmer, denn ich halte es dort
nicht mehr aus. Ich bin traurig und bedrückt«

Abb. 120
17jährige Patientin D. U., 25. 6. 1987
»Ich wehre mich gegen Überwachung und
Bevormundung«

Abb. 121
21jährige Patientin O. E., 18. 2. 1988
(siehe auch Abb. 105, 246)
»Gefangen. Das Gesicht ›außer-mir‹ fängt mich
ein und nimmt mir das Licht. In meinen
Träumen fängt mich mein Vater ein. Ich habe
Angst vor ihm (Gesicht). Wer ist das Gesicht? Was
will es von mir? Bin unzufrieden über das
Gemalte; es ist mir zu exakt und genau. Habe mir
etwas Angst durch das Malen genommen«

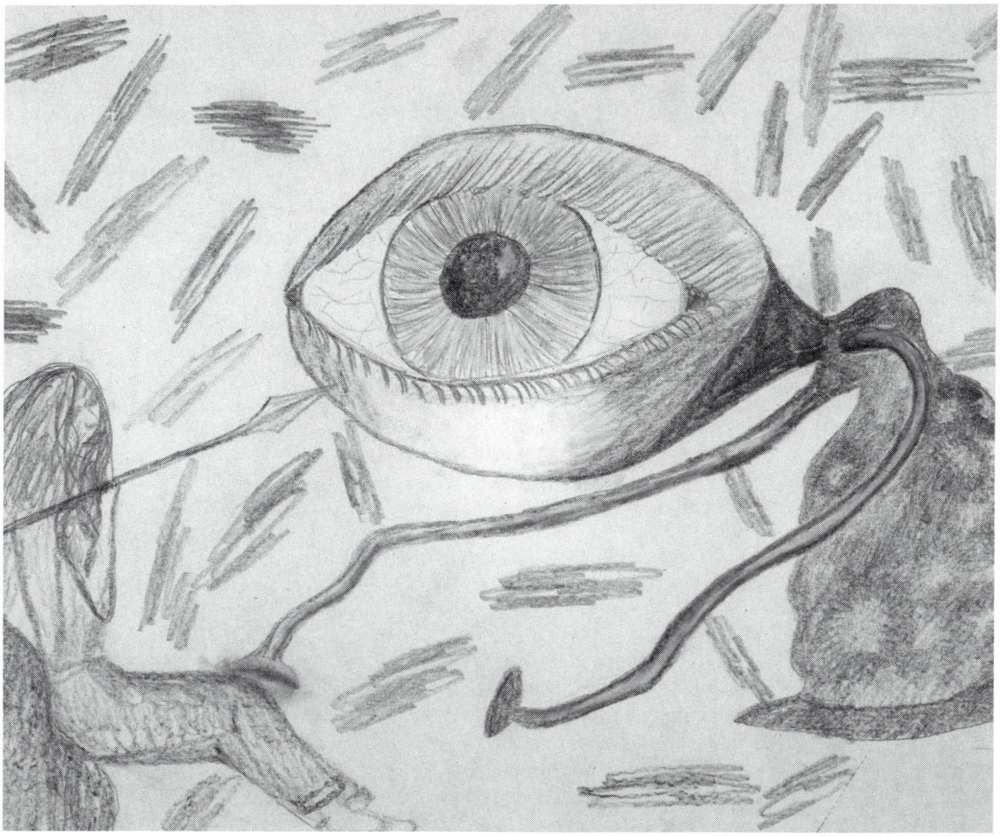

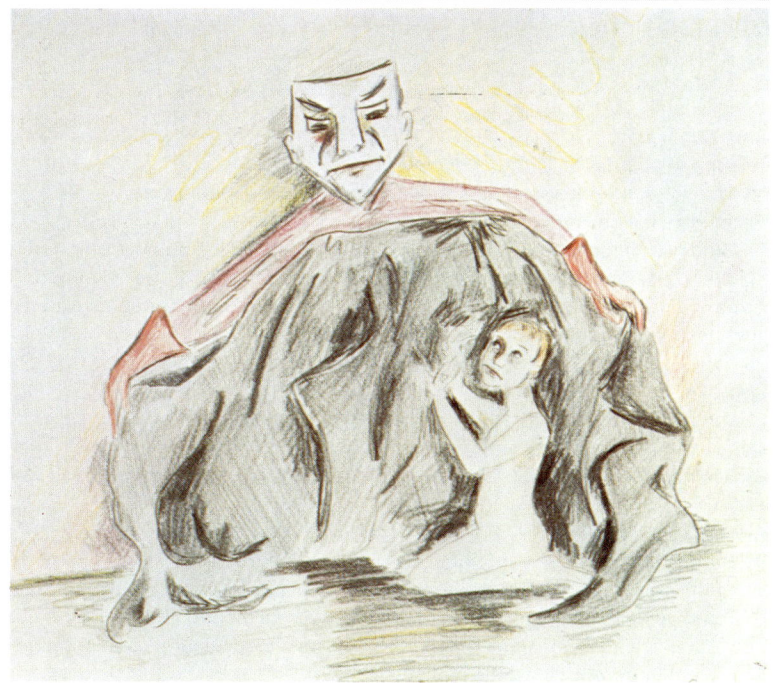

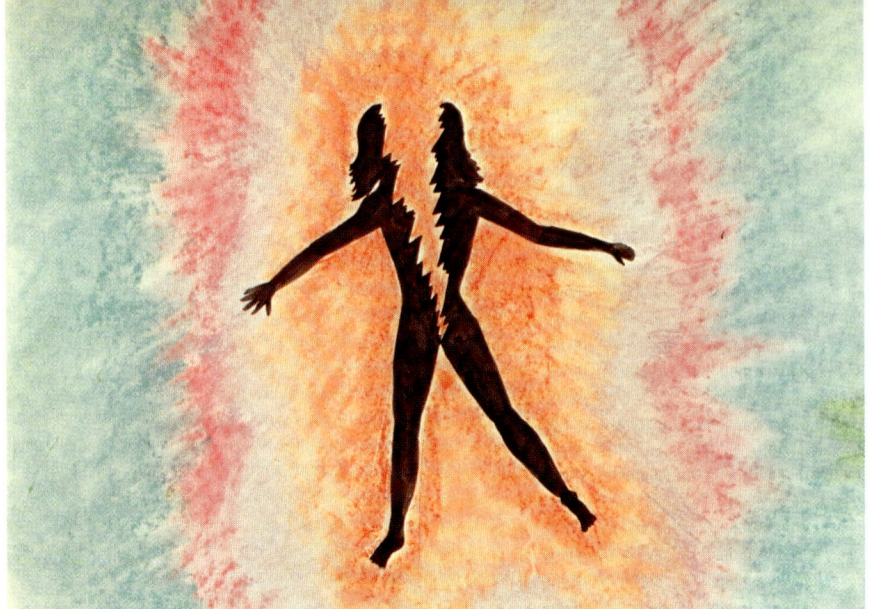

122

Ambivalenzen (1): Selbst

Magersucht (Abb. 122–127)

Abb. 122
15jährige Patientin T. N., 13. 3. 1986 (siehe auch Abb. 80, 83, 84, 88, 89)
»Wie Sie sehen, versuche ich, mich gerade mit dem Zustand der ›Zerrissenheit‹
abzufinden. (Die Zeit heilt ja bekanntlich alle Wunden!)
Aber keine Angst, ich bin nicht immer so pessimistisch«

▷

Abb. 123
19jährige Patientin N. T., 3. 3. 1987 (siehe auch Abb. 90)
»Ich mag Frauen zeichnen. Sie haben für mich etwas Ästhetisches. Also
zeichnete ich eine Frau.
Das Bild war mir jedoch zu kitschig, und ich wollte die Bedrohung der Frau zeichnen;
die dreckig geifernde Masse, die die Frau mit lüsternen Blicken verschlingt.
Arme, kleine Frau, Du kannst Dich nicht wehren, es sei denn, Du ziehst Dir etwas an,
aber dann bist Du unfrei«

Abb. 124
21jährige Patientin L. L., 6. 11. 1986 (1)
»Ich verstehe alles nicht mehr, mich und die anderen nicht. Ich weiß nicht mehr,
wie ich mich verhalten soll. Ich blicke nicht mehr durch und kann nur noch weinen«

Abb. 125
21jährige Patientin L. L., 6. 11. 1986 (2) (siehe auch Abb. 124)
»Ich fühle mich zerbrochen; ich gebe auf und will das Hilfsmittel Astronauten-
Nahrung in Anspruch nehmen. Ich habe versagt und bin am Ende.
Rot, – weil ich es wenigstens mit dem Hilfsmittel versuche und nicht aufgebe.
Ich bin am Ende, aber ich gebe nicht auf«

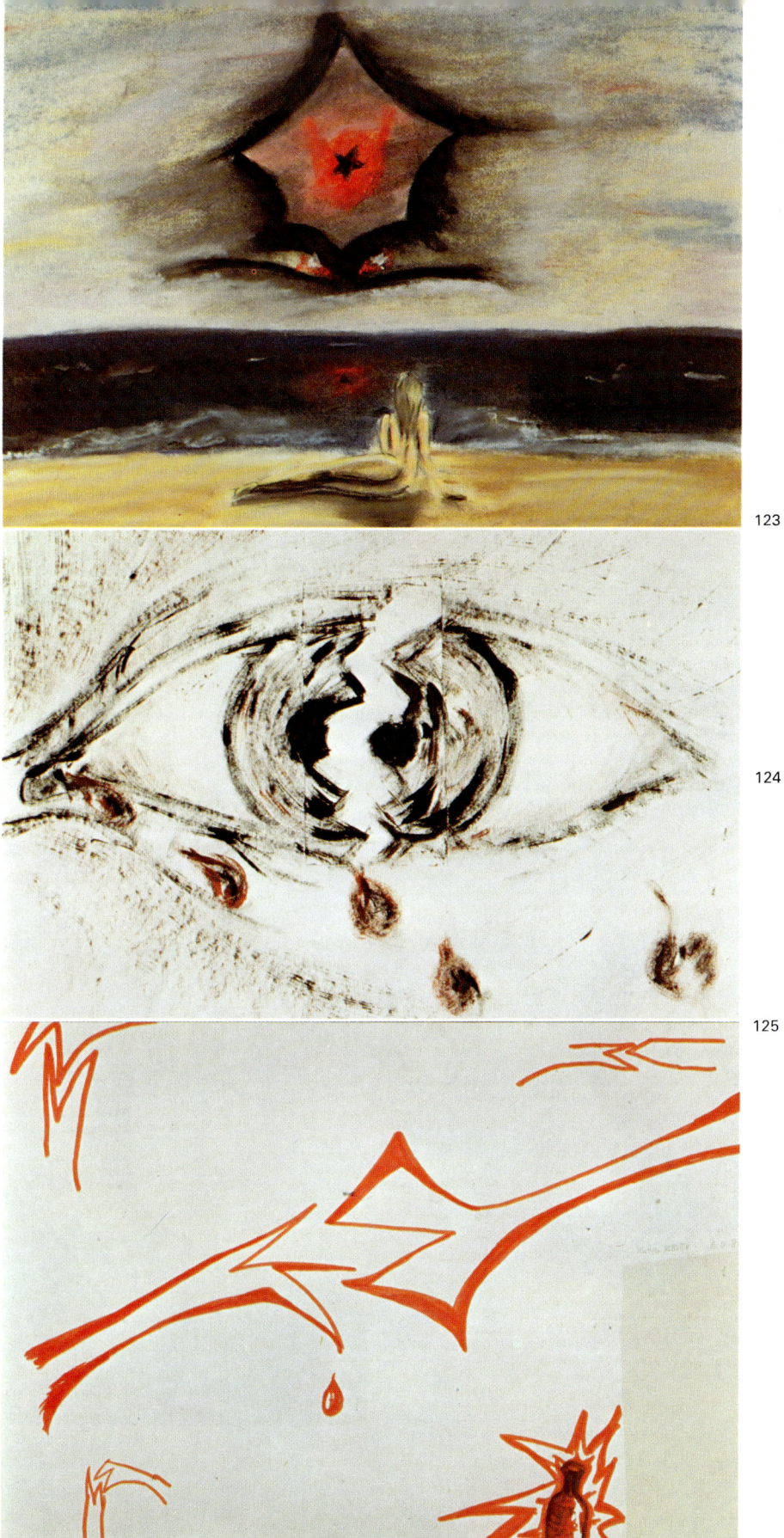

123

124

125

Abb. 126

18jährige Patientin H. T., 28. 2. 1985

»Meine momentane Lage: Ich stehe zwischen Vergangenheit und Zukunft. Ich sehe
ätzend aus, bin noch viel magerer als auf dem Bild, alles schlampig
und ungepflegt. Man sieht die hohlen Wangen und umschatteten Augen, die
verzweifelt und Hilfe/Halt suchend aus dem Bild sehen. Das Gesicht ist verzerrt,
der Mund zusammengepreßt, wirkt aufmerksam, aber resigniert. Rechts ist
die Vergangenheit hinter mir: Alles ist dunkel, trostlos und traurig. Es gibt zwar
verschiedene Nuancen (verschiedene Erinnerungen), doch alles ist
schwarz (= Magersucht) eingefärbt. Sie dominiert das Gewesene, nichts war ohne sie.
Doch das anfangs Verschwommene hat schon klare Umrisse. Ich lerne zu
differenzieren, zu verstehen und zu ordnen. Ich sehe klarer, auch wenn ich mir selbst
nicht in die Augen sehen kann.
Rechts das Schwarze war zuerst noch nicht so stark; doch je länger ich krank bin,
um so dunkler wird alles, bis es im absoluten Schwarz (Beherrschung
durch die Magersucht) endet. Die Formen sind chaotisch; es ist kein Platz für Weiß,
das Ganze wirkt bedrohlich und tot (keine Luft zum Atmen).
Ich bin orientierungslos und unsicher, voller Widersprüche. Doch ich blicke nach vorn,
wenn auch mit Angst.
Dort steht das Fragezeichen für meine Zukunft. Groß ist es, doch hell und in kräftigen,
leuchtenden Farben. Die Form ist weich und fließend, aber klar umrissen.
Ich weiß dann, was ich will.
Es ist Zeichen meiner vagen Hoffnung, mein Ziel zu erreichen.
Das Bild fiel mir heute nacht ganz plötzlich ein!«

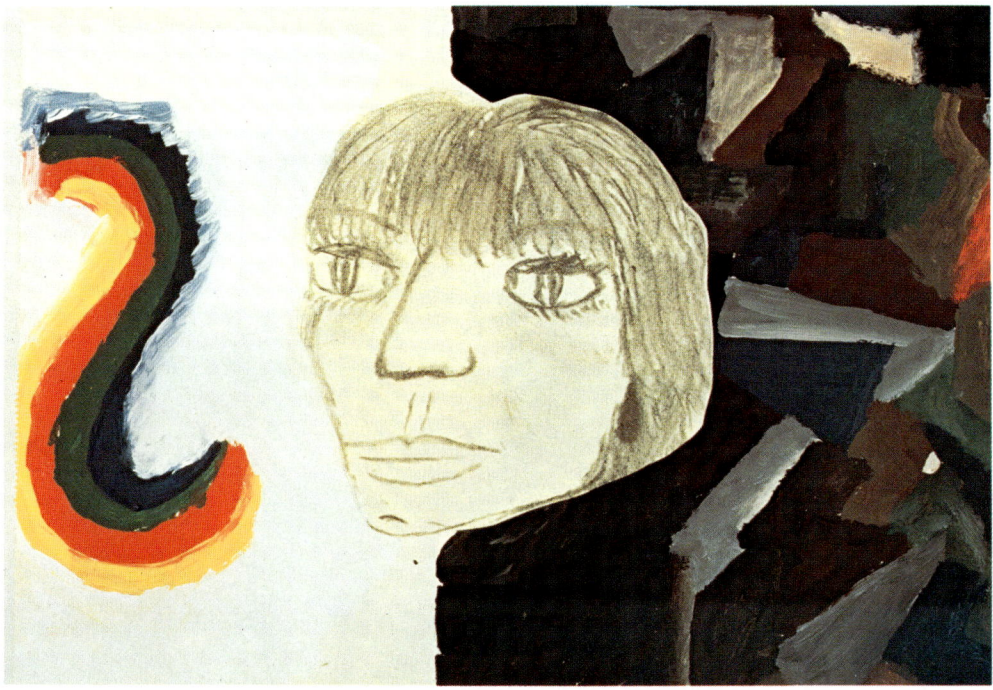

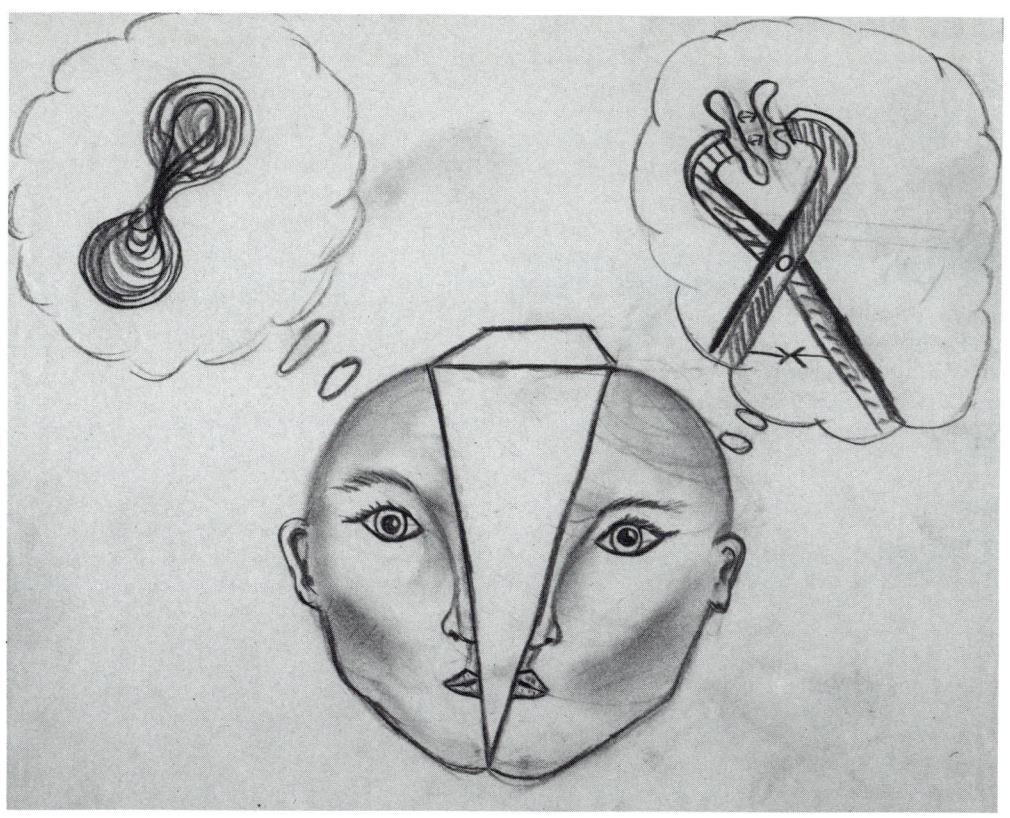

Abb. 127
17jährige Patientin I. X., 5. 6. 1986
»Zwiespalt von Gefühlen.
Rechte Seite:
Gefühl des Zwanges, Drang zur Reaktion
mit Widerstand.
Linke Seite:
Gefühl der Einsicht, Gefühl der Vereinigung
von Verständnis auf der einen und Ablehnung
auf der anderen Seite«

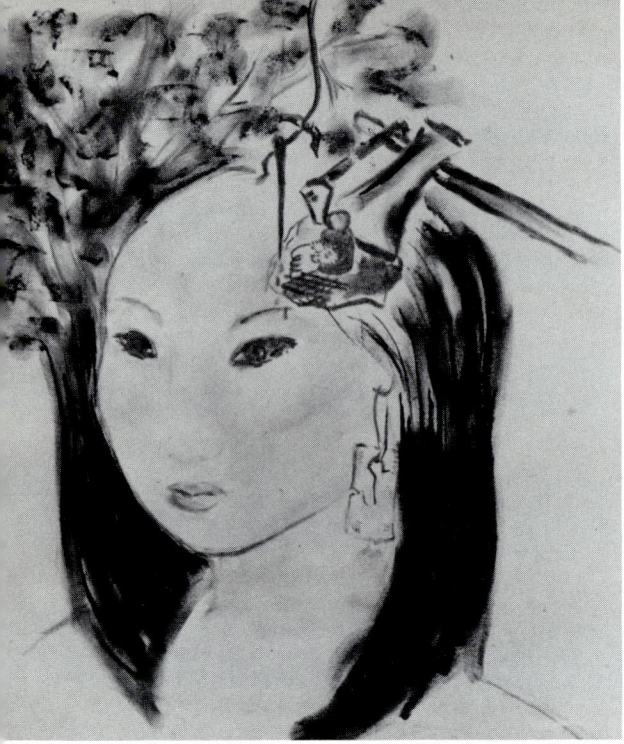

Bulimie (Abb. 128−134)

Abb. 128
19jährige Patientin T. I., 13. 3. 1986
»Darstellung: Die Geteiltheit des Menschen.
1. Konflikt mit der Umwelt: Natur in Einheit mit
dem Menschen/Industrie und Geld.
2. Die äußeren Belastungen habe ich in Form von
Hammer, Axt usw. dargestellt. Das drückende
Gewicht des Problems zerstört das Schutzgitter,
das vor der Seele und dem Herzen des Menschen
liegt. Es reißt − die innere Selbstzerstörung
beginnt, unbemerkt von ›der Gesellschaft‹,
denn die äußere Glätte, Schönheit und
Korrektheit ist noch unverletzt.

Diese Skizze entspricht genau meinem
augenblicklichen Gefühlszustand. Die seelischen
Belastungen von außen werden zunehmend
stärker, Ausweglosigkeit und Hoffnungslosigkeit
breiten sich aus − Angst vor der Zukunft«

Abb. 129
31jährige Patientin B. T., 8. 9. 1987
(siehe auch Abb. 108)
»Ängste: Bier, Alkohol, Essen!
Falschheit − Dickwerden − Streit − Gewalt −
Brutalität − Eingesperrtsein!
Statt: Liebe − Bindungen − Kontakte −
Träumen − Menschen − Nähe!«

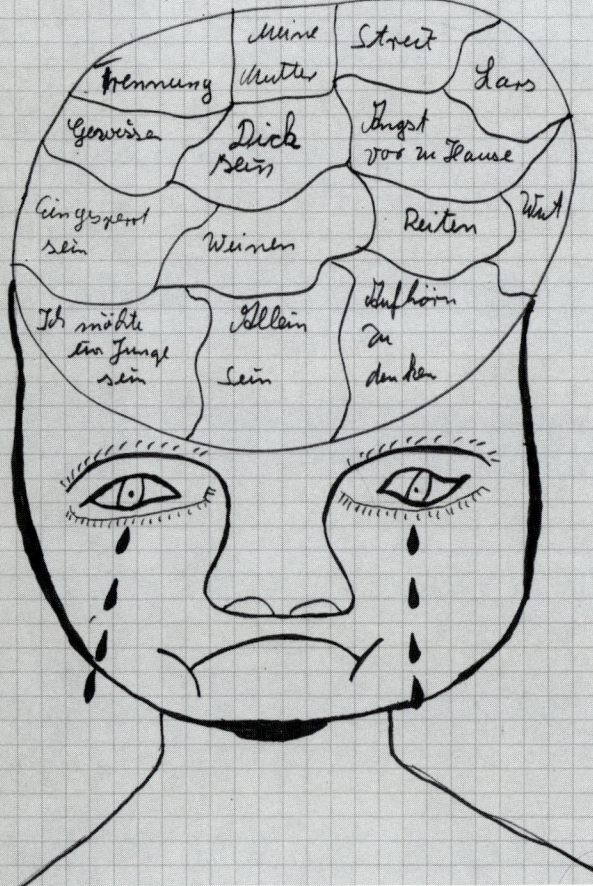

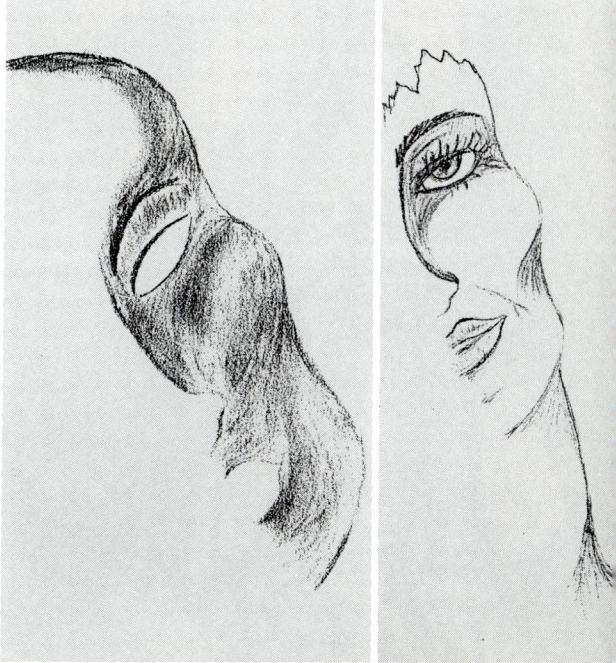

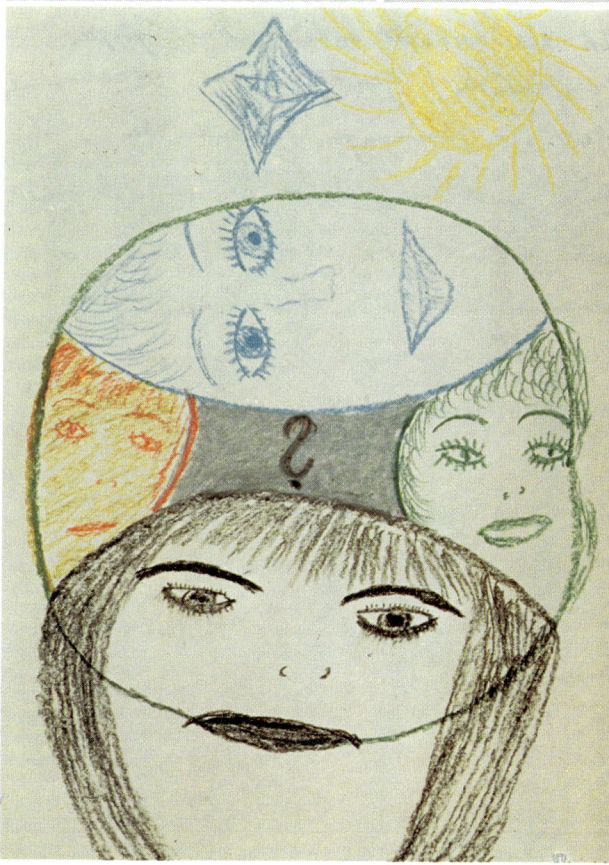

Abb. 130
18jährige Patientin B. C., 16. 9. 1987
(siehe auch Abb. 86, 109)
»Hälfte eines Gesichtes mit einem Auge, Brauen,
halbem Mund; keine Haare, Pupillen, Lippen,
Ohren; höhlenartige Stirn, leeres Auge, leere
halbe Mundhöhle.
Sinn: hohle Stirn — ohne Inhalt; leeres Auge —
kein Wahrnehmen sichtbarer Dinge;
keine Ohren — kein Gehör, kein Gleichgewicht;
hohler Mund — zum Sprechen, Atmen, Essen,
Schmecken nicht geeignet; hohle (= knochige)
Wangen — für Ausgezehrtsein, Krankheit,
Skelett; Nase — ohne Funktion.
Auf mich bezogen: bin zwar vorhanden, aber
nur zur Hälfte, nichts im Hirn, sonst
taub und stumm«

Abb. 131
18jährige Patientin B. C., 24. 9. 1987
(siehe auch Abb. 86, 109, 130)
»Aussage: keine. Schizophrene Eierschale
mit lahmem Blick — hohle Wangen aus'm
Modeheft — schleimige Mundform —
Elefantennase — maskulines Kinn — verrenkter
Hühnerhals — Schatten überall, da seit
3 Wochen nicht mehr gewaschen«

Abb. 132
26jährige Patientin C. F., 28. 12. 1986
»Ich habe versucht, anhand eines umfassenden
Gesichts meine verschiedenen Gesichter
und Stimmungen auszudrücken. Diese sind sehr
extrem — von himmelhoch jauchzend bis
depressiv, wobei letzteres zunimmt. Wut, Ärger,
Unausgeglichenheit versuche ich zu
unterdrücken. ›Ich selbst‹ bin ich jedoch selten.
Mir wird jedoch immer bewußter, daß ich mich
in einer ›Grauzone‹ befinde. Ich weiß zwar, was ich
n i c h t möchte — oder glaube es zumindest —,
weiß aber nicht, was ich will. Dies hängt
von meiner Stimmung ab und ist jeweils
ein Extrem — nie ausgeglichen und zufrieden,
nur nervös«

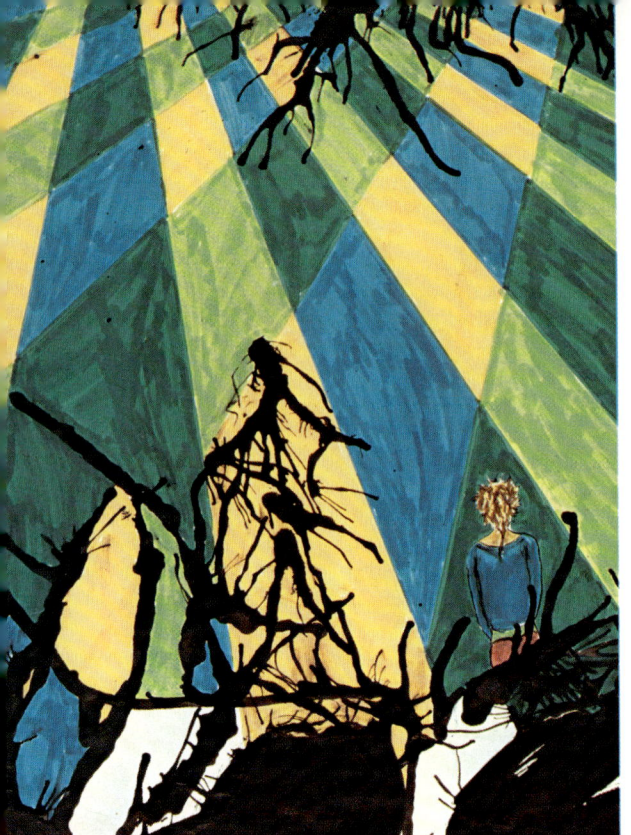

Abb. 133
23jährige Patientin N. L., 16. 6. 1987
»Ordnung — Unordnung. Scheinbar zwei nicht zu
vereinbarende Gegensätze? Hinter jeder
Unordnung steckt verdeckt auch ein Fünkchen
Klarheit. Ich muß nur danach suchen.
Manchmal hilft ein äußerer Orientierungsrahmen
dabei, sich selbst Bezüge zu setzen. Es
fällt mir schwer, mein Wissen in Handlung
umzusetzen. Wenn ich es mal wieder nicht
schaffe, ist die Unordnung in mir groß und mein
Selbstwertgefühl erneut geschrumpft. Zögernd
vor der Ordnung stehe ich«

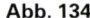

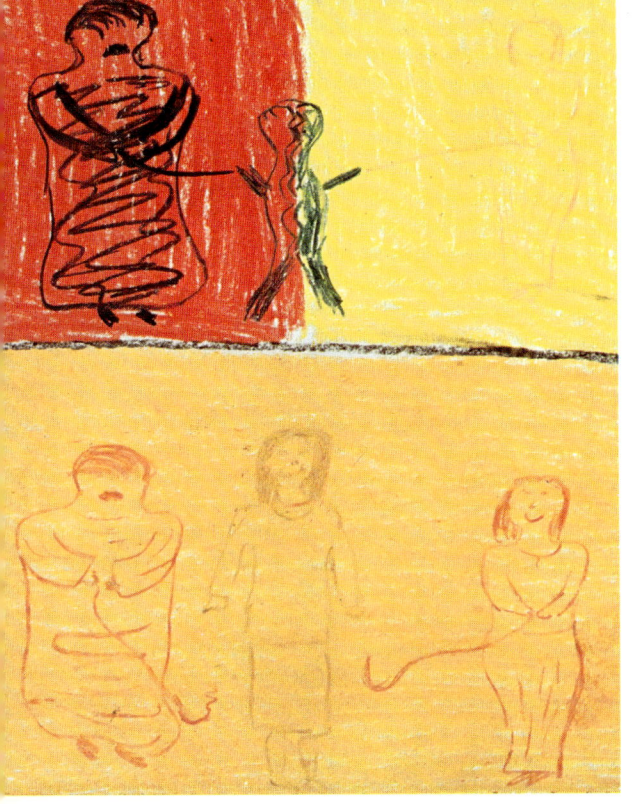

Abb. 134
17jährige Patientin D. T., 5. 1. 1987
»Früher stand ich zwischen meinen beiden Ichs,
dem guten und dem bösen Ich. Ich fühlte mich
von ihnen auseinanderzogen, als wenn sie
um mich kämpfen. Ich konnte mich gar nicht
gegen sie wehren. Heute fühle ich mich befreit
von meinen beiden Ichs. Sie haben sich
vertragen und lassen meine Seele in Ruhe. Ich
kann mich so entwickeln, wie ich es mir
vorstelle; aber ich bin jetzt noch unsicher«

Ambivalenzen (2): Krankheit

Magersucht (Abb. 135–142)

Abb. 135
26jährige Patientin I. L.,
12. 5. 1985
»Ich habe im Moment
erneut das Gefühl, daß es
mir doch eigentlich
wieder schlecht gehen muß.
Ich stehe am Fenster und
sehe ›ohne Umweg‹ auf
geradem Wege die
Dunkelheit, die
Sinnlosigkeit, die Angst.
Die Sonne, das Licht,
das Schöne, Hoffnungsvolle
sehe ich nur sehr schwer
und ›auf Umwegen‹. Wenn
ich mich einmal auf
die Zukunft freue und
glaube, daß das Leben noch
Sinn hat und auch schön
sein kann, besonders
zusammen mit meinem
Mann, dann habe ich sofort
wieder die düsteren
Gedanken.
Die Farben vom Fenster
habe ich entgegen meiner
Gewohnheit bewußt
›unmöglich‹ gewählt. Die
Farbe der Sonne gefällt
mir auch nicht. Sie löst in
mir eine Aggression aus,
da das Gelb in meinen
Augen unheimlich sticht.
Das Schwarz hingegen
beruhigt mich, obwohl es
auf mich auch bedrohlich
wirkt«

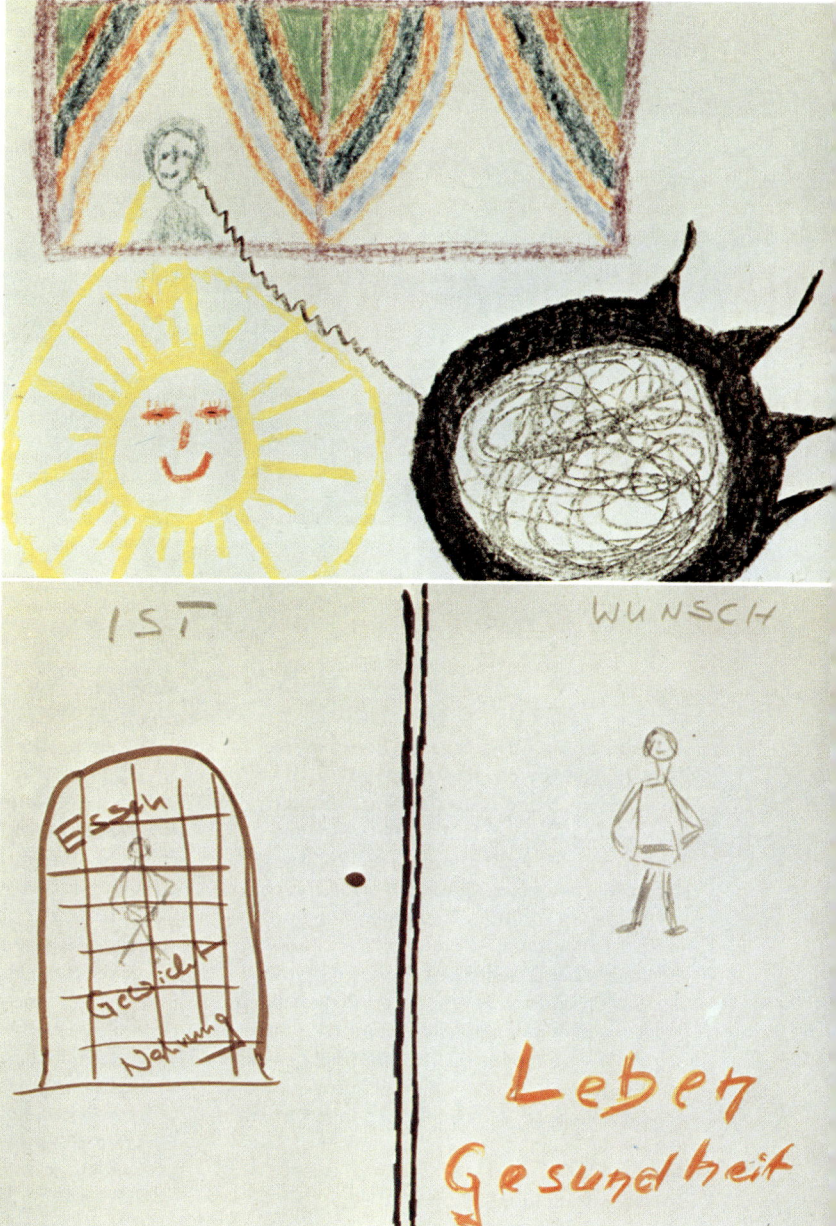

△

Abb. 136
21jähriger Patient U. C., 26. 1. 1984 (siehe auch Abb. 85)
»Wünsche:
Nicht Worte bringen's, sondern Handeln! Jeder Tag, der so
verläuft wie die bisherigen, ist ein verlorener!«

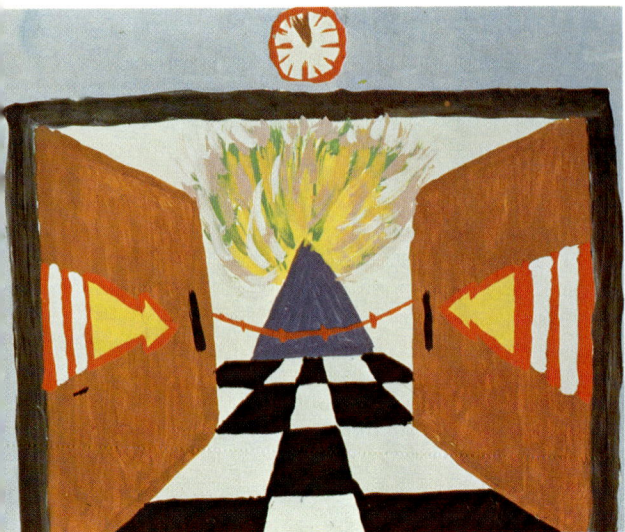

Abb. 137
22jährige Patientin L. L., 17. 4. 1986
»Alles sagt in mir ›Geh da rein!‹ Doch nachdem
die Tür offen ist, darf ich nicht weiter.
Aber, was ist das, wohin ich gehen soll (gelb,
rot, grün . . .)? Die Tür ist offen, aber
fest (Leine)!«

◁

▷

Abb. 138
24jährige Patientin L. T., 24. 8. 1987
»Ich spüre, wie ich hinter den Gittern meiner
Krankheit sitze – ein schrecklicher Traum –
und sehe auch noch den Abstand zwischen dem
›normalen Leben‹ und mir. Ich muß meine
Symptome, die mich immer in die Depression
jagen, aus denen ich eigentlich bis jetzt nicht
richtig rausgekommen bin, annehmen und
auf das Gute hoffen, auch wenn das Gute – die
Gesundheit und Genesung – noch ein Traum
ist, den ich noch nicht empfinden kann. Ich lebe
noch wie eine gefühllose Maschine. Außen
scheint die Sonne; es gibt Blumen. Ich sehe sie
jedoch noch nicht, weil ich noch immer um
meine Gedanken, Kurzschlußgedanken, kreise«

Abb. 139
21jährige Patientin B. Q., 4. 1. 1988
(siehe auch Abb. 103)
»Es war vorher eigentlich nicht geplant, daß
Bücher entstehen. Es ließ sich aber nicht
vermeiden. Ich meine, daß ich mich selbst im Bild
als Buch darstelle. Ein Buch hat sich schon
offenbart. (Das Buch der Zukunft.) Es hat leere
Seiten, weil ich nicht genau weiß, was ich
will. Das große blaue Buch ist das Buch
der Dünnheit – es ist durch andere Bücher fest
verschlossen. Keiner kommt daran. Die anderen
Bücher kann ich leider nicht interpretieren«

Abb. 140
27jährige Patientin I. L., 26. 6. 1986
(siehe auch Abb. 79, 81, 82, 98, 99)
»Das Bild stellt ein Würfelgitter als Gefängnis dar.
Ich bin diese formverändernde, unbestimmte
rote Masse gleich einer Amöbe, die vorsichtig
versucht, über ihre Arme Kontakt nach außen zu
erhalten. Rot deswegen, weil ich mich für
gefährlich halte; ich bin etwas, das in sich selbst
verbrennen, sich selbst verzehren kann. Diese
ausgestreckten Fühlarme stoßen aber
immer wieder an eine Ausweglosigkeit,
Hoffnungslosigkeit, auch wenn sie durch eine
gewisse Helle herausgelockt werden. Außerhalb
dieses Gefängnisses herrscht sozusagen ein
ungeordnetes, kein starres Gefängnis; darum die
Pinselstriche mehr im Vordergrund als
einheitliche kompakte Schwärze. Das Gefängnis,
in dem ich mich ja noch befinde, stellt für
mich im Moment aber auch einen Schutz dar,
den ich draußen nicht kenne. Also halte ich mich
lieber gefangen, als daß ich das Wagnis eines
Ausbruchs/Aufbruchs auf mich nehme. Das sehr
zaghafte Rot auch außerhalb könnte ein Teil von
mir sein, der in anderen Menschen lebt;
es könnte das Gefährliche sein, das mir auch
späterhin stets begegnen wird. Mich läßt
die Assoziation nicht los, daß sich all das Rote
gegen mich verbünden könnte und mich wieder
so ergreift, einholt, besiegt«

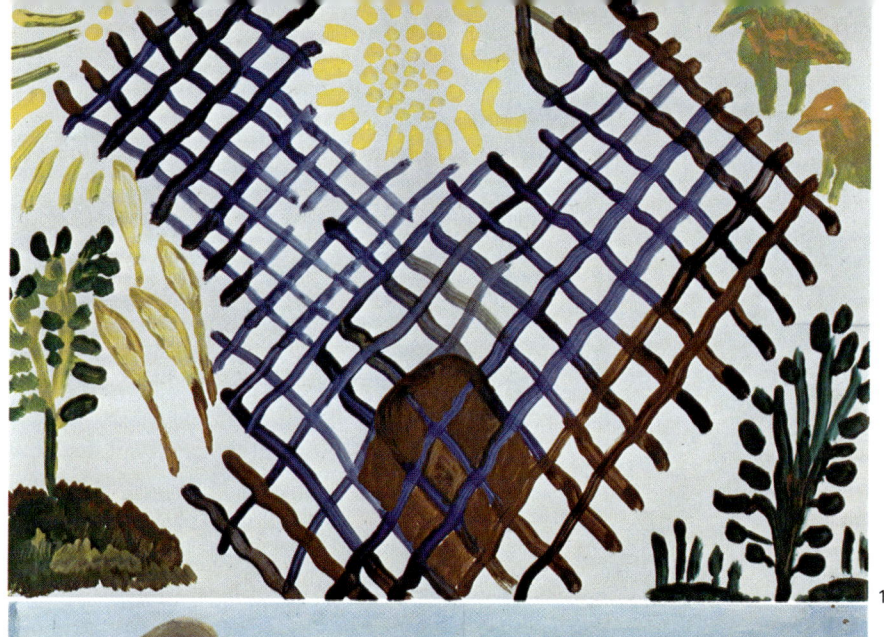

138

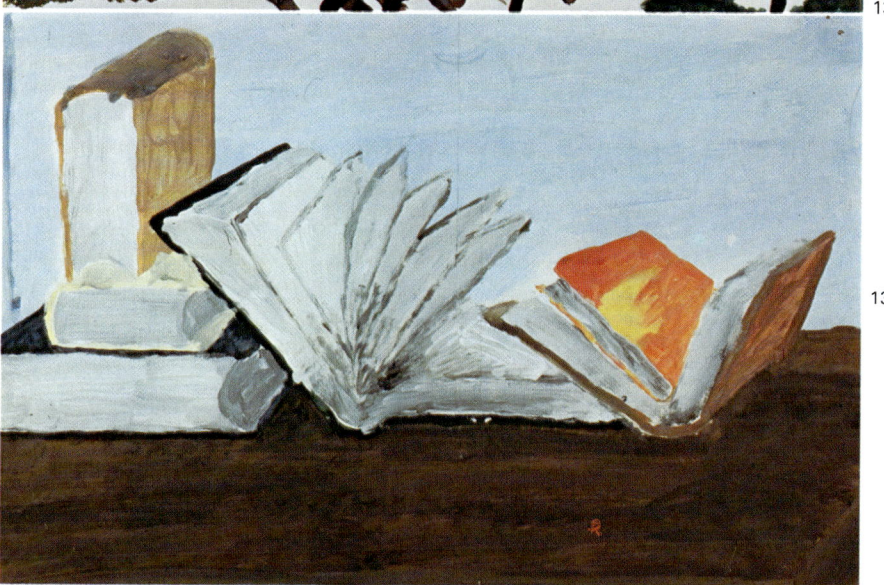

139

140

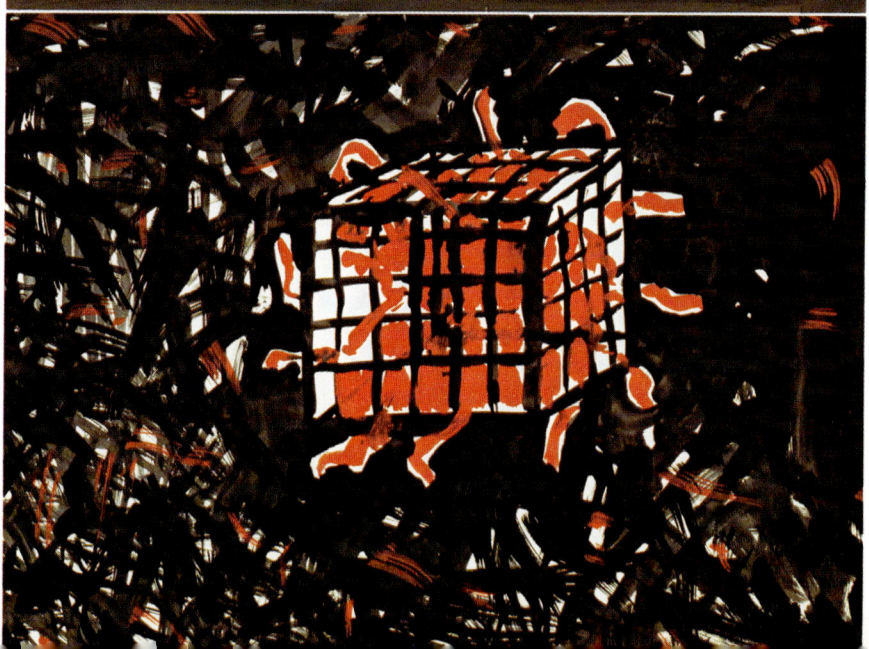

Legende zu Abb. 142

Folgende Begriffe ergeben sich aus den Silben:

a – ak – ar – be – cha – ehr – fühls – ge – geiz – he – heit – hilf – keit – keit – lo – lo – ma – mel – mut – ne – o – ru – schi – selbst – si – sig – sig – tau – täts – ter – the – ti – tik – trug – un

1.	bin ich, da alles programmiert und geplant ist sowie über den Kopf läuft.
2. Aktivitäts-.	stürze ich mich hinein, um den inneren Konflikt zu überspielen.
3. Gefühls-.	leide ich entsetzlich drunter; Folge meiner ständigen Verdrängung.
4. Ehr-.	resultiert aus dem Zwang, mich ständig selbst zu beweisen.
5. Ruhe-.	laufe vor mir weg, daraus entsteht . . .
6. Selbst-.	betreibe ich sehr sorgsam, falle selbst darauf herein.
7. . . .-sicherheit	einer meiner wahren Charakterzüge im Moment.
8.	typisch für mein jetziges Dasein.
9. Hilf-.	Kennzeichen meiner momentanen Verfassung.
10.	spiele ich fortwährend.

»Die Anfangsbuchstaben – von oben nach unten gelesen – ergeben meine Krankheit.

Ich sitze in meinem Zimmer und versuche, das Rätsel meines Lebens zu lösen. Es ist schwierig und meine zentrale Angelegenheit. Der Tisch ist zu hoch für mich; ich überschaue das Ganze kaum, obwohl ich angestrengt nachdenke. Es ist zuviel für mich, ich sehe abgespannt und müde aus, außerdem wie immer mager, kantig, alt, traurig und verzweifelt. Ich verstehe so vieles nicht, obwohl ich nur auf das Rätsel (ich selbst) konzentriert bin (fixierter Blick).
Im Hintergrund tickt die Uhr, es ist 5 vor 12. Ich will endlich wieder leben und das Rätsel lösen! Manchmal will ich jedoch zuviel auf einmal, und außerdem läuft immer noch alles über meinen Kopf! Vielleicht ist der Schlüssel zur Selbstbefreiung gar nicht weit. Im Hintergrund scheint durch das kahle Fenster die Sonne. Dort ist Leben und Freude. Vielleicht muß ich mich nur umdrehen, den Schlüssel benutzen und das Gefängnis verlassen!? Die Silben des Rätsels, die ich gefunden habe, sind positiv – und sind das, wonach ich mich sehne, was ich schaffen möchte. Vielleicht verdränge ich die realen negativen Begriffe und fliehe zu Illusionen.
Doch das Rätsel ist auch schon angefressen und geknittert. Es zeugt von intensiver Arbeit, ein Teil ist zumindest gelöst. Bei den Formulierungen habe ich schon ›ich‹ statt ›man‹ und ›du‹ benutzt. Ein Fortschritt?
Doch noch ist alles grau, farblos, das Licht im Rücken.
Ich bin noch ganz am Anfang. Ich weiß nicht, was wird. Dafür steht das Fragezeichen.«

Lösung:	1 Maschine	2 Aktivitätstaumel
	3 Gefühlsarmut	4 Ehrgeiz
	5 Ruhelosigkeit	6 Selbstbetrug
	7 Unsicherheit	8 Chaotik
	9 Hilflosigkeit	10 Theater

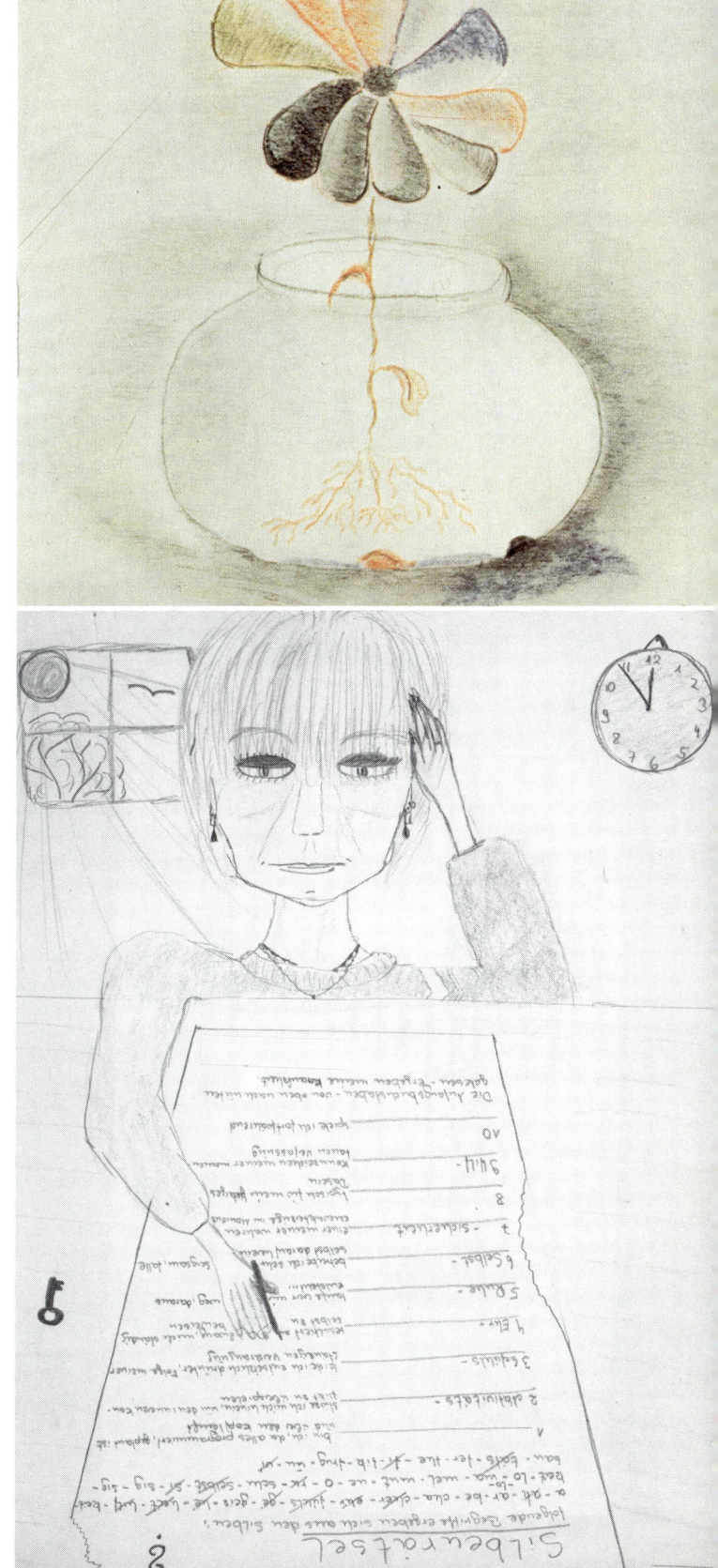

Abb. 141
17jährige Patientin K. N., 23. 3. 1987
(siehe auch Abb. 101)
»Die Blume bin ich. Meine Wurzel
verdorrt, da das Wasser
ausgelaufen ist, denn die Vase
hat ein Loch. Den letzten Rest
Wasser kann ich nicht
erreichen, und ich fange an zu
welken. Mein Stiel und meine
Blätter fallen ab. (Ist das
mein Gewicht gewesen?) Ich
selber − mein Charakter −
beginnt, sich vom schönen,
kräftigen Rot ins dunkle Schwarz
zu wandeln. Es fehlt sogar
schon ein großes Blatt.
Komisch, man hat mich
abgeschnitten und als einzige in
die Vase gestellt«

Abb. 142
18jährige Patientin H. T., 7. 3. 1985
(siehe auch Abb. 126)
Silbenrätsel

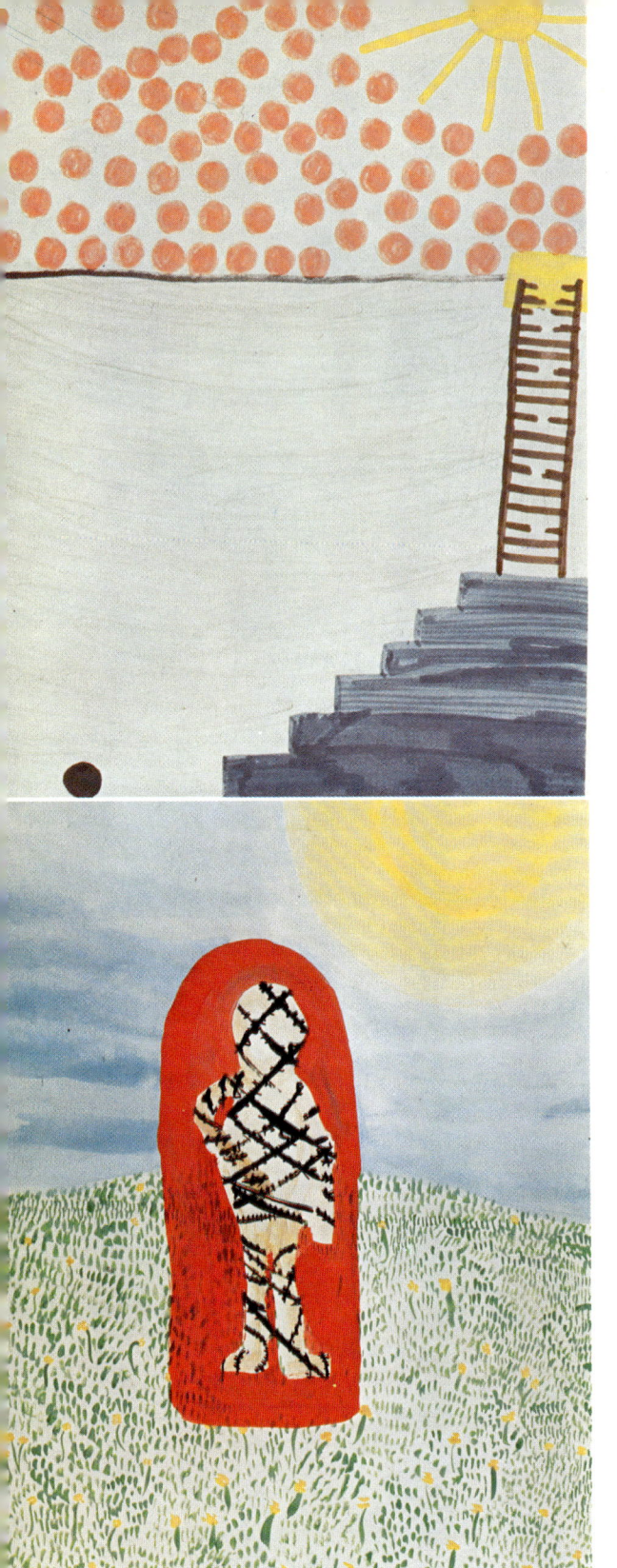

Bulimie (Abb. 143–146)

Abb. 143
29jährige Patientin N. Q., 28. 5. 1987
»Ich bin irgendwie traurig und voller
Aggressionen, weil ich den Weg zu den anderen
nicht schaffe. Das Zunehmen hat damit
nichts zu tun. Solange ich nicht weiß, weshalb
mir manchmal alles egal ist und ich lieber
tot sein möchte, ist es doch völlig gleich, ob ich
nun zunehme oder nicht. Es scheint niemand
zu verstehen, daß ich nur unter eigenem
Zwang zunehmen kann. Wenn ich mich nun aber
immer zwinge, kann ich auf keine
Zukunft hoffen. Ich muß herausbekommen,
woher, wieso, warum?«

Abb. 144
27jährige Patientin W. I., 6. 8. 1987
(siehe auch Abb. 87)
»Teils Therapie, teils großer Schmerz. Ich hätte
kein weiteres Bild mehr machen können.
In der schönsten Idylle die größte Qual und der
lauteste Schrei! Grausam! Mir ist immer
noch übel und jetzt sehr heiß«

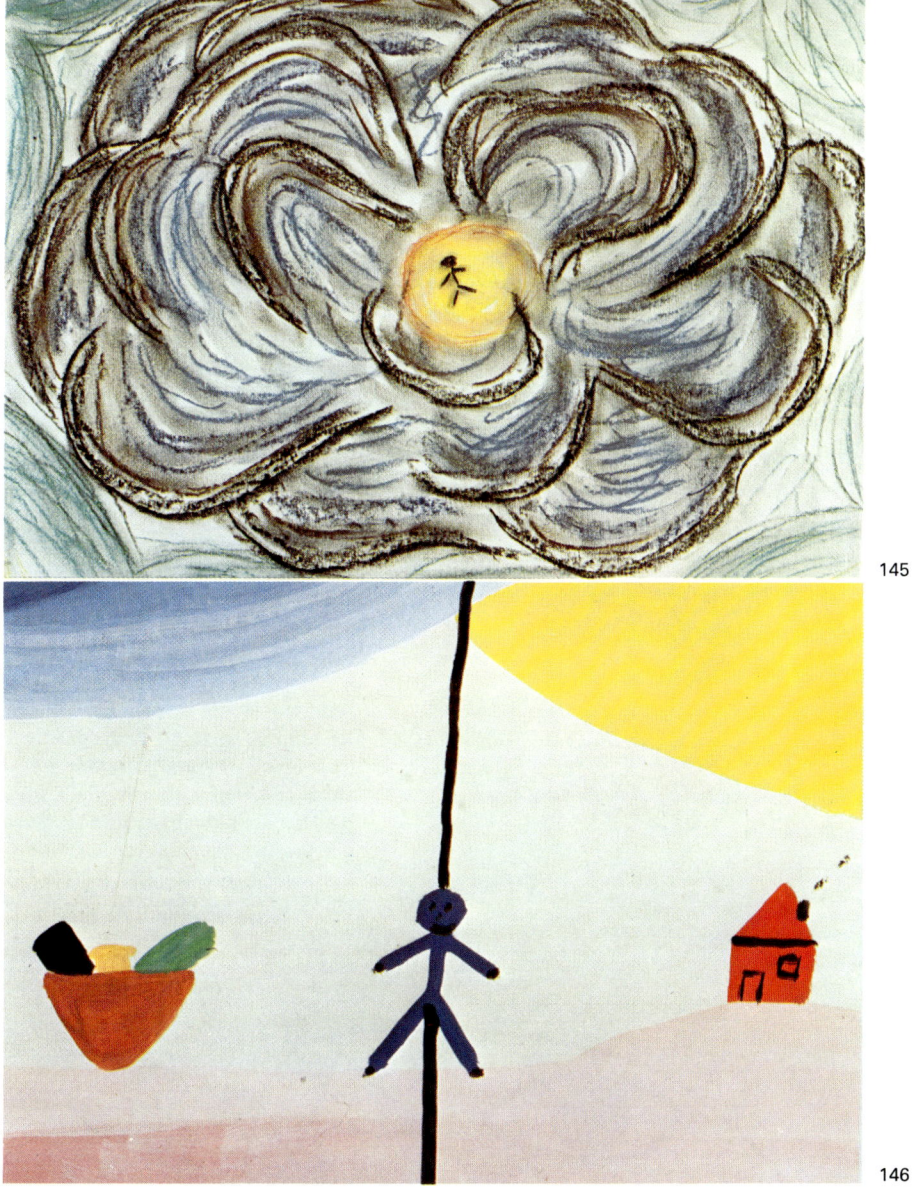

145

146

Abb. 145
18jährige Patientin U. L., 31. 10. 1985 (siehe auch Abb. 106)
»Schlafend liege ich im Gefängnis des Grauens, vielleicht eine Blume von oben
(ab morgen wird es besser)«

Abb. 146
29jährige Patientin N. Q., 4. 6. 1987 (siehe auch Abb. 143)
»Ich fühle mich gut, schon allein nach dem Gespräch mit dem Psychologen, weil
ich wegen der Zunahme hinaus darf. Ich möchte noch nicht nach
Hause fahren — auf der einen Seite, ja —, aber ich glaube, ich werde es dort noch nicht
schaffen. Ich möchte gern wissen, wie es zu dieser Krankheit kam;
aber darauf gibt es keine Antwort«

Ambivalenzen (3):
Gesundheit

Magersucht (Abb. 147 und 148)

Abb. 147
16jährige Patientin L. L., 16. 5. 1988
(siehe auch Abb. 93)

»Ich habe die erste Hürde genommen, das heißt,
die erste Treppe nach oben. Ich habe genau
so viel zugenommen, wie ich wollte, und trotzdem
kommt jetzt der Teufel wieder stärker. Ich
verschließe einfach eine Tür vor der Hölle. Ich
blocke meine Gedanken nach hinten ab, so daß
der Weg zum Sonnenschein mein Weg wird.
Doch zur Zeit darf ich nicht an zu Hause denken.
Es ist eine ganz andere Welt. Hier ist es
hell und wird immer heller, zu Hause sehe ich nur
Dunkles: Das Auge, das mich ständig beobachtet,
was ich esse, wieviel etc. und was ich mache
und tue . . . Dann der Mund, der nur
klugscheißert. Ich hasse diesen Mund. Es treibt
mich schon der Gedanke daran zum Wahnsinn!
›Du weißt, Du mußt . . .!‹ Das sagt er ständig.
Mit zu Hause ist meine Familie gemeint. Hier
redet mir keiner in meine Gedanken rein;
ich bin frei. Ich habe mich selbst in der Hand.
Ich will meine Familie im Moment nicht mehr
sehen. Sie war vorgestern hier, und es hat mich
die kleinste Kleinigkeit zum Brodeln gebracht.
›Ich würde . . .‹, ›denk daran, daß . . .‹,
›hast Du auch . . .?‹, ›Du weißt ja . . .‹.
Ich kann es nicht hören«

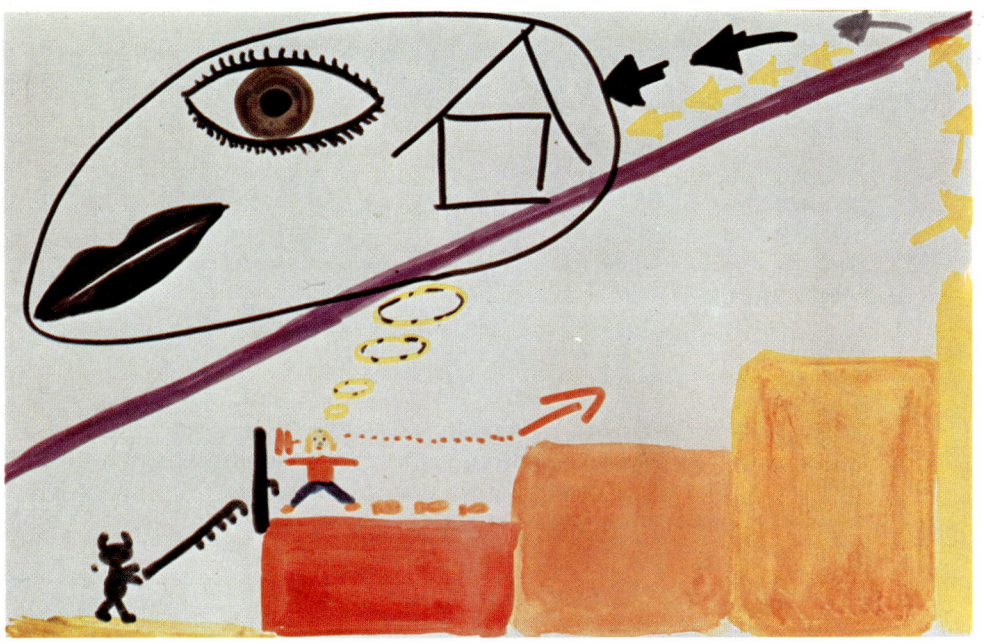

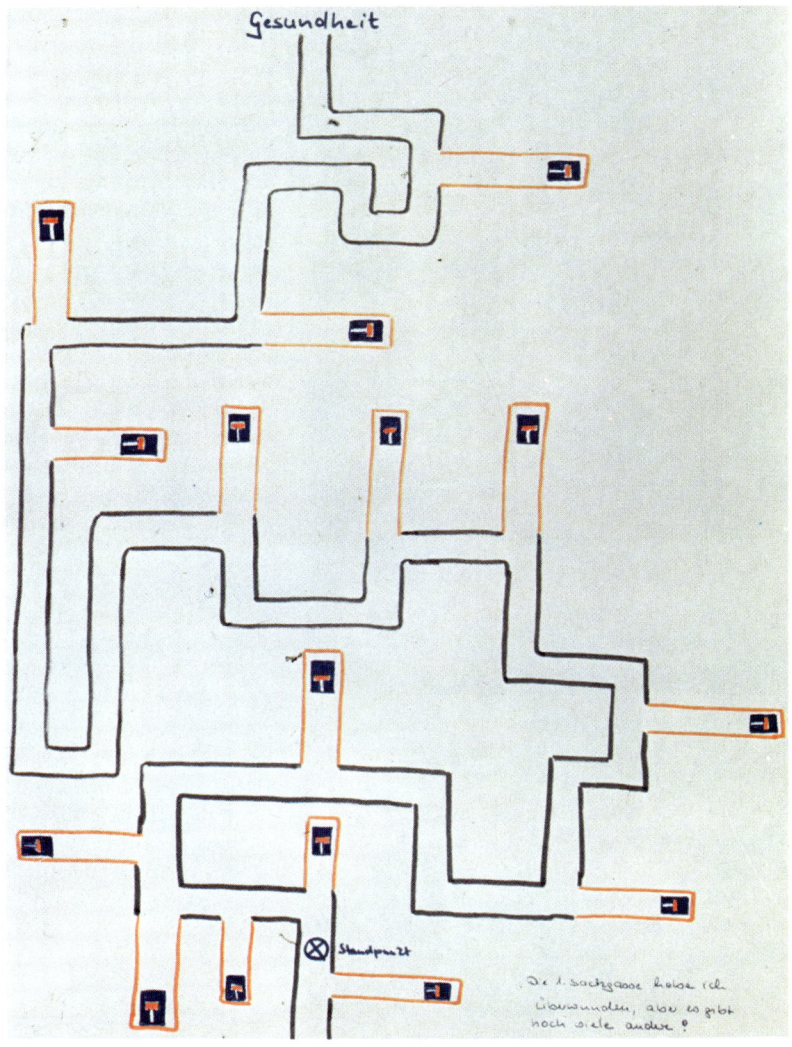

Abb. 148
21jähriger Patient U. C., 1. 1. 1984 (siehe auch Abb. 85, 136)
»Der Weg nach oben (ist mit Sackgassen gespickt).
Die 1. Sackgasse habe ich überwunden, aber es gibt noch viele andere«
(siehe Katamnese, Seite 55)

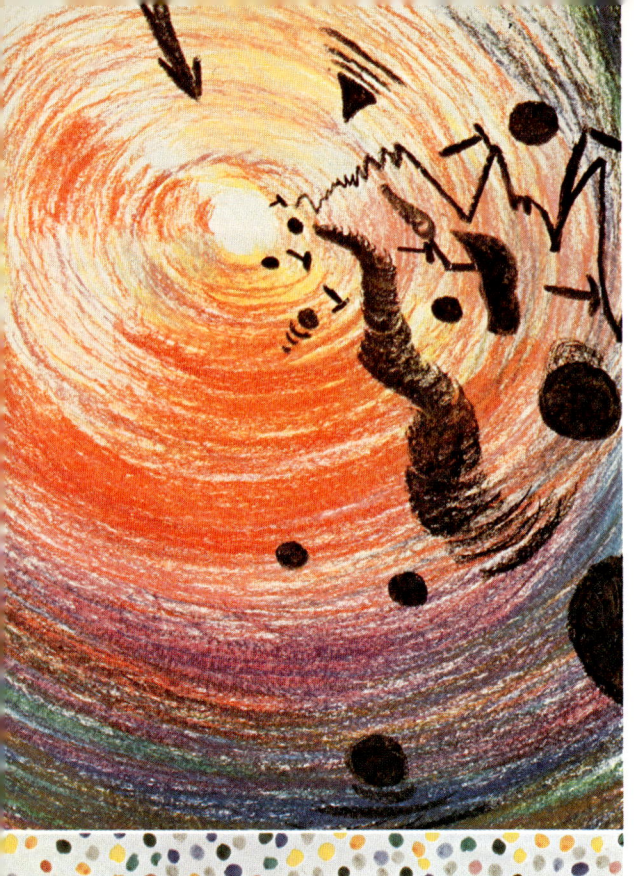

Bulimie (Abb. 149–151)

Abb. 149
20jähriger Patient L. U., 6. 11. 1986
»Ich habe den Tunnel gezeichnet, den ich gerade
durchwandere. Der Tunnel ist mein Weg, den
ich gehe. Ich glaube, daß ich den für mich
richtigen Weg gefunden habe. Der Weg ist sehr
schwer und hart. Er wird sehr viel länger
sein, als ich vor 8 Wochen glaubte. Vor 8 Wochen
stand ich vor dem langen Tunnel. Jetzt bin
ich im Tunnel und kann daher die Schwierigkeiten
und Strapazen, die mit dem Weg verknüpft sind,
besser und deutlicher sehen. Ich stolpere auf
meinem Weg oft über Hindernisse (dargestellt als
Steine, Nägel), die mir aber dazu verhelfen,
weiterzukommen, neues Licht zu erblicken,
aus Fehlern zu lernen, neue Freunde zu gewinnen.
Der Pfeil zeigt mir meine Richtung an«

Abb. 150
22jährige Patientin H. L., 2. 10. 1986
(siehe auch Abb. 94)
»Das bin ich mit meinen krassen
Stimmungsschwankungen, wobei ich momentan
nicht wegkomme, um einen Weg in das
schöne Leben wiederzufinden, und ich habe
auch Angst«

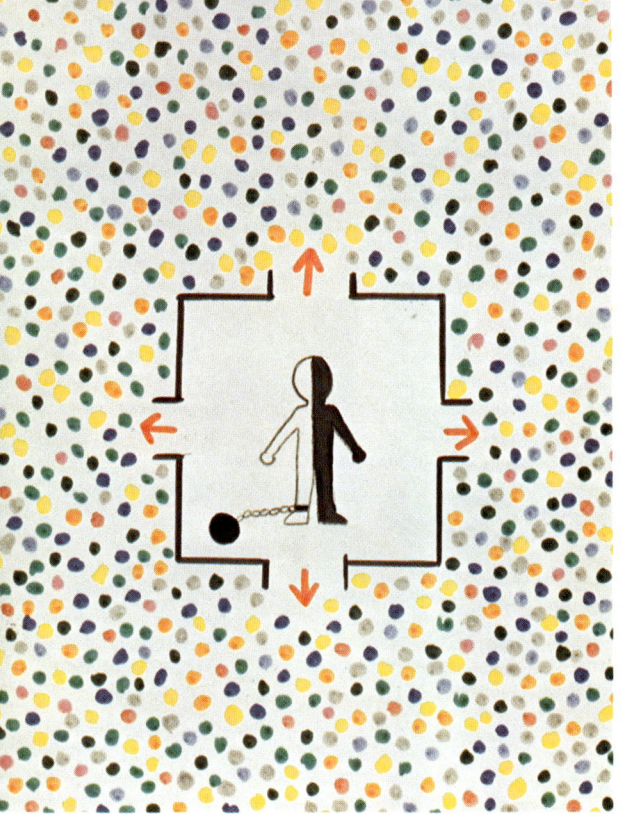

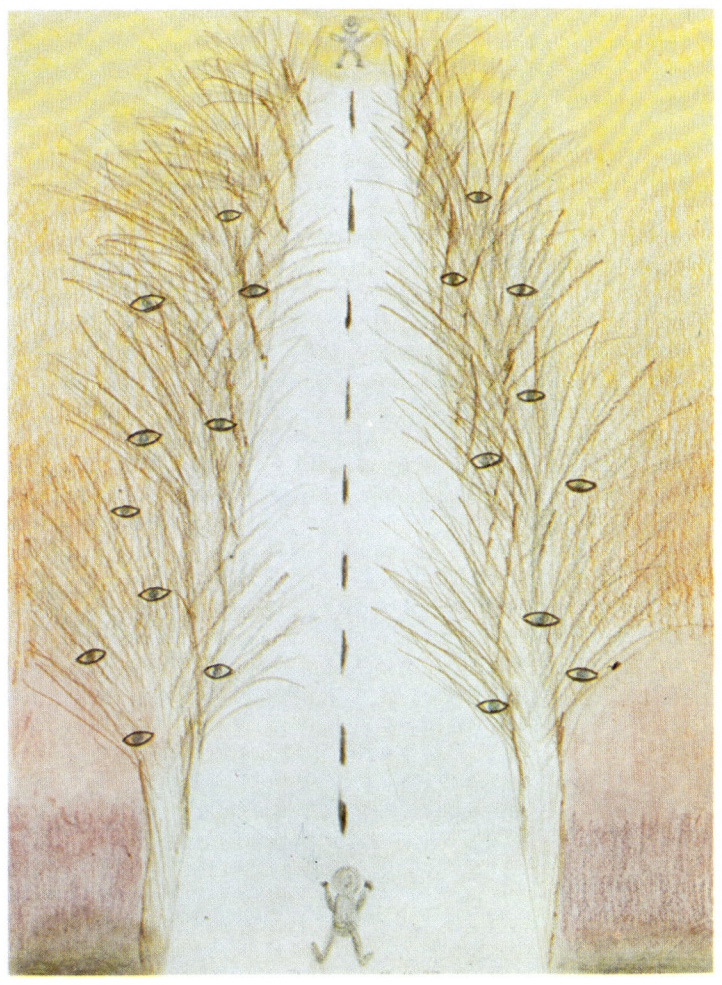

Abb. 151

22jährige Patientin T. E., 14. 11. 1985

» ›Gehe den Weg, wenn er ein Weg des Herzens ist.‹ Das Bild zeigt mich am unteren Rand, da, wo ich meiner Meinung nach
stehe. Am oberen Rand des Bildes stehe ich ebenfalls, wenn meine Probleme erkannt und überwunden sind.
Noch stehe ich ziemlich im Dunkeln; aber am Ende meines Weges ist die Helligkeit, die Sonne, die Wärme. Die Augen in den
Bäumen stellen die Erwartungen der anderen dar. Wenn ich mein Ziel erreicht habe, erfülle ich nur noch meine eigenen
Erwartungen. Hindernisse auf dem Weg sind überflüssig, denn diese trage ich in mir. Mit jedem Schritt werde ich Ballast,
also Hindernisse und Probleme, hinter mir lassen. Dies Bild zeigt meine große Hoffnung, die Person am oberen Rand des Bildes
zu erreichen«

▷

Abb. 152
28jährige Patientin B. N., 14. 7. 1988
»Dieses Bild benötigt keinen Kommentar –
es ist aussagekräftig genug«

Abb. 153
21jährige Patientin B. Q., 20. 12. 1987
(siehe auch Abb. 103, 139)
»Das Bild stellt einen Traum dar. Die tiefen
Becken sind unergründbar und mit Wasser
gefüllt. Vor tiefen Gewässern habe ich immer
Todesangst. Auf dem Sims gehe ich entlang.
Dieser dünne Pfad ist glitschig. Jeden Moment
kann ich ins Becken fallen. In der Tür steht
Frau Dr. A. Kann sie mir aus dieser angstvollen
Situation helfen? Das Seil hat sie geworfen.
Kann ich es erreichen? Die Ratten und Spinnen
machen mich noch unsicherer und ängstlicher«

Abb. 154
27jährige Patientin I. L., 5. 6. 1986
(siehe auch Abb. 79, 81, 82, 98, 99, 140)
»Im Mittelpunkt steht die Sondenernährung =
schwarze schlauchartige Linien. Ich
zittere davor – große angstvolle Augen –,
abwehrende Hände gegenüber dem Ekel,
der Widerwärtigkeit, der Erniedrigung, der
Schuld, der Schamhaftigkeit. Die Hände
richten sich gegen die Verursacher
des Zwang-Essens, ihre Worte, meine Worte
des Verstandes.
Auf der anderen Seite eine Blockade, hinter der
das eigentliche Leben beginnt, anfangs noch
durchsetzt von Zweifeln, Widerständen.
Dieses ›Jenseits‹ ist visionär – jetzt Tränen
in mir. Ich kann es nicht ertragen, daß nur
außerhalb von mir das Leben existiert
(buntgemalt, obwohl ich es mit Verachtung
wählte; bunt schmerzt, brennt, schneidet
in mir). In mir herrscht Wüste, Leere, Tod. Die
gezeichnete Blockade ist nicht total. Sie
ist durchbrochen von der Bedrohung, die von
Eßwaren ausgeht, deshalb die Pfeilspitzen.
Ich verachte mich und das Essen«

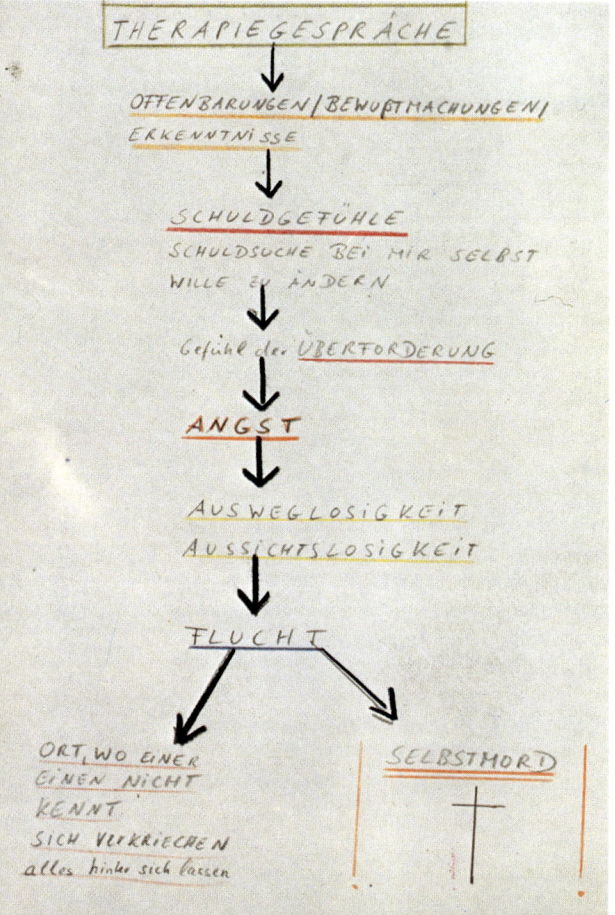

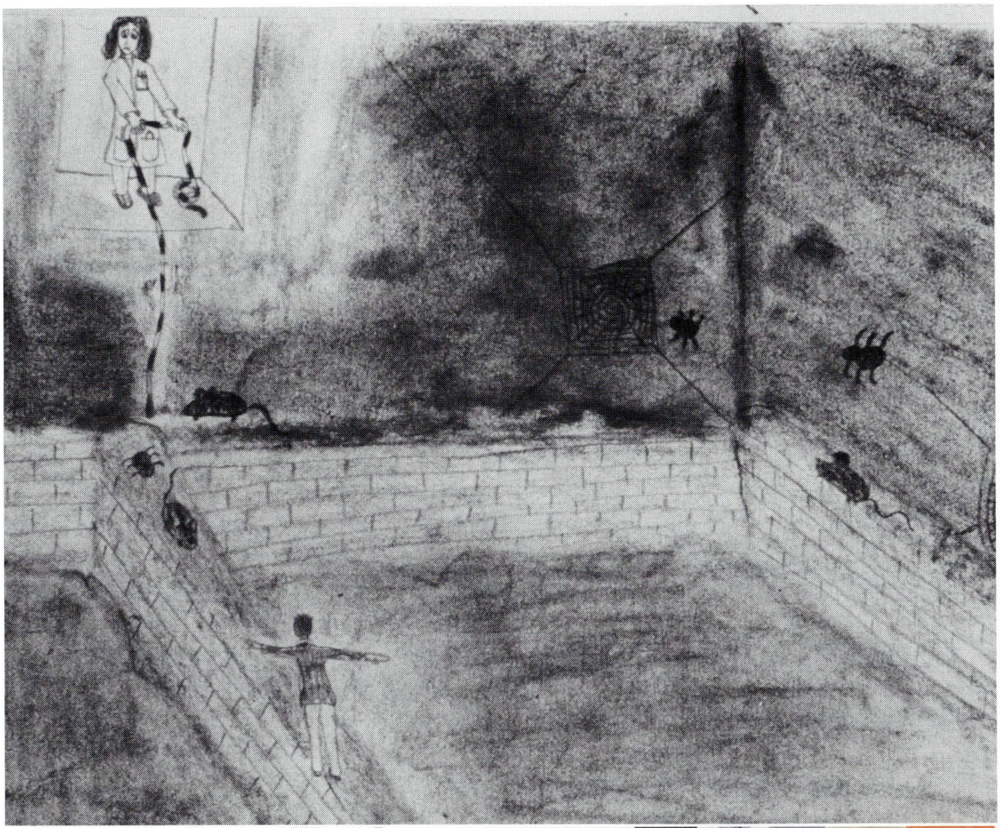

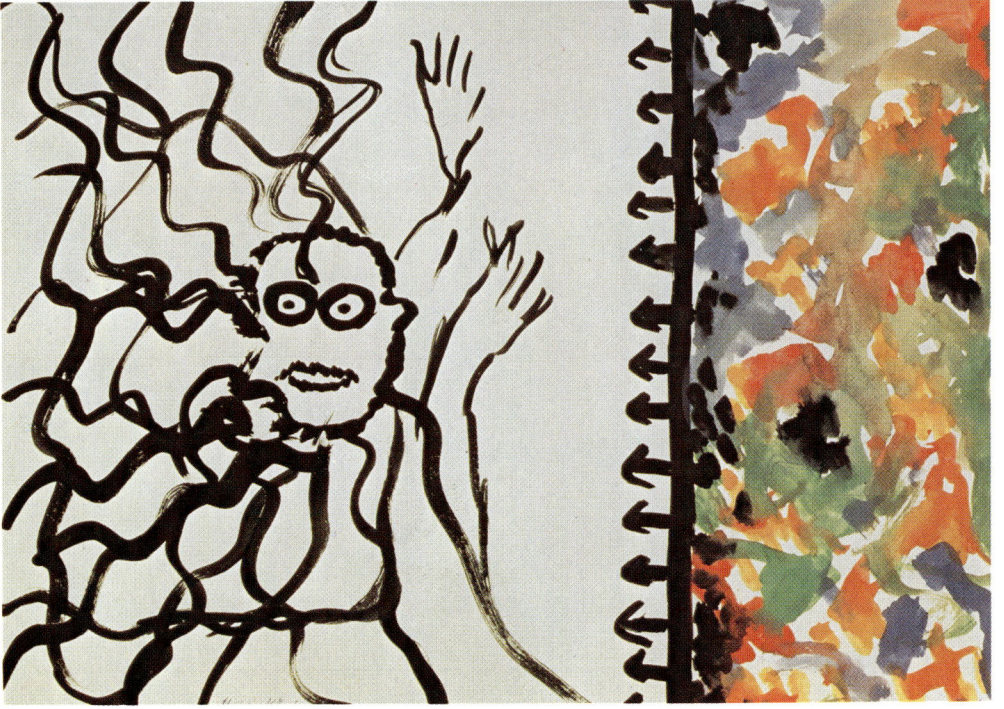

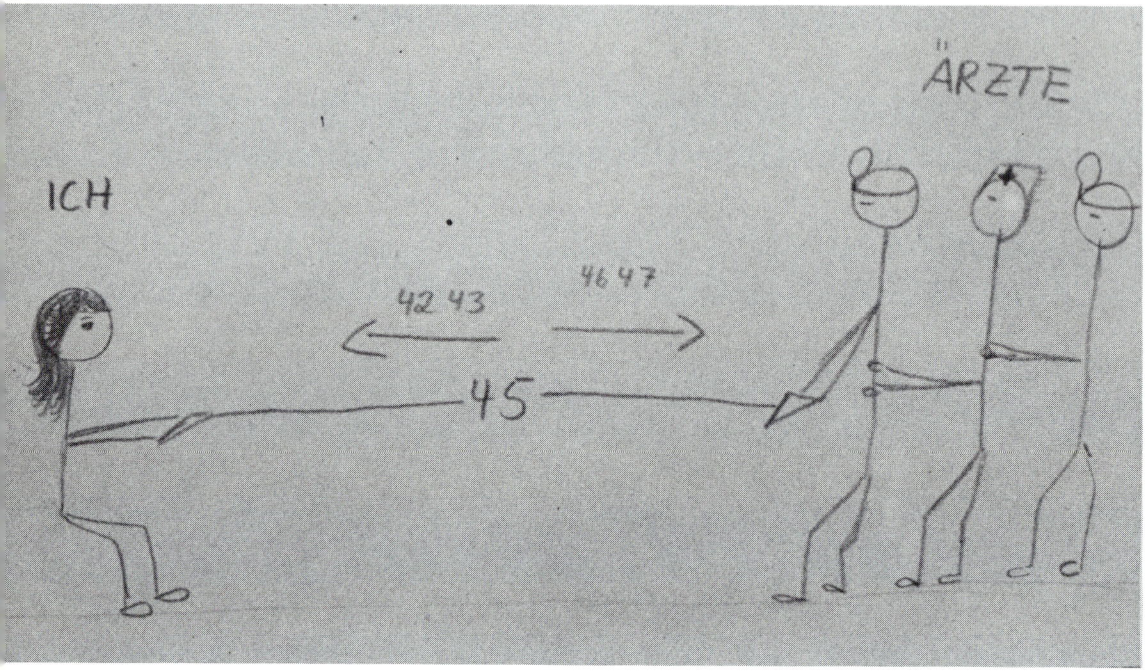

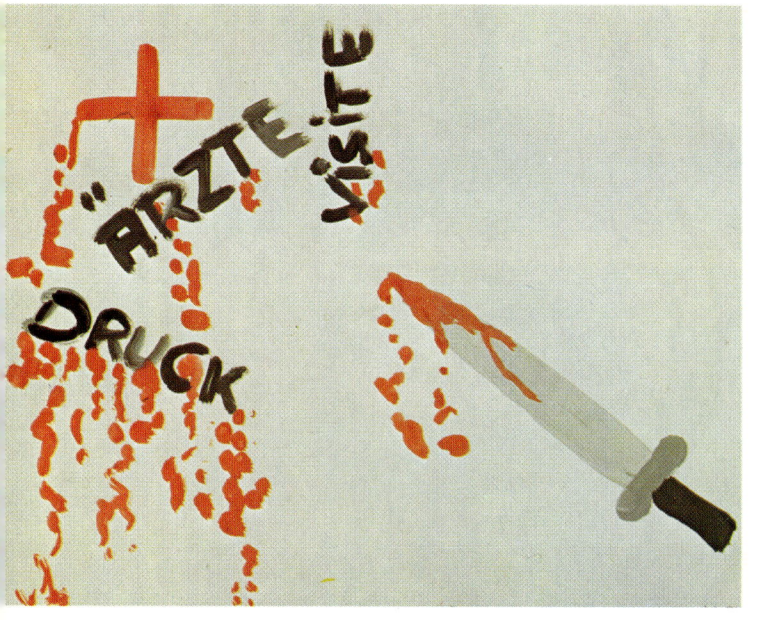

Abb. 155
16jährige Patientin C. N., 6. 9. 1984
(siehe auch Abb. 119)
Ohne Text

Abb. 156
16jährige Patientin L. L., 16. 6. 1988
(siehe auch Abb. 93, 147)
»Immer dieser Scheißdruck!
Langsam, aber sicher ist/wird
der Bogen überspannt. Dann
flippe ich aus. Wie, weiß ich noch
nicht. Ich habe von diesem
Wahnsinnsdruck und allen Ärzten,
Visiten etc. die Schnauze voll.
Ich will nach Hause! Mit der Familie
klappt es bombig! Zu Hause wäre
alles/vieles leichter«

Bulimie (Abb. 157 und 158)

Abb. 157

19jährige Patientin B. O.,
18. 7. 1985

»Es führt kein Weg der
beiden ›Parteien‹
zueinander. Die Visite hat
ihr Konzept und weicht
nicht 1 cm davon ab. Sie
stellt sich nicht individuell
auf den Patienten ein. Sie
kann ihn nicht verstehen.
Der Patient kann sich nicht
richtig verständlich
machen. Seine Seele weiß
überhaupt nicht, was
sie will. Er kann sich nicht
einig werden − fühlt
sich unverstanden −, wird
depressiv. So entsteht
eine dicke Mauer zwischen
Patient und Arzt. Wie
kann man sie nur
durchbrechen? Denn nur
dann können die Ärzte bei
der ›Heilung helfen‹«

Abb. 158

17jährige Patientin S. C.,
6. 9. 1984
(siehe auch Abb. 96, 97, 116)
»Vor der Sondenernährung
nach ständiger Abnahme,
als der Versuch
gemacht wurde, durch
einen beim Essen
anwesenden Arzt das
Eßverhalten zu
normalisieren«
Text im Rucksack:
»Tomaten. 80 Äpfel.
8 kg Kartoffel. 2× Fleisch.
3× Butter. 10× Eier.
4× Brot.«

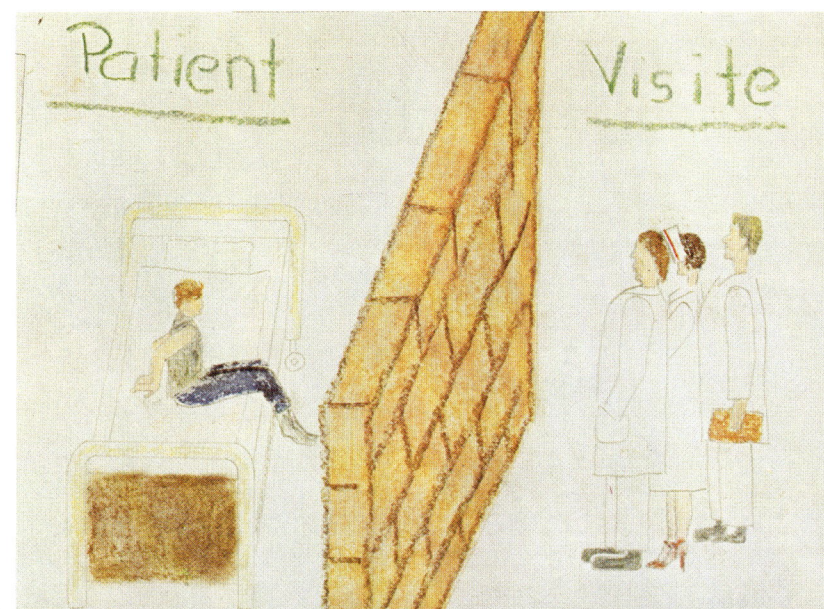

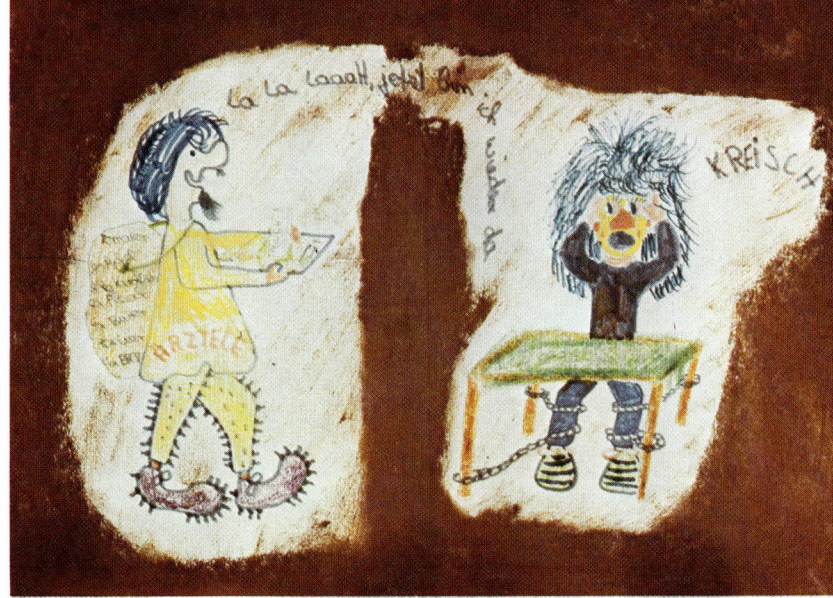

Körperdarstellungen

Magersucht (Abb. 159–163)

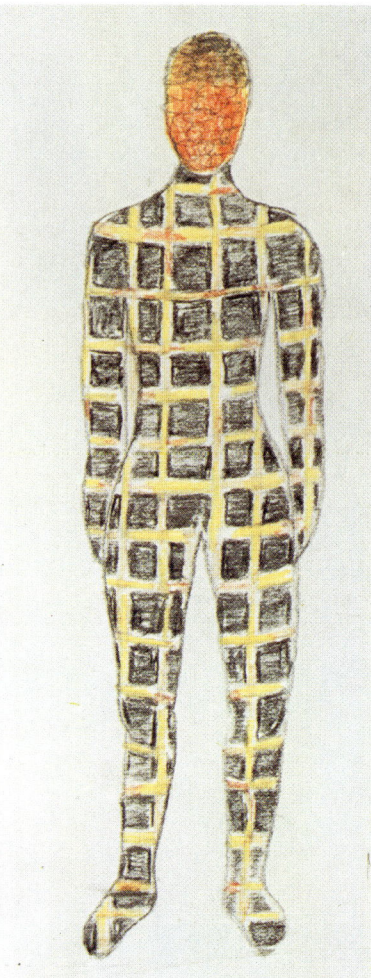

Abb. 159
19jährige Patientin N. U.,
9. 7. 1987
(siehe auch Abb. 112, 117,
118)
»Ich habe meinen Körper
gezeichnet, wie er gefangen
in sich selbst ist.
Gefangen und gepeinigt.
Nichts ist schön in ihm, alles
ist schwarz, verkommen
oder von Feuer durchzogen.
Besonders der Kopf brennt
in wilden und schwarzen
Gedanken. Ich kann
nicht vor mir selbst fliehen;
denn ich kann mir nicht
entweichen. Ich finde
mich selbst zum Kotzen. Ich
will meine Gedanken,
meinen Körper, meine
verdammte Seele nicht
mehr. Was soll ich noch tun?
Was soll ich nun mit
meinem verfluchten Ich?
Wo finde ich Rettung,
Frieden? Ich will weg,
will Erlösung! Aber
das Feuer brennt weiter, die
Tränen kommen nicht.
Meine Gedanken brennen,
sie sind Teil meiner
selbst und durchziehen,
durchglühen mich. Ich
rühre mich nicht,
doch alles in mir ruft nach
Hilfe, Hilfe, Hilfe, Hilfe!«

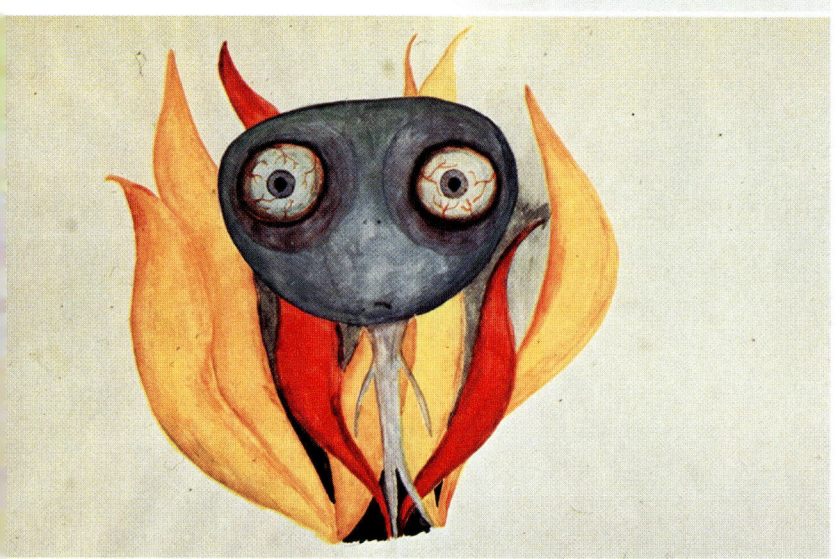

◁

Abb. 160
17jährige Patientin I. T.,
1. 1. 1985
(siehe auch Abb. 215)
Ohne Text

188

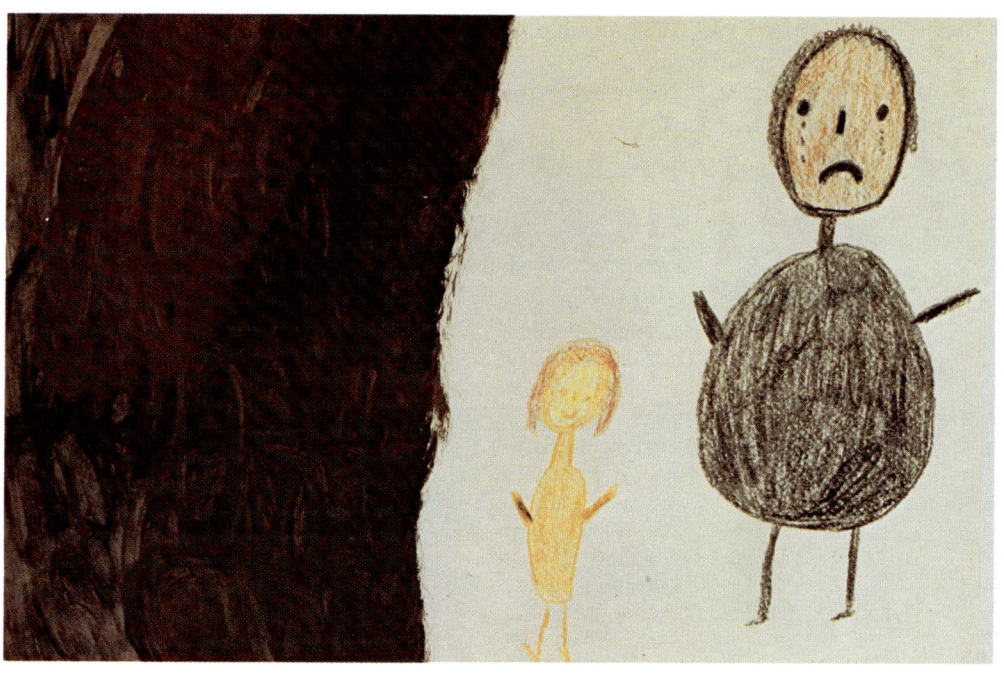

Abb. 161
26jährige Patientin I. L., 2. 1. 1986
(siehe auch Abb. 135)
»Ich fühlte mich vor dem Malen sehr schlecht,
u. a. weil ich mich wieder so schrecklich
dick fühle bzw. Angst vor dem Zunehmen habe.
Ich überlege und denke den ganzen Tag, wie
ich mein Leben für mich sinnvoller gestalten
kann – finde aber keine Möglichkeiten.
Beim Malen habe ich dann gedacht, wie einfach
es doch früher als Kind war und ich noch
nicht so ernst und z. T. in mich gekehrt war.
Auch beim Malen der zwei Gestalten fühlte
ich mich noch sehr elend. Besser wurde es, als
ich die dunkle Seite malte. Irgendwie
hatte ich minimale Empfindungen, daß es
vielleicht doch noch einen kleinen
Hoffnungsschimmer gibt. Insgesamt fühle ich
mich jetzt ein wenig besser«

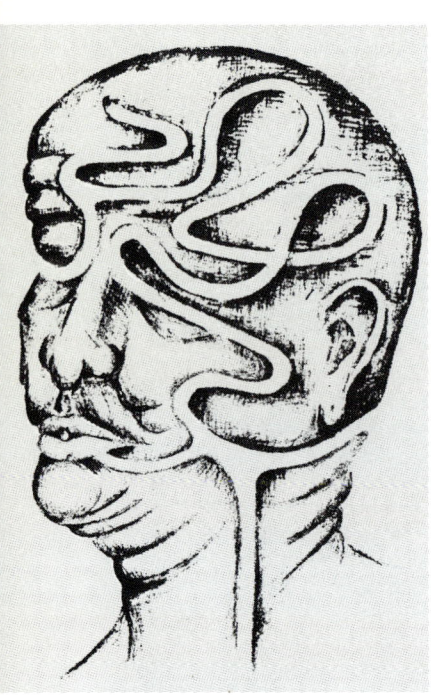

Abb. 162
19jährige Patientin J. I., 12. 3. 1988 (siehe auch Abb. 110, 111)
»Zergliederter Kopf: Das Verschlungene innerhalb des Kopfes soll
wirre Gedanken darstellen, die ungeordnet ablaufen. Es gibt
›Eingänge‹ in den Kopf, in die die Gedanken und Vorstellungen
eintreten, in den Kopf gelangen und ›Ausgänge‹, durch die sie wieder
entweichen können. Andere gelangen in den Körper, verlassen
den Menschen also nicht wieder. Die Gedanken sind möglicherweise
auch zerstörerisch: Sie zergliedern den Kopf in mehrere Einzelteile,
die keine Verbindung mehr haben, verhindern eine Einheit«

Abb. 163
19jährige Patientin J. I., 15. 3. 1988 (siehe auch Abb. 110, 111, 162)
»Zwei gezeichnete Frauen, liegend: Die eine ausgemalte Frau zeigt
meine Furchtvorstellung, wie mein Körper nach einer Gewichtszunahme aussehen könnte: oben mager und unten dick und speckig,
Orangenhaut. Der Körper wirkt unförmig und unproportional,
wenn auch nicht so unästhetisch wie in meiner Vorstellung.
Die andere Frau sollte ursprünglich die gleiche Frau von vorne
darstellen, um den dicken Bauch, den ich befürchte, zu zeigen.
Allerdings ist sie das nicht geworden. Ich finde sie gut proportioniert,
entspannt, nicht unschön. Deshalb habe ich sie auch nur angedeutet.
Die Beziehung zwischen den Frauen ist mir selbst nicht klar«

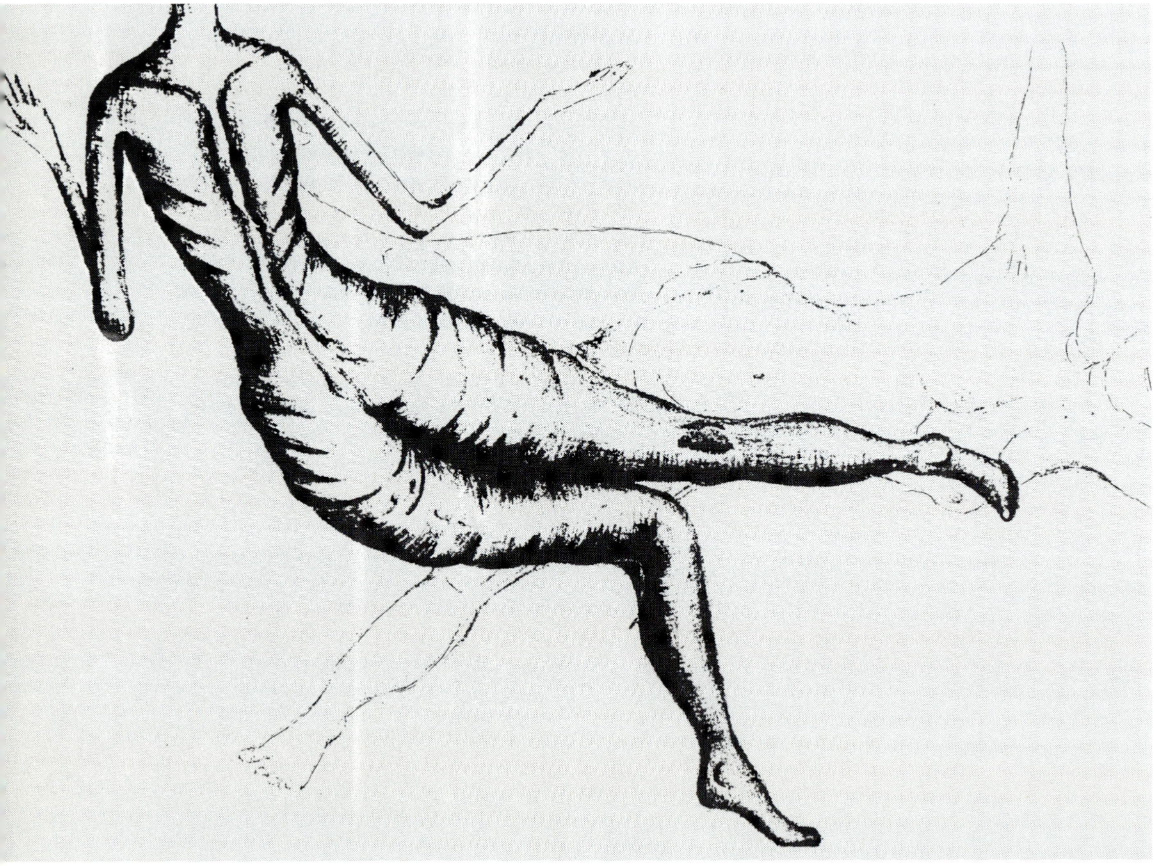

Bulimie (Abb. 164–168)

Abb. 164
31jährige Patientin B. T., 4. 9. 1987
(siehe auch Abb. 108, 129)
»So fühle ich mich innerlich eingesperrt, nur
Arme und Beine gucken raus. Die brauche ich
ja auch, um mich nicht bloßzustellen und
als Taugenichts zu gelten«

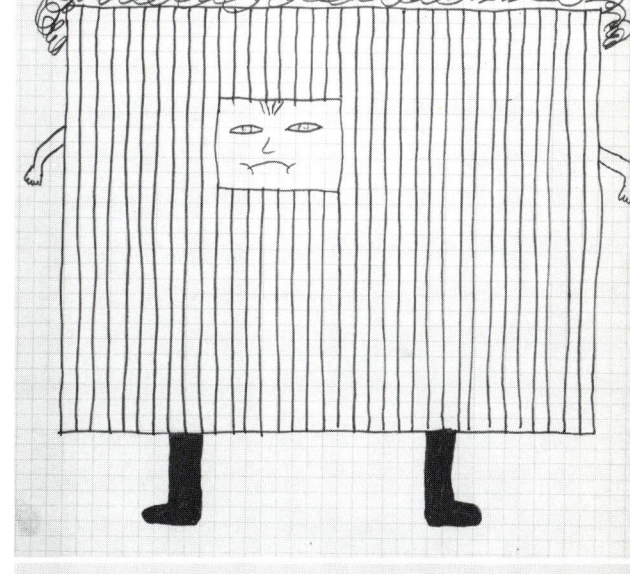

Abb. 165
18jährige Patientin B. C., 24. 9. 1987
(siehe auch Abb. 86, 109, 130, 131)
»Zu sehen ist: madonnenartige Gestalt im
Mittelpunkt des Bildes (gesichtslos); zu ihren
Füßen, die nicht abgebildet sind, zwei
zerfetzte männliche Oberkörper (ohne Kopf,
Arme, Unterkörper). Um Madonna zarter,
geordneter Umriß, um Oberkörper
ungeordneter, hartgestrichelter Umriß.
Aussage:
Madonna gesichtslos – kann jeder sein;
vollkommen in Gestalt – Klischeebild;
schöne Gestalt braucht schönen Umriß;
zerfetzter Körper – unbedingt männlich;
ziemlich entfremdend (Realität ganz anders) im
Aussehen – unschön, grob (daher gekratzelter
Umriß);
keine Arme mit Händen, die fassen könnten;
kein Kopf, der sehen, werten, Gefühle
aussenden könnte;
kein Unterkörper.
Kurz: Aussage = keine Ahnung«

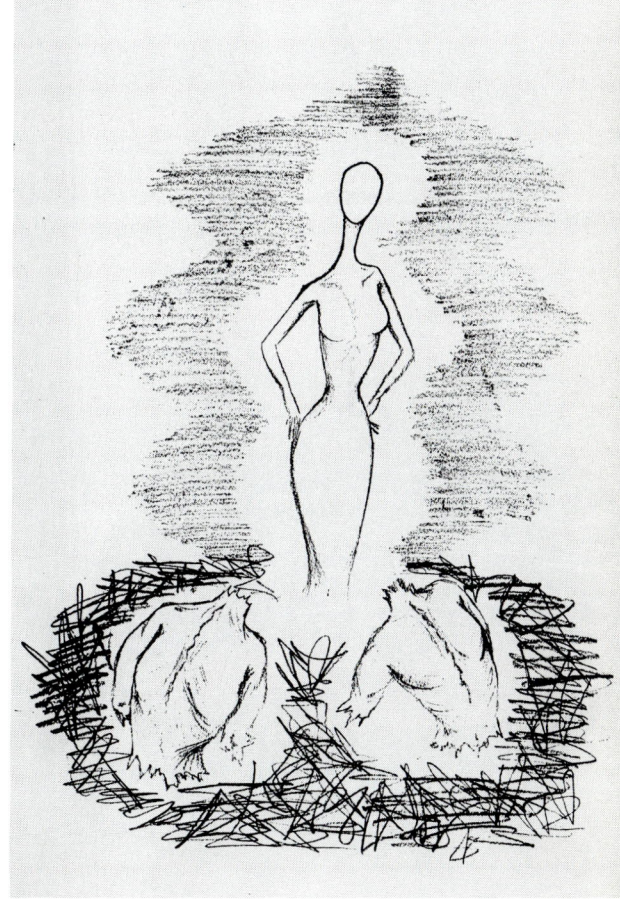

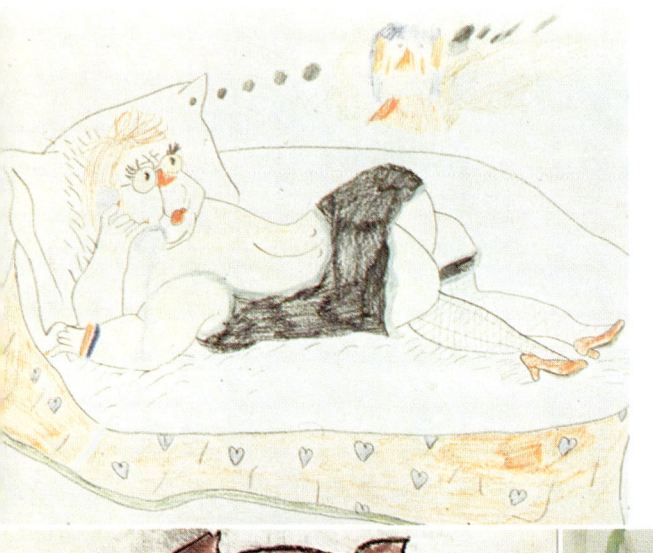

166

Abb. 166
17jährige Patientin S. C., 28. 9. 1984
(siehe auch Abb. 96, 97, 116, 158)
»Ich wollte einmal eine ganz dicke, fette Frau auf
einem Bett zeichnen. Ich war ja auch einmal
fett. Ich ›veräpple‹ mich gern in dieser Art und
lache dann über mich«

Abb. 167
18jährige Patientin B. C., 8. 10. 1987
(siehe auch Abb. 86, 109, 130, 131, 165)
»Zu sehen ist: fettes Schwein.
Aussage: fettes Schwein = ich«

Abb. 168
27jährige Patientin W. I., 27. 8. 1987
(siehe auch Abb. 87, 144)
»Typisches 3-Minutenbild: großer aufgeblähter
Bauch. Jeden Tag mindestens 2mal das Gefühl,
zu voll zu sein. Grün und blau für nicht
absehbares Ende. Der Zustand dauert ewig. Rot
für einen festen, kleinen Klumpen Angst mit
Hülle. Angst, daß ich immer kämpfen muß«

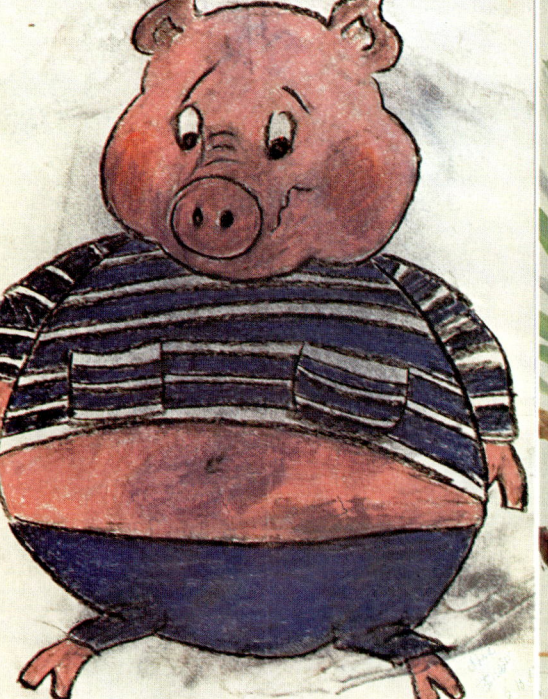

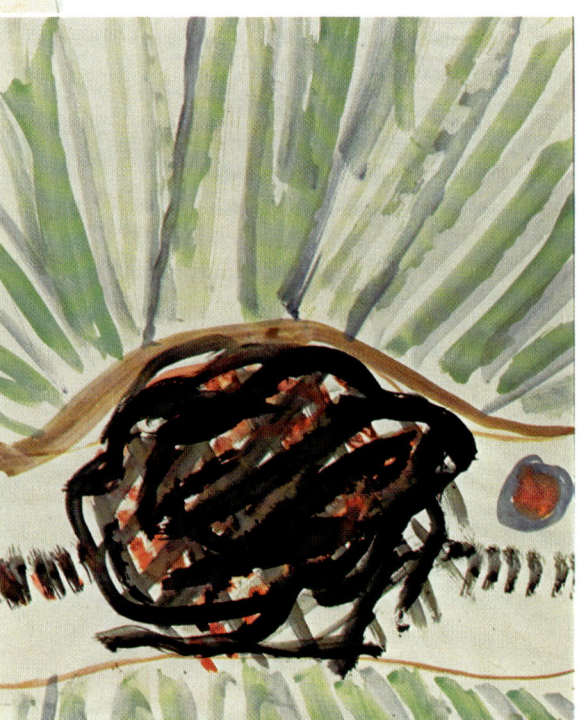

167

168

Zur Symptomatik (1): Essen

Magersucht
(Abb. 169 und 170)

Abb. 169
26jährige Patientin C. D.,
10. 10. 1986
(siehe auch Abb. 91, 100)
»Schweine am Futtertrog.
Ich komme mir zur Zeit wie
das Oberschwein vor, da
ich versuche, meine Teller
leer zu essen bzw.
unkontrolliert Nahrung
aufzunehmen«

Abb. 170
19jährige Patientin C. S.,
22. 4. 1987
»Ich habe dieses Bild
gemalt, weil ich irgendwie
seit Samstag etwas
Tolles in mir habe. Ich bin
mit A. (halb Freund) an
den Strand gefahren und
hatte den Druck nicht in mir,
daß ich beobachtet werde,
etwas zu essen. Ich hatte
dauernd diese Angst,
daß ich es nicht überstehen
werde, vor einem Menschen
zu essen, der mich nie essen
sah. Auf einmal hatte ich
Hunger und habe dieses
Gefühl nicht unterdrückt.
Ich habe vor A. gegessen,
und er staunte nur Löcher.
Er sagte dann am Abend
zu mir: ›Ich hatte Angst, daß
du einfach wieder nichts
ißt.‹ Er sagte das so
traurig und trotzdem mit
Stolz in seiner Stimme;
denn ich habe einfach vor
ihm gegessen. Hurra!«

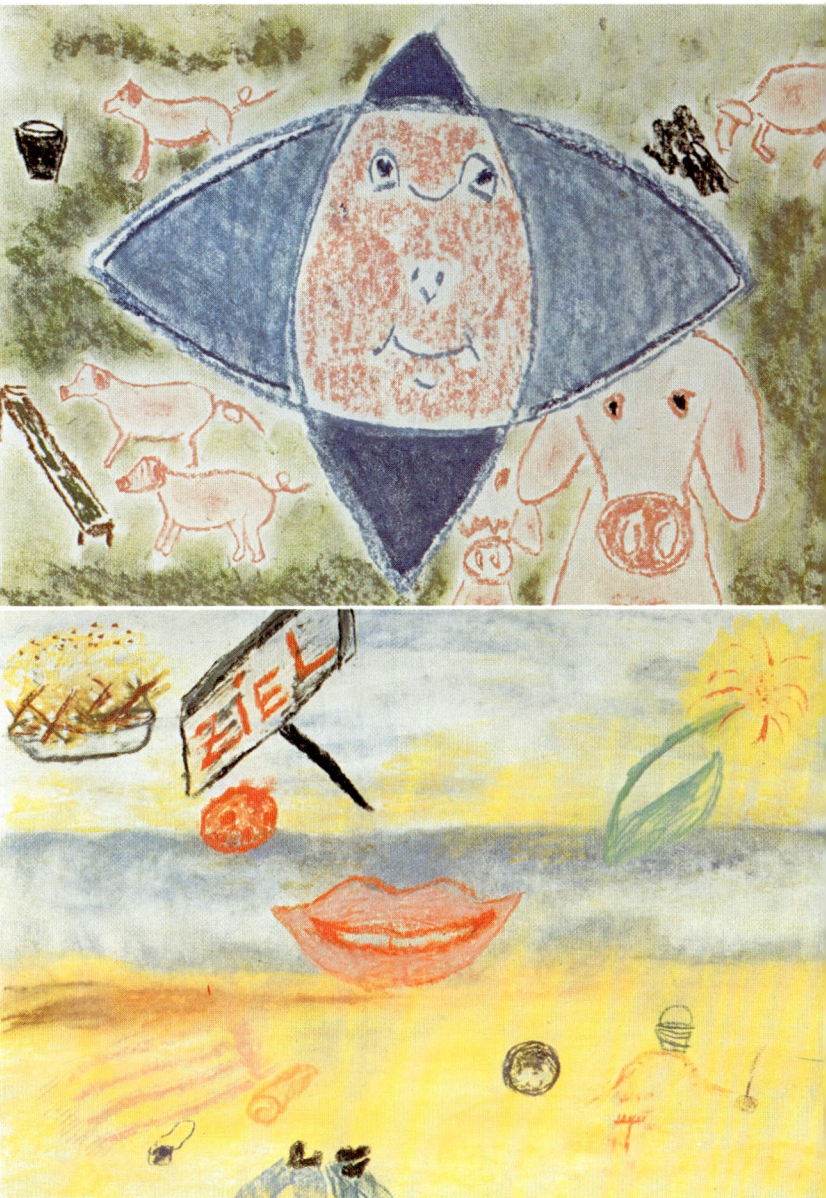

170

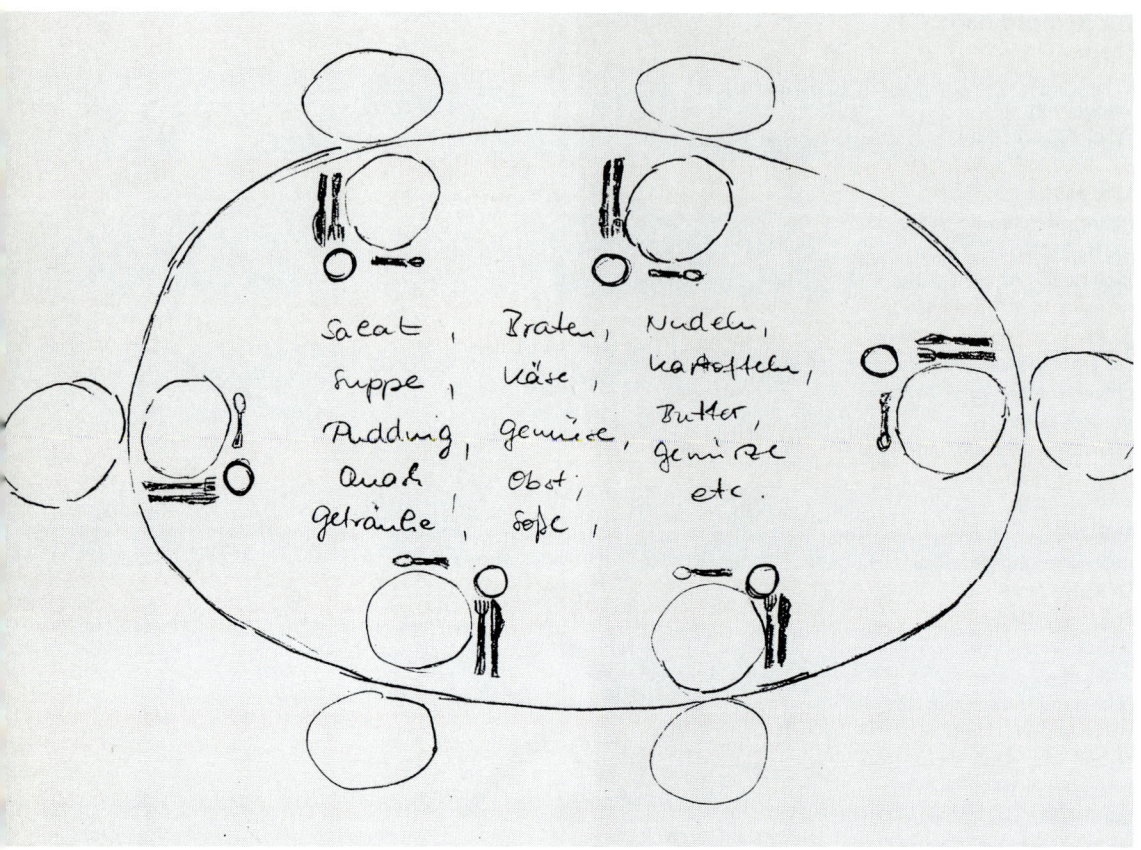

In der Abbildung handschriftlich:
Salat , Braten, Nudeln,
Suppe , Käse , Kartoffeln,
Pudding, gemüse, Butter,
Quark Obst; gemüse
getränke , soße , etc.

△

▷

Bulimie (Abb. 171)

Abb. 171
22jährige Patientin T. E., 29. 11. 1985
(siehe auch Abb. 151)
»›Der gedeckte Tisch‹.
Ich möchte dem Essen endlich wieder mit Freude
entgegensehen können, meine Ängste verlieren.
Essen: Geselligkeit − Gemütlichkeit − Lachen;
Liebe − Befriedigung − Genuß − Freude;
Leben − Gespräche − Lust«

Zur Symptomatik (2): Gewicht

Magersucht (Abb. 172)

Abb. 172
16jährige Patientin L. L., 30. 5. 1988
(siehe auch Abb. 93, 147, 156)
»Der Halbkreis ist eine Sonne und soll meine
Seele darstellen. Sie leuchtet, auch wenn sie von
ein paar schwarzen Schlingen durchzogen
ist. Die Zacken zeigen meine Gewichtskurve.
Diese Zacken lasten auf der Sonne, und der
Gewichtsverlauf nimmt meine Seele mit.
Ist es zuwenig, wird sie dunkel; ist es zuviel,
wird sie auch dunkel. Die Mitte verkraftet sie gut.
Die Zacken sollen aber gleichzeitig Strahlen
der Sonne darstellen, womit ich nur zeigen will,
daß der Gewichtsverlauf von meiner inneren
Stimmung/Lage abhängt. Die ganzen Punkte
drumherum symbolisieren die äußeren Einflüsse.
Die Zacken beschützen meine Seele. So wirkt sich

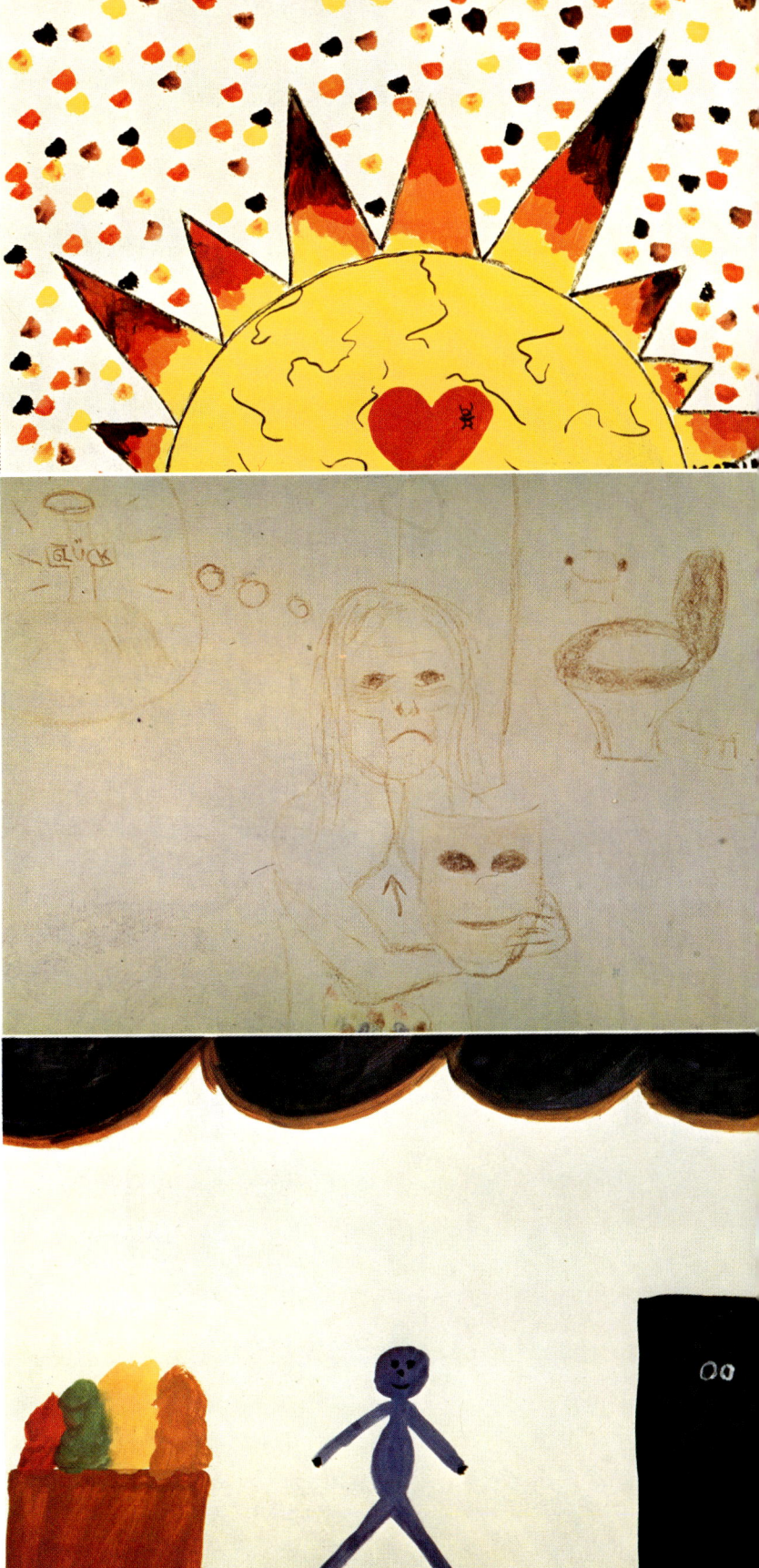

der Umkreis auf mein
Gewicht aus, belastet
oder erfreut, der Situation
entsprechend, meine Seele.
Das Ganze ist irgendwo
ein elender Kreislauf, wo
das eine vom anderen
abhängig ist und Einfluß
ausübt. Zur Zeit leuchtet
alles ziemlich hell.
Das Positive hat sich in
mir ausgebreitet«

Zur Symptomatik (3):
Erbrechen

Bulimie (Abb. 173 und 174)

Abb. 173
18jährige Patientin X. U.,
10. 1. 1985
Ohne Text

Abb. 174
29jährige Patientin N. Q.,
5. 4. 1987
(siehe auch Abb. 143, 146)
»Bei der Anfertigung des
Bildes läuft es mir kalt über
den Rücken; denn ich kann
einfach nicht essen, weil ich
Angst habe, danach wieder
aufs WC zu laufen und alles
wieder auszuspucken.
Komischerweise fällt es mir
hier ziemlich schwer,
zu essen«

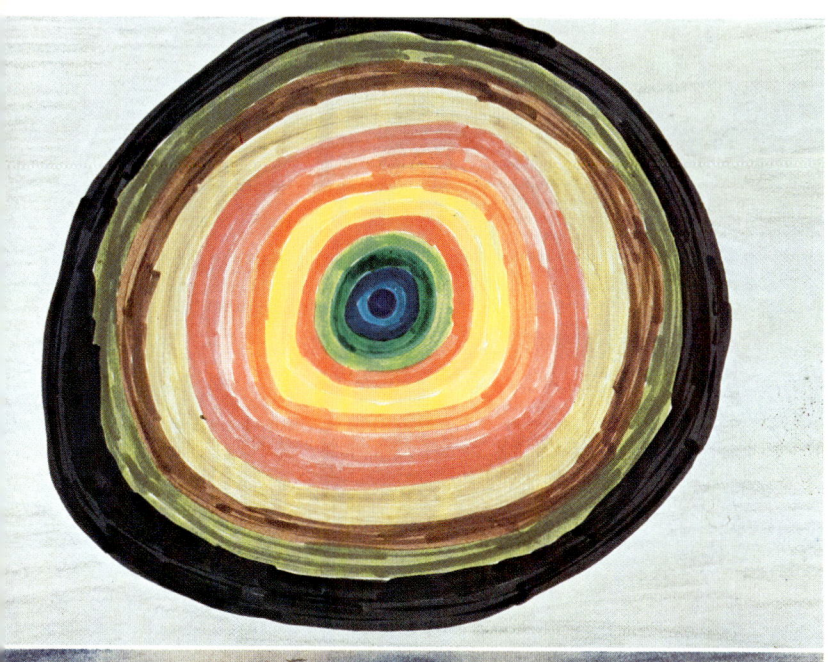

Abb. 175
28jährige Patientin B. N.,
14. 7. 1988
(siehe auch Abb. 152),
Magersucht:
»Mein Inneres: viele
Schichten — Gefühle,
Bedürfnisse; die
äußerste = dunkelste
Schicht als ›Schutz‹, das
heißt Mauer, die kaum
zu durchbrechen ist.
Kreisende Dinge = mich
beschäftigend.
Angsterregend«

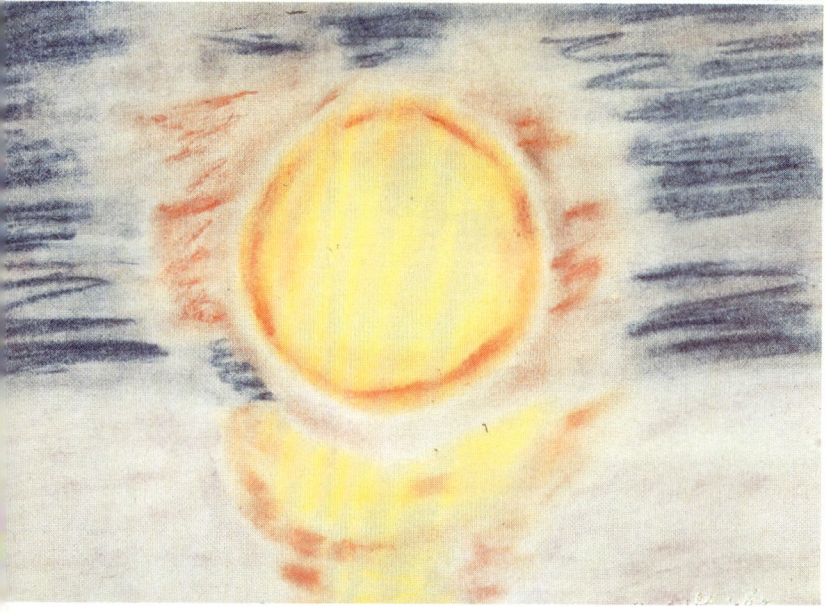

Abb. 176
18jährige Patientin B. C.,
4. 7. 1987
(siehe auch Abb. 86, 109,
130, 131, 165, 167),
Bulimie:
Ohne Text

Abb. 177
35jährige Patientin I. F.,
19. 11. 1987
(siehe auch Abb. 102, 113),
Magersucht:
»Teilweise konnte ich
meine Umgebung
vergessen und mich ganz
auf das Bild konzentrieren,
da ich eine Vorstellung
von dem hatte, was
ich malen wollte«

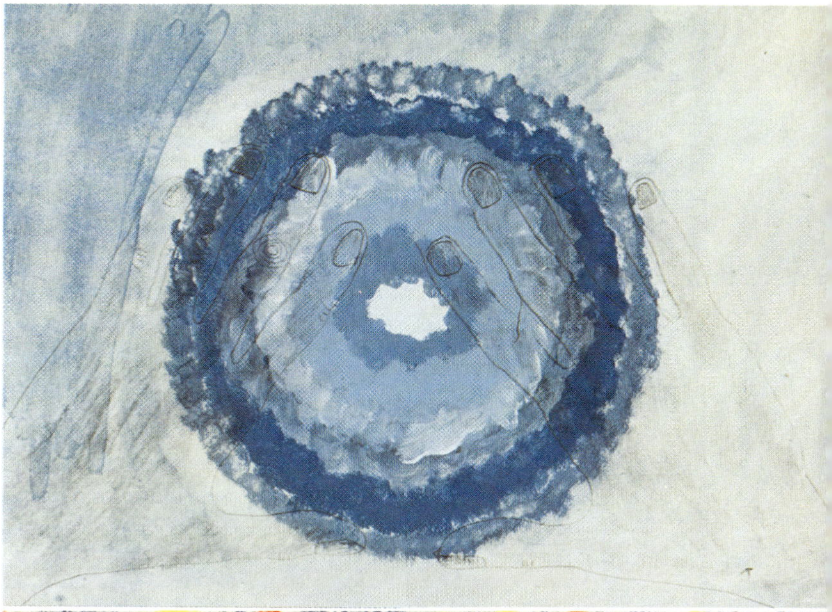

Abb. 178
18jährige Patientin U. L.,
5. 12. 1985
(siehe auch Abb. 106, 145),
Bulimie:
»Die Kraft aus (in) meinem
Bauche. Ich hoffe und
vertraue auf meine innere
Kraft und darauf, daß
ich gesund werde«

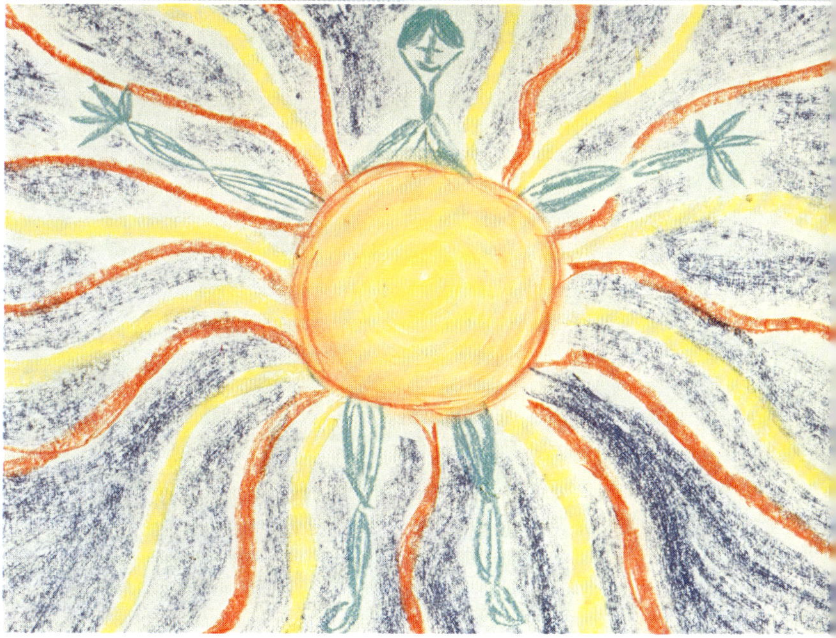

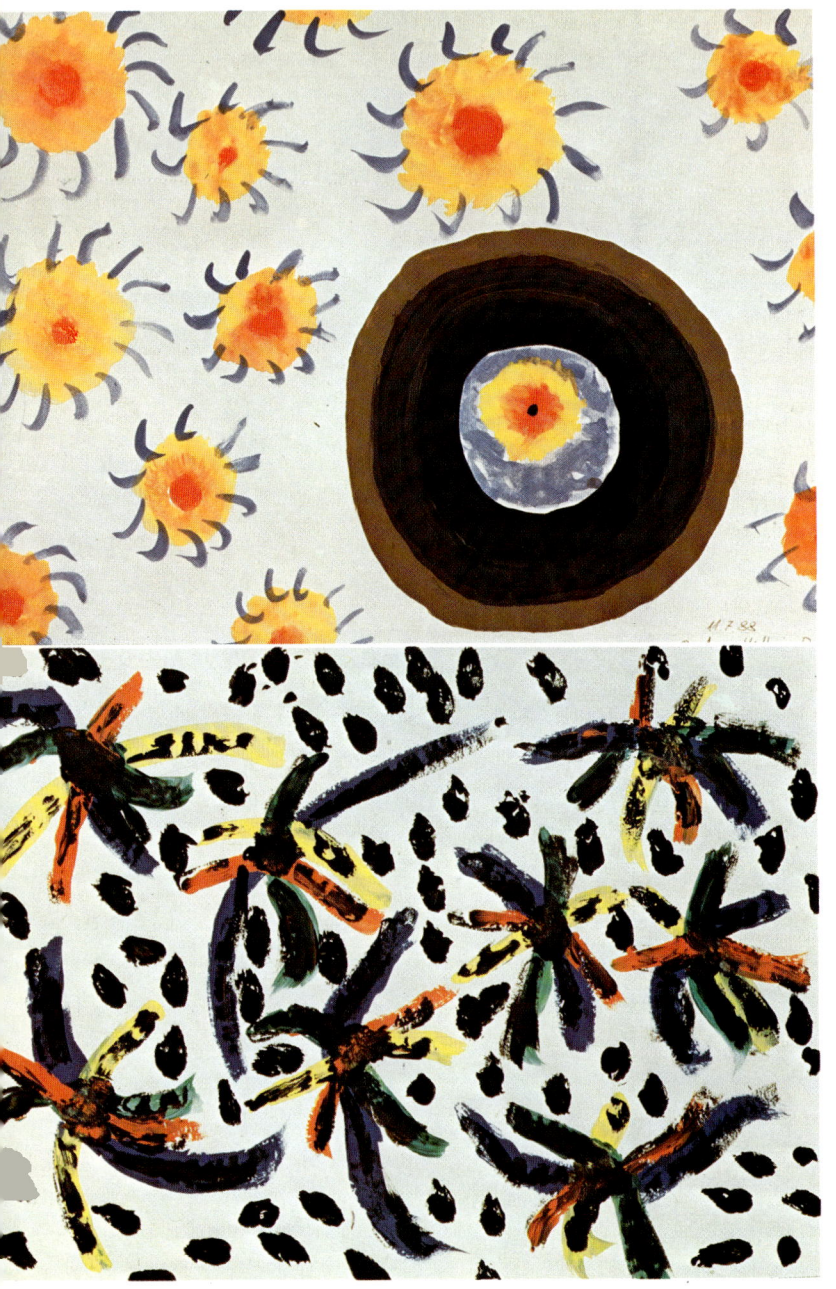

Abb. 179
17jährige Patientin B. C.,
11. 7. 1988,
Magersucht:
»Mensch im schwarzen
Kreis! Ich bin im schwarzen
Kreis, Strahlen sind
verwässert (verwischt).
Kann mich nicht wie
ein normaler Mensch
entfalten, habe erst den
dicksten Kreis (schwarz)
zu durchbrechen. Dann
kommen die helleren Kreise,
die bedeuten sollen, daß
sie hoffentlich leichter zu
durchbrechen sind. Will
strahlen können wie alle
anderen um mich herum.
Frei sein. Roter Punkt in der
Mitte bedeutet Freude,
Spaß: bei mir ist auch er
verwischt und dunkel.
Weiß nicht genau,
wie ich mich fühlen soll«

Abb. 180
31jährige Patientin B. T.,
5. 9. 1984
(siehe auch Abb. 108,
129, 164),
Bulimie:
»Zuerst Farbübung mit den
Deckfarben, gedacht
als Blumen oder
›interferierende Zentren‹.
Dann war's mir zu
langweilig so . . .
Also: nächster Griff zu
den Kreiden — angefangen,
Masken zu kritzeln,
sollten zuerst verschiedene
Stimmungslagen
darstellen«

Gestaltungstherapie

In nahezu allen Kliniken, in denen psychosomatisch Kranke behandelt werden, hat die Gestaltungstherapie einen hohen therapeutischen und diagnostischen Wert. Wir bieten in unserer Klinik diese Therapie in 3 Formen an. Ihnen allen gemeinsam ist, daß sie die Aufmerksamkeit des Patienten von sich weg auf ein zu gestaltendes Objekt lenken. Manuelle Fähigkeit wird aktiviert, Kreativität angeregt, Phantasie freigesetzt. Das fertige Werkstück als Ergebnis eigener Fähigkeit und Möglichkeit hat rückwirkend eine ich-stärkende und emotional aufbauende Wirkung. Form und Inhalt der Arbeit können zwar thematisch vorgegeben sein, sollen aber genügend Spielraum für Phantasie und Einfallsreichtum bieten.

In der Werktherapie wird die Gestaltung durch Vielseitigkeit des angebotenen Materials angeregt. Es sind dies u. a. Jute, Tauwerk, Bast, Trockenblumen oder Waldfrüchte. Gestaltungstechniken, wie z. B. Arbeit mit Emaille, Glasmalerei und Makramee, werden eingeübt. Diese Behandlung, die sich wesentlich von der Arbeitstherapie unterscheidet, wird von den meisten Patienten nach Überwindung der Schwellenangst als positiv erlebt und erfahren.

Unsere Patienten nehmen daran in einer größeren Gruppe einmal wöchentlich teil (3 Stunden).

Auffallend ist auch hier, daß besonders Magersüchtige überaktiv sind und sich dadurch von den Patienten mit Bulimie und anderen psychosomatischen Krankheiten unterscheiden.

In der Seidenmalerei ist das Material reduziert auf Stoff und Farbe. Es wird mit französischen Stoffarben gearbeitet, die besonders ausdrucksvoll sind. Jeder Patient beginnt mit einem Muster- und Probestück, um mit dem Material Seide und den farblichen Möglichkeiten vertraut zu werden. Es werden 4 verschiedene Techniken eingeübt, die sich später auf größere Werkstücke übertragen lassen. In dieser Therapie werden häufig kreative Fähigkeiten aufgedeckt, die auch nach dem Kli-

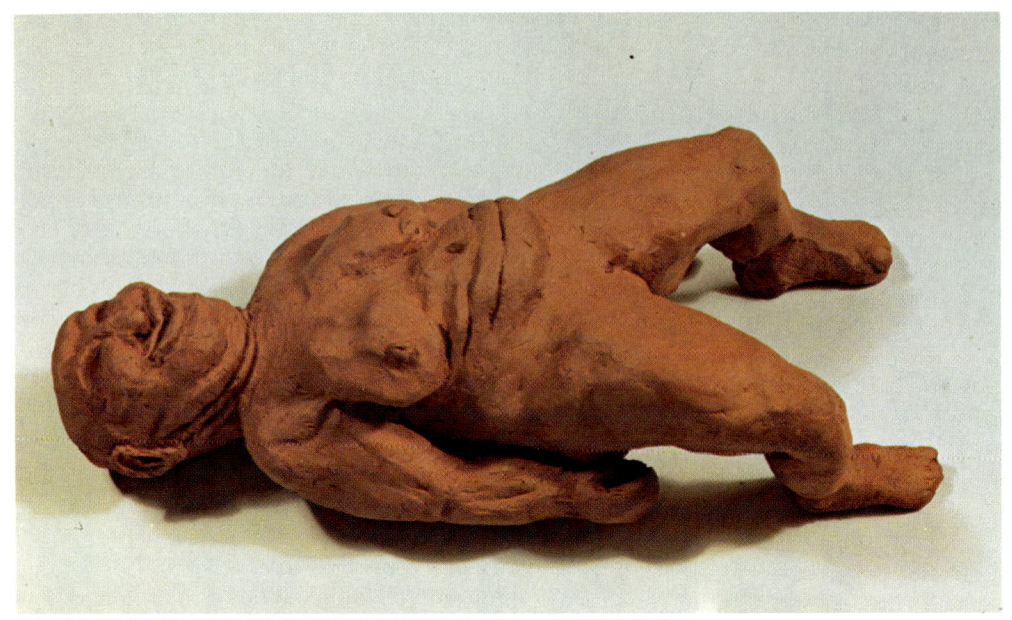

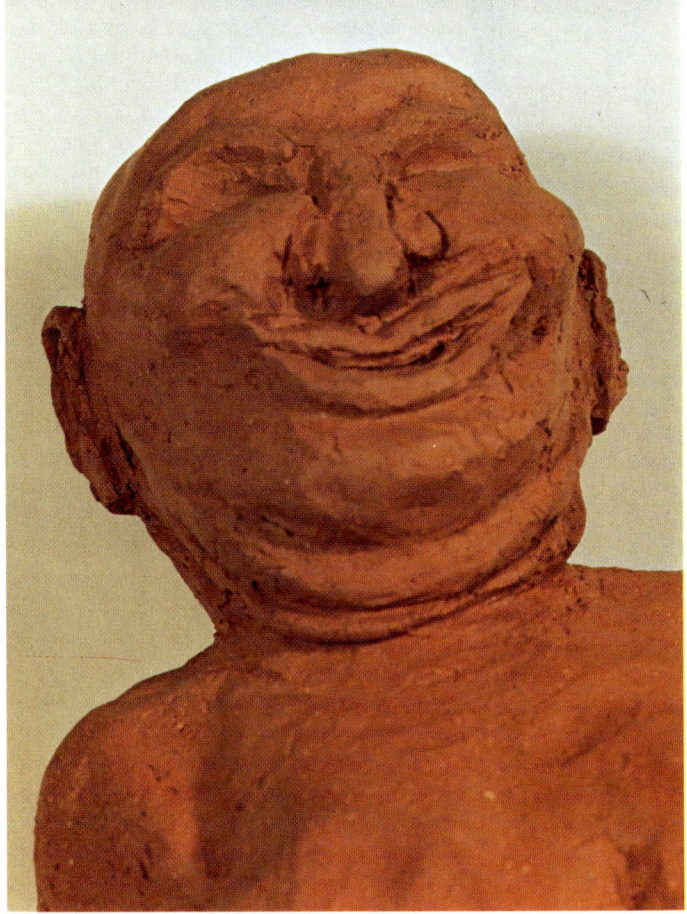

Abb. 181 und 182
19jährige Patientin J. I.
(siehe auch Abb. 110, 111,
162, 163), Magersucht:
»Liegende Frau«

nikaufenthalt im Alltagsleben des Patienten weiterentwickelt werden können. Diese Therapie findet einmal wöchentlich statt und wird alternativ angeboten zur Arbeit mit Ton.

Ton ist ein uraltes Material des schöpferischen Menschen und auch heute noch in der Lage, archaische Kräfte in ihm freizusetzen. Als Material hat der Ton durch den direkten Kontakt zur Hand des formenden Menschen eine besondere Faszination und Aussagekraft.

Wir beachten 2 Aspekte im Umgang mit dem Ton:

Die Patienten werden zunächst in die Aufbautechnik eingewiesen, die es ihnen ermöglicht, Gefäße zu formen, Werkstücke herzustellen, die — wie in der Seidenmalerei — zur Stärkung des Selbstwertgefühls beitragen und manchen Patienten angeregt haben, diese Möglichkeit kreativen Ausdrucks weiter für sich zu nutzen.

Ein weiterer Aspekt ist die assoziative Gestaltung mit dem Ton. Dabei werden wie beim assoziativen Malen — hier freilich in der Dreidimensionalität — über das frei und spontan geschaffene Werk Empfindungen und Konflikte unterschiedlicher Art wortlos ausgedrückt. Gefühle des Menschen fließen sozusagen durch die Hand in das Material. Es wird dadurch möglich, unbewußte innerseelische Vorgänge zu externalisieren und damit dem Bewußtsein und der Reflexion zugänglich zu machen. Insofern ist diese Therapie eine direkte Hilfe zur Konfliktbewältigung.

Die Patienten, die einmal in der Woche (2 Stunden) an dieser Therapie teilnehmen, haben zunächst Scheu vor dem Gestalten mit diesem Material. Magersüchtige erweisen sich dann allmählich als sehr kreativ, oft äußerst akkurat mit dem besonders hohen Anspruch an ihre Arbeit.

Die in dieser Weise spontan und ohne äußere Anregung gestalteten Gegenstände und Figuren gehören ebenso wie die gemalten Bilder zum Inhalt des einzeltherapeutischen Gesprächs.

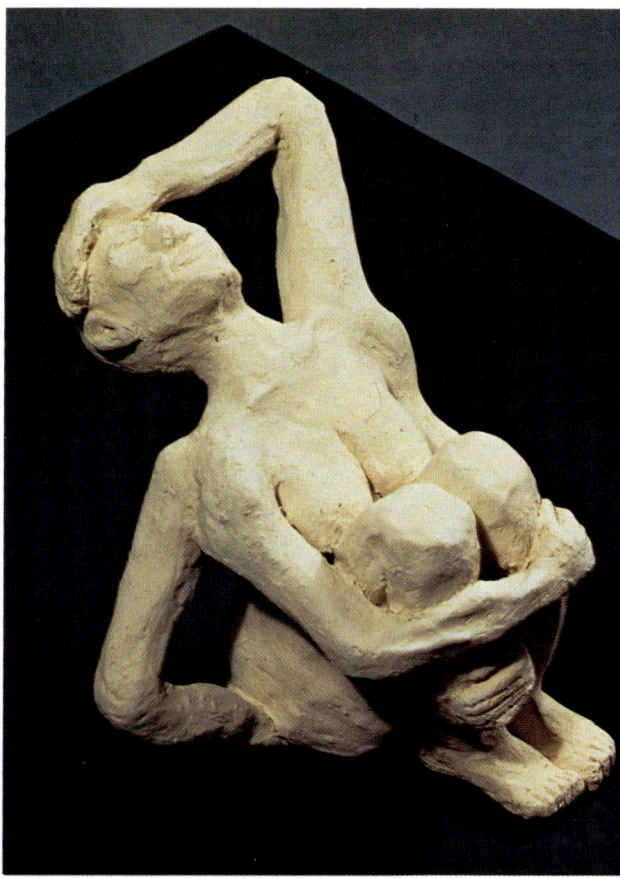

Abb. 183
19jährige Patientin J. I.
(siehe auch Abb. 110, 111, 162, 163, 181, 182),
Magersucht:
»Figur mit 4 Armen«

Einige Beispiele mögen dies deutlich machen: Abb. 181—189.

Die 19jährige Patientin J. I. mit Magersucht hatte zu der von ihr spontan geformten »liegenden Frau« folgende Assoziationen:

»Die Frau fasziniert mich und stößt mich gleichzeitig ab. Sie ist furchtbar dick, wirkt aber entspannt

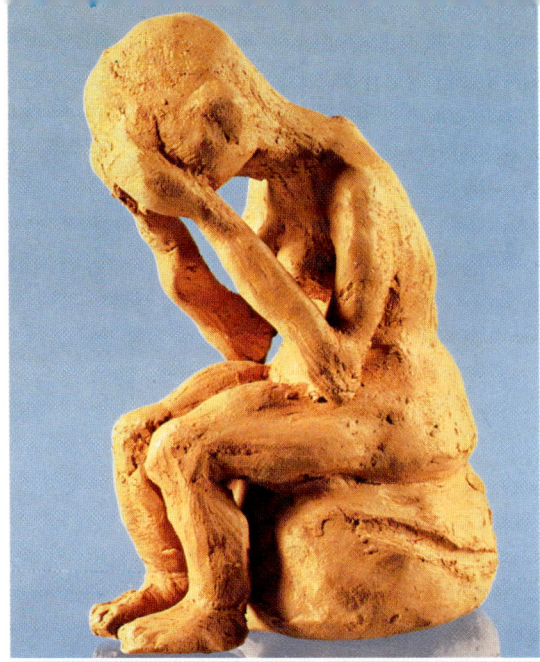

Abb. 184—186
21jährige Patientin O. E.
(siehe auch Abb. 105, 121, 246),
Bulimie:
»Die 3 Figuren«

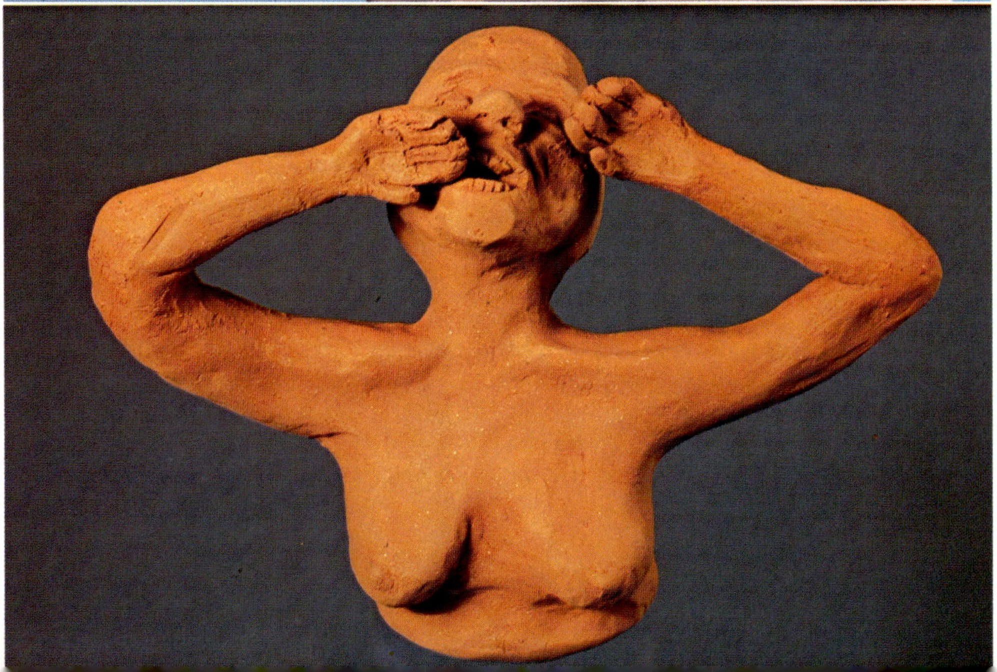

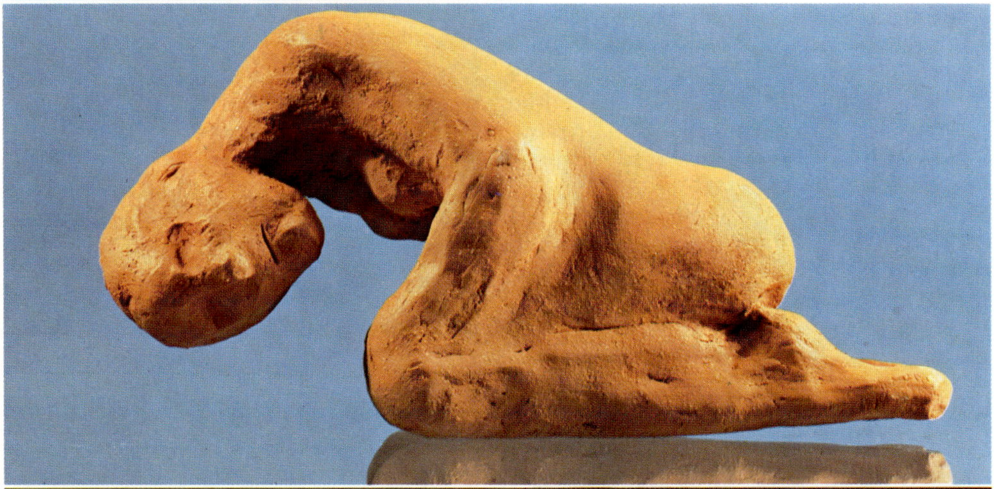

Abb. 187
24jährige Patientin G. K., B u l i m i e:
»Die kauernde Frau bin ich. Sie kann ihre Massen
kaum tragen, ist müde und in sich
gefangen. Beim Formen war sie noch glitschig
und schleimig. Man müßte sie mit Öl
bestreichen. Trotzdem hat sie Kraft«

Abb. 188
32jährige Patientin R. B., B u l i m i e:
»Hand über aufgerollter Schlange:
Die Hand über mir bietet Schutz«

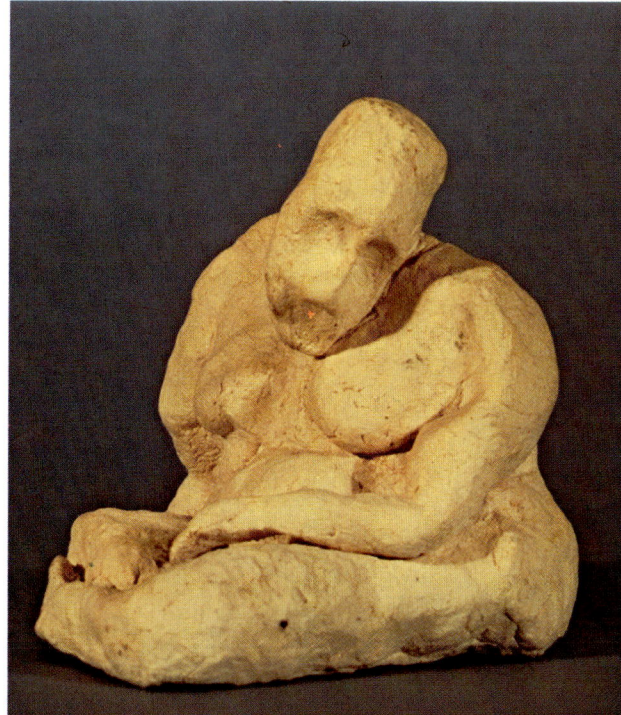

und unheimlich offen in der Haltung. Sie scheint
sich trotz des vielen Fettes nicht unwohl zu fühlen.
Sie zeigt: Hallo, hier bin ich, nehmt mich an, wie
ich bin, trotz meiner Häßlichkeit. Das Fett scheint
ihr so viel Schutz zu bieten, daß sie sich in ihrer
Haltung nicht verschließen muß. Die Frau steht zu
ihren Bedürfnissen.«

Zu der »Figur mit vier Armen« schildert
dieselbe Patientin:

»Diese Figur ist völlig isoliert, in sich geschlossen,
umschlingt sich selber, fühlt sich sehr deutlich, ist
bei sich. Nach oben hin ist die Haltung etwas offener, ob aus Verzweiflung oder aus totaler Ent-
rücktheit heraus, weiß ich nicht. Sie steht sehr fest
auf dem Boden. Diese Festigkeit wird durch die
Schrägstellung des Oberkörpers allerdings etwas
erschüttert. Ich kann die Figur also gut in oben und
unten trennen, wobei die Arme die Verbindung
schaffen, so daß sie sich ganz und gar wahrnehmen kann.«

Die 21jährige Patientin O. E. mit Bulimie
äußert zu ihren »3 Figuren«:

Zur ersten: »Ich möchte mich verstecken.« Zur
zweiten: »Ich wagte es schon mal, aufzublicken.«
Zur dritten: »Hilfeschrei. Ich wollte mehr ein Hur-
raschreien modellieren, Bejahung ausdrücken, es
wurde aber mehr ein Hilfeschrei.«

Die Beispiele mögen einen Hinweis darauf
geben, daß die in den therapeutischen
Prozeß einbezogene assoziative Gestal-

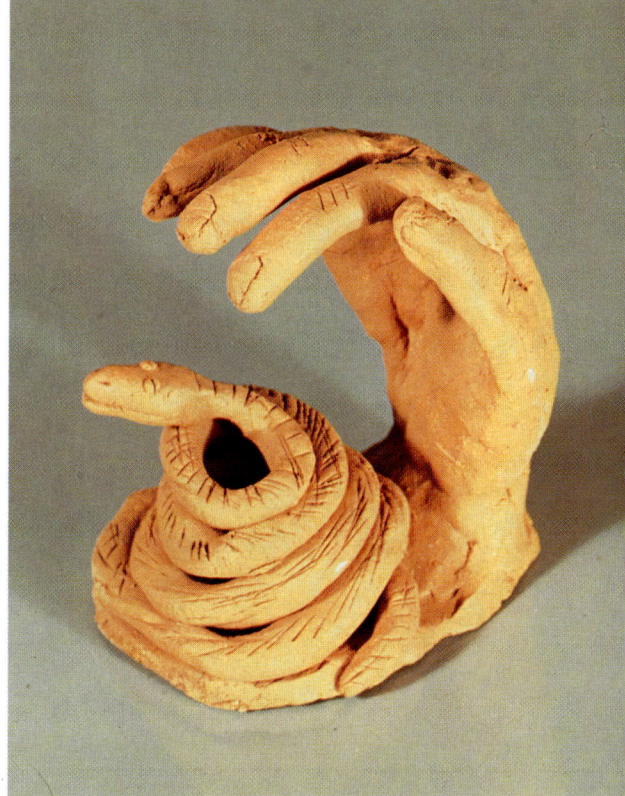

tung ein Teil der kombinierten Psychotherapie ist (94, 284, 530, 532, 546, 616, 647).

Hammon (256) hat besonders die Indikation für Patienten hervorgehoben, die
durch Rationalisierungs- und Fluchtten-
denzen gekennzeichnet sind, deren Introspektionsfähigkeit weniger ausgeprägt ist
und bei denen Störungen in den emotionalen Grundbeziehungen oder im Reali-
tätskontakt vorliegen. Die Werkgestaltung
sei real, körperhaft und dinglich, sie ent-
spreche gleichsam einer Verstofflichung
seelischen Materials. Die Plastik drückt

spürbar mehr aus, als sie äußerlich darstellt. Über das ein intensives Gefühl ver-
mittelnde Material Ton können Empfindungen wie Gefühle bewußt gemacht
werden und lassen sich Impulse mobilisie-
ren, die dann einer Deutung und Verarbeitung zugänglich werden. Kathartische Reaktionen können ausgelöst werden, Einsichten in den psychodynamischen Prozeß lassen sich entwickeln, und die Deutung von Symbolen wird ebenso möglich
wie die eines Abwehrmechanismus, z. B.
der Sublimierung oder der Kompensation
(539).

Abb. 189
24jährige Patientin V. T., Magersucht:
»Zwei Figuren: Handflächen, Fußsohlen und
Köpfe berühren sich: Nähe und
gleichzeitige Abgrenzung«

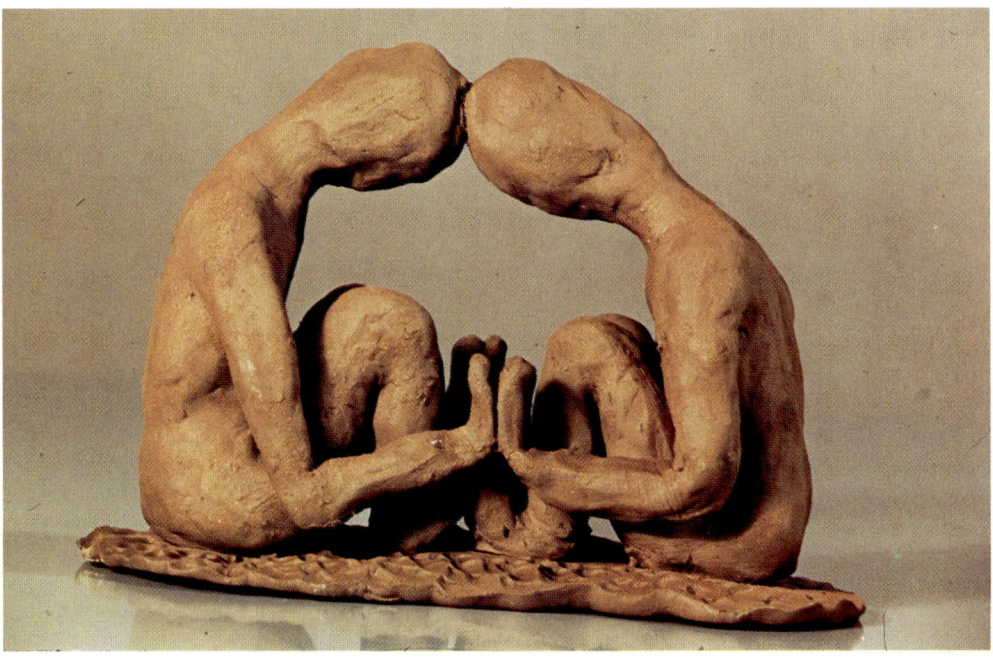

Tiefenpsychologisch fundierte (analytisch orientierte) Therapie und Katathymes Bilderleben

Eberhard Wilke

Nahrungsaufnahme und Selbstwerterleben

Im Geburtsvorgang wird die engste körperliche Verschränktheit zwischen der Mutter und ihrem Kind zwar aufgehoben, doch findet die symbiotische Beziehung eine Fortsetzung in intensivem Hautkontakt, in ständiger Versorgung und Stimulation des Säuglings durch die Mutter. Dabei steht die Beschäftigung mit der Nahrungsaufnahme im Mittelpunkt der Aufmerksamkeit. Die Mutterbrust dient nicht nur der Befriedigung, sie ist auch erstes Lustobjekt des Kindes. Da das Verlangen nach Nahrung durchaus gierige Ausmaße annehmen kann, stößt es zwangsläufig auf Grenzziehungen durch die Eltern. Mit diesen Grenzen erlebt das Kind erste Ablehnungen, in denen die Wurzeln jener Schuldgefühle zu suchen sind, die in der Psychodynamik von Eßstörungen eine zentrale Rolle spielen.

Da in der ersten Lebensphase des Menschen die orale Entwicklung und die Entwicklung des Selbstwertgefühls gleichzeitig erfolgen, stellen solche Erschütterungen stets auch eine Bedrohung des Selbstwerterlebens, das heißt eine existentielle Bedrohung dar. Haben und Sein sind in dieser Lebensphase noch nicht zu unterscheiden. Gier, Unersättlichkeit, Ungeduld und Neid sind Erscheinungsformen der Oralität. In einer frühen Phase der Kindheit sind diese physiologischen Merkmale die – sofern sie persistieren – Kennzeichen einer pathologischen Entwicklung, wie sie bei verschiedenen Suchterkrankungen zu beobachten sind. In der Interaktion mit der Umwelt erzeugt übergroße Gier Schuldgefühle, die zur Blockierung oraler Funktionen führen können und eine zentrale Stellung in der Pathogenese der Magersucht und der Bulimie einnehmen.

Die Fastenrituale verschiedenster Kulturen stehen symbolisch für den Versuch, existentielle Schuld zu mindern. Die Wörter »Essen« und »Sündigen« werden oft assoziativ miteinander verknüpft, der Sündenfall in der Genesis ist an das Essen der verbotenen Frucht gebunden, wobei es in diesem symbolhaften Vorgang über die orale Einverleibung hinaus um den Zuwachs von Wissen geht.

Grunberger (234) meint, daß die eigentliche Oralität nicht in der Schicht der Triebe wurzele, sondern tiefer im Narzißmus und damit auch in dem für ihn spezifischen Bereich, dem pränatalen Leben.

In einer bestimmten frühen Lebensphase sind Oralität und Narzißmus miteinander vermischt. Das bedeutet, daß die orale Triebbefriedigung noch nicht vom narzißtischen Ziel der Teilhabe am Allmachtsgefühl unterschieden werden kann.
Magersüchtige haben nicht selten die Phantasie, im Zuge des Eßvorgangs »zur gleichen Substanz« zu werden; ihr Wunsch, »nicht zu sein wie die anderen«, äußert sich in der Nahrungsaufnahme darin, daß sie nicht das essen mögen, was andere essen bzw. nicht in Gesellschaft anderer essen können, sondern allenfalls allein. Wie eng Essen, Haben und Sein bei Eßkranken miteinander verknüpft sind, mag ein Beispiel zeigen:

Beobachtung 1

Eine 18jährige Patientin mit Magersucht erlebte eine panische Angst, wenn sie ein Brötchen essen sollte. Sie hatte die Vorstellung, dann so zu werden wie das Brötchen, rundlich, weich und formlos. Schon der Gedanke an ein Brötchen löste in ihr Panik aus. Mitpatienten, die Brötchen aßen, verachtete sie.
»Normal«, das heißt dasselbe zu essen wie andere Menschen, bedeutete für sie die Aufgabe von Identität.

Die normale Entwicklung des Säuglings ist gebunden an die Reifung der Fähigkeit zur halluzinatorischen Wunscherfüllung. Wünsche müssen nicht mehr unmittelbar real erfüllt werden, sondern ein gewisser Aufschub der realen Befriedigung wird dadurch möglich, daß das Kind eben diese Befriedigung in der Vorstellung erlebt. Es ist eine bleibende Eigenart des oralen Charakters, alles erhalten zu wollen, möglichst auch sofort; die Fähigkeit zum Triebaufschub entwickelt sich nur rudimentär oder geht wieder verloren.
Es ist nicht möglich, Menschen, die in der oralen Position verharren, völlig zu befriedigen. Die ständige Klage, nicht genug zu bekommen, nicht satt zu werden, sich gegenüber anderen, z. B. Geschwistern, zurückgesetzt zu fühlen, ist Kennzeichen der Störung. Es bleibt stets eine Spanne zwischen dem Wunsch und der Befriedigung. Nicht zufällig ist das Schlaraffenland als paradiesische Phantasie eine orale – aber unerreichbare – Vorstellung. Es geht um eine vollkommene und unmittelbare Befriedigung nach dem Alles-oder-Nichts-Prinzip, Kompromißbildungen – sofern sie möglich werden – sind Zeichen der Reifung.
Die sexuelle Entwicklung des oral fixierten Menschen bleibt durch flüchtige, wenn auch affektiv gelegentlich sehr intensiv erlebte Beziehungen gekennzeichnet. Enttäuschungen sind vorgezeichnet, die Hoffnung, in einer späteren Beziehung dann doch alle Wünsche erfüllt zu bekommen, bleibt aber bestehen. Magersüchtige mit ihrer kennzeichnenden Abwehr der sexuellen Strebungen warten oft auf den idealen Partner vergeblich, weil es ihn in dieser Form nicht gibt.

Magersüchtige können sich in ihrem Eßverhalten bis zur Manifestation der Krankheit durchaus unauffällig entwickeln – von einer Überangepaßtheit an die Wünsche der Eltern und einem allzu guten »Funktionieren« abgesehen. Die Regression in die orale Störung wird ausgelöst durch eine tiefe Verunsicherung des Selbsterlebens und des Selbstwertgefühls.

Zentrale Konflikte

Der Grundkonflikt der Magersüchtigen und oft auch der Bulimiekranken kreist um die Weigerung, sich eigenständig in eine bedrohlich erlebte Erwachsenenwelt hinein zu entwickeln. Früher begann sie bei Frauen meistens in der Pubertät, wenn von der Gesellschaft Freundschaft, Heirat und Gründung einer Familie erwartet wurden. Die Krankheit war zu verstehen als umfassende Weigerung, sich als Frau zu fühlen und die Erwartungen der Umgebung zu erfüllen. Heute beginnt die Magersucht oft später, das Abitur löst ebenso häufig die Krankheit aus wie die Pubertät. Auch in späteren Lebensabschnitten kann die Aufforderung zu Eigenständigkeit mit anorektischen Reaktionen bis zur Magersucht beantwortet werden.

Bei Magersüchtigen und Bulimiekranken läßt sich als primäre Störung, die sich hinter aller augenfälligen Konfliktdynamik verbirgt, meistens eine narzißtische Neurose aufdecken, eine tiefe Störung des Selbstwertgefühls. Eine Ursache hierfür liegt in der Art, wie die Eltern diesen Kindern begegnet sind. Belohnung, Liebe und Anerkennung wurden vor allem dann geschenkt, wenn das Kind genau den Vorstellungen der Eltern entsprach und ihren Erwartungen nachkam. Hierbei spielt in den ersten Entwicklungsabschnitten die Mutter die zentrale Rolle. *Mester* (421) weist darauf hin, daß es ähnlich wie in der Kindheit von Schizophrenen zu ausgesprochenen Mystifizierungen kommen kann, in denen eigene Regungen des Kindes von der Mutter nicht akzeptiert, schlicht verleugnet oder durch von ihr selbst stammende Wünsche ersetzt werden.

Wie bei neurotisch Depressiven bestehen häufig überspannte Idealbildungen mit den entsprechenden Anforderungen an das eigene Selbst; auch an wichtige Bezugspersonen wird ein hoher Wertmaßstab angelegt. Die narzißtische Überbewertung des Körpers ist Ausdruck der tiefgreifenden Selbstwertproblematik, die durch Schuldgefühle immer wieder aufgerührt wird. Die Magersüchtigen stehen hier durchaus in einer Jahrtausende alten auch kirchlichen Tradition, in der sie die Verachtung des Körperlichen auf drastische Weise in die Tat umsetzen und nur das rein Geistige fördern und pflegen.

Gleichzeitig jedoch brauchen sie ihren Körper als Beweis für die eigene Tugendhaftigkeit, und als solcher muß er in extremem Grade geliebt werden. So sind Selbstliebe und Selbsthaß untrennbar miteinander verwoben, und die Einstellung zum eigenen Leib ist zwiespältig.

Zum Teil wünschen die Patientinnen mit Magersucht kosmetische Operationen, bei denen die Geschlechtsmerkmale reduziert werden sollen; Selbstverletzungen, Selbstkasteiungen und Bestrafungen sind häufig, jedoch keineswegs ein Hinweis gegen die starke libidinöse Besetzung des eigenen Körpers, sondern deren Bestätigung.

Vereinzelt beobachten wir bei Magersüchtigen manifeste exhibitionistische Verhaltensweisen.

Die Erschütterungen des Selbstwertgefühls in der Adoleszenz führen dann zum Versagen der Selbstwertregulation und in die Krankheit. Nur selten sind die Kranken in dieser Phase in der Lage, über ihre Selbstzweifel mit vertrauten Menschen zu sprechen.

Mester (421) sieht die Pubertätsmagersucht als Sonderform eines autistischen Rückzugs, bei dem in archaischer Weise eine partielle Abkehr von der Außenwelt erfolge. Symbolisch werde in der Magersucht zum Ausdruck gebracht, daß von der Umwelt keine Befriedigung mehr zu erwarten sei. Dies stellt ein erhebliches Hindernis bei jedem Therapieversuch dar. Die magersüchtige Patientin versucht, in ihrer Krankheit die Übernahme der weiblichen Rolle — besonders deren Inkorporationsaspekte — zu vermeiden, das Eindringen des männlichen Gliedes und des Samens in den Körper, das Dickwerden in der Schwangerschaft. Gelegentlich persistieren kindliche Phantasien über orale Schwängerungen.

Die Magersucht ist auch ein Kampf um die Autonomie. Während der analen Entwicklungsphase lernen Kinder, daß Körperbeherrschung höher bewertet wird als das Sich-treiben-Lassen und Sich-gehen-Lassen. Fasten gilt als geistige und asketische Leistung, die erreichte Magerkeit dokumentiert dies gegenüber der Umwelt. *Anna Freud* (190) sprach von der Pubertätsaskese.

In einer Schrift aus dem 2. Jahrhundert n. Chr. heißt es: »Ein abgemagerter Leib wird hoffentlich leichter durch die Pforte des Heils eingehen, schneller wird ein leichter Körper einst auferstehen.« Schon dem Nervenarzt *Hoffmann*, dem Verfasser des Struwwelpeter, soll beim Suppenkasper eine magersüchtige Klavierlehrerin Modell gestanden haben, die glaubte, sich durch Fressen und Faulsein versündigt zu haben (519).

Mit dem Erleben der eigenen Triebkontrolle ist für die Patienten mit Magersucht ein narzißtisches Hochgefühl verbunden; es ist ihnen weitgehend gelungen, vom Essen und auch sonst von ihrer Umwelt unabhängig zu sein, sie wähnen sich autark. Aus dieser Sicht wird jedes Hilfsangebot zu einer Gefahr und somit abgelehnt. Im Umgang mit den Patientinnen und Patienten ist es wichtig zu wissen, daß dieses narzißtische Wohlgefühl eine regressive Ersatzlösung darstellt, der das Scheitern der Regulation ihres Selbstwertgefühls auf einer Erwachsenenebene vorausgegangen ist. Was die Person beherrscht, ist ein infantiles Größenselbst. Der Patient hat sich in diese Abwehrbastion zurückgezogen; es hat keinen Sinn, ihn dort auch noch anzugreifen, vielmehr sollte in der Therapie versucht werden, ihm zu ermöglichen, diese Position vorsichtig wieder zu verlassen (360).

Tiefenpsychologisch fundierte (analytisch orientierte) Psychotherapie

In der tiefenpsychologisch fundierten Psychotherapie wird versucht, die aktuellen Konflikte auf dem Hintergrund der Lebensgeschichte zu verstehen und zu lösen. Das bedeutet nicht, daß stets als ausschließliche, »eigentliche« Ursache der Erkrankung eine frühkindliche Traumatisierung, z. B. infolge eines überprotektiven oder offen zurückweisenden Verhaltens der Eltern, angenommen wird. Schwierigkeiten »im Hier und Jetzt« haben oft einen mindestens ebenso hohen Stellenwert.

Die tiefenpsychologische Therapie beruht auf der Theorie, daß Erlebnis- und Verhaltensmuster sich wiederholen, daß sie eine Geschichte haben, die sich entschlüsseln läßt; eine Befreiung aus Wiederholungszwängen ist dadurch möglich, daß in der Therapie Einsichten und veränderte Erlebnisweisen eintreten und wachsen.

Die abstinente und sich im wesentlichen auf Deutungen beschränkende Haltung des Therapeuten ermöglicht es dem Patienten, in der Übertragung Erfahrungen und innere Bilder der Kindheit wiederzuerleben; durch die Deutung wird die Möglichkeit der Veränderung gefördert. Dieser Vorgang ist zugleich kognitiver und affektiver Natur, er setzt beim Patienten Veränderungsbereitschaft und einen psychischen Leidensdruck voraus.

Beide sind bei Magersüchtigen primär selten vorhanden, was eine Abwandlung der analytischen Standardtechnik im Sinne der tiefenpsychologisch fundierten (analytisch orientierten) Therapie erfordert. Magersüchtige und ebenso Bulimiekranke agieren mit ihrem Symptom; Deutungen allein sind selten die adäquaten Reaktionen des Therapeuten, ein Mitagieren — wie es die Eltern und Geschwister tun — führt ebensowenig zum Ziel. Wenn der Therapeut handelt, anstatt zu deuten — wenn er sich z. B. mit dem Patienten zusammen zu Tisch begibt —, so erfordert dieses Handeln ein vertieftes Verständnis seiner Bedeutung für den Patienten.

In der psychoanalytisch orientierten Behandlung wird rasch erkennbar, daß die Kranken — wie andere psychosomatisch Erkrankte auch — Konflikte nur sehr begrenzt äußern können. Ein häufiger Fehler beruht darauf, sich in endlosen Diskussionen über den Eßvorgang zu verlieren, ohne die dahinter liegenden Konflikte einbeziehen zu können. Genauso einseitig und erfolglos ist es allerdings, das Thema Essen in der Therapie völlig zu meiden, denn das Eßverhalten ist zentraler Bestandteil der Störung und darf keineswegs völlig ausgeklammert werden. Gelegentlich können Diskussion und Kontrolle über das Eßverhalten innerhalb eines therapeutischen Teams an Kollegen delegiert werden, wodurch eine »therapeutische Spaltung« vorgenommen wird.

Zu welchen Schwierigkeiten es führen kann, wenn man als Psychotherapeut das krankhafte Eßverhalten aus der Therapie eliminiert, sei an einem Beispiel beschrieben:

Beobachtung 2

Die 22jährige Patientin V. M. mit Magersucht und gelegentlichen Eßattacken berichtete, sie sei seit einiger Zeit in einer benachbarten Großstadt in einer Therapie und fühle sich völlig unverstanden. Der Therapievertrag war auf folgende Weise zustande gekommen: Die Therapeutin, der die Patientin im Erstkontakt mitgeteilt hatte, daß sie erhebliche Eßprobleme habe, gegenwärtig erbreche und darüber sehr depressiv geworden sei, habe sie dann gefragt, welches Problem ihr wichtiger sei, die Traurigkeit oder die Magerkeit. Die Patientin bezeichnete die Traurigkeit als das quälendere Problem. Daraufhin sei in der Therapie mit keinem Wort mehr vom Essen gesprochen worden, bis aufgrund des rapide absinkenden Gewichtes die Erfolglosigkeit dieser Therapie unübersehbar war.

Die ständigen Gedanken und Fragen der Patientin über das Essen dürfen also nicht zentraler Gegenstand der Gespräche sein, das Eßverhalten muß aber immer im Auge behalten werden.

Bei der tiefenpsychologisch orientierten Behandlung von Magersüchtigen stellen sich regelmäßig heftige Gegenübertragungsreaktionen ein, die eine häufige Besprechung in Supervisions- oder *Balint*-Gruppen erfordern. Die Gegenübertragungsreaktionen sind zwiespältig. Aufgrund der skizzierten Persönlichkeitsmerkmale bringen die Magersuchtkranken Therapeuten und Pflegepersonal in Konfliktsituationen, die Gefühle des Therapeuten sind ambivalent, das Behandlungsteam fühlt sich gespalten. Der zum Teil hilflose Zustand mobilisiert Mitleid und Besorgnis, zum anderen führen der Kooperationsmangel, die Enttäuschung über die Betrugsmanöver der Kranken sowie deren Arroganz zu Zorn und Ablehnung. Man muß also verständnisvoll und unbeirrbar am Therapieziel festhalten. Die Kranken müssen ohne Zögern und möglichst direkt mit ihrem Verhalten konfrontiert werden, sobald man es wahrnimmt. Es entlastet und stellt einen wohltuenden Kontrast zu der meist sehr indirekten Kommunikationsweise im Elternhaus dar.
Die Ergebnisse analytischer bzw. tiefenpsychologisch fundierter Therapiekonzepte sind dann ermutigend, wenn es gelingt, ein Behandlungsbündnis herzustellen. Die Einleitung und die Konstanz einer guten und tragfähigen Arzt-Patient-Beziehung sind der Angelpunkt jeder Therapie. Oft erfordert dies eine Modifikation der analytischen Standardtechnik mit einem aktiveren Zugang zum Patienten, um seine restringierten Erlebnismöglichkeiten zu erweitern. Ein bewußtes Mithandeln, z. B. ein gemeinsames Essen – wie es mit strengen Regeln der Analyse im

klassischen Sinne nicht vereinbar ist –, ist für die Therapie von Magersüchtigen oft hilfreich.

Das Katathyme Bilderleben in der Behandlung der Magersucht und Bulimie

Erste Erfahrungen und Publikationen von *Klessmann* und *Klessmann* (353, 354) haben uns ermutigt, das Katathyme Bilderleben nach *Leuner* (386, 387) als analytisch orientiertes Verfahren bei stationär und ambulant behandelten Eßkranken anzuwenden. 112 Patienten mit Magersucht oder Bulimie wurden seit 1977 überwiegend mit dem Katathymen Bilderleben behandelt.

Die Zahl der therapeutischen Sitzungen schwankte zwischen 12–120 bei einer Frequenz von 1–3 Wochenstunden. Eine 50minütige Sitzung besteht aus einem etwa 10minütigen Vorgespräch, einem Tagtraum von 20–30 Minuten und dem Nachgespräch.
Klessmann und *Klessmann* (353) machten darauf aufmerksam, daß die Therapie besonders dann erfolgreich war, wenn es gelang, »die Tore zum Bildbewußtsein« im Katathymen Bilderleben zu öffnen. »Die mitunter erstaunlich raschen Entlastungsmöglichkeiten, die gute Steuerbarkeit und unmittelbare Anschaulichkeit der induktiv erzielten Tagtraumtechnik entwickelten sich bei den meist lebhaft bildernden Magersüchtigen als das Instrument, auf dem sich der tiefenpsychologische Dialog nicht nur rasch in Gang setzen, sondern auch über Phasen des Widerstandes fortführen ließ. Das war angesichts der schlechten körperlichen Verfassung unserer Kranken wichtig, da wir ja darauf angewiesen waren, möglichst bald ›Material‹ zu gewinnen und bearbeiten zu können« (354).

Beim Katathymen Bilderleben handelt es sich um eine Tagtraumtechnik, in der die Kranken aufgefordert werden, nach einer leichten Ruhesuggestion innere Bilder in sich aufsteigen zu lassen. Diese Bilder stehen in engem Zusammenhang mit den inneren mehr oder weniger unbewußten Konflikten.
Die Kranken beginnen nach Anregung und unter dem Schutz des Therapeuten, diese Tagträume zu erleben und sie simultan so

detailliert wie möglich unter Schilderung der begleitenden Affekte zu beschreiben. Dabei können aktuelle Konflikte symbolhaft fokussiert werden, Probehandlungen und Konfliktlösungen auf der Bildebene sind möglich, reale Lösungen werden vorbereitet.

Altersregressionen führen in frühe Stadien der Individualentwicklung zurück und ermöglichen so ein Wiedererleben früherer traumatischer Einflüsse. Die Imaginationen sind affektgesteuert und tragen Symbolcharakter.

Es hat sich bewährt, die im Beisein des Therapeuten erlebten inneren Bilder zu zeichnen bzw. zu malen, um das Erlebte noch einmal handelnd nachzuzeichnen und im Gespräch über das Bild erneut zu kommunizieren. Das Gespräch über das imaginierte und gemalte Bild stellt also eine weitere Erlebnis- bzw. Bearbeitungsebene dar.

Abb. 190
Die rote Blume ist allein auf dem Dach des Hochhauses, sie wird von einem Draht gestützt

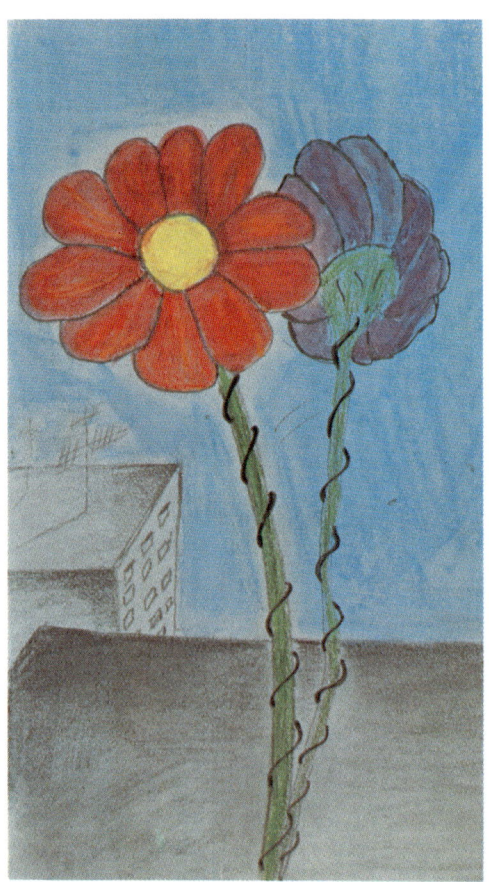

Erwähnt sei noch die Möglichkeit, im imaginativen Prozeß das Körperinnere inspizieren zu lassen, was sich auch bei Patienten mit Verhaltensstörungen und funktionellen Krankheiten bewährt hat. Das führt zu einem intensiven Erspüren der körperlichen Vorgänge im Katathymen Bilderleben. Die Patienten können z. B. Mauern und Barrieren, die sich in ihrem Magen-Darm-Trakt aufbauen, bildhaft wahrnehmen und sich mit ihnen in Gegenwart des Therapeuten auseinandersetzen. Sie können im Innern ihres Körpers Bereiche höchster Spannung neben anderen, entspannteren Regionen wahrnehmen und kommen sich dabei im ursprünglichen Sinne des Wortes »näher«. Eine eingehendere Darstellung der Indikation und Anwendung des Katathymen Bilderlebens bei psychosomatischen Krankheiten findet sich bei *Sachsse* und *Wilke* (516).

Beobachtung 3

Die 24jährige Frau B. T. erkrankt an einer schweren Magersucht, sie nimmt innerhalb eines Jahres von 62 auf 32 kg ab.

»Als zweite Tochter war ich der letzte Versuch meiner Eltern, ein Kind in die Welt zu setzen, und eine Therapie für meine Mutter, die gerade eine Tochter im Alter von einem Jahr verloren hatte. Die Ärzte hatten ihr geraten, nochmals ein Kind zu bekommen; dies sei der einzige Weg, ihre depres-

Abb. 191
»Ich werde als Marionette an Fäden
über eine Wüste geführt«

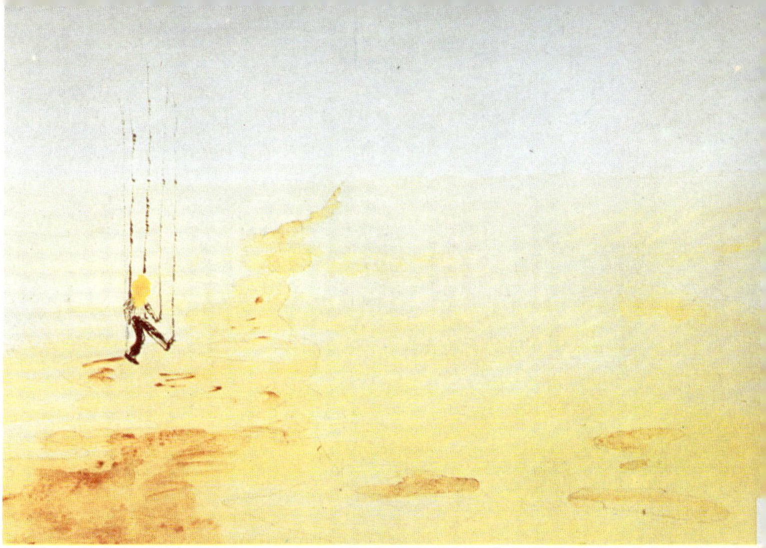

Abb. 192
Die Wandlung am Eingang
der Höhle

Abb. 193
Am Ausgang der Schlucht

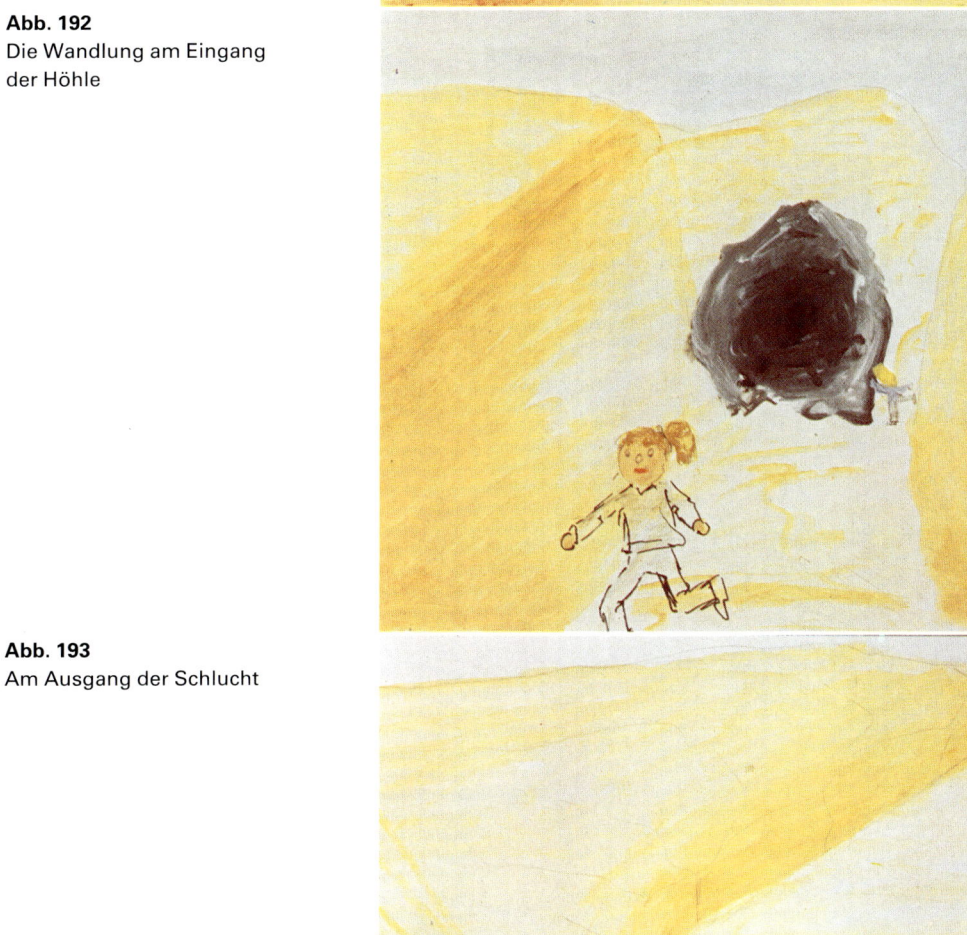

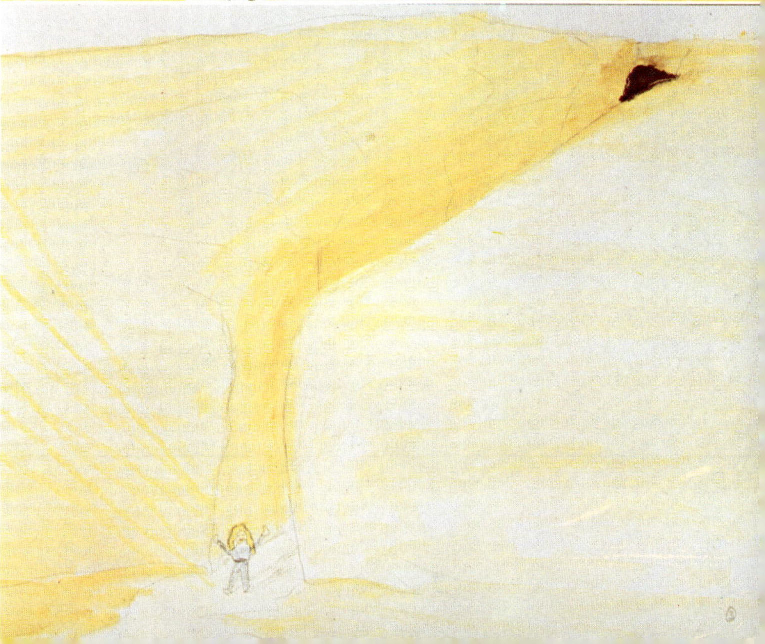

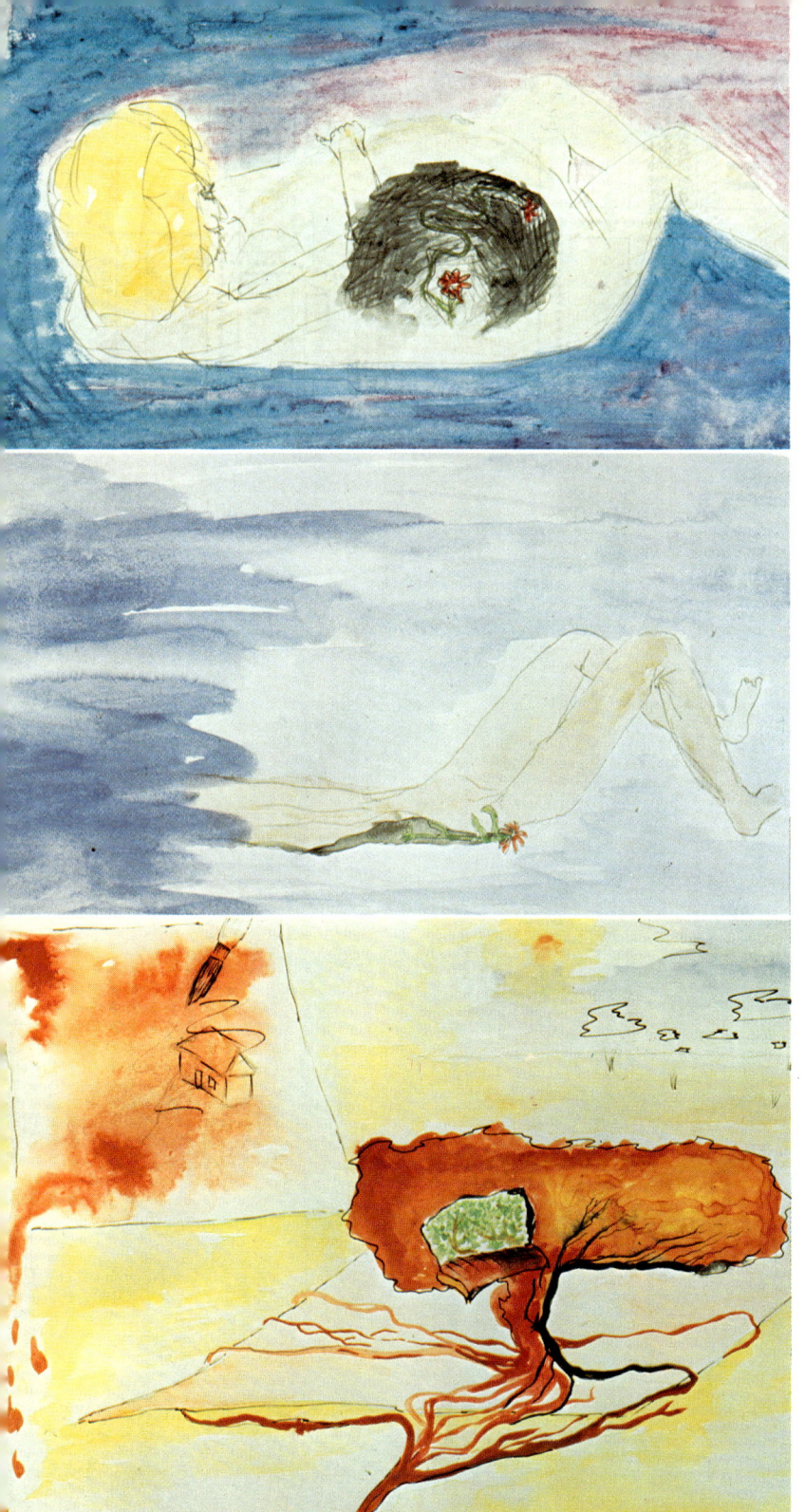

Abb. 194
Zwei Blumen im Leib
der Mutter

Abb. 195
Eine Blume gelangt
mühsam ins Freie

Abb. 196
Aus dem blutenden Haus
entsteht ein neuer Baum

sive Verstimmung zu bessern. Als ich geboren wurde, war die Ehe meiner Eltern schlecht, mein Vater hatte eine Freundin. Zusammen mit den Großeltern lebte die Familie auf engstem Raum. Vater hätte natürlich gern einen Jungen gehabt, und so wurde ich einer, spielte nicht mit Puppen und trage bis heute nur Hosen.«

Das Verhalten der Mutter in der Kindheit der Patientin war anklammernd. Diese hatte von ihrer frühesten Jugend an wichtige Funktionen im Zusammenleben der Eltern und entwickelte eine feine Sensibilität für die Wünsche anderer. Dabei war sie unsicher, wenn sie selbst Wünsche in sich spürte, diese auszusprechen oder nein zu sagen. Aufgrund der Fähigkeit, sich anzupassen, war sie beliebt, zugleich aber gehindert, eine eigene Identität zu entwickeln.

In der Selbstkonfrontation mit ihrem ersten imaginierten Bild, einer Blume, erlebt sie erschrocken ihre Bedürftigkeit und Verformtheit. Sie sieht sich als rote Margerite mit einer für den langen Stiel zu großen Blüte (Abb. 190). Der Stiel wird von einem Draht mühsam gestützt. Die Blume steht isoliert auf einem Hochhausdach und wendet sich ab, als sie erkannt wird. »Der Blume geht es ganz gut, aber sie ist ziemlich allein da oben, nah bei der Sonne.« In diesem Bild deuten sich Einsamkeit, Größenvorstellung, Bedürfnis nach Stützung und mißlingender Autonomie gleichzeitig an.

Im nächsten Katathymen Bild erlebt sie sich wie eine Marionette an dünnen Drähten hängend, schwebend über einer Wüstenlandschaft. Sie kann mit den Füßen den Boden berühren, hat das Gefühl, daß unter dem Sand eine Glasplatte liegt, die rutschig und gefährlich ist. »Ich bewege mich wie in einem Film, in dem ich an den Drähten hänge« (Abb. 191).

Sie kommt in eine Schlucht (Abb. 192), an deren Ende sich ein dunkler Höhleneingang befindet, in den sie neugierig und ein wenig ängstlich hineinsieht (die Ähnlichkeit mit einem weiblichen Genitale ist unverkennbar). Sie kehrt um und geht den Weg durch die Schlucht wieder zurück, hat nunmehr jedoch einen anderen Kopf; die zuvor offenen Haare sind zum Zopf gebunden, und ihr Gesicht ist das einer Holzpuppe. Sie ist sich darüber klar, daß sie selbst diese Holzpuppe ist. Am Ausgang der Schlucht steht sie wiederum am Rand der großen sonnigen Wüste, fühlt sich etwas allein, empfindet aber auch so etwas wie Glück in der Einsamkeit (Abb. 193).

Im nächsten Tagtraum (Abb. 194) sieht sie sich als kleine Pflanze in einer Höhle; die Pflanze wird zu einer Blume, die Höhle zum schwangeren Bauch

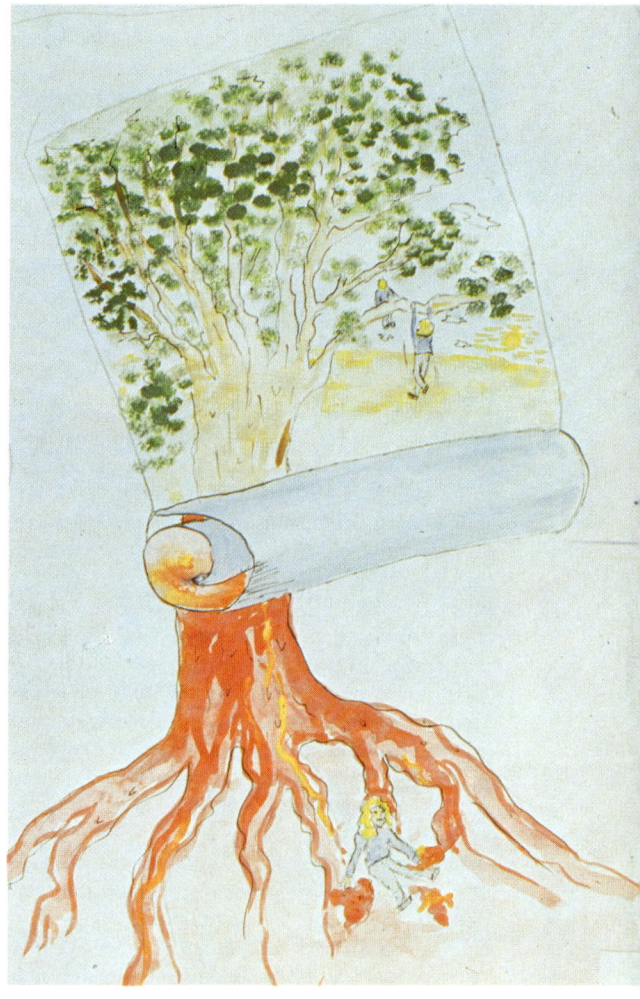

Abb. 197
»Ich werde vertraut mit dem Baum«

ihrer Mutter, den sie als groß und geschwollen erlebt. Sie sieht die Oberfläche des Bauches, die Glätte des Nabels, ganz unten erkennt sie die kleine Margerite wieder, diesmal ohne Draht. Sie ist affektiv stark beteiligt, zugleich verängstigt, geborgen und geschützt, aber von der Außenwelt abgeschnitten.

»Meine Mutter möchte mich gebären. Ich bin klein, und die Höhle ist sehr groß, ich will noch

213

nicht raus. Da ist auch eine zweite Blume, die größer wird. Sie stößt an die Bauchdecke und beugt sich, bewegt sich. Jetzt fällt der Bauch zusammen wie ein Zelt (Abb. 195). Ich stecke da als kleine Blume noch darin. Die kleine Blume liegt unter einer Masse alter, faltiger Haut, und die Mutter schaut böse. Ich habe ein Schuldgefühl als kleine Blume, die dort unten keinen Platz hat. Die Blume versucht jetzt herauszukommen, sie strampelt und hat auch etwas Kraft. Die Blätter bewegen sich wie Arme, kleine Blätter schieben die Haut weg, schließlich gelangt die junge Blume in die Wüste.«

Dieses Katathyme Bilderleben ist von starken Emotionen begleitet. Beim Gespräch über die 2. Blume im Leib der Mutter wird der Patientin deutlich, daß sie sich von einer 3fachen Aufgabe überfordert fühlt: 1. die tote Schwester zu ersetzen, 2. für das Weiterbestehen der Ehe der Eltern zu sorgen und 3. ein Junge zu sein, wie der Vater es sich gewünscht hat.

Beim Hausmotiv (Abb. 196) beschreibt sie ein Haus, aus dem rote Farbe herausläuft, die ihr wie Blut erscheint. Ein Blutfleck läuft wie eine Pfütze zusammen, dann entstehen nach oben ziehende Linien, die sich zu einem fein verästelten, rot und schwarz gefärbten Baum gestalten. »Es ist, wie wenn die Farbe nach oben strömt, der Baum aus Blut steht auf einer Glasplatte und bekommt jetzt etwas Grün in seiner Krone, ich sehe Blätter.«

Bald darauf erlebt sie sich im Geäst dieses Baumes (Abb. 197). Die Wurzeln sind weiterhin aus Blut, aber die Krone und die Äste sind grün, lebendig, wenn auch noch zart. Hinterher sieht sie einen Wald, vor sich die bekannte Wüste. Sie wähnt sich hängend im Geäst und meint: »Der Baum mag es, daß ich darauf rumkrabbele. Ich kralle mich ganz fest, es ist wie ein schönes, vertrautes Spiel.« Aus dem unteren Teil des Baumes tropft weiter rote Farbe. »Ich rutsche jetzt am Stamm herab, sitze zwischen Wurzeln. Dies ist ein eigenartiges Gefühl, ich matsche in den zerlaufenen Farben umher wie ein kleines Kind« (Abb. 197).

Im folgenden Tagtraum (Abb. 198) sieht sie ihr eigenes Herz schlagen, kräftig und gleichmäßig. Sie geht an der Oberfläche des Herzens entlang, erblickt vor sich ein schwarzes Dunkel, gerät dann auf eine Treppe, die immer steiler wird, schließlich so steil, daß sie zurückfällt und rücklings auf dem Boden liegt. Sie spürt diesen Boden als Teil des Herzens, wabberig und feucht. Dabei fühlt sie sich wie ein Käfer, der auf dem Rücken liegt, wie ein dicker, ekliger Käfer. Nach einer zögernden Pause: »Oder wie ein Kind? Ich liege auf einer rie-

sigen organischen Fläche, bin da hineingesunken, es sieht etwas eklig aus, wie Leber. Es ist nicht unbedingt warm, aber fortwährend in leichter Bewegung.«

Bald darauf fühlt sie sich im eigenen Herzen wie hinter einer roten Glaswand, aber nicht mehr als Käfer, sondern gewachsen und in ihrer − wenn auch verkleinerten − jetzigen Gestalt, betrachtet die Außenwelt durch die rosa getönte Glaswand, zwar eingeschlossen, aber auch geborgen (Abb. 199).

Am Ende dieses Tagtraums (Abb. 200) sieht sie sich außerhalb des Herzens, erschöpft aber ruhig und mit dem Gefühl, einen langen Weg hinter sich gebracht zu haben.

In dem Gespräch, das dem nächsten Katathymen Bilderleben vorausgeht, berichtet sie von ihrer ambivalenten Einstellung gegenüber ihrem Freund. Sie überlege, ihn zu verlassen, da er doch wenig Verständnis für sie gezeigt habe.

Im nachfolgenden Katathymen Bilderleben empfindet sie sich in einer Luftblase über ihrer sonnigen Wüste, am Boden sieht sie einen Skorpion und sendet einen Faden hinunter zu seinem linken Arm (Abb. 201). Der Faden wird vom Skorpion festgehalten; sie entwickelt aber viel Kraft und ist in der Lage, sich von ihm zu trennen, dabei verletzt sie ihn. »Ich kann mich losreißen und fliege fort. Ich komme über schöne Landschaften und lande schließlich auf einer Wiese in hohem Gras.«

Beim Malen nimmt die Luftblase, in der sie sich eingeschlossen hat, die Form eines Spermiums an, welches schließlich im weichen Gras eines Gartens liegt. Dort erblickt sie einen großen schwarzen Vogel (Abb. 202), einen Raben oder eine Krähe und bemerkt dazu: »Ich fühle mich wie ein neugeborenes Kind.« Der Therapeut fordert sie auf, die Augen des Vogels zu betrachten; sie empfindet die Augen als liebevoll, keineswegs als Vogelaugen, vielmehr als die Augen einer Frau, sehr gütig, aber auch traurig. Sie fühlt sich geborgen und zu dem Vogel hingezogen, »nur der Schnabel macht mir Angst, da ich völlig ungeschützt daliege. Immerhin kann der Schnabel mich auffressen, er könnte mir auch die Blase aufpicken.«

Plötzlich, und für sie unvermittelt, setzt sich der Vogel zu ihr hinunter, legt sich auf die Seite, macht die Augen zu. »Ich habe das Gefühl, er stirbt. Er ist wie ein krankes Pferd, das sich hinlegt; der Vogel weint, er hat immer noch die schönen Augen; ich möchte ihn trösten, aber ich bin so klein und noch immer in der Blase. Ich versuche, so gut ich kann, den Vogel zu trösten.«

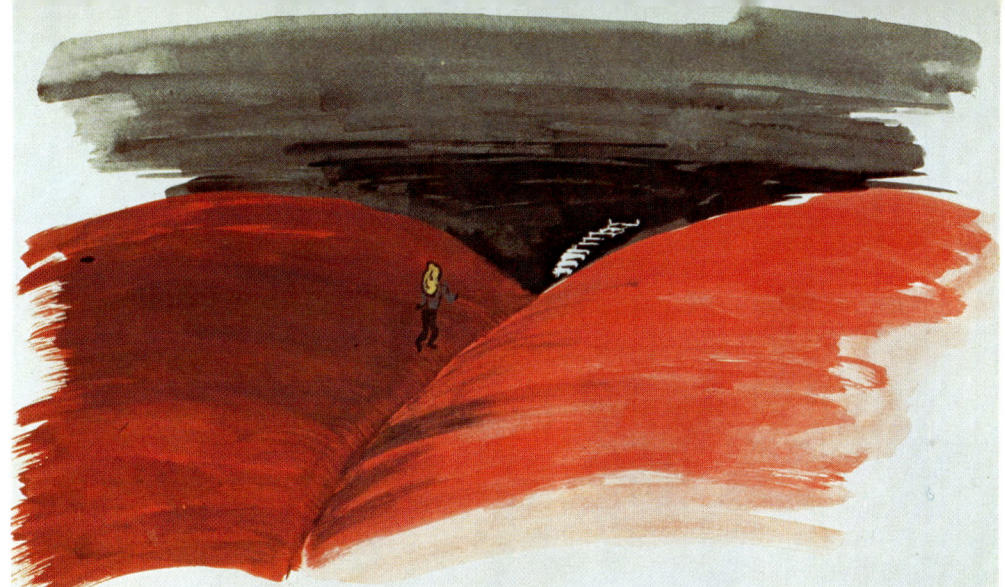

Abb. 198
Der Weg auf dem Herzen

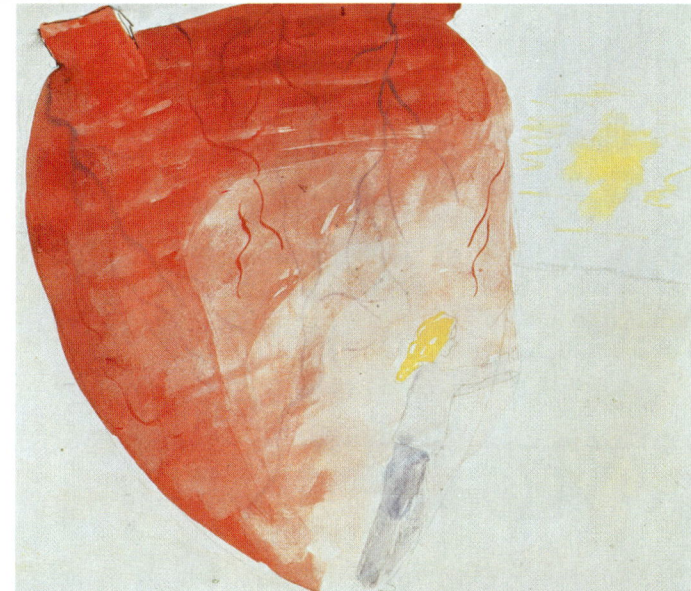

Abb. 199
Eingeschlossen

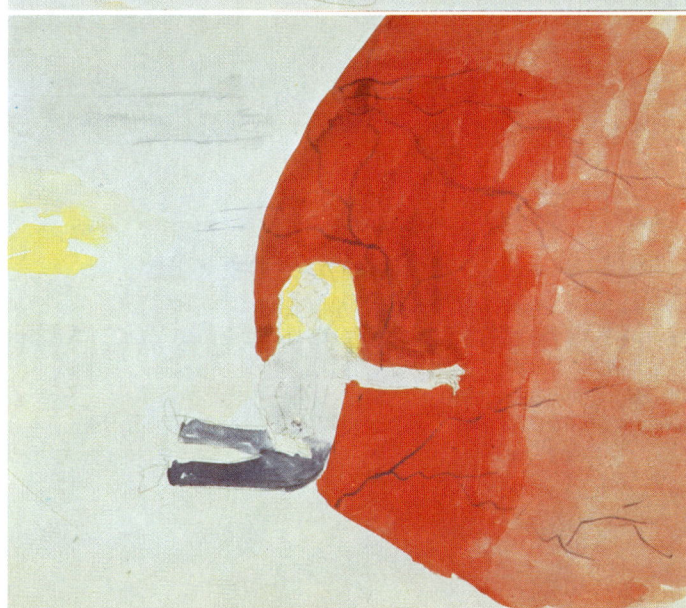

Abb. 200
Angelehnt und ruhig

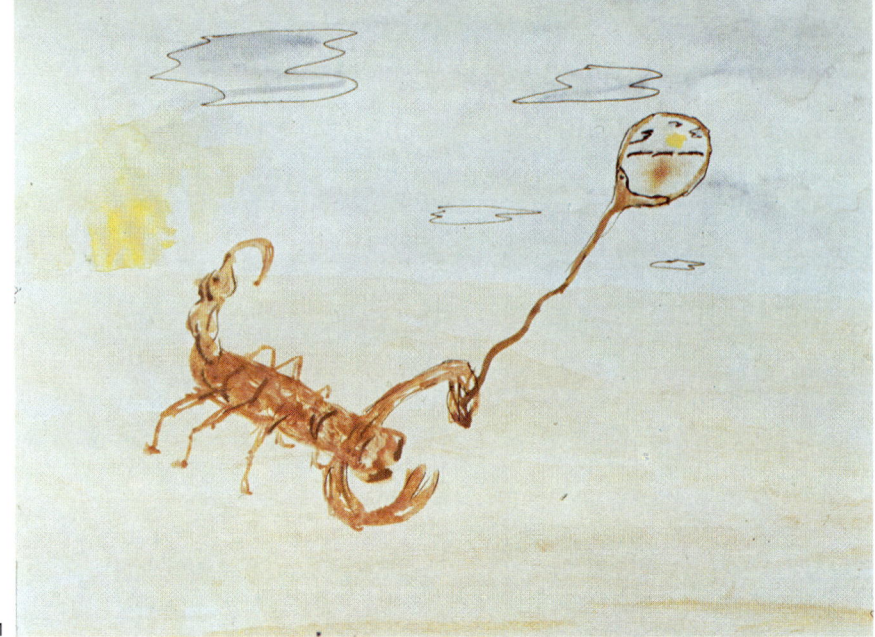

201

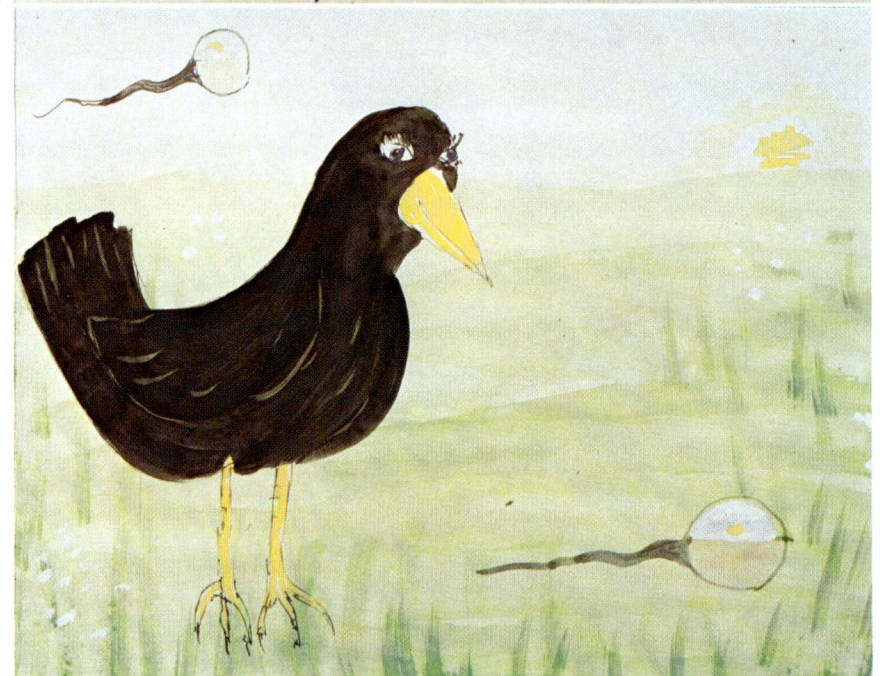

202

△ ▷

Abb. 201
Die Begegnung mit dem
Skorpion

Abb. 202
Die Begegnung mit dem
traurigen Vogel

Abb. 203
Krieger in einer Ebene

Abb. 204
Die Befreiung aus der Krallenhand der Sucht

Abb. 205
Der schwarze Block der Sucht

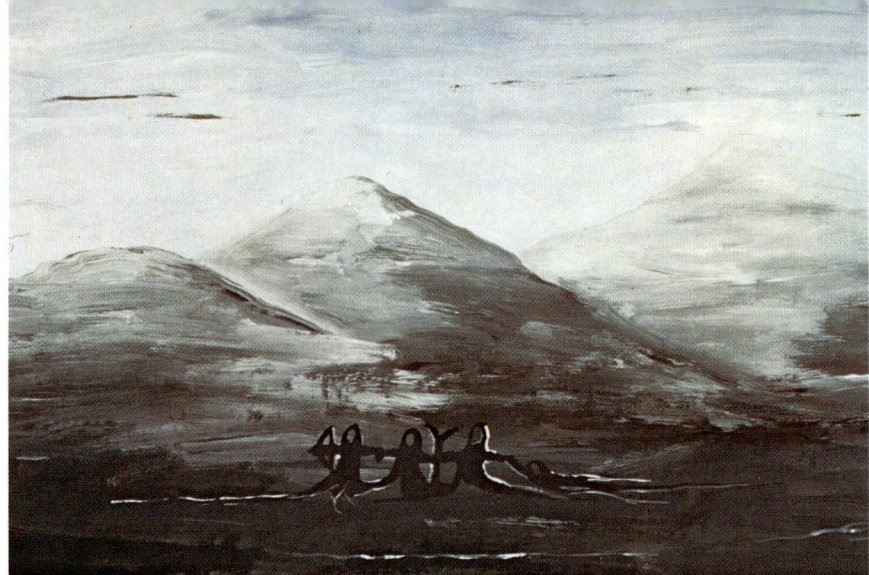

203

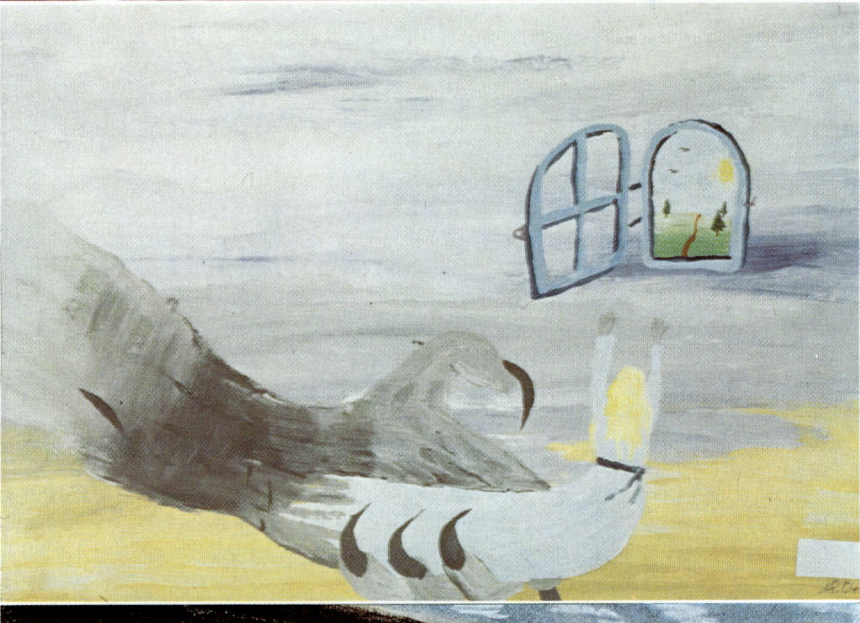

204

205

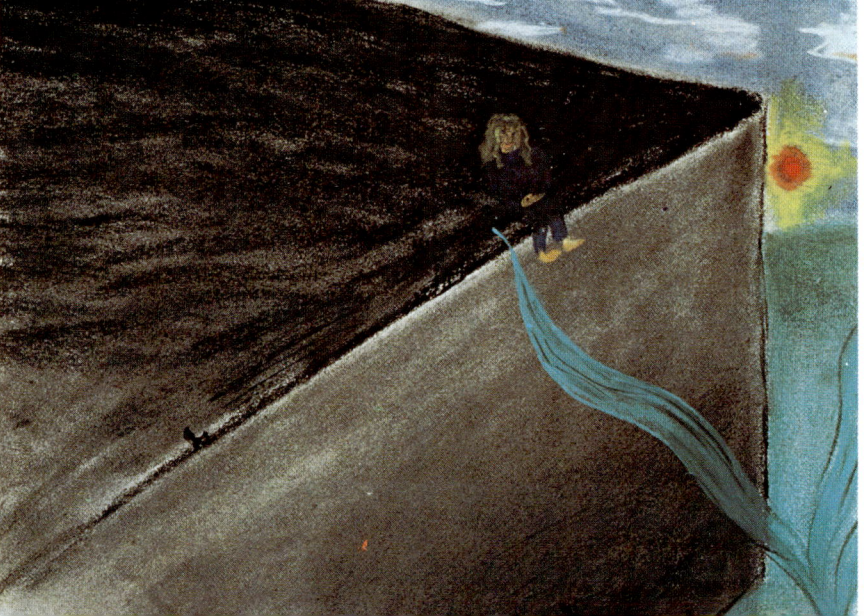

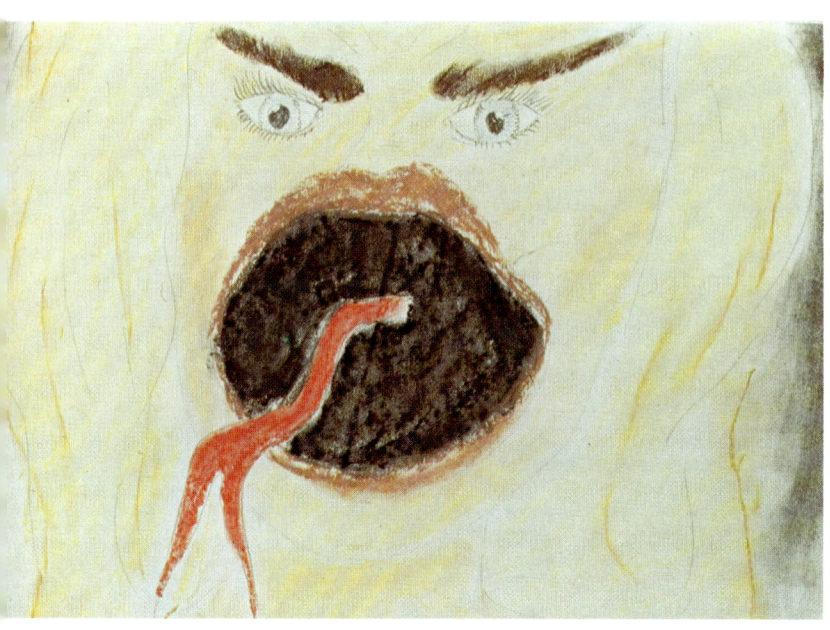

Schon bald nach der Beendigung des Katathymen Bilderlebens wird ihr klar, daß sie die Beziehung zu ihrer Mutter reinszeniert hat, deren Depression sie tief mitempfindet und der gegenüber sie sich verpflichtet fühlt, bei ihr zu bleiben, sie nicht zu verlassen, keinen eigenen Weg einzuschlagen. Zum Symbol des Spermiums fällt ihr ein: »Neuanfang, neues Leben. Damit beginnt wohl alles. Ich fühle mich ja auch wie neugeboren. Das Spermium ist aber noch so klein und unfertig, daß es dem traurigen Vogel nicht das geben kann, was er bräuchte und erwartet. Es ist ein sehr ungleiches Paar. In Wirklichkeit war es mit mir und meiner Mutter wohl auch so. Ich hätte ihr gern viel mehr gegeben. Irgendwie war es für mich auch gefährlich.« Später werden ihr in der Gestalt des Vogels auch Aspekte des Vaters deutlich.

Im weiteren Verlauf entstehen Szenen von Aggression in Form kämpfender Gestalten, einer düsteren Ebene, wobei es um Leben und Tod geht (Abb. 203). Die Patientin entkommt einer sie haltenden Krallenhand und gelangt durch ein kleines Fenster in eine für sie angenehmere Welt (Abb. 204). Nach einem Besuch der Eltern erlebt sie nochmals ihre Sucht als schwarzen Block, an dessen Rand sie nunmehr sitzt, eine Ranke erreicht hat, mit deren Hilfe sie beginnt, diesen Block zu verlassen (Abb. 205).

Mit zunehmendem Gewicht ist die Patientin in der Lage, ihren Zustand kritisch zu reflektieren und auch einen ersten Rückblick zu wagen. In einem spontanen Tagtraum fühlt sie sich kurzfristig als gieriges Monster mit einer Schlangenzunge, »welches die ganze Welt zu verschlingen bereit ist«, kann sich aber von dieser Vorstellung bald wieder distanzieren (Abb. 206). Die Entlassung erfolgt nach 8 Wochen stationärer Therapie, während der sie 10 kg zunahm.
Ein Ziel der tiefenpsychologisch fundierten Therapie der Patienten liegt darin, traumatisierende infantile Szenen wiederzubeleben und in der Übertragung zum Therapeuten bewußt werden zu lassen, um sich aus einem pathologischen Wiederholungszwang zu befreien. Es geht um Reinszenierungen, um das Wiedererleben früherer – zum Teil sehr früher – Szenen. Die Therapien führen oft in frühe Stufen der Individualentwicklung zurück (Abb. 194, 195 und 202). Neben dem Wiederbeleben und Wiedererleben traumatisierender Szenen gelingt es – besonders mit Hilfe des Katathymen Bilderlebens –, auch neue innere Szenen zu schaffen, in denen sich Wege der Entwicklung andeuten (siehe Abb. 193 und 205).

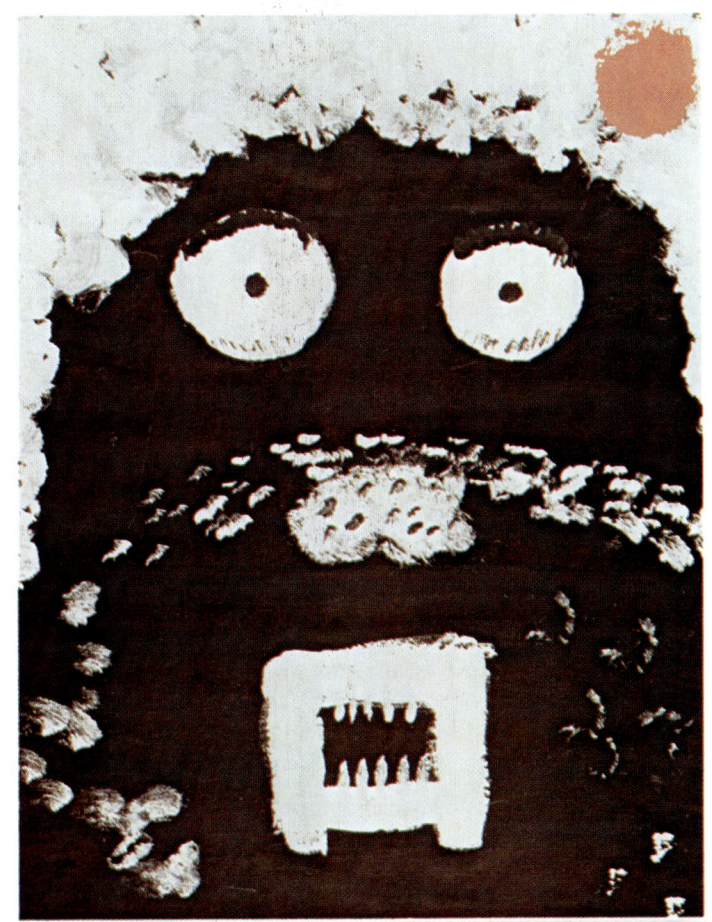

Abb. 207
18jährige Patientin N. H.,
Bulimie
Die verbotene Gier
(siehe Text)

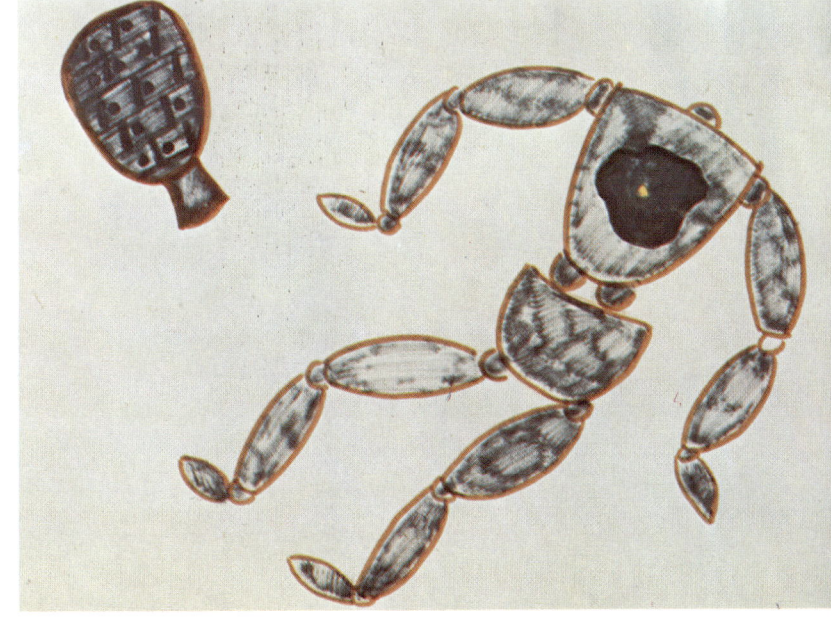

Abb. 208
24jährige Patientin L. T.,
Bulimie
Fragmentiertes Selbst
(siehe Text)

Abb. 209–212
18jährige Patientin N. H., Bulimie (siehe Text, Seite 222)

Abb. 209
Die Haut des verformten Leibes ist mit Maschendraht bewehrt

Abb. 210
Versuch, das im Denkzwang befangene Gehirn zu befestigen

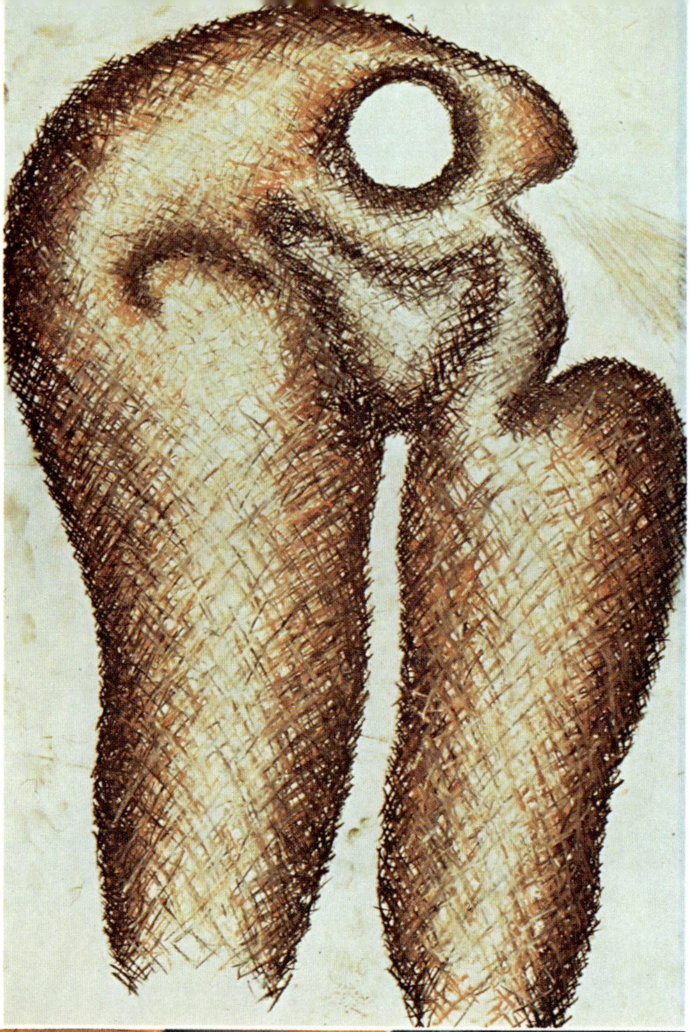

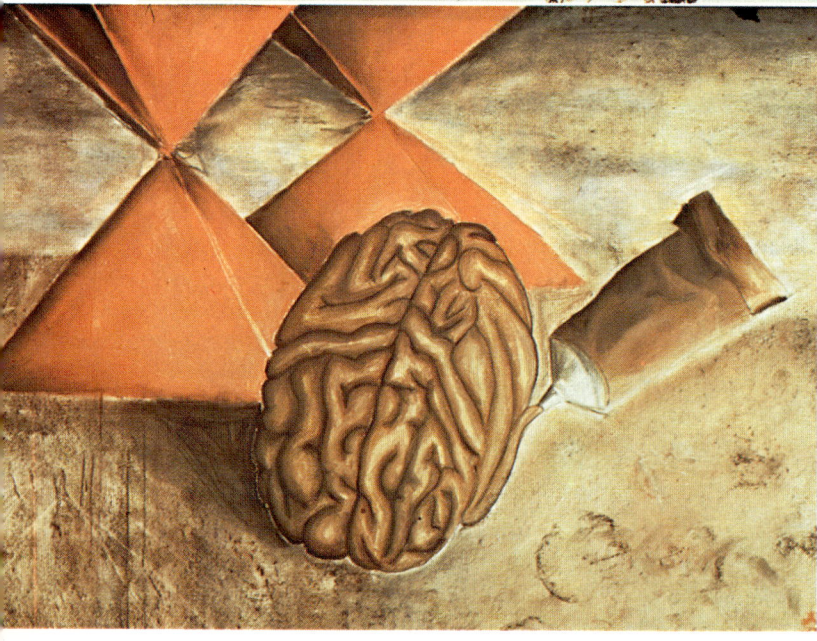

Abb. 211
»Das Gehirn ist abgehoben
von mir, meine Brüste
starren mich an«

Abb. 212
Verstümmelte Hände
zerbrechen den
Teller und verletzen sich
erneut

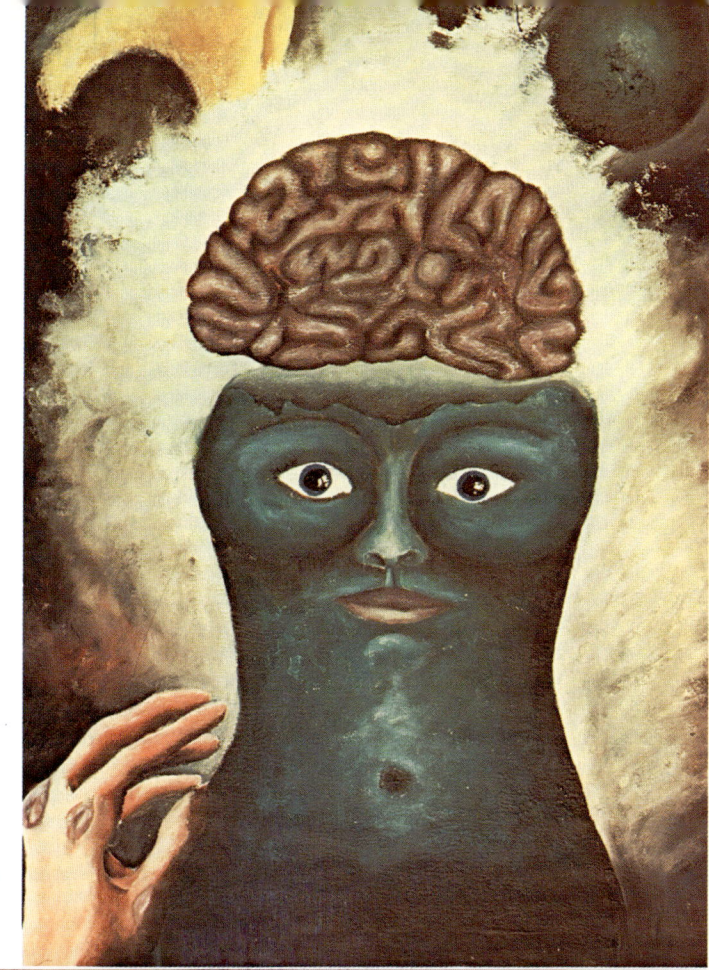

211

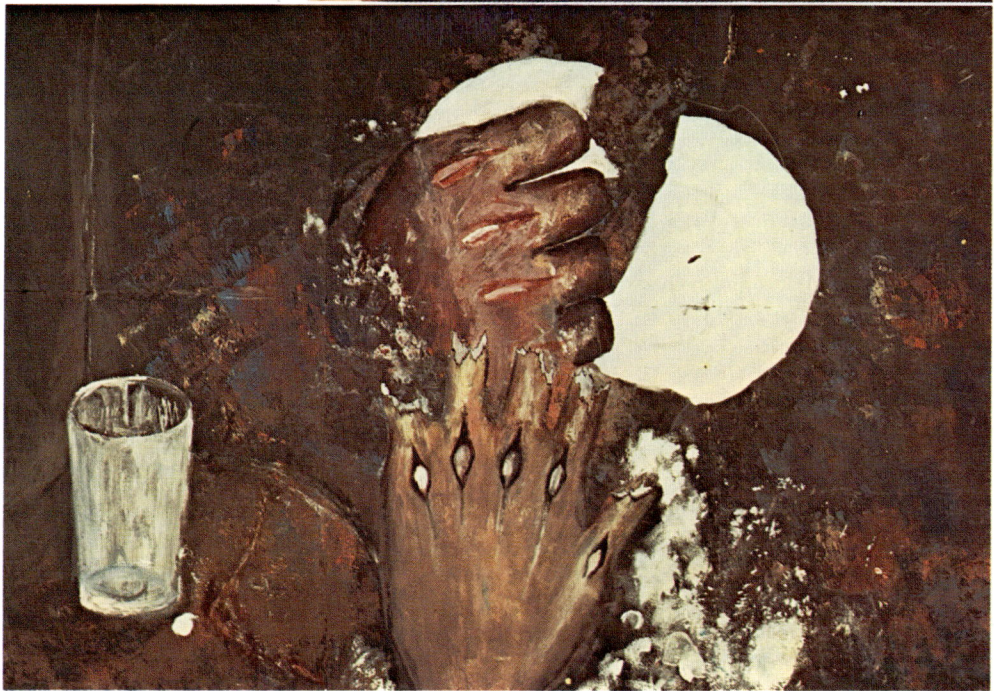

212

Ob es sich um eine wirkliche Neuschaffung innerer Szenen handelt oder auch um Erinnerungen, muß offenbleiben. Sowohl bei den Patienten wie auch bei den Therapeuten entsteht während des Katathymen Bilderlebens oft das Gefühl, »daß da etwas Neues, bisher nie Erlebtes oder Erlebbares entsteht.«

Besonders in späteren Phasen der Therapie können ausgesprochene Individuationsträume im Sinne *C. G. Jungs* auftreten. Die regressiven Wünsche, z. B. der Wunsch, wieder eins zu werden mit dem Leib der Mutter, gestalten sich oft drastisch (siehe Abb. 192−195).

In manchen Phantasien drücken sich Oralität und Gier deutlich aus, wie in dem Bild einer 18jährigen Bulimiepatientin, die ihren Mund viereckig und mit scharfen Zähnen bewehrt darstellt und ihre Augen gierig nur auf das Essen hin richtet (Abb. 207). Eßkranke nehmen ihren Körper häufig verzerrt wahr, oftmals in Träumen und Bildern stark verkleinert, gelegentlich auch fragmentiert. Mit Ausnahme des wärmenden Herzens erlebt eine 24jährige Patientin mit schwerer Magersucht ihren Körper wie eine Gliederpuppe, fragmentiert, den Kopf losgelöst (Abb. 208).

Die genannte 18jährige Patientin mit Bulimie malt ihre Haut mit Maschendraht bewehrt und den Körper verformt, die Nase unmittelbar auf den Genitalien und Oberschenkeln aufsitzend (Abb. 209). Der Denkzwang, der den Patienten teilweise das Gefühl gibt, ihr Gehirn würde sich aus dem Körper lösen, führt bildhaft zum Versuch, das Gehirn festzukleben (Abb. 210). Die mit der Spitze aufeinandertreffenden Pyramiden verstand die Patientin als Sanduhren, durch die die Zeit rinnt (sie hatte einen schwerwiegenden Suizidversuch hinter sich), andererseits auch als Zeichen der Vollkommenheit und Ewigkeit. Ähnlich verzerrt erlebt sie sich in einem späteren Traum (Abb. 211), das Gehirn abgehoben vom Körper, die Augen in Höhe der Brüste, das Ganze berührt von einer Hand, deren Fingerknöchel längs aufgeschnitten sind. Hinweise auf die gestörten Objektbeziehungen dieser Patientin finden sich in einem Bild (Abb. 212), in dem ihre verstümmelten Hände den Teller zerbrechen, von dem sie immer wieder zuviel und gegen ihren Willen essen wollte. Symbolhaft für den Vater steht das Glas auf dem Tisch mit der Tablette daneben. Er trank viel und war für die Patientin schwer berechenbar. Oft wird das Suchtverhalten in den Familien über mehrere Generationen weitergegeben.

Im Tagtraum einer 18jährigen Patientin mit schwerer, nach dem Abitur einsetzender Magersucht schwebt eine blaue Blume in einer Landschaft mit einem kleinen See, einer angrenzenden Stadt und einem im Hintergrund himmelhoch aufragenden Berg (Abb. 213). Die schwebende Blume empfand die Patientin beim späteren Betrachten des gemalten Bildes als Selbstdarstellung, sie fühlte sich wie die Blume sehr schön, etwas kopflastig und völlig losgelöst von der Landschaft, aus der sie − wie sie meinte − irgendwie entstanden sein und in die sie wohl auch zurückkehren mußte.

Das Motiv des hochaufragenden Berges findet sich oft spontan in Träumen und Tagträumen. Gelegentlich reichen diese Berge in Eiseskälte bis in Regionen, die für Menschen eigentlich nicht mehr zu betreten sind, in Todeszonen. Der rastlose und zwanghafte Impuls, die höchsten Gipfel zu erklimmen, entspricht dem inneren Zwang, sich bis in diese Grenzbereiche vorzuwagen, was bei schwerer Magersucht stets geschieht. Es ist ein Bereich, in den ihnen so leicht niemand folgt − es sei denn eine andere Kranke, die es noch schlimmer treibt − und in dem ein Gefühl der Großartigkeit und Einzigartigkeit neben dem der ausgeprägten Bedrohung empfunden wird. Beim Blick zurück vom Gipfel empfinden die Kranken die sich unten ausbreitende Landschaft oft weit entfernt und in Einzelheiten nicht mehr wahrnehmbar. Der Rückzug in die Vorstellung eigener Großartigkeit und Unnahbarkeit läßt die Umgebung verblassen, die Menschen um die Patienten herum werden konturlos.

In der Behandlung ist der regressive Vorgang der Magersucht zunächst als Verweigerung der weiteren Individuation zu verstehen; die Begegnung mit dem eigenen, beschädigten und von Größenvorstellungen heimgesuchten Selbst wird alsdann ermöglicht, wozu Träume und Tagträume hilfreich sind. Entscheidend ist aber die Interaktion zwischen dem Kranken und dem Therapeuten bzw. dem therapeutischen Team. Eine Verhaltenskorrektur und eine Veränderung der erstarrten Konfliktkonstellationen sind nur dann möglich, wenn diese Interaktion anders verläuft als in der Ursprungsfamilie. Innerhalb der Therapie werden Konflikte schmerzhaft deutlich, und scheinbar sichere Bastionen müssen verlassen werden, was mit Trauer oder Aggression einhergeht. Die schmerzhafte

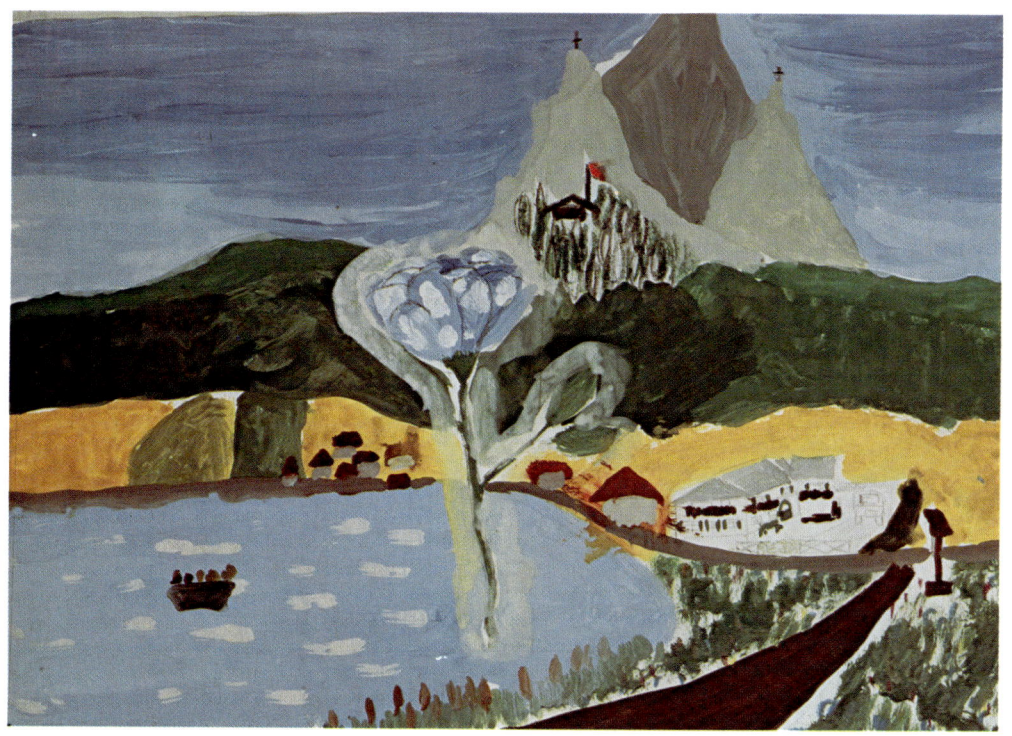

Abb. 213
18jährige Patientin P. Q., Magersucht
Das Selbst — repräsentiert in der Blume —
schwebt losgelöst über der Landschaft
(siehe Text)

Wahrnehmung des eigenen Defektes und der Brüchigkeit des Selbstgefühls bleibt dem Patienten nicht erspart. Dieser Aspekt ist in vielen der Bildbeispiele sichtbar.

Im progressiven Prozeß sind Probehandlungen wesentlich, in denen anderes Verhalten und anderes Fühlen zugelassen werden; die Patienten erleben sich eigenständiger als bisher in einer Umgebung, die nicht nur freundlich, aber auch nicht durchweg feindlich ist. Es ist ein prognostisch positives Zeichen, wenn sich die Fähigkeit zur Kompromißbildung im Umgang mit anderen und sich selbst zu entwickeln beginnt.

Eine zentrale Stellung hat in diesem Prozeß die Wahrnehmung der eigenen Körperlichkeit, wie sie in konzentrativer Bewegungs- und Tanztherapie sowie auch in den Entspannungsübungen gefördert wird. Hier können Fragmentierungs- und Spaltungserlebnisse als frühe Abwehrvorgänge noch lange Zeit persistieren. Gelingt es, innere Szenen neu zu erschaffen, sei es im Traum oder in der unmittelbaren Begegnung, öffnet sich der Weg zur Progression, zur positiven Entwicklung; z. B. deutet er sich in Abb. 205 zart und noch dunkel getönt an, in Abb. 196 und 197 wird ein Neuanfang markiert, indem aus dem zerfließenden Elternhaus zunächst ein

Baum aus derselben Substanz entsteht, dieser Baum dann aber immer mehr Züge der Patientin selbst trägt und somit allmählich zu ihrem eigenen Baum wird. Der Prozeß setzte sich im weiteren Verlauf der Therapie fort. Das Ich der Patientin ist in diesem Erkenntnisprozeß starken Belastungen ausgesetzt, wie z. B. in der plötzlichen und für die Patientin unerwarteten Selbstkonfrontation mit ihrem eigenen Gesicht (Abb. 206). Die Patientin erschrak vor sich selbst, konnte diesen Affekt aber zulassen; später vermochte sie mit dem Therapeuten zu kommunizieren.

Die therapeutische Haltung muß Entschlossenheit zeigen, den Kranken nicht verhungern zu lassen, zum anderen muß sie aber auch gewährend sein. Im psychotherapeutischen Bereich ist sie zunächst gekennzeichnet von Akzeptanz, dann aber auch von der Bereitschaft, die Patienten mit den zahlreichen Widersprüchen zu konfrontieren, die in ihrem Verhalten liegen.

Besonderheiten der tiefenpsychologisch fundierten Therapie bei Bulimie

Bei der Bulimie muß der Suchtaspekt noch stärker in der tiefenpsychologisch fundierten Behandlung berücksichtigt werden als bei der Therapie der Magersucht. Da der Leidensdruck bei Patienten mit Bulimie höher ist als bei Magersüchtigen, erscheint diese Erkrankung zunächst für eine analytisch orientierte Therapie eher geeignet. Dies stellt sich spätestens dann als Trugschluß heraus, wenn deutlich wird, in welchem Ausmaß sich der Teufelskreis von Essen und Erbrechen im Sinne der Suchtentwicklung verselbständigt hat. Welches Ausmaß und welchen Grad von pathologischer Ritualisierung dieser Teufelskreis bekommen kann, sei im folgenden – fast wörtlich wiedergegebenen – Bericht der 19jährigen Studentin T. I. dargestellt:

»Wenn ›Es‹ wieder begann – und dies geschah nicht selten mehrfach am Tage –, setzte ich mich zu Tisch. Ich deckte den Tisch wie zu einem Festmahl mit weißer Tischdecke, sofern noch eine da war, zog mein kurzes dunkles Kleid an, begann für einen Moment ganz gesittet zu essen. Ich mochte es, wenn ich schön angezogen war und zündete Kerzen an. Nach kurzer Zeit bemerkte ich, wie etwas in mir schneller zu essen begann. Dabei ging die Möglichkeit, zu schmecken und zu genießen, rasch verloren.

Ich fing an zu fressen, das gesittete Essen wurde zu einem Gelage ganz für mich allein. Ich hatte keine Hemmungen, mich selbst, meine Kleider und den Raum zu besudeln. Ich machte es immer heimlich und allein, aber für einen außenstehenden Betrachter müßte es fürchterlich gewesen sein, mich bei dieser schweinischen, gehetzten Art zu beobachten. Wenn ich so richtig fraß, entstanden manchmal auch sexuelle Lustgefühle, wie ich sie auf ›normale‹ Weise schon seit langer Zeit nicht mehr kenne. Das ganze ging dann bis zur Erschöpfung. Erst wenn die Magenschmerzen rasend wurden und der Atem immer schneller ging, konnte ich aufhören. Gelegentlich habe ich dann auf den Tisch erbrochen. Es sah fürchterlich aus im Zimmer und noch schlimmer in mir.

Ich war im wahrsten Sinne des Wortes außer mir, beobachtete die Frau, die da erbrach, wie von außen. Dann kamen Erschöpfung, Katzenjammer und ein fürchterliches Schamgefühl – wie ein Schlag. Für einen Moment dachte ich, dies sei das letzte Mal gewesen, und gleich darauf wurde mir klar, daß ich es doch wieder tun würde, ja wieder tun müßte, weil mir sonst nichts bliebe.

Das Fressen und das Erbrechen waren zu meinem einzigen zuverlässigen ›Partner‹ geworden. Diese Partnerschaft war so eng und intensiv, daß alle anderen darüber zerbrochen waren und weiter zerbrechen, wenn ich es nicht irgendwie schaffen werde, damit aufzuhören.

Am liebsten hätte ich die Tischdecke und die Kleider verbrannt, vielleicht hätte ich es getan, wenn ich genug Geld gehabt hätte; mich selbst hätte ich gleich mit wegwerfen können, statt dessen bin ich unter die Dusche gegangen und habe mich immer und immer wieder heiß geduscht, bis die Haut brannte. Das Wegräumen der Reste im Zimmer danach war fürchterlich. Früher habe ich jede Hilfe abgelehnt, wußte immer, daß man mir meinen ›Partner‹ nehmen würde. Seit einiger Zeit weiß ich, daß ich es ohne Hilfe nicht schaffe und kann vielleicht auch Hilfe annehmen.«

In diesem Bericht werden Impulsivität, das zu pathologischer Gewohnheit gewordene Ritual, der mißlingende Versuch der Entlastung, Schuld und Schamgefühl besonders deutlich.

Im psychoanalytischen bzw. tiefenpsychologisch fundierten Ansatz muß man ständig berücksichtigen, daß sich Suchtverhalten von selbst perpetuiert und die Suche nach Ursachen und ihre tiefenpsychologische Bearbeitung scheitern muß, solange dieses Suchtverhalten anhält. So muß stets in einem ersten Schritt, der eine Modifikation des analytischen Vorgehens bedeutet, das Suchtverhalten aufgegeben werden, was regelmäßig stärkste Spannungen in den Patienten hervorruft.

Die Intensität dieser Affekte ist in den Abb. 207 und 209–212 zu erahnen, die von einer 18jährigen Bulimiepatientin gemalt worden sind.

Die Therapie hat sich am Stadium der Suchtentwicklung zu orientieren. Bei fast allen Patientinnen und Patienten mit Bulimie, die zu uns kamen, hatte sich die Sucht weitgehend verselbständigt. Insofern galten die Regeln der Suchttherapie ähnlich wie bei Medikamenten- und Alkoholabhängigkeit, in denen vor jeder tiefenpsychologisch fundierten Therapie zunächst die Motivation gefördert werden mußte. Erst wenn der Kranke zur konsequenten Therapie bereit ist, kann er zu tieferer Krankheitseinsicht gelangen, die wiederum Voraussetzung für die Bearbeitung der Hintergründe seiner Suchterkrankung ist. Hierbei handelt es sich nicht um einen Prozeß linearer Weiterentwicklung, sondern um Kreisprozesse, in denen Motivation und Krankheitseinsicht durch die tiefenpsychologische Arbeit weiter verstärkt werden, besonders wenn in ihr Selbstkonfrontationen, Selbstdarstellungen und Selbstbegegnungen mit den dazu gehörigen Affekten möglich werden (siehe hierzu Abb. 209–212). Uns hat sich besonders das imaginative Verfahren des Katathymen Bilderlebens als hilfreich bewährt. Einige Patientinnen konnten manchmal schon nach 1–2 Gesprächen, in denen sie sich »erstmalig wirklich verstanden fühlten«, ihr Eßverhalten normalisieren. Bei diesen Patientinnen stellte sich in der weiteren Therapie heraus, daß das Erbrechen überwiegend durch sozio-kulturelle Einflüsse (Schlankheitsideal) induziert worden war; tiefere Persönlichkeitsstörungen lagen nicht vor.

Allen Patienten, bei denen der Gebrauch des Suchtmittels, das heißt das Weiterleben im Teufelskreis von Polyphagie und nachfolgendem Erbrechen, über mehr als 6 Wochen nach Therapiebeginn fortdauerte, rieten wir zur stationären Aufnahme, zum »Entzug«. Die meisten folgten diesem Rat. Die geregelte Einhaltung quantitativ und qualitativ sinnvoller Mahlzeiten in der Klinik ermöglichte es vielen, ihr Eßverhalten zu normalisieren, womit die Voraussetzung für die weitere Therapie gegeben war.

Hilfreich war das Bekennen, Sich-eröffnen-Können vor ähnlich betroffenen Patienten. In einigen sehr hartnäckigen Verläufen war es nötig, die Nahrung für 7–14 Tage über eine Nasenverweilsonde zuzuführen und die orale Nahrungsaufnahme danach langsam aufzubauen.

Die heftigen Affekte, die mit der Aufgabe des pathologischen Eßverhaltens entstehen, ermöglichen den Beginn der tiefenpsychologisch fundierten Therapie, in der es nunmehr darum geht, Erinnerungen wiederzubeleben und jene inneren Szenen wiederzufinden, zu denen diese Affekte eigentlich gehören.

Das Hauptziel ist vor allem die Stabilisierung des Selbstwertgefühls; entsprechend der narzißtischen Störung ist der Therapeut hierbei Idealisierungen oder Entwertungen ausgesetzt. In einem allmählichen und später ambulant fortzuführenden Prozeß erweitern sich langsam die Möglichkeiten der Patienten, die eigenen Gefühle so anzunehmen, wie sie sind, und sie zunächst dem Therapeuten, später Mitpatienten und Freunden mitzuteilen. Regelmäßig wird deutlich, daß sich hinter dem großen Hunger die Sehnsucht nach der Mutter verbirgt, wobei die Beziehung meist ambivalent bleibt im Sinne einer starken Anziehung und einer starken Abstoßung. Ebenso wird erkennbar, wie sehr besonders die weiblichen Patienten Modeströmungen und sozio-kulturellen Faktoren ausgeliefert sind.

Ähnlich wie bei der Magersucht besteht auch für die Behandlung von Bulimiekranken mit dem Imaginieren im Katathymen Bilderleben eine Möglichkeit, Selbstdarstellung und Selbstkonfrontation zu fördern und in einer kontrollierten Regression Affekte wiederzubeleben, die im Gespräch allein oft lange verborgen bleiben. Einen wichtigen Schritt aus der Einsamkeit und Scheinautonomie dieser Patienten heraus bedeutet, sich abbildende depressive, masochistische oder suizidale Tendenzen simultan mit ihrem Entstehen dem Therapeuten mitzuteilen.

Zusammenfassung

Die Frage nach »dem rechten« Weg für den Patienten wird an einer Klinik, die unterschiedliche therapeutische Schulen und Techniken repräsentiert, immer wieder neu debattiert.
Es ist unsere Erfahrung, daß jeder Patient seinen eigenen, individuellen Weg finden muß.

Für die Prognose am wichtigsten erscheint uns, daß es ihm möglich ist, eine positive Beziehung zu einem oder mehreren Therapeuten herzustellen, die er als Wegbegleiter für sich zuläßt. Die Tragfähigkeit dieser Beziehung ist dabei nicht abhängig von einer bestimmten therapeutischen Technik, sondern von der Bereitschaft des Therapeuten, den Patienten »dort abzuholen, wo er im Moment der stationären Aufnahme steht«, von seinem Engagement und seiner Glaubwürdigkeit. Keine therapeutische Technik kann den Impuls, die Aufgeschlossenheit zu intensiver menschlicher Begegnung ersetzen.

Therapie ist ohnehin ein Wagnis für den Patienten und – immer wieder neu – für den Therapeuten.

Themenzentrierte Gruppentherapie

Christiane Drewes
und Jörg von Wietersheim

Die »themenzentrierte Interaktion« wurde von *Ruth Cohn* aus den Erfahrungen mit eigenen Gegenübertragungsproblemen in der psychoanalytischen Therapie entwickelt. Die Schwierigkeiten mit den Ängsten vor der Gegenübertragung bildeten die Basis für die Fragen der Beziehungen zwischen Gruppenmitgliedern und Therapeuten.

Cohn (97, 98) unterscheidet 3 Anteile der Zentrierung: Die Aufmerksamkeit kann auf das Ich (Persönlichkeit), das Wir (Gruppe) und das Es (Thema) gerichtet sein. Ein für alle konstruktiver Gruppenprozeß findet dann statt, wenn diese Aspekte im Gleichgewicht sind. Hierin liegt die besondere Aufgabe des Gruppenleiters. Mit einem Satz von Axiomen, Postulaten und Regeln wird versucht, eine konstruktive thematische Arbeit bei gleichzeitiger persönlicher Autonomie der Gruppenmitglieder zu erreichen.

Innerhalb dieser Therapie mit psychosomatisch Kranken unserer Klinik haben sich einige Modifikationen ergeben. So werden die Regeln der themenzentrierten Interaktion nicht zwingend eingeführt, sondern die Therapeutin weist zu Beginn und, falls nötig, auch während der Stunde darauf hin, daß jeder für seine Gefühle, sein Handeln und die Vermittlung seiner Bedürfnisse an die Gruppe selbst verantwortlich ist. Es wird betont, daß auch die Einigung auf ein Thema ein wichtiger Teil des Gruppenprozesses ist. Ebenso wird die Vereinbarung, daß das in der Gruppe Besprochene im Kreis der Gruppenteilnehmer bleiben und nicht anderen Patienten berichtet werden soll, immer wieder erneuert.

Während der Eingangsphase hat jeder Patient die Möglichkeit, seine momentane Befindlichkeit und einen Themenwunsch einzubringen. Aus verschiedenen Themenvorschlägen entwickelt sich dann oft schon ein dynamischer Prozeß. Häufig gewählte Themen sind Angst, Abgrenzung, Umgang mit Aggressionen, Sinn des Lebens, Befinden in der psychosomatischen Klinik, Perspektive nach der Entlassung aus der Klinik, Sinn und Zweck der Gruppe. Fehlt der Vorschlag eines Themas, so stehen die geäußerten Gefühle im Mittelpunkt.

Das Ziel dieser Gruppentherapie sind Veränderungen der Persönlichkeit und des Bewußtseins der einzelnen Teilnehmer in der Auseinandersetzung mit den Themen und den anderen Gruppenmitgliedern. Als wichtige Elemente hierbei haben sich das Lernen am Modell sowie der Austausch von Unterstützung und Zuwendung, aber auch Rückmeldung und Kritik durch Mitpatienten erwiesen.

Die Gruppentherapie findet zweimal wöchentlich je 1½ Stunden statt. An der offenen und heterogen zusammengesetzten Gruppe nehmen bis zu 10 stationäre Patienten teil.

Für die Patienten mit Magersucht und Bulimie haben wir ebenso wie für andere Patienten mit psychosomatischen Krankheiten alternativ die konzentrative Bewegungstherapie und die themenzentrierte Gruppentherapie angewendet. Da mit Hilfe der Sprache in der Gruppe zunächst Meinungen, Gedanken und Gefühle geäußert werden, sehen wir die Indikation für die themenzentrierte Gruppentherapie besonders bei Patienten mit Schwierigkeiten und Defiziten sprachlicher Äußerung. Eine weitere wichtige Indikation liegt für den einzelnen in der Bedeutung verbaler Rückmeldungen durch Mitpatienten. Aufgrund der Struktur und thematischen Eingrenzung, aber auch durch das vertraute Medium Sprache, sind skeptische Patienten leichter für die themenzentrierte Interak-

tion als für die non-verbalen Therapien zu motivieren. Weniger günstig ist die Teilnahme an dieser Gruppe für Patienten, die sprachlich gewandt sind und deren Hauptabwehr aus Rationalisierung und Intellektualisierung besteht.

Trotz der breit angelegten Störungen bei Patienten mit Magersucht und Bulimie scheinen nach unseren jahrelangen Beobachtungen in der Gruppe 2 Verhaltensweisen, vor allem bei Magersüchtigen, zu überwiegen:

1. Sie verhalten sich zurückgezogen, ängstlich angepaßt, äußern sich nicht spontan, reagieren nur auf Nachfragen. In diesem Fall ist zu klären, ob das Verhalten Folge einer Verweigerung ist oder mehr Zeichen mangelhafter sozialer Basiskompetenz.

2. Patienten stellen sich rasch in den Mittelpunkt, wollen den Gruppenablauf bestimmen, sich schnell den anderen zuwenden und dadurch vermeiden, eigene Schwierigkeiten einzubringen.

Demgegenüber steht unser Eindruck, daß sich Patienten mit Bulimie häufig aggressiver, vielleicht auch destruktiver verhalten. Häufig wird bei ihnen die Schwere der Störung im Gruppenprozeß längere Zeit nicht offenkundig.

Als hilfreich haben sich innerhalb der themenzentrierten Interaktion auch Rollenspiele zum Thema, Bewegungsspiele und Übungen zur Gruppenstrukturierung erwiesen.

Familientherapie

Eßgestörte und ihre Familien: Veränderungspotentiale und therapeutische Systeme

Günther Jantschek
und Ingrid Jantschek

»Als Mutter der Patientin D. I. wende ich mich aus einer Notlage an Sie, weil mein Mann und ich nicht wissen, ob wir die Möglichkeit haben, mit Ihnen sprechen zu können. Wir sind bis jetzt immer bei allen Gesprächen außen vor geblieben, weil unsere Tochter ›erwachsen‹ ist. Wir hätten gerne eine Familientherapie gehabt, doch man sagte uns, D. sei erwachsen. Wie erwachsen ist eine 20-, inzwischen 23jährige, die nicht erwachsen werden will oder kann?« Zitat aus dem Brief der Mutter einer Magersüchtigen. Es beleuchtet die Situation der nächsten Angehörigen und ihre Sorgen und Ängste, die so oft mit den Krankheiten Magersucht und Bulimie verbunden sind. Die psychosozialen Dimensionen können nicht hoch genug eingeschätzt werden, wenn Inzidenz und Prävalenz betrachtet werden (siehe Seiten 19 und 20).

Wir stellen die Entwicklung dar, wie an unserer Klinik der traditionell individuumszentrierte Ansatz bei der Behandlung eßgestörter Patienten um die familientherapeutische Dimension erweitert wurde.

Einleitung

Der Begriff »Familientherapie« wurde in den Veröffentlichungen des vergangenen Jahrzehnts benutzt, um damit eine andere und neue Sichtweise gegenüber der »Einzeltherapie« zu beschreiben. Nicht mehr der einzelne sollte als Patient behandelt werden, sondern die Familie wurde in den Mittelpunkt gestellt und als therapiebedürftig angesehen. Fast immer war damit eine kategoriale Festlegung in individuelle oder systemische, selten deren gleichzeitige und additive Behandlung verbunden.

Beide Seiten benutzten gute Argumente für ihren Standpunkt. Die »modernen« Familientherapeuten hielten den alten historischen bzw. tiefenpsychologisch-individualistischen Standpunkt für monokausal, linear und unerlaubterweise objektivierend.

Sie verwiesen darauf, daß erst eine systemische Betrachtung die vielfältigen Vernetzungen, in denen jeder von uns lebt, verständlich werden läßt.

229

Abb. 214 zeigt, wie eine magersüchtige 15jährige Patientin (K. S.) sich das Eingebundensein in ihre Umwelt vorstellt (siehe auch Beobachtung 5).

Verknüpft damit sollte eine neue Erkenntnistheorie der wissenschaftlichen Welt und der lebender Systeme sein (41, 85–87, 240, 314, 429, 553).

Die tiefenpsychologisch orientierten Therapeuten und Forscher hielten dem entgegen, daß das Essentielle eines jeden Menschen seine individuelle und kausal wirkende Geschichte sei. Die sinngebende Fortführung des Lebens könne nicht stattfinden, wenn das historische Fundament der frühen Kindheit nicht ausreichend stabil und verankert ist.

Erst in jüngster Zeit wurden Stimmen laut für den Versuch, die unvereinbar erscheinenden Gegensätze von Tiefenpsychologie und Systemtheorie auf einem theoretischen Hintergrund zusammenzuführen (28, 92, 93, 504, 571, 643).

Aus der therapeutischen Praxis hingegen gibt es schon länger Berichte über die Kombination von Einzel- und Familientherapie in der Psychotherapie allgemein (79, 275, 315, 455, 549, 648) und bei Eßstörungen im besonderen (219, 316, 351, 355).

Klessmann (351) schreibt dazu: »Setzt man die Therapie im intrapsychischen Bereich eines Individuums an, muß sich das umgebende System mit verändern. Umgekehrt wird eine systemische Veränderung auch intrapsychische Prozesse in Gang bringen.«

Aufgrund unserer inneren Überzeugung und der äußeren Gegebenheiten sind wir dem Prinzip der Vereinbarkeit von historischer, exklusiver Einzeltherapie und systemischer Mehrpersonen- besonders Familientherapie treu geblieben (316).

Der Schwerpunkt in diesem Abschnitt liegt in der gemeinsamen Arbeit mit den Familien und zeigt die Konsequenzen für die Krankheitssymptomatik und die Veränderungen bei den Familien und den Therapeuten selbst. Die Grundlage sind unsere Erfahrungen aus der Arbeit mit über 60 Familien im Verlauf von 5 Jahren.

Keinesfalls sei dies als eine »Anleitung zur Familientherapie bei Eßstörungen« zu verstehen. Dazu verweisen wir auf die umfangreiche Literatur zum Thema Magersucht, Bulimie und Familientherapie (11, 65, 68, 78, 142, 147, 171, 192, 215, 390, 414, 431, 432, 451, 477, 478, 491, 536, 543, 547, 565, 622) oder zur Familientherapie allgemein (430, 443, 576, 635, 659, 660).

Die positiven Erfahrungen mit den übergeordneten Systemen Klinik und Hierarchie bestimmten die weitere Motivation für diese Arbeit. Auch die Zusammenarbeit mit den niedergelassenen Kollegen rückte mehr und mehr die Dimension der Familienmedizin und deren psychosoziale Bedeutung ins Blickfeld.

Grundlagen

Als Prinzip galt von Anfang an, der Einzeltherapeut sollte einer von zwei Familientherapeuten sein, um die Einzelbehandlung nach den Informationen aus den Familiengesprächen zu modifizieren bzw. umgekehrt diese aufgrund der Entwicklung und der Dynamik in der Individualtherapie beeinflussen zu können. Dies hat sich bis heute bewährt und läßt Rivalitäten und Spaltungen, die sowohl auf der Patienten- als auch auf der Therapeutenseite unweigerlich auftreten, besser aushalten.

Es liegt in der Natur der Störung, daß alle Beteiligten ihre Hilflosigkeit spüren. Im Gegensatz zum individualtherapeutischen Ansatz, bei dem man oft versucht, das Gefühl der Hilflosigkeit zu reduzieren, indem den Eltern und der Familie zunächst Entlastung durch Rückzug angeboten wird, gehen wir den entgegengesetzten Weg und nehmen frühzeitig Kontakt mit der Familie auf, um die bisher hier nicht zutage getretenen Hilfsmöglichkeiten innerhalb dieses Systems zu finden. Damit ist gemeint, daß manchmal durch den Druck der Erkrankung ungenutzte Ressourcen nicht erkannt werden.

Anschaulich wird dieses Phänomen, wenn z. B. die Rolle des Vaters in den Blickpunkt gerät. In der Literatur über die Magersucht wird immer wieder neben den starken und engen Mutter-Tochter-Dyaden auf die außenstehenden und machtlosen Väter hingewiesen. Seltener wird auf die Rolle des Vaters eingegangen (31). Nach dem bisherigen Verständnis bedeutet dies, daß im

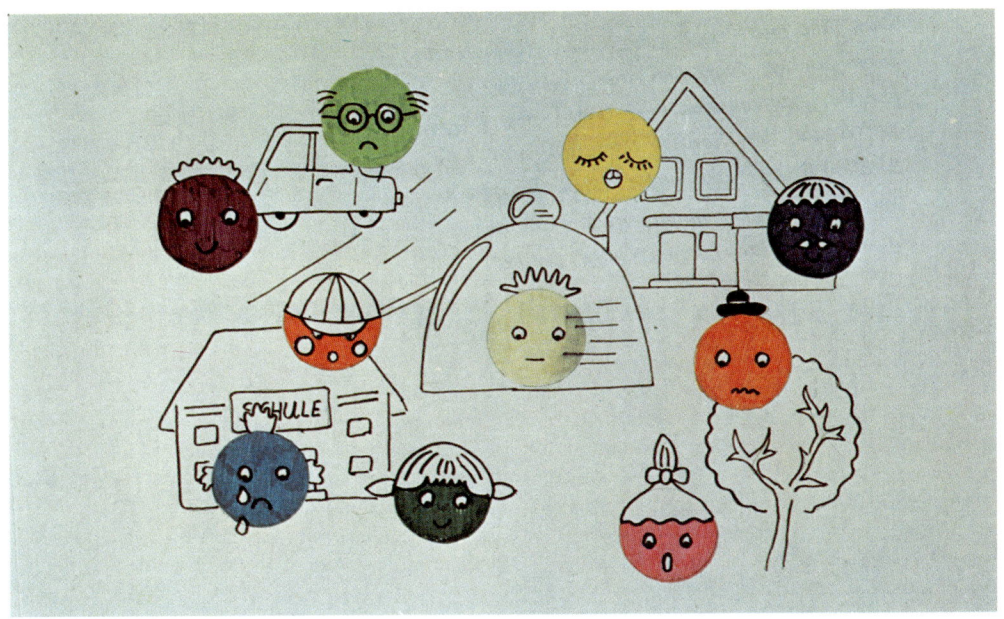

Abb. 214
15jährige Patientin K. S., Magersucht
»Ich und meine Umwelt« (siehe Text)

Beziehungsgeflecht einer Familie mit vorhandener Eßstörung für die Väter keine eindeutige Rolle vorgesehen ist. Erst wenn durch eine Behandlung des gesamten Familiensystems die Regeln und Interaktionsmuster verändert werden, können Väter eine adäquate und bedeutsame Rolle übernehmen. Tatsächlich haben wir oft erfahren, daß die Väter ein solches Angebot gerne wahrnehmen.

Beobachtung 1

Die Therapeutin und die 17jährige Magersuchtpatientin K. N. hatten im Einzelgespräch Einigkeit darüber erzielt, daß die Familie zum Gespräch während des stationären Aufenthaltes kommen sollte. Die Mutter war kooperativ. Lediglich der Vater konnte sich zu einer Teilnahme an dem von Frauen geplanten Familiengespräch nicht entschließen.

Der männliche Familientherapeut (bei den Therapeuten handelt es sich hier wie auch bei den weiteren Beispielen um das Autorenehepaar) nahm daraufhin eigeninitiativ den Kontakt mit dem Vater auf und bat ihn in einem Telefongespräch, in dem er die Bedeutung seiner Anwesenheit unterstrich, zu dem vorgesehenen Familiengespräch. Das Ergebnis dieser Intervention waren die Teilnahme und erfolgreiche Suche nach einem neuen, allseits akzeptierten Rollenverständnis als Ehemann und Vater.

Ein nachfolgender Brief an den »Mann-Therapeuten« verdeutlichte, wie stark damit einem Bedürfnis dieses Mannes entsprochen worden war. Darin konnte er ausführen, welche Bedeutung der eigene Vater für seine Entwicklung und Prägung hatte, wie sehr er sich schon immer um Anerkennung in seiner jetzigen Familie bemühte, dies aber aus Angst vor Verletzungen unterließ: »Wie kann ich erwarten, daß meine Kinder Verständnis haben, die im überquellenden Wohlstand leben, in Saus und Braus, die niemals Not kennengelernt haben, keinen Hunger, keine Kälte, immer ein Dach über dem Kopf, eine warme Stube, Kleidung mehr als genug, satt zu essen haben, kurz: Erfüllung jedes erfüllbaren Wunsches erfahren haben und dennoch mit sich und ihrer Umwelt uneins sind. Sie (die Kinder) bestrafen ihre Eltern, die einzigen, die uneingeschränkt für sie da sind, durch Liebesentzug und erpressen durch Verzicht auf Nahrungsaufnahme. Was liegt dann näher als die mir in einem Krankenhaus gegebene Begründung: Die Anorexien seien Folge eines pathogenen Elternhauses. Aber wie denn? Und wie läßt sich, wenn es so ist, etwas ändern?«

Der Brief erreichte uns nach dem einzigen Familiengespräch. Danach konnte der Vater nicht nur die fürsorgende und aktive, sondern auch die offen fordernde Rolle übernehmen, was die Ablösung der Tochter außerordentlich förderte.

Ein weiteres, uns hilfreich erscheinendes Prinzip ist hier angedeutet, nämlich die Möglichkeit eines heterosexuellen Therapeutenpaares, weibliche und männliche Rollen zu verkörpern (316), um die Vor- und Nachteile aufzuzeigen bzw. die Spannungen zwischen den Geschlechtern zu variiieren.

Die 17jährige Patientin K. N. kam auf Initiative der Eltern ohne eigene Motivation in unsere stationäre Behandlung. Nur körperliche Beschwerden wie Kopf- und Oberbauchschmerzen boten ihr die Einstiegsmöglichkeit in die verbal heftig abgelehnte therapeutische Hilfe. Die besondere Art von Kontaktaufnahme war offen, wenn auch negativ ablehnend. Deshalb wurde in der Einzeltherapie diese Form der Interaktion als Identitätssuche akzeptiert.

Hinter der Ablehnung steckte ein humorvolles, offenes Mädchen mit viel Mut zur kritischen Meinungsäußerung. Trotz Unsicherheit und Selbstzweifeln und dem Gefühl, von Eltern und Geschwistern abgelehnt zu werden, erlebte es in seiner Phantasie seine Rolle in der Familie ganz an-

ders und vielfältig: »Ich bin sowohl die Sonne, strahlend hell, und alle freuen sich, daß ich scheine. Aber ich bin auch die grauen Wolken, die die Sonne verstecken und alles trüb färben. Sowohl der gute Regen, der den Feldern den Regen und damit eine gute Ernte bringt als auch der Hagel, der alles erschlägt, der Regenbogen, der nur kurz in großer Farbenpracht erscheint und wieder verschwindet. Ich bin auch der kalte Schnee, der alles erfrieren läßt und der stürmische Wind, der die Blätter übers Land fegt und Wäsche von der Wäscheleine reißt.«

Die Fähigkeit, eine solche Spannung in sich auszuhalten, war Anlaß genug für uns anzunehmen, daß ausreichend Energie vorhanden war, aus der Lebenskrise wieder herauszufinden. Deshalb deutete die weibliche Therapeutin die ihr direkt entgegengebrachte Ablehnung positiv, als eine Möglichkeit zur Auseinandersetzung mit der weiblichen Identität.

Die Synthese aus der Stützung der väterlichen Position und der hilfreichen Veränderung von Tochter- und Mutterrolle ermöglichte ein besseres Familienklima und einen Freispruch von alten Loyalitäten.

Rollenverständnisse

Frau-Mann-Probleme sind überall verbreitet in unserer Gesellschaft. Auch Familien mit Eßgestörten machen dabei keine Ausnahme und besitzen deshalb die gleichen Lösungsmöglichkeiten wie alle anderen Familien oder Ehe- bzw. Elternpaare. Die Auflösung solcher Probleme gestaltet sich dann besonders schwierig, wenn sie über Generationen hinweg weitergegeben wurden (566).

Die junge magersüchtige Patientin I. T. konnte dies sehr plastisch darstellen (Abb. 215).

Das Thema des Bildes lautet »Frauen«. Die Patientin, zu den Einfällen zu diesem Bild befragt, antwortete: »Tiere, die in der Erde leben und gebären. Abgeschlossensein. Kein Kontakt. Keines hat etwas mit dem anderen zu tun.«

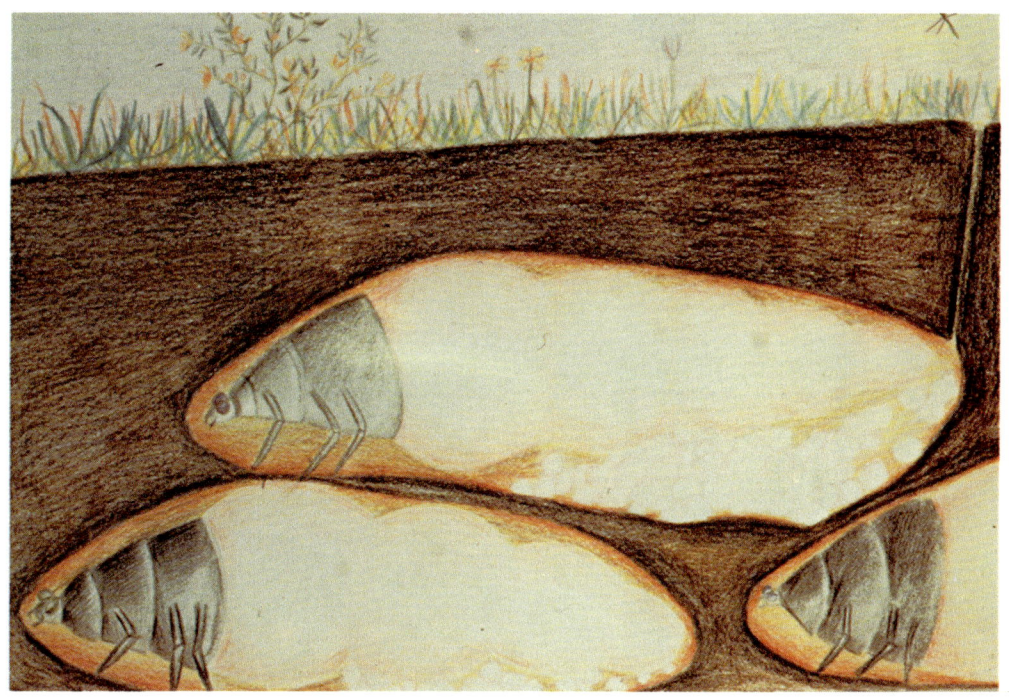

Abb. 215
17jährige Patientin I. T., Magersucht
»Frauen« (siehe Text)

Die dabei deutlich werdende Selbstwertproblematik als Frau bestand in ähnlicher Form bei der
Mutter und der Großmutter, wie in einem gemeinsamen Gespräch klar wurde.
Mutter: »Ich wage mich nicht zu erproben, weder
im Beruf noch in Beziehungen. Ich war mit mir
selbst immer unzufrieden und innerlich einsam,
habe aber nie gewagt, etwas zu verändern.« Darauf die Tochter: »Das kenne ich von mir.«
Die Großmutter: »Ich habe auch nie etwas gewagt!«

Am Ende dieses Prozesses erscheint in der 3. Generation die Erkrankung der Magersucht (315).

Intergenerationsstörungen

Intergenerationskonflikte und daraus ent-
stehende Loyalitätsfragen haben dann einen hohen Stellenwert, wenn sie mit
Krankheiten und Störungen wie z. B. einer
Magersucht vergesellschaftet sind. Solche Bindungen sind fest verankert und
veränderungsresistent. Häufig sind sie in
das Familienleben so eingebaut, daß ihre
Erkennung Schwierigkeiten bereitet. In
der Literatur werden sie deshalb als »unsichtbare Bindungen oder Loyalitäten«
(54) bezeichnet.

Eine eindrucksvolle Darstellung dieser unsichtbaren Bindungen zeigt das Bild (Abb. 216) einer Magersuchtpatientin:

Beobachtung 2

Die 18jährige junge Frau S. C. erklärte zu dem Bild, daß sie selbst in der Glaskugel sitze, traurig sei, sich nicht bewegen könne und über einem schwarzen Abgrund schwebe. Auf dem Balken seien ihre Eltern dargestellt, diese würden sie entweder halten oder ins Schwarze stürzen. Die Eltern hätten unter ihrer Balkenseite eine (feste) Blumenwiese.

Uns beeindruckt immer wieder, mit welcher Konsequenz die Eßstörung aufrecht erhalten bleibt, bis Lösungen, die akzeptabel sind, gefunden werden können. Viele solcher Familien haben wir kennengelernt, von zweien wollen wir stellvertretend berichten.

Beobachtung 3

Bei dem 14jährigen Mädchen K. B. bestand eine Pubertätsmagersucht. Als einziges Kind war sie oft damit beschäftigt, der Mutter und dem Vater als Partner zur Verfügung zu stehen, wenn ihre

Abb. 216
18jährige Patientin S. C., Magersucht
»Unsichtbare Bindungen«
(siehe Beobachtung 2)

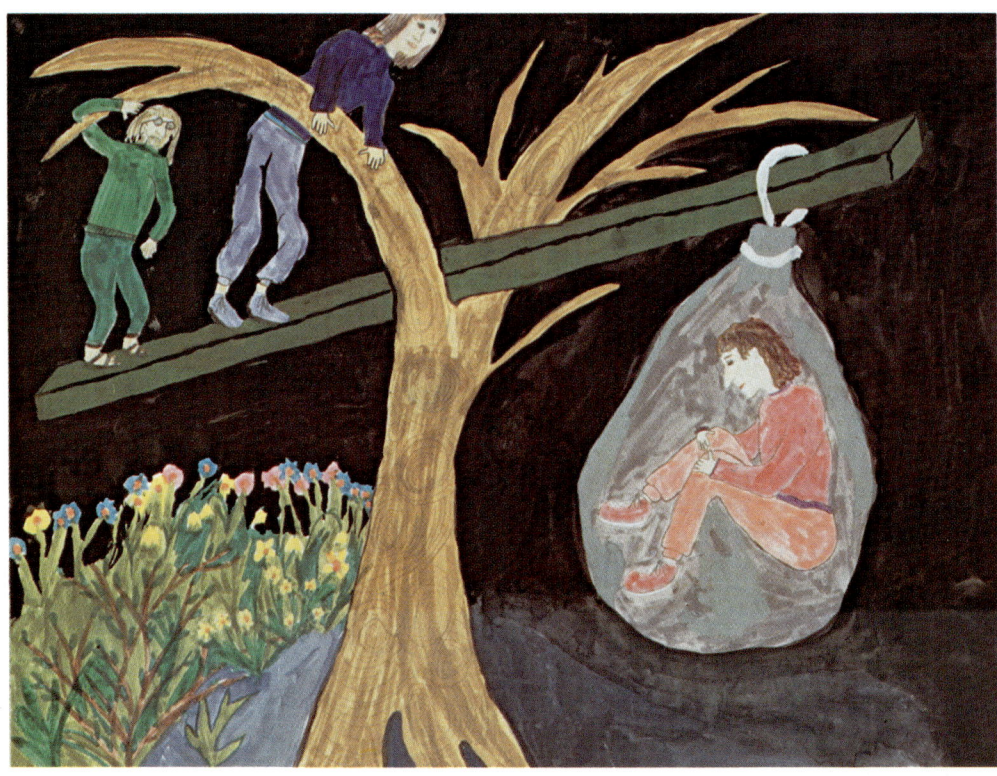

Abb. 217

14jährige Patientin K. B.,
Magersucht
(siehe Beobachtung 3)
Die Figuren und Bauklötze
stammen aus einem
Szeno-Kasten. Dargestellt ist
die Situation der Patientin.
Unten sind die Familie
und die Schule zu sehen. Das
Krokodil auf einem eigenen
Turm ist das Eßproblem.
In der Mitte des Aufbaus
befindet sich die Klinik. Oben,
etwas unterhalb der Patientin,
die Therapeutin als Huhn,
dem die Flügel gestutzt wurden.
Die Patientin selbst ist ganz
oben unerreichbar und
beherrscht das Ganze

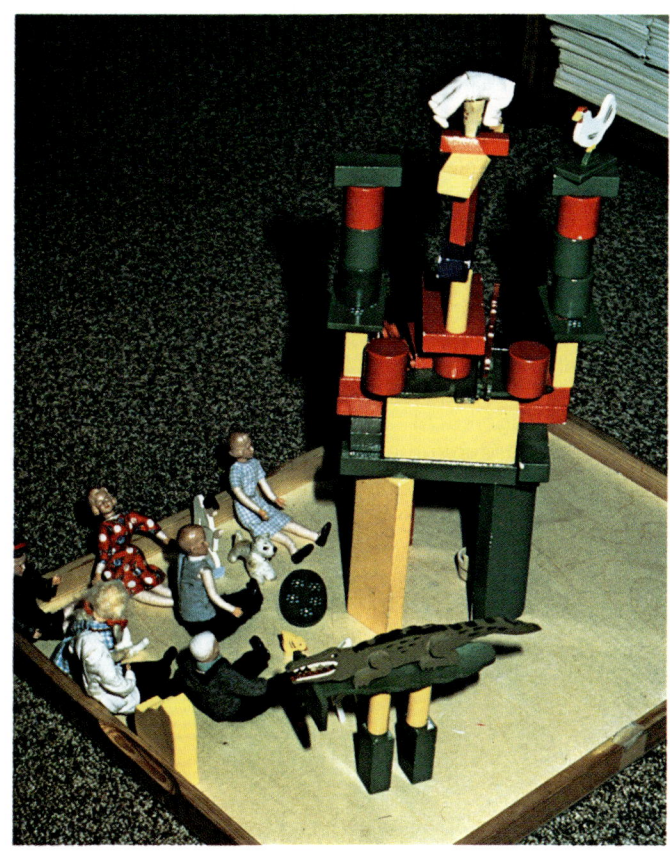

Sensibilität dies für erforderlich hielt. Das Mädchen hatte damit eine wichtige und starke Rolle,
und wie so oft unterstrich die Magersucht diese
unangreifbare Position.
Abb. 217 zeigt, wie die Patientin sich im Netzwerk
von Familie, Klinik und Eßproblematik sah (Sze-
no-Test).
Unsere Aufgabe sahen wir darin, den Familienmitgliedern zu Kontakt und Auseinandersetzung
in ihrer jeweiligen Generation zu verhelfen. Das
Mädchen konnte sich wieder fröhlich Gleichaltrigen zuwenden, während die Eltern versuchten, ihre Eheprobleme alleine zu lösen. Danach konnten
Entscheidungen innerhalb der Generationsgren-
zen getroffen werden, ohne daß das Symptom
wieder auftrat.

Beobachtung 4

Eine ähnliche Entwicklung ließ die 19jährige Patientin B. Z. erkennen. Mit großem Energieauf-
wand wurde die Magersucht beibehalten, bis sich
eindeutige Lösungen abzeichneten. Die Eltern
hatten wie viele aus der Kriegs- und Nachkriegs-
generation eine schwere Erblast mit Flüchtlings-
dasein, Armut und gestörten Familienverhältnis-
sen zu tragen.

Um solche historischen Dimensionen zu
verstehen und anschaulich zu machen, bedienen wir uns in der Familientherapie
häufig der Methode des Stammbaums
(oder Genogramms). Dieser wird mit der

235

Familie zusammen angefertigt. Die Informationen, die daraus zu gewinnen sind, können nicht hoch genug eingeschätzt werden. Im Moment der schriftlichen Fixierung findet eine Visualisierung für alle Teilnehmer (263) statt, die in diesem Falle sehr aufschlußreich war (Abb. 218).

Auch für den ungeschulten Leser ist ersichtlich, welch bedeutsame Rolle Trennungen bzw. Scheidungen in der mütterlichen Ursprungsfamilie gespielt haben. Dies läßt nachvollziehen, wie in einer Art Gegenreaktion eine »heile« Familie mit 4 Kindern gegründet wurde, die bis zum Beginn der Magersucht ungefährdet erschien. Unsere Magersuchtpatientin hatte die immer stärker werdenden Spannun-

gen und zentrifugalen Kräfte erspürt und ihre eigene Entwicklung angehalten. Innerhalb der familiären Problematik war dieser Stillstand sinnvoll und zeitgerecht. Die lebensbedrohende Situation erzwang dann einen Klärungsprozeß in der Familie.

Konstruktive Aspekte von Macht und Ohnmacht

Diese eigentümliche zentrale Position, ausgestattet mit großer Macht und gleichzeitig schrecklicher Hilflosigkeit, taucht häufig als Motiv in Bildern magersüchtiger Patienten auf. Ein anschauliches Beispiel für diese Position zeigt Abb. 219.

Abb. 218
Stammbaum der Familie Z.
(siehe Beobachtung 4)

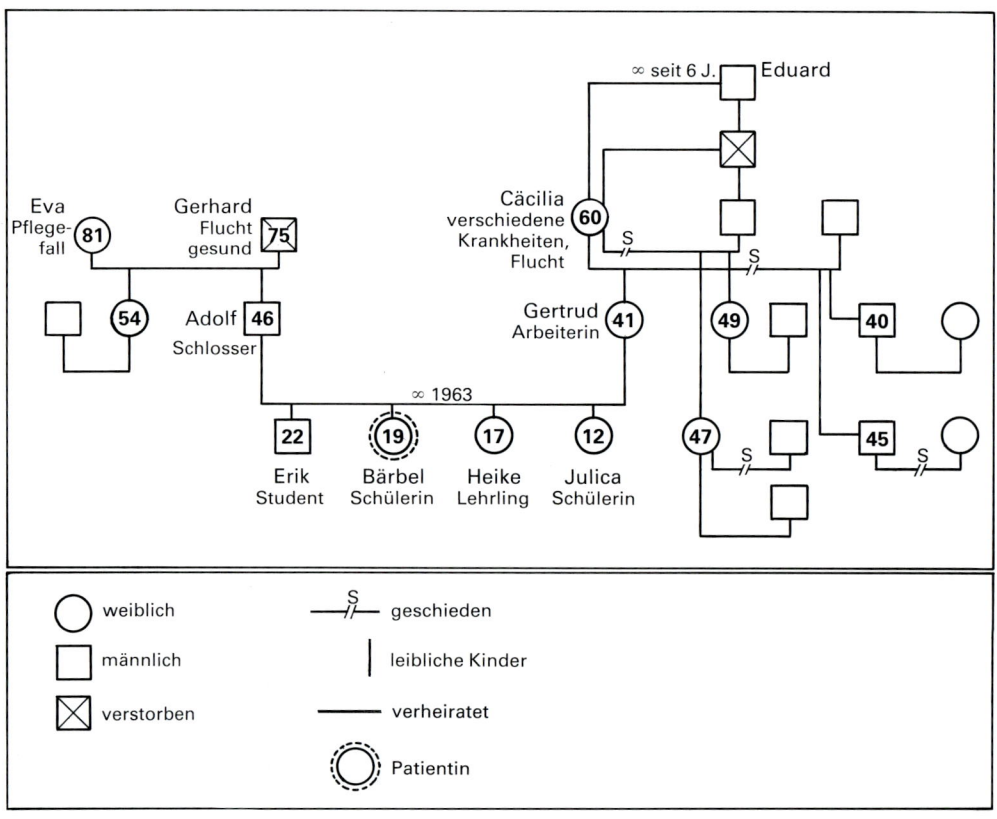

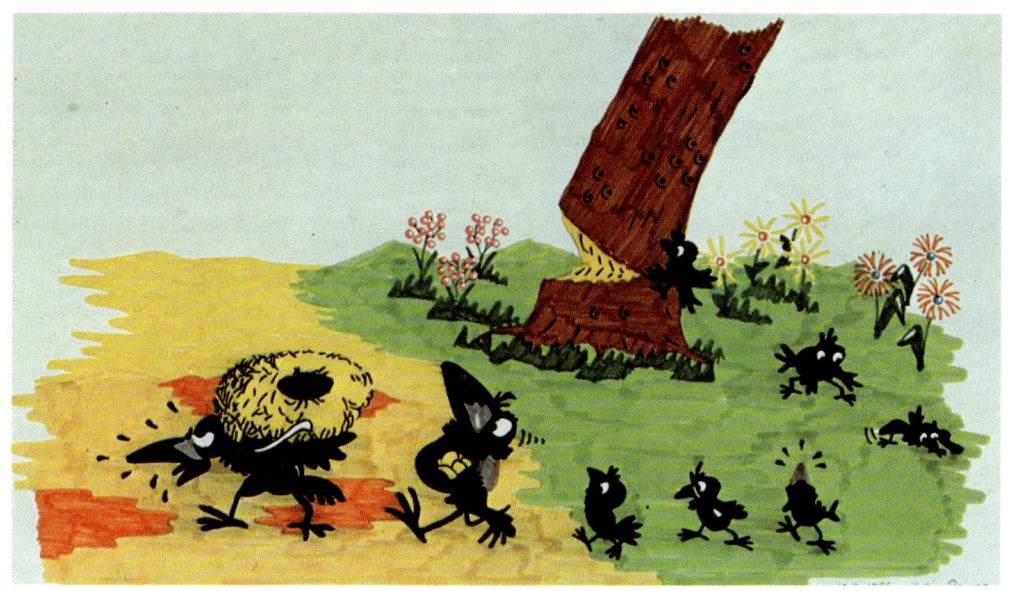

Abb. 219
15jährige Patientin K. S., Magersucht
(siehe Beobachtung 5)
»Auf diesem Bild habe ich meine Familie
dargestellt. Weil ich das Gefühl habe, ich hätte
meine Familie durch meine Krankheit irgendwie
zerstört und die Lebensweise durcheinander
gebracht, habe ich uns im Aufbruch gemalt. Ich
hacke den Baum ab, auf dem wir so lange in
Ruhe gelebt haben. So muß sich der Rest meiner
Familie einen anderen Ort suchen«

Beobachtung 5

Diese Patientin K. S., 15jährig (siehe auch Abb.
214), inzwischen 18 Jahre und nach kurzfristiger
Stabilisierung erneut hochgradig magersüchtig,
hat bis heute kein befriedigendes Äquivalent für
die beschriebene und selbstkritisch nachempfun-
dene Machtposition in der Familie gefunden. Sie
kann vom »Ruf zum Aufbruch« (Zitat) nicht zu-
rücktreten, da insgesamt von dieser stark umeinander bemühten Familie keine gemeinsame Form
des »Aufbruchs« gefunden werden konnte.

Für uns als Therapeutenpaar bestand oft die Gefahr einer malignen Identifikation mit einem
gleichaltrigen Eltern- und Ehepaar, das sich die
Zuständigkeit und Kompetenz für die Bewältigung der Schwierigkeiten ihrer Tochter absprach,
in der Hoffnung, daß diese Aufgabe von den Therapeuten übernommen werden könnte.
Bei aller Ich-Stärkung in der Einzeltherapie konnte
bisher kein analoges angstabbauendes Überset-
zungsmuster in der Familiensituation gefunden
werden. Erst nach 2 Jahren begann ein mühsamer
Abbau der Vorsicht im familiären und therapeutischen System. Es zeichnen sich zaghafte Ent-
scheidungsversuche ab, im Sinne der Abgrenzung der Eltern- und Kindergeneration, die vielleicht auch der Patientin etwas von der Angst nehmen konnten, sie sei nur zerstörend, nicht aber
konstruktiv und könne ihre eigene Weiterentwicklung nicht zulassen.

Auch Abb. 220 zeigt anschaulich die Ambivalenz dieser zugedachten und teilweise selbst gewählten Position.

Beobachtung 6

Die 16jährige Patientin L. L. hatte eine starke Stellung zwischen beiden Eltern, jedoch mit größerer Nähe zur Mutter, die eine Stütze nach sie belastenden vorangegangenen familiären Ereignissen brauchte. »Wie gut das tut, so sein zu können, wie ich bin, das kann – konnte – ich bei meiner Tochter«, war der Ausspruch dieser Mutter. Zunächst begann eine intensive Einzelbehandlung. Wir entsprachen dem Wunsch der Patientin, vorerst keinen Kontakt mit Eltern und dem Bruder aufzunehmen. Auf der Station fiel die Patientin durch ihr sehr bereitwilliges, aber auch angepaßtes Verhalten auf, immer geneigt, sich mit den Problemen anderer auseinanderzusetzen. Sie erkannte aus diesem aktuellen Erleben rasch die Angst vor den eigenen Konflikten und beschrieb ihr Verhalten in der Schulklasse und in der Familie ganz identisch. Nachdem sie sich ihre Loyalitätsprobleme den Eltern gegenüber eingestehen konnte, schien ihr eine Begegnung mit der Familie nicht mehr so bedrohlich; wir hielten es daher für sinnvoll, zu diesem Zeitpunkt die Familie in den Behandlungsablauf einzubeziehen. In den gemeinsamen Gesprächen wurde klar, wie stark L. sich für das Familienklima und vor allem für das Wohlergehen der Eltern in den letzten Jahren verantwortlich gefühlt hatte, wie sehr sie sich selbst überforderte und wie richtig ihre Entscheidung war, diese Position aufgeben zu wollen (siehe Legende zu Abb. 220).

Familienskulptur

Unserer Patientin B. Z., deren Stammbaum (Abb. 218) wir kennenlernten, verdanken wir ein Beispiel für eine weitere Technik innerhalb unserer Arbeit mit Familien, nämlich die der Familienskulptur, bei der die Personen als Teile einer Figur dienen (12, 367, 545). Diese Form einer analogen Darstellung von Beziehungen in Familien entspricht in ihrer Aussagekraft gegenständlichen Kunstwerken, die uns in ihrer Unmittelbarkeit und Naivität berühren.
Bei der Gestaltung einer Skulptur mit den Familienmitgliedern bitten wir eine Person, häufig diejenige, die mit Worten wenig, sonst aber viel zu »sagen« hat, sich der übrigen wie formbarer Puppen zu bedienen, um sie in unterschiedlichen Positionen zueinander in Beziehung zu setzen. Es entstehen damit zunächst statische Kunstwerke, die jederzeit veränderbar und formbar in ihrer Gestalt und im Raum sind. Der unschätzbare Vorteil liegt im unmittelbaren, symbolhaften und wortlosen Erleben für jeden Beteiligten.

Zurück zu unserer Magersuchtpatientin B. Z. (Beobachtung 4), deren zentrale Position im Familienverband aus dem Genogramm deutlich wurde. Die von ihr gebaute Skulptur ist einfach zu beschreiben: Die Eltern hielten sich an beiden Händen fest und umschlossen kreisförmig die in der Mitte stehenden Kinder. Sie selbst jedoch stellte sich in einigen Metern Entfernung auf einen Stuhl und beobachtete durch ein zusammengerolltes Blatt Papier ihre Familie wie »Lord Nelson durch das Fernrohr seinen Kriegsschauplatz«.
Dies führte dazu, daß die anderen Familienmitglieder sich unwohl, eingezwängt und dirigiert fühlten und im Sinne der dynamischen Skulpturarbeit ihre Änderungswünsche deutlich äußern konnten. Als diese dann später in die Realität umgesetzt wurden – die Eltern trennten sich, Vater und Sohn zogen zusammen, die Mutter begann eine Psychotherapie und nahm die jüngste Tochter zu sich, die Schwester der Patientin und sie selbst bezogen eine eigene Wohnung – ging die Magersucht zurück.

Unsere Arbeit mit Familien, bei denen ein Mitglied, meistens eine jugendliche oder junge erwachsene Tochter, an einer Eßstörung leidet, wurde zunächst mit verschiedenen Beispielen beschrieben. Mit ihnen sollten die Entwicklungen in unserer Klinik und des Therapeutenpaares, gleichzeitig auch der mehr inhaltliche Aspekt dargelegt werden. Die Patientenbeispiele dienten aber auch zur Erläuterung einiger familientherapeutischer Techniken.

Zum besseren Verständnis soll eine systematische Zusammenfassung folgen.

Familientheorie

Die Familientherapie befindet sich nach wie vor in einem Aufbau- oder Entwicklungsprozeß. Keinesfalls existiert ein ge-

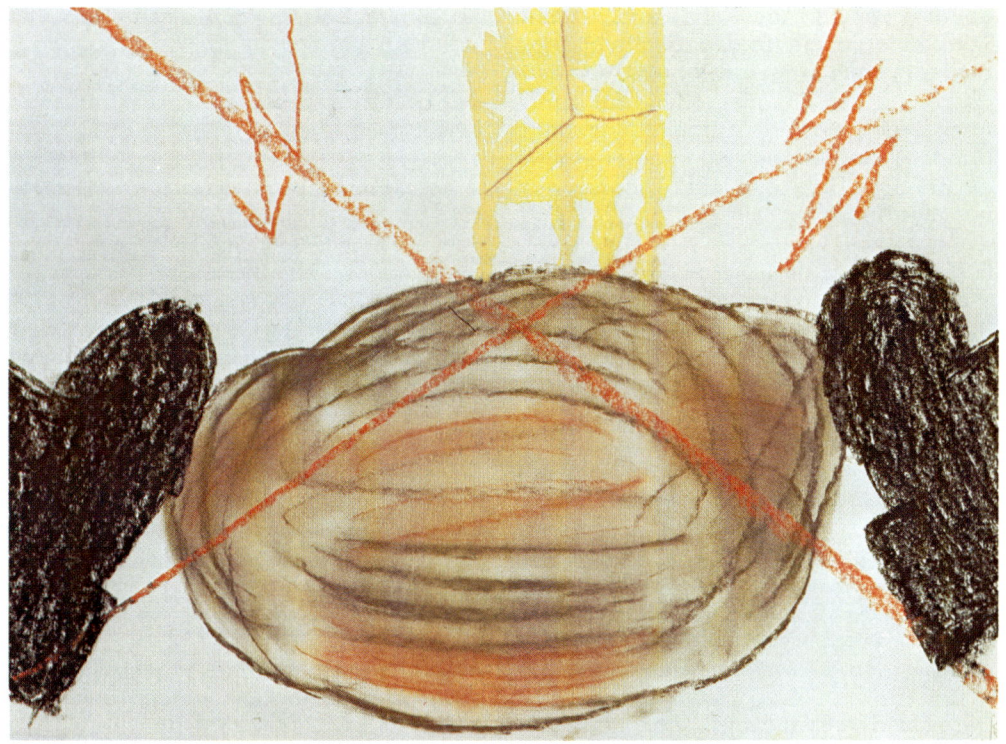

Abb. 220
16jährige Patientin L. L., Magersucht
(siehe Beobachtung 6)
»Ich möchte nicht mehr mit dem (dicken und)
schweren Stein des Thrones belastet
werden. Ich möchte ihn loswerden und ihn dabei
niemandem zuschieben. Er wird langsam
dadurch abgerieben, daß ich ihn überhaupt
wahrnehme. Häufig habe ich das Gefühl,
daß er mir ungerechterweise zugeschoben wird,
und ich versuche, mich zu wehren. Noch ist
das ein ziemlich schwerer Weg«

schlossenes theoretisches Konzept, wie etwa bei der Psychoanalyse, auf das sich Theoretiker und Praktiker beziehen könnten. Der Versuch, mit der Sprache der Psychoanalyse familiäre Interaktionen zu beschreiben und zu verstehen, erfordert ständiges erkenntnistheoretisches Umdenken, was sicherlich nur wenigen gelingt. Die ersten Ansätze zur Familientherapie stammen aus der Psychoanalyse; die Therapie war an der analytischen Behandlungspraxis mit historischer Aufar-

beitung der Familiengeschichte und der Beziehungen über die Generationen hinweg orientiert (54, 576).
Auch die aus der Verhaltenstherapie abgeleitete strukturelle Familientherapie nimmt nach wie vor innerhalb der verschiedenen Schulen einen großen Raum ein (431).
Derzeit geht die Entwicklung eindeutig zur sog. systemischen Familientherapie, die wiederum eine eigene Sprache entwickelt hat. Diese unterscheidet sich sehr

deutlich von der klassischen analytischen Terminologie, die für das psychologische System Individuum geeignete Anschauungs- und Verständnismodelle zur Verfügung stellt. Aus der Gegenüberstellung *Buddebergs* (79) seien zur Erläuterung nur die Bereiche Diagnostik und Therapie herausgegriffen.

In der analytisch orientierten Einzeltherapie wird in der Diagnostik von Ich-Struktur, Selbst-Objekt-Differenzierung, Abwehrmechanismen usw. und von einer Kausalität der Störung gesprochen. Die Fragen lauten »woher?« und »warum?«. Der Therapeut ist dabei eine Projektionsfigur und stellt sich zur Verfügung.

In der systemisch orientierten Familientherapie geht es in der Diagnostik um Abgrenzung von Subsystemen, Interaktionsregeln, Rückkopplungsprozessen und um eine phänomenologische Beschreibung von Beziehungen. Fragen könnten sein »wie?« oder »wozu?«. Der Therapeut ist ein Beobachter, Regulator, er interveniert aktiv und beobachtet wechselseitige Reaktionen.

Damit sind semantische Fragen aufgeworfen, denn die eine Sprache mit ihren Bedeutungen kann nicht ohne grobe Informationsverzerrung in die andere überführt werden. Solche Versuche sind sicherlich sehr oft die Quelle von Mißverständnissen und gegensätzlichen Meinungen.

Nach der bisherigen Entwicklung können Familien- oder Systemprozesse besser mit Begriffen aus der Kybernetik etwa der System-, Regelungs-, Informations- und Kommunikationstheorie beschrieben werden, was den Gegebenheiten von Inhalt, Methodik und wissenschaftlicher Beschreibung angemessener ist. Diese sogenannte systemische Familientherapie entspricht am ehesten unserem Arbeitsstil.

So benutzen wir häufig die Technik des zirkulären Fragens (474, 548), bei dem eine Person über die Beziehung zweier oder mehrerer Personen um Auskunft gebeten wird, oder auch die erwähnte Skulpturarbeit zum Informationsgewinn über die Beziehungsstrukturen. Dieser Technik liegt die Aussage des bekanntesten Familienforschers *Bateson* (26) zugrunde: »Information ist ein Unterschied, der einen Unterschied bewirkt.«

An einem Beispiel soll dieser Satz verständlich gemacht werden:

Beobachtung 7

In einem Familiengespräch wurde die Mutter der magersüchtigen Patientin B. C. gefragt, was der nicht anwesende Sohn auf die Frage antworten würde, wer dem Vater, der sich bei Problemen oft zurückzog, helfen könne, solche schwierigen Zeiten zu überstehen. Die Mutter antwortete für sich selbst ganz spontan: »Ich nicht.« Damit gab sie uns auf der inhaltlichen Ebene die Information, daß er entweder Unterstützung von einer anderen Person bekommt oder allein gelassen wird. Auf der Beziehungsebene erfuhren wir etwas über das Verhältnis des Ehe- bzw. Eltern-Paares, wo gegenseitige Unterstützung nicht möglich ist, sowie über die Beziehung zu ihrem Sohn, nämlich, daß dieser sie sehr genau kennt und eine Aussage über sie machen kann.

Im gemeinsamen Familiengespräch ausgesprochen, rufen solche Äußerungen bei den übrigen Mitgliedern Reaktionen der Zustimmung oder Ablehnung hervor und besitzen somit eine therapeutische Wirkung, die allerdings nicht vorhersehbar ist.

Einen weiteren Beweis für die Richtigkeit der Aussage *Batesons* liefert uns die Magersuchtpatientin in der Beobachtung 4, die in der Skulptur die non-verbale Information ausgibt: »Ihr seid ohne mich eine geschlossene Familie, und ich stelle mich über Euch und kann Euch kontrollieren.« Unausgesprochen heißt das, daß sie einen fundamentalen Unterschied zwischen sich und ihrer Familie sieht. Dieser wird aber von den anderen nicht akzeptiert und führt zu wichtigen Reaktionen, die wiederum Informationen und Unterscheidungen zur Folge haben. Gerade mit den Mitteln analoger Kommunikation wie Skulptur, Stammbaum oder körperlichen Gesten wird die Information erhöht, werden sonst in der Sprache ignorierte Unterschiede deutlich und bekommen eine verändernde Organisationskraft (553). Somit wird das Axiom der Kommunikationstheorie (634, 635), daß jede Kommunikation einen Inhalts- und einen Beziehungsaspekt hat, angewandt.

Das heterosexuelle Therapeutenpaar hat viele Variationsmöglichkeiten, unterschiedliche Kommunikationsformen zu demonstrieren und damit Information in die Familie zu geben (316).

Beobachtung 8

Aus dieser Überlegung heraus bestand bei der 18jährigen Patientin B. H. zu Beginn der stationären Behandlung die erste therapeutische Intervention darin, sie zwischen weiblichem und männlichem Therapeuten als Einzelgesprächspartner wählen zu lassen. Mit ihrer Entscheidung übernahm die junge Frau Eigenverantwortlichkeit für ihre Lebenskrise und distanzierte sich von der festgelegten Familienrolle als enge Vertraute der Mutter und Verantwortliche für die Depressivität des Vaters. Dieser akzeptierte und geglückte Versuch eigener Rollenfindung konnte analog in der Familie wiederholt werden.

Eine weitere Kommunikationsregel, nämlich daß Beziehungen stets symmetrisch, das heißt gleichrangig oder komplementär sind, läßt sich bei den Beziehungen in Familien direkt beobachten.
Die Begriffe Regelungstheorie, Rückkopplung und Selbstorganisation sind in den Beispielen 1 und 3 anwendbar. Sie bedeuten, daß, wenn einmal eine positive Veränderung in Gang gekommen ist, diese dann ein neues System hervorbringt, das sich durch positive und negative Rückkopplung wieder selbst stabilisiert.
Nach *Selvini Palazzoli* (547) ist die Familie mit dieser Fähigkeit ein System von Verwandlungen. Wie im Märchen, wo sich der Frosch nach dem Kuß der Prinzessin in einen Prinzen verwandelt, wird etwa im Beispiel 8 nach der Behandlung und den positiven Veränderungen in der Familie aus einer trauerumhüllten, depressiven, hilflosen und anhänglichen Tochter (Abb. 221) eine lebensfrohe und glückliche junge Frau, die ihr Erwachsensein akzeptieren kann.

Willi (649) benutzt dafür die Bezeichnung Ko-Evolution: Gerade in engen Beziehungen wie Familien oder Ehen sind ständig Veränderungen im Laufe der natürlichen Lebenszyklen notwendig, die nur gemeinsam gemeistert werden können.

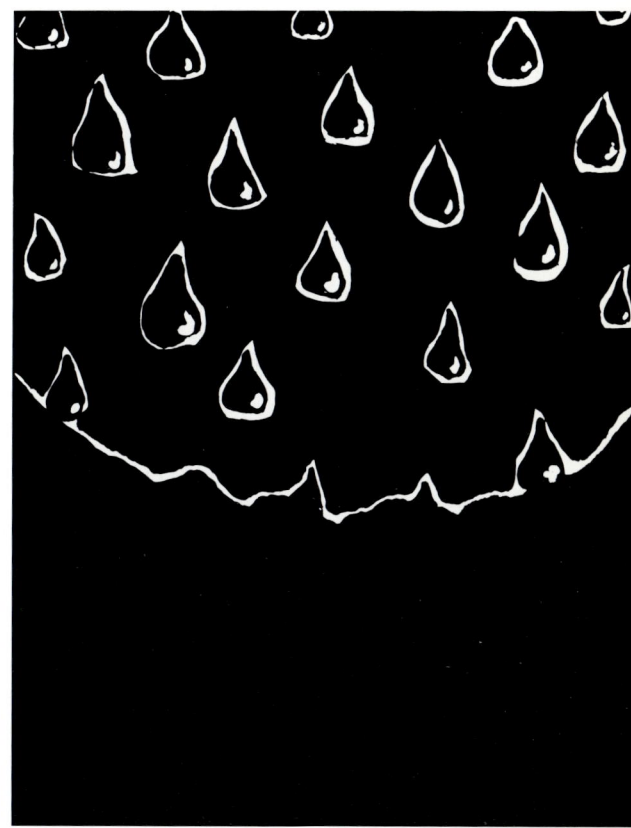

Abb. 221
18jährige Patientin B. H., Magersucht
(siehe Beobachtung 8)
»Traurigkeit und Energielosigkeit«

Methodik

Diesen theoretischen Erörterungen, bezogen auf unsere klinischen Beispiele, seien noch einige methodische Bemerkungen angefügt. Der oberste Grundsatz ist, daß jede Familie ein spezifisches Problem hat und damit einen eigenen speziellen Ansatz erforderlich macht. Keinesfalls versuchen wir, die Familien einer Methode anzupassen.

Das während des stationären Aufenthaltes sehr bald vorgesehene Familiengespräch findet möglichst mit allen Mitgliedern und mit 2 gemischt-geschlechtlichen Therapeuten statt. Die Gespräche werden mit dem Einverständnis der Familie auf Videobändern aufgezeichnet, die übrigen 3 Mitglieder unserer familientherapeutischen Gruppe verfolgen das Gespräch mit. Etwa nach 40–50 Minuten wird eine vorher angekündigte Pause eingefügt, in der sich die Therapeuten zurückziehen und gemeinsam diskutieren. Angestrebt wird ein Gedankenaustausch über die bisherige Sitzung und eine gemeinsame Zusammenfassung der Überlegungen, die oft der Familie als Resultat der Diskussion mitgeteilt werden.

Solche, in der Literatur als Intervention bezeichnete Form der Mitteilung vermitteln wir möglichst als positive Konnotation bzw. positive Umdeutung des familiären Gesamtsystems. Negative Formulierungen werden vermieden. Die Zusammenarbeit mit den Familien gelingt nämlich besser, wenn in der Not, in der sie sich befinden, nicht auch noch alle Fehler und Probleme aufgelistet werden. Außerdem leiden schon fast alle unter den gegenseitigen Schuldzuweisungen.

Beobachtung 9

Wie wirksam das auch in destruktiven Familien sein kann, haben wir am Beispiel der 23jährigen Patientin R. U. mit jahrelanger chronifizierter Magersucht erlebt, bei der Depressivität, Suizidalität und Hoffnungslosigkeit vorherrschend waren. Die Umdeutung der Affekte, Emotionen und Verhaltensweisen als erlaubte Hilfsmittel zur gegenseitigen Abgrenzung gewann die Eltern für die Mit- und Zusammenarbeit und erwies sich dadurch als sinnvoll; dies gestattete es erstmals nach Jahren, die ständige Behandlung der magersüchtigen Tochter zu unterbrechen, ohne gleich befürchten zu müssen, daß sie innerhalb weniger Tage wieder zur Intensivpflegepatientin wurde.

Ein anderes Mittel, den Familien verschiedene Möglichkeiten neuen Verhaltens anzubieten, beruht auf der Mitteilung unterschiedlicher Meinungen der Therapeuten nebeneinander und alternativ. Allein die Diskussion darüber innerhalb der Familie führt zu neuen Einsichten und Überlegungen.
Wenn wir den Eindruck gewonnen haben, daß während der Sitzung ausreichend Information und Kommunikation, z. B. eine

aussagekräftige Skulptur oder ein Modellstreit der Therapeuten vorhanden sind, verzichten wir auf einen Kommentar. Als Ziel der Familientherapie sollen innerhalb des familiären Systems qualitative Veränderungen stattfinden können. Diese werden jedoch nicht während der Sitzung erreicht, sondern erfahrungsgemäß in der Zwischenzeit zu Hause ohne die Therapeuten ausprobiert.

Indikation

Die Indikation zur Familientherapie bei Eßgestörten sehen wir hauptsächlich bei den jungen und jugendlichen Magersüchtigen, die in einem inneren und äußeren Abhängigkeitsverhältnis zum Elternhaus stehen.
Den über 50 Familien mit Magersuchtpatienten stehen nur 10 Familien von Bulimiepatienten gegenüber. Die ersten Erfahrungen mit diesen sind bisher nicht sehr ermutigend. Es werden bei dieser Familiengruppe auch oft nicht die von *Merl* (420) aufgelisteten Punkte zur Indikation für die Familientherapie erreicht:

1. Es muß ein Familienkonflikt, d. h. eine die Familienmitglieder involvierende Problematik bestehen.

2. Der Bereinigung dieses Konflikts kommt grundlegende oder zumindest wesentliche akzessorische therapeutische Bedeutung zu.

3. Die Familie ist sich dieser Situation mehr oder weniger deutlich bewußt (Konflikt- bzw. Krisenbewußtsein) und an der Bereinigung interessiert.

4. Alle in diesem Sinne betroffenen Familienmitglieder müssen erreichbar sein.

5. Die aufgrund der Kapazität des Therapeuten und der Lage der Familie angestrebten Veränderungen müssen weitgehend verwirklicht werden können (Prognose).

Nach unserer Erfahrung bietet die Bulimiesymptomatik zuviele Entlastungsmöglichkeiten für die Betroffenen selbst, aber auch für die Familien. Wenn jedoch eine Familiensitzung stattfindet, so ist der

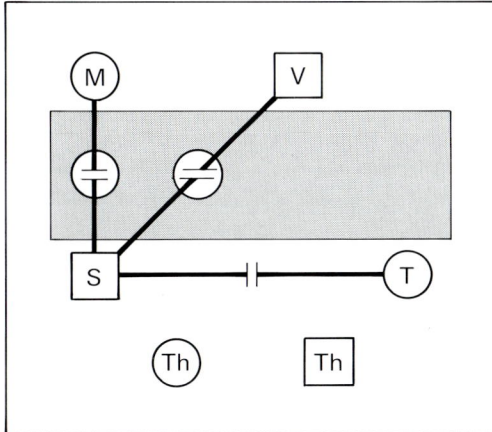

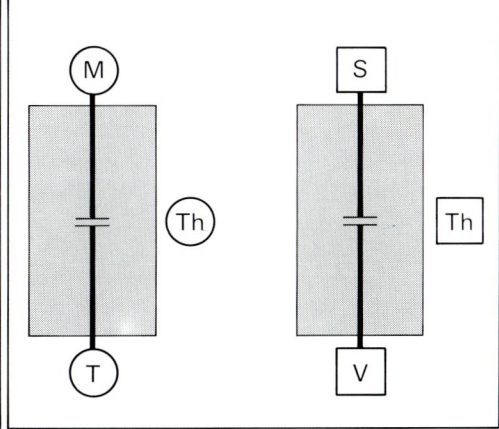

Abb. 222
Sitzordnung vor dem therapeutischen Eingriff
17jähriger Patient U. M., Bulimie
(siehe Beobachtung 10)

Doppelstrich-Symbole ohne den Kreis:
offener Konflikt,
mit dem Kreis: verdeckter Konflikt

Abb. 223
Sitzordnung nach dem therapeutischen Eingriff

M = Mutter
V = Vater
S = Sohn
T = Tochter
Th = Therapeut

Ablauf lebendig und inhaltlich dramatisch. Im Gegensatz zu den Familien mit Magersüchtigen geht es hier oft um offene Anschuldigungen als Versuch, Lebenskrisen zu meistern.

Beobachtung 10

Dem 17jährigen Sohn U. M. mit einer Bulimie warfen Mutter, Vater sowie die nicht mehr im Hause wohnende Schwester in Zusammenhang mit dem Symptom Unehrlichkeit vor. Der Betroffene selbst bezichtigte sich ebenfalls dieser Verhaltensweise, da er häufig offen ließ, wann eine »Freßorgie« mit anschließendem Erbrechen geplant war oder stattgefunden hatte.
Im Laufe des Gesprächs wurde erkennbar, daß das Thema »Ehrlichkeit« moralisch einen hohen Stellenwert besaß und gerade deshalb von keinem der Familienmitglieder erfüllt werden konnte. Allmählich verstanden wir, was mit diesem Begriff der Ehrlichkeit eigentlich gemeint war, nämlich daß Offenheit, angstfreie Auseinandersetzung ohne gegenseitige Verletzungen sowie Anerkennung der persönlichen und intergenerationalen Grenze möglich sein sollten.
Wir benutzten deshalb einen relativ einfachen therapeutischen Eingriff, indem wir die Sitzordnung derart veränderten, daß genau das erwünschte Verhalten, nämlich offene Auseinandersetzung, möglich war. Abb. 222 und 223 sollen schematisch zeigen, wie die Sitzordnung vor und nach dem therapeutischen Eingriff aussah.
Diese vereinfachte strukturelle Darstellung soll am Beispiel der Konflikte deutlich machen, daß zunächst verdeckte Spannungen durch die therapeutische Intervention zutage treten, während die vorher offene plakative Auseinandersetzung zwischen dem Patienten und seiner Schwester, die bereits eine eigene Familie hat, nicht mehr wichtig ist.
Damit ist symbolisch wie auch real eine Lösungsmöglichkeit aufgezeigt.

Oft haben jedoch in den Bulimiefamilien mehrere Ablösungsversuche stattgefunden, so daß die Familientherapie einen zu künstlich eingebrachten Kontext darstellen kann.

Die Häufigkeit der Familiengespräche liegt bei uns im Durchschnitt bei 2−4 (Streuung von 1−15). Bei dieser niedrigen Zahl darf nicht außer acht gelassen werden, daß diese Sitzungen während und nach einem 6wöchigen stationären Aufenthalt mit allen Möglichkeiten der Individual- und Gruppentherapie stattfinden.

Nach unseren bisher gewonnenen klinischen Erfahrungen sind die Ergebnisse ermutigend.

Diagnostik

In der Entwicklung der Familientherapie und -theorie wurde der Diagnostik nur insofern Beachtung geschenkt, als die Therapie auch einen ständigen diagnostischen Prozeß enthält. Wir gehen meistens mit einer Hypothese über die familiäre Interaktion, die aus den Vorinformationen und unseren Überlegungen dazu abgeleitet wurde, in die Familiensitzung. Unsere Fragen und Interventionen sind dann hypothesengeleitet (548). Mit den dabei gewonnenen Informationen bestätigen sich unsere Hypothesen oder sie zwingen uns, neue aufzustellen. So entsteht ein kontinuierlicher und therapeutisch-diagnostischer Zirkel. Zur Diagnostik gehören aber auch die beschriebenen Verfahren, wie Stammbaum und Skulptur. Fragebögen zur Diagnostik werden unterschiedlich beurteilt und können nur Teilaspekte erfassen.

Zur Zeit werden große Anstrengungen unternommen, um die vernachlässigte Familiendiagnostik wissenschaftlich fundiert zu entwickeln (76, 77, 90, 91, 317, 525).

Perspektiven

Bisher wurde über die Veränderungspotentiale der Familien und die methodischen sowie therapeutischen Möglichkeiten berichtet. Veränderung ist aber nicht nur auf die Familie beschränkt, sondern betrifft analog auch die Therapeuten, denn sie bilden zusammen mit den Eßgestörten und ihren Familien ein neues,

nämlich das therapeutische System (316). Die Systemtheorie, die inzwischen in verschiedenen Wissenschaften wie Soziologie (394, 653), Physik (85, 87, 247), Anthropologie und Familientheorie (26, 27), Biologie (408, 409) und in der Medizin (617, 652) Einzug gehalten hat, lehrt uns, daß im Sinne einer ökologischen Betrachtung alle Teile an Veränderungen teilnehmen, also auch die therapeutischen Systeme.
In welchem Maße sich unsere therapeutischen Systeme bzw. die Einstellung des medizinischen und therapeutischen Personals zur Familientherapie geändert haben, zeigen die Zahlen über die Häufigkeit der Indikation zur Familienbehandlung.
Im Jahre 1983 sahen wir von 48 eßgestörten Patientinnen, die bei uns stationär behandelt wurden, lediglich bei 4 Patientinnen die Familie (8%). 3 Jahre später (1986) lag diese Zahl bereits bei 26% (25 von 96). Positive Veränderungen bei den Familien und bei uns sind nur bedingt vorhersehbar. Wir haben von den Familien gelernt, daß sie um so häufiger erreichbar sind, je weniger unser Denken pathologie- und defektorientiert ist, sondern im Gegenteil, je besser es gelingt, neue Möglichkeiten und kreative Fähigkeiten zu entwickeln. Hierin besteht der große Reiz der therapeutischen Arbeit mit den Kranken und ihren Familien.

Das Zitat aus einem Brief, den die Mutter der genannten Magersuchtpatientin K. N. nach der Behandlung schrieb, bestärkt uns in dieser Erfahrung:

»Karins Entwicklung ist als sehr positiv zu bewerten. Nicht nur, daß sie im schulischen Bereich voll integriert ist, wieder aktiv mitarbeitet und viel Freude und Interesse zeigt, sie hat auch an Gewicht zugenommen und fühlt sich äußerst wohl dabei.
Gleichwohl wird das Vergangene nicht verdrängt. Im Gegenteil: Alle in der Familie versuchen, sich mit den Problemen, die gewesen sind, auseinanderzusetzen.
Karin meint, daß sie es ohne den Aufenthalt bei Ihnen aus eigener Kraft nicht geschafft hätte, mit den Schwierigkeiten fertig zu werden, wobei sie allerdings im einzelnen gar nicht exakt sagen kann, was denn nun die positive Wirkung ausgelöst hat.«

Musiktherapie

Thomas Maler

Verschiedene Ansätze von musikbezogenen Therapieverfahren

Die fortschreitende Ausdifferenzierung von unterschiedlichen, zunehmend auch extraverbalen tiefenpsychologisch fundierten Psychotherapieverfahren in den letzten Jahrzehnten resultiert u. a. aus der alten diagnostisch-therapeutischen Erkenntnis, daß neben der Verbalisierung von kognitiv-intellektueller Einsicht auch »emotional-affektive Erfahrungen für eine erfolgreiche psychotherapeutische Behandlung von Bedeutung sind« (584).

Die Beachtung von erlebniszentrierten, körpernahen Psychotherapieverfahren mit extraverbalen, mehrmedialen Ausdrucksformen steht im engen Zusammenhang mit der »Grundstörung«, jener Konzeption von *Balint* (21), nach welcher der weitere seelische Entwicklungsprozeß des Neugeborenen pathologisch belastet sein kann, wenn die frühe Beziehung zwischen Mutter und Kind gestört verläuft. Die Disposition zu psychischen und psychosomatischen Erkrankungen hat hier wahrscheinlich eine ihrer Wurzeln.
Als eines der Hauptmerkmale der Grundstörung hebt *Balint* hervor, »daß die Erwachsenensprache oft unbrauchbar und irreführend ist, wenn sie Vorgänge auf dieser Ebene (der Grundstörung) beschreiben will, da die Worte nicht mehr ihre konventionelle Bedeutung haben«.

Präverbale Psychotherapieverfahren, wie z. B. die klinische Musiktherapie, können daher wesentliche Funktionen bei der Behandlung besonders jener Krankheiten übernehmen, an denen frühe seelische Störungen beteiligt sind.

Unter Musiktherapie verstehen wir die gezielte Anwendung von Musik, um dem Patienten zu ermöglichen, blockierte Spannungen zu lösen, Selbstwertgefühle aufzubauen sowie Gruppenkommunikation zu erleben. Musik und therapeutischer Einfluß: wieso eigentlich? Der Grundbaustein der Musik ist der einzelne Ton. Dieses Wort »Ton« benutzten die Griechen und Römer zur Bezeichnung von 2 zunächst physikalischen Eigenschaften, nämlich der beiden Voraussetzungen für das Entstehen eines Tones: Spannung und Schwingung – also einer bipolaren, antagonistischen Konstellation schon im einzelnen Ton. Möglicherweise erlebt der Mensch Töne und Klänge dann als angenehm und »harmonisch«, wenn Spannung und Schwingung in einem für ihn günstigen, ausgeglichenen Verhältnis zueinander stehen, in einer inneren Homöostase. »Der Ton macht die Musik.«

In Angstschreien und Warnrufen bei Tier und Mensch, in den kriegerischen Landsknechtstrommeln überwiegen die Spannungsimpulse, während in den Reviergesängen von Vögeln, beim Schnurren der Katze, beim kindlichen Summen während des Spielens, in den friedlichen Hochzeitsglocken eher die Schwingungsanteile erklingen. Dieses »archetypische« musikalische Ausdrucksverhalten macht deutlich, daß die Gefühlsskala der Affekte — Wut, Ärger, Zorn, Haß, Aggression — leib-seelisch eng verwandt ist mit heftigen, plötzlich erregten Spannungen, während jener Gefühlsbereich der Emotionen — gemäßigte, konfliktberuhigte, länger anhaltende, konstante, »wohltemperierte« Empfindungen — leib-seelisch eng verwandt ist mit ruhig-lebendigen, modulativen Schwingungen (Eutonvorgänge).

Das akustische Ereignis »Ton« erregt also im menschlichen Gefühlserleben beides gleichzeitig: Affekte und Emotionen mit ihren leib-seelischen Korrelaten Spannungen und Schwingungen.

Die Aneinanderreihung von akustischen Tonimpulsen liefert das Substrat von Musik. Mit der Aneinanderreihung dieser Impulsfolge ist ein 3. archetypisches Element in der Musik hervorzuheben: die Impulsstrukturierung, »das Rhythmische Prinzip« (193). Spannung, Schwingung und Struktur — diese 3 Grundelemente einer jeden Ausdrucksform von Musik — können die leib-seelischen Empfindungen des Menschen spontan und nachhaltig erreichen:
Musik kann mit ihren Spannungsstrebungen vor allem die gestauten und chronisch blockierten Affekte anregen und beim Improvisieren unter Beteiligung von affektiver Körperenergie wieder lösen und in Bewegung bringen. Damit eng verbunden ist die Entflechtung von gleichzeitigen, einander entgegengesetzten Gefühlsstrebungen (Dystonvorgänge). Hierauf

konzentriert sich die 1. Spielphase im Lübecker Musiktherapie-Modell.
Musik kann mit ihren Schwingungsstrebungen besonders defizitär verbliebene Emotionen anregen, verstärken und als langfristige Gefühlslage neu zu verankern helfen. Diese Stärkung der inneren Wärme- und Selbstwertgefühle — die Eutonkräfte — steht nach unserem klinischen Ansatz im Vordergrund der 2. Spielphase.
Musik kann mit ihrem Rhythmus struktur- und damit orientierungsstiftende Impulse anregen, z. B. die soziale Kommunikation mit dem anderen. Die integrativen Strebungen (Syntonvorgänge) stehen in unserem Musiktherapie-Modell im Vordergrund der 3. Spielphase.
Alle 3 sich von ihrer Struktur her im Grunde eher ausschließenden Eigenschaften sind in der Musik verdichtet. Hier liegt wohl der Schlüssel für ihr intensives und zeitökonomisches Wirkpotential.

Mit einem solchen Wirkpotential ausgestattet, wird verständlich, weshalb die Musiktherapie, kulturanthropologisch gesehen, eines der ältesten Heilverfahren früher Kulturen darstellt. In der archaischen Medizinmannpraxis und im Schamanismus z. B. ist Musik als Heilfaktor seit frühester Zeit ein obligatorischer Bestandteil der Ritualordnung (401, 402).
In den vergangenen Jahrzehnten hat sich die Musiktherapie in Europa in unterschiedliche Therapieansätze, so etwa heilpädagogische, sozialtherapeutische, anthroposophische und viele andere ausdifferenzieren können.

Erst in den letzten Jahren hat sich eine eigenständige »Klinische Musiktherapie« entwickelt mit definierten und objektivierbaren psychotherapeutischen Methoden unter stringenter Beachtung der »Klinik« des Patienten.

Die therapeutische Instrumentalimprovisation

Ein Kernstück in der aktiven Musiktherapie ist das freie, experimentelle Improvisieren auf selbstgewählten, leicht spielbaren — weil in der Spieltechnik nicht festgelegten — Folklore-Instrumenten und Klangkörpern wie Psalterien, irischen Harfen, indischen Tablas, Schamott-Reibesteinen und anderen. Einige wenige therapeutisch interessante Solo- bzw. Orchesterinstrumente wie Klavier und Violoncello ergänzen das Instrumentarium. Elektronische Klangerzeuger jeder Art werden in unserem Ansatz nicht verwendet.

Zunächst einige Äußerungen von Patienten aus der Musiktherapie, um einen Eindruck der therapeutischen Improvisation »aus erster Hand« zu vermitteln:

1. »Das eigene Spielen auf dem Instrument ist für mich wie so ein kleiner persönlicher Film, der da abläuft und spannend für mich ist: Ich weiß ja immer erst hinterher, was da überhaupt in mir selbst passiert.« (24jährige Patientin L. C., Bulimie)

2. »Beim Experimentieren mit meinem Instrument mache ich sehr überraschende Erfahrungen mit meinen inneren Gefühlen – ich wüßte überhaupt nicht, wie ich diese Erfahrungen sonst und vor allem unbeeinflußt von anderen machen könnte. Hier in der Musiktherapie spielt ja noch nicht mal der Therapeut mit; sonst würde ich eben aus Sicherheitsgründen einfach nachspielen, was der tut.« (21jährige Patientin O. E., Bulimie)

3. »Auf dem Instrument spüre ich so was wie innere, ganz warme Strömungen, die ich von mir sonst in meinem Alltag gar nicht kenne, und ich finde es gut, daß ich hier weinen kann – das geht sonst nirgendwo.« (26jährige Patientin T. X., Bulimie)

4. »Auf den Instrumenten spüre ich, daß ich ganz dringend Spannung brauche. Je mehr Spannung im Spiel, desto wohler fühle ich mich.« (24jährige Patientin B. T., Magersucht)

5. »Das Cello hier in der Klinik ist mein Instrument geworden – das gibt mir flüssige Wärme von innen. Ich füttere meinen Bauch mit warmen Tönen; bisher habe ich das mit ständigem Essen versucht. Und jetzt fällt mir ein, daß mein Bauch schon als Kind immer eiskalt war.« (26jährige Patientin B. H., Bulimie)

6. »Beim Spielen in der Musiktherapie geht es mir so, als ob sich da meine ganze Kindheit im Zeitraffer auf dem Instrument abspielt.« (20jährige Patientin O. H., Magersucht)

Das Spiel des Patienten entwickelt sich in der therapeutischen Improvisation häufig in eine Ausdrucksrichtung hinein, die von ihm bei Spielbeginn überhaupt nicht intendiert war. Er ist dann zutiefst überrascht über seine eigene Spielweise. »Die Bausteine der Musik (Melodie, Klang, Rhythmus, Dynamik und Form) sind Analogien für unsere Art zu denken, zu fühlen und zu handeln, und in unseren Improvisationen kommt zum Ausdruck, wie wir denken, fühlen und uns verhalten« (195). Die therapeutische Improvisation bedarf der anschließenden Verbalisierung, in der die entwickelten Klanggestalten verarbeitet werden. Ein traditionell musiziertes Musikstück kann wortlos für sich stehenbleiben; es spricht für sich selbst. Die therapeutische Improvisation muß in unserem klinischen Verfahren »übersetzt« werden, damit aus dem intuitiven Spielerleben eine für den Patienten verwertbare und in sein künftiges Alltagsleben übertragbare Erfahrung werden kann. Diese Übersetzung verlangt aber ganz andere Kriterien – nämlich solche von spiel- und psychodynamischer Natur – als die Interpretation in der traditionellen Musik.

Zwei Beispiele:

1. Eine Patientin mit Bulimie spielt in den ersten Sitzungen äußerst unruhige, lebhafte Klangfiguren auf ständig wechselnden Instrumenten. In der 9. Sitzung wiederholt sie einige wenige Baßtöne auf dem Baß-Xylophon in ausgeprägten, eintönig anmutenden Stereotypien; die Modulation in ihrer Klanggestalt ist auf ein Minimum reduziert. Die Patientin selbst erlebt ihr Spiel als wohltuend und nennt es »Mein eigenes warmes Zur-Ruhe-Kommen«. Ausdrucksdynamisch handelt es sich hier um eine für die Patientin denkbar förderliche und progressive Klangentwicklung, während die rein »musikalische« Betrachtung als einfallslos, plump, undifferenziert, stereotyp ausfallen müßte.

2. Eine Patientin mit Magersucht spielt in der 1. Sitzung hochdifferenzierte, klangschöne und musikalisch »gekonnte« Klangfiguren auf dem Tenor-Metallophon und verändert erst allmählich ihre Spielstruktur in Richtung auf eine energiegeladene, impulsiv-heftige, strukturarme, dafür aber affektreiche Impulsfolge auf der Conga. Spieldy-

namisches Nahziel: weg vom virtuosen Ideal-Ich und hinein in den chaotisch-gespannten Innenraum.

Während es beim traditionellen Musizieren und in der Musikpädagogik falsche Töne gibt und diese durch Üben korrigiert werden, geht es in der therapeutischen Improvisation nicht um richtig oder falsch. Hier sind andere Maßstäbe bestimmend, z. B., ob das Spieltempo des Patienten eigentlich sein eigenes und ihm bekömmliches ist oder unbewußt das gehetzte Lebenstempo seiner Mutter.

Auch das Üben ist in der therapeutischen Improvisation undenkbar. Die spontane Klanggestalt ist ein Stück intuitiver Wahrhaftigkeit vom Patienten und Gegenstand der therapeutischen Betrachtung, nicht aber der korrektiven Zensur. In der Therapie hat es keinen Sinn, die spontan eingebrachte Klanggestalt durch wiederholtes Üben zu korrigieren. Damit wäre der musiktherapeutische Ansatz verlassen.

Das Modell der intra-aktionellen klinischen Musiktherapie

In unserer klinischen Musiktherapie imponieren bei fast allen Patienten 4 Ausdruckstendenzen:

1. ein hochgradiges Anpassungsverhalten an die Außenwelt, um vom sozialen Umfeld »um jeden Preis« akzeptiert zu werden;

2. auffallend symbiotische Anlehnungsstrebungen;

3. erhebliche Ich-Abgrenzungsdefizite;

4. eine ausgeprägte Hemmung in der Äußerung von gesunder Affektenergie, u. a. Aggressionsimpulsen.

Einerseits zeigt sich also ein Übergewicht zur sozialen Anpassung »um jeden Preis«, andererseits ein deutliches Defizit an eigenen, selbstbewußten Autonomieanlagen:

Abb. 224
Die bipolare, antagonistische Struktur des psychischen Innenlebens

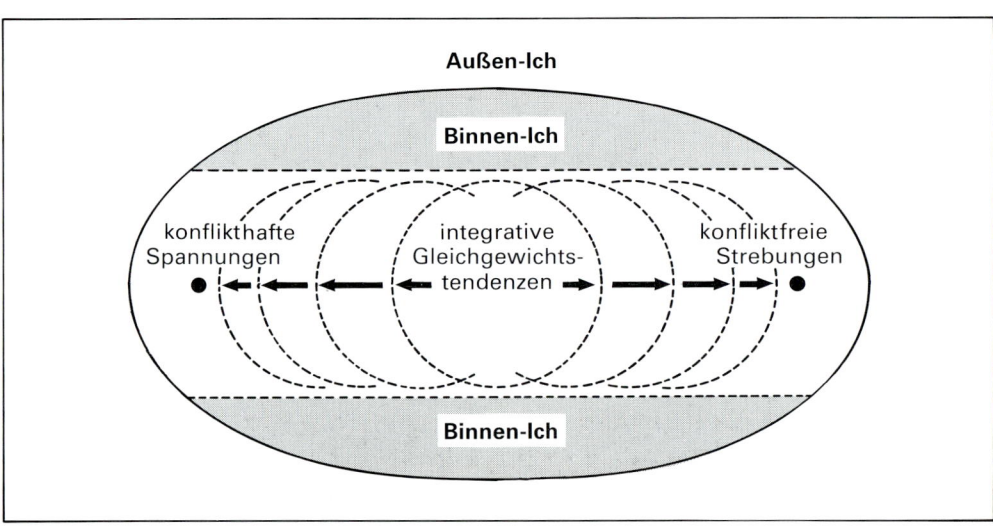

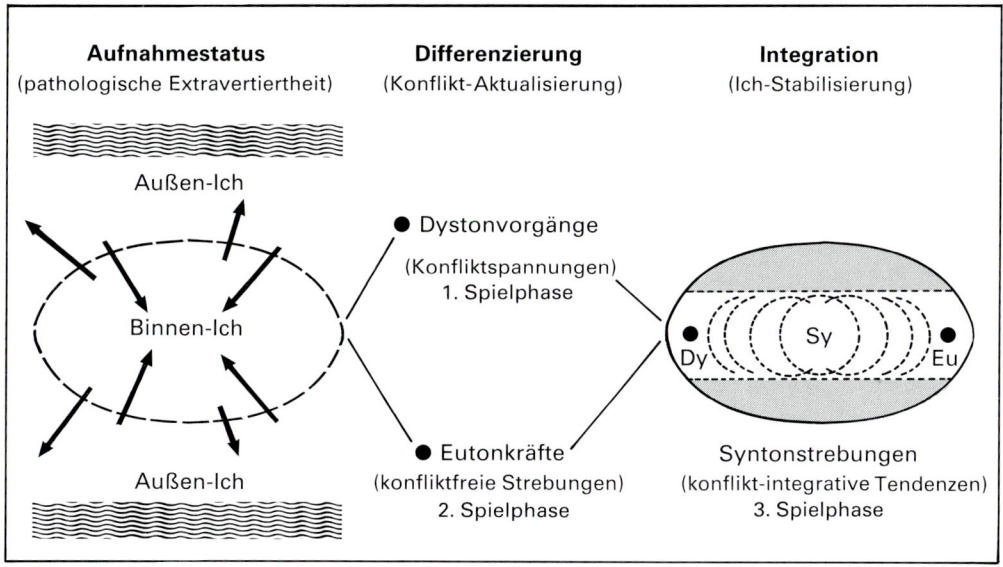

Aufnahmestatus	Differenzierung	Integration
(pathologische Extravertiertheit)	(Konflikt-Aktualisierung)	(Ich-Stabilisierung)

Außen-Ich

Binnen-Ich

Außen-Ich

● Dystonvorgänge
(Konfliktspannungen)
1. Spielphase

● Eutonkräfte
(konfliktfreie Strebungen)
2. Spielphase

Dy   Sy   Eu

Syntonstrebungen
(konflikt-integrative Tendenzen)
3. Spielphase

Abb. 225
Der therapeutische Prozeß im Lübecker
Musiktherapie-Modell

Diese ungleichgewichtige Konstellation bezeichnen wir als »pathologische Extraversion« und machen die Beobachtung, daß zahlreiche Patienten, besonders auch eßgestörte, dieses überzogene Extraversionsverhalten im weiteren Verlauf ihrer Therapie auf frühkindlich angelegte, konfliktreiche Beziehungsstörungen zu den Eltern, vor allem zur Mutter, zurückführen können.

Im Laufe der stationären Therapie wird dem Patienten bewußt, daß seine Extrovertiertheit pathologischen Charakter hat und ihn in seinem Alltagsleben immer wieder hineintreibt in seelische Spannungen, die vom integrierten Körper-Ich komplementär begleitet werden.

Aufgrund dieser pathogenetischen Vorgänge stellt das Musiktherapie-Modell in der instrumentalen Gruppenarbeit nicht die extraversionsfördernde Gruppenkommunikation in den Vordergrund, sondern die von der Gruppe abgegrenzte Arbeit am Ich-Selbst-Konzept. Der hier entwickelte Musiktherapie-Ansatz basiert auf der psychoanalytischen Ich-Psychologie, in deren Zentrum die Auseinandersetzung mit den frühkindlich verinnerlichten Ich-Strebungen, dem »Binnen-Ich«, steht – und nicht primär die Gruppeninteraktion, das »Außen-Ich«.

Die Ich-Psychologie unterscheidet seit *Hartmann* (257, 258) im innerseelischen Erleben verschiedene »Ich-Sphären« mit jeweils eigenen Strebungen (Abb. 224):

1. eine konfliktreiche Ich-Sphäre,
2. eine konfliktfreie Ich-Sphäre,
3. eine um Synthese bemühte Ich-Sphäre
   mit ihren reifen, integrativen Strebungen.

Das therapeutische Ziel der Ich-Psychologie konzentriert sich auf die Ausbalancierung, die Syntonisierung, und damit auf das emotionale Aushalten dieser beiden antagonistischen und ständig rivalisierenden Ich-Pole von Konfliktspannungen und konfliktfreien Strebungen. Unser Musiktherapie-Modell übernimmt dieses therapeutische Ziel durch einen 3phasigen Aufbau der therapeutischen Improvisation (Abb. 225), eingebettet in das Vor- und Nachgespräch.

Vorgespräch

Im Vorgespräch zieht der Patient in seinem eigenen, selbst gefundenen Innenbild einen intuitiven, frei assoziierten Vergleich für seine Gefühlsspannungen. Diese erscheinen im Innenbild szenisch-plastisch und damit als greifbare Analogiebildungen zur inneren Gefühlswelt. Das Innenbild am Anfang der Sitzung ist für die folgende instrumentale Klangbildung gleichsam die vom Patienten selbst gefundene »Spielpartitur« und öffnet ihm seinen selbstmotivierten Einstieg in die nun folgende instrumentale Klangaktion. Sie gliedert sich in ihrer inneren Struktur in die 3 dargestellten Spielphasen.

1. Spielphase

Die Spannungsphase nutzt der Patient zur instrumentalen, körpernahen Aktualisierung von somatisierten, affektiv blockierten Konfliktspannungen (Dystonvorgänge) unter dem Einsatz massiver Körperenergie. Hierbei kann er nach anfänglichen Blockierungen mitunter heftige Affekte spüren: Spannungsgefühle, die sich durchbruchartig entladen und als sehr befreiend und beruhigend erlebt werden. Diese heftigen Affekterregungen sind »meist verbunden mit körperlich-vegetativen Begleiterscheinungen« (476). Im Spielausdruck des Patienten stehen hier also die Spannungsanteile des musikalischen Tonus im Vordergrund.

2. Spielphase

Der Patient entwickelt einen eigenen, ihn tragenden »Klangraum«, eine selbst gefundene Klanggestalt, deren Töne er als warm, stabil, angenehm empfindet (Eutonvorgänge). Dabei kann er seine Emotionen wahrnehmen, Gefühle des harmonisierenden und stabilisierenden Selbstempfindens spüren und verstärken. Im musikalischen Spielausdruck stehen nun die Schwingungsanteile des Tonus im Zentrum.

3. Spielphase

Erst in der 3. Phase bietet der Patient seinen autonom entwickelten Klangraum der Gruppe zur Interaktion an, ohne die selbst herausgefundenen, für ihn behaglichen Eutonklänge dabei aufzugeben. Darüber hinaus pendelt die Syntonstrebung, d. h. die integrative Ich-Funktion, die affektiv-körperliche Spannungsdynamik auf ein körperverträgliches Niveau immer wieder neu ein, so daß die ständig notwendigen Entspannungsprozesse stattfinden können.

Nachgespräch

Das Nachgespräch widmet sich der sprachlichen Verarbeitung der Spieldynamik in den 3 Spielphasen. Hier verwandelt der Patient sein spontan-intuitives Spielerleben in eine therapeutisch zugängliche »affektlogische« Ich-Erfahrung (93). Im Nachgespräch kann der Patient noch einmal auf das im Vorgespräch eingebrachte Innenbild eingehen und für sich überprüfen, ob es sich durch das Spielen auf dem Instrument in seiner Vorstellung verändert hat.

Die Nachbesprechung bietet dem Patienten somit einen Raum für das Spüren und Äußern von im Spiel deutlich gewordenen Ambivalenzgefühlen und deren Begreifen als gewollte und ungewollte Strebungen. Diese notwendige Verbalisierung des Instrumentalspiels und sein In-Beziehung-Setzen zum eigenen Ich-Selbst-Konzept, das Reflektieren von Innenbild und Klangprozeß definieren wir als »Introspektionsfähigkeit« des Patienten.

In unserem Sinne ist also die reflektierende Introspektion eine nähere, von verschiedenen Seiten ausgehende kognitive Wendung, Betrachtung der eigenen intuitiven Ausdrucksgestalten, also eine Querverbindung, eine Querschaltung zwischen den Ich-Funktionen der Intuition und der Kognition. Hierbei spielt die Analogie eine zentrale Rolle.

Die klinische Arbeit bestätigt uns, daß dem Patienten vor allem die Analogien zwischen Klanggestalten bzw. Innenbild und frühkindlichen Beziehungserlebnissen zu seinen Eltern weiterhelfen.

Darin liegen wesentliche therapeutische Heilfaktoren für den innerseelischen Dialog, das Aufspüren der eigenen »verbliebenen Kindlichkeit« (197) und die zunächst intra-aktionelle Veränderung dieser pathologisch wirksamen »Kind-mit-Mutter-Logik« (198) im Sinne einer Remodellierung des eigenen, erwachsenen Ich-Selbst-Konzeptes. Jede aktiv-instrumentale Musiktherapie-Sitzung − 3mal pro Woche zu 90 Minuten mit nicht mehr als 6 Patienten pro Gruppe − läuft in gleicher Form ab: also ein konstant und für den Patienten verläßlich bleibender, disponibler Rahmen mit sich verändernden, meßbaren Ausdrucksprozessen. Mit dieser Standardisierung liegt eine wesentliche Voraussetzung für die Erhebung von wissenschaftlichen Prozeßdaten vor (20).

Der musiktherapeutische Ablauf in der Kleingruppe hat also eine über die Sitzungen hin gleichbleibende Rahmenstruktur; in jeder Sitzung kann der Patient Erfahrungen machen in den folgenden 7 psychodynamischen Ausdrucksebenen:

Im Vorgespräch:

1. *Intuitionsbilder:* Intuitives Ausdrücken von innerseelischem Spannungs- und Konfliktpotential in vergleichbaren, frei phantasierten Analogieszenen, den Innenbildern.

In der 1. Spielphase:

2. *Dystonvorgänge:* Körperliches Einbringen von Spannungsimpulsen auf dem Instrument.

3. *Affekte:* Erleben von Spannungsgefühlen und inneren Erregungen aus der konfliktreichen Ich-Sphäre.

In der 2. Spielphase:

4. *Eutonkräfte:* Auf dem Instrument entwickelte warmtönige Klanggestalten aus dem spannungs- und konfliktfreien Ich-Erleben.

5. *Emotionen:* Gefühle von harmonisierender, schwingender Ruhe und Wärme, von Selbstsicherheitsempfindungen.

In der 3. Spielphase:

6. *Syntonstrebungen:* Integration von eigenem Klangraum und Gruppeninteraktion.

Im Nachgespräch:

7. *Introspektionsfähigkeit:* Selbstwahrnehmung und eigene Erlebnisbeobachtung, besonders das Reflektieren über Polarisations- und Spaltungstendenzen, die Differenzierung von Eigen- und Fremdstrebungen im Binnen-Ich.

Erleben und Handeln in diesen 7 musiktherapeutischen Ausdrucksebenen bestimmen die Ausdrucksdynamik des Patienten; diese wiederum ist ein Teil des innerseelischen Prozesses insgesamt, seiner Psychodynamik.

Beispiel von Spielausdruck und Konfliktarbeit

Am Beispiel einer Bulimiepatientin, die an der emotionalen Loslösung von ihrer bedrohend und ambivalent agierenden Mutter arbeitete, sei der Verlauf ihrer Ausdrucksformen und vor allem auch ihrer Veränderung in der Musiktherapie näher erläutert.

24jährige Patientin L. C., aufgewachsen mit einem jüngeren Bruder in einer vierköpfigen Familie in Norddeutschland. Die Mutter, als Apothekenhelferin ausgebildet, war bei der Geburt der Patientin 22 Jahre. Sie wünschte sich intensiv einen Jungen. Der Vater, Industriekaufmann, war 28 Jahre, als die Patientin zur Welt kam. Sie beendete die Schule 1982 mit einem guten Abitur und begann danach ihre Ausbildung zur medizin-technischen Assistentin (MTA). Das häusliche Milieu war gekennzeichnet von erheblichen Konflikten zwischen der Patientin und ihrer hyperaktiv agierenden, permanent kränkelnden und stark anklammernden bzw. unvermittelt abweisenden Mutter. Bis zur stationären Aufnahme lebte die Patientin im wesentlichen in ihrem Elternhaus.
Mit 15 Jahren trat die Bulimie zum ersten Mal auf. Sie geriet wegen der unerträglichen Auseinandersetzungen mit der Mutter und andererseits der Eltern untereinander derartig unter Druck, daß sie

sich zunehmend in Eßattacken flüchtete. Sobald die Eltern aus dem Haus waren, stürzte sie in die Küche. Bevorzugt wurde u. a. roh angerührter Kuchenteig. Erbrechen unter Zuhilfenahme von spitzen Küchengeräten war die Folge. »Je nach Spannungslage zu Hause habe ich in den darauffolgenden Jahren 4–5mal täglich gefuttert und erbrochen.«

Als ihre erste engere Freundschaft nach 2 Jahren durch den Freund beendet wurde, trat das Erbrechen wieder stärker in den Vordergrund. Die Patientin war wochenlang nachts unterwegs und hat drastisch abgenommen: »Nur so ließ sich meine Verzweiflung aushalten.« Mit 20 Jahren hielt sich die Patientin als Au-pair-Mädchen in Brasilien auf. Sie fühlte sich dort von der Familienmutter nicht angenommen, ihr Symptom verschlimmerte sich. Während des MTA-Examens 1986 ließ die Symptomatik deutlich nach; die Patientin empfand die hohe Examensspannung als wohltuend und entlastend.

Nach dem Examen begann eine neue, problematische Freundschaft, in der sie zum ersten Mal Drogen nahm und übermäßig Alkohol trank. Daraufhin verstärkte sich auch wieder die bulimische Symptomatik. Als dann noch Herzschmerzen, Nierenschmerzen und Anfälle von Atemnot hinzutraten, erlebte sie anfallsartige Lebensängste. Erst in dieser akuten Notlage wagte sie schließlich erstmals, die Hausärztin über ihren Zustand zu unterrichten. Mit dieser multiplen Symptomatik wurde die Patientin im Februar 1987 in unsere Klinik eingewiesen.

In fast allen Musiktherapie-Sitzungen hat sich die Patientin mit ihrer seit früher Kindheit pathologischen Mutterbeziehung auseinandergesetzt. Im von der Patientin ausführlich wiedergegebenen Mutterportrait sind wesentliche anamnestische Daten enthalten.

»Meine Mutter: Sie ist schon in sehr gespannten Verhältnissen aufgewachsen. Ihre Eltern hatten sich getrennt, und sie mußte als Kind viel entbehren, was sie an uns Kindern wieder gutmachen wollte. Sie überhäufte mich mit materiellen Geschenken. Putzen schien für sie sehr wichtig; sie übertrieb es mit der Reinlichkeit so, daß die ganze Familie unter diesem Ordnungswahn litt. Bei den kleinsten Unregelmäßigkeiten drehte sie dann durch und wurde so heftig, daß ich mich ihrem extremen Willen gefügt habe. Dabei wurden meine

eigenen inneren Tendenzen und Wünsche immer wieder mit Füßen getreten und zerstört.

Als ich mit 13 Jahren meine erste Menses bekam, ging ich damit zu meinem Vater. Mit ihm habe ich mich immer sehr gut verstanden. Bei meiner Mutter hatte ich einfach Angst, ihr so etwas Persönliches und Intimes von mir anzuvertrauen, hatte sie doch meine persönlichen Eigenschaften und Wünsche seit jeher abgelehnt.

In den späteren Jahren wurde die Situation zu Hause immer angespannter. Wenn ich mit 17 und 18 Jahren spät nach Hause kam, steigerte sich meine Mutter sehr in eine Angst um mich hinein und schlief nachts kaum.

Das setzte mich stark unter Druck. Meine Mutter spionierte mir nach und rief bei meinen Freunden an. Die fanden das lächerlich, und für mich war das immer peinlich und erniedrigend. Was ich auch tat, in den Augen meiner Mutter war es immer verkehrt.

Wenn ich heute zurückblicke, hat mich wohl in meiner frühen Kindheit das ständige Kranksein meiner Mutter gestört. Sie war häufig nervös und überreizt und drohte mir: ›Wenn Du weiter so eigensinnig bist, bringst Du mich noch ins Grab; irgendwann hänge ich mich auf, und dann kannst Du sehen, wie Du allein fertig wirst!‹ Ich bekam dann immer eine Gänsehaut, mein Magen drehte sich um und verkrampfte schmerzhaft, mir blieb die Luft weg, ich verkrampfte mich am ganzen Körper und bekam panische Angst und ein drückendes schlechtes Gewissen, das mich Tag und Nacht nicht mehr losließ. Ich lag dann stundenlang auf meinem Bett und heulte. Das einsame Alleinsein in diesen Momenten war grauenhaft.

Heute kann ich mit meiner Mutter ganz vorsichtig darüber sprechen, und sie sagt dazu, sie habe ihre Ausbrüche mir gegenüber wie zwanghafte Verkrampfungen gespürt; ihr werde heute deutlich, daß sie mir durch ihre unberechenbare und bestimmende Art keine Chance für mich selber gelassen habe.«

Ausdrucksdynamik der Bulimiepatientin in der Musiktherapie

Vorgespräch

Intuitionsbilder:

Die Intuition drückt die Fähigkeit aus, für die innere Gefühlswelt, besonders für heftige bzw. gestaute Affekte, ein szenischplastisches, in sich stimmiges Vergleichsbild, d. h. sein »Innenbild«, zu finden und mit Worten zu beschreiben.

Abb. 226 zeigt die Anfangssituation in der Musiktherapie, das dystone Innenbild der 2. Sitzung: »Ein Staudamm bricht auseinander, Angst, Chaos. Innere Spannungen können sich nur über das bulimische Symptom Luft machen.« Nach dem Spiel entsteht ein anderes Gefühlsbild: Mit Abb. 227 beschreibt die Patientin das veränderte Innenbild dieser 2. Sitzung: »Ich fühle eine große Bedrohung in mir. Eine unsichtbare eiskalte Hand greift schmerzhaft in mein Innenleben ein und unterdrückt, was leben will. Mein eigenes Gefühl hat kaum noch Raum zum Atmen.«
Abb. 228 stellt das Innenbild der 6. Sitzung dar: »Ich fühle mich wie die Saat einer Pusteblume, schon von der Mutterpflanze gelöst, doch noch keinen festen Boden unter den Füßen. Bei dem Gedanken an die giftige Milch der Löwenzahnpflanze denke ich an den giftigen Einfluß meiner eigenen Mutter.«
In Abb. 229 sieht man die gefühlsmäßige Veränderung dieses Innenbildes durch das Spiel: »Irgendein Gefühl in meinem Bauch will mich zerreißen. Ich bin in dem Körper meiner Mutter entstanden und an ihrer Seite gewachsen. Zwei gleiche Pole, und trotzdem hat jeder der Pole eine ganz andere Richtung. Ich glaube, das ist es, was so schmerzhaft ist.«
Abb. 230 erläutert das dystone Innenbild der Patientin in der 7. Sitzung: »Mein schlechtes Gewissen: Wenn aggressive Gedanken oder Wut über meine Mutter in mir aufsteigen, schleicht sich sofort das schlechte Gewissen wie eine Schlange heran und lähmt meine Gefühle. Das laute körperliche Trommeln und Powern dagegen tun gut. Nachher sagt mir meine innere Ruhe, daß dieses ewig schlechte Gewissen eigentlich gar nicht zu mir gehört.«
Abb. 231 gibt das dystone Innenbild der 8. Sitzung wieder: »Meine Seele, meine innere Natur ruft nach mir. Doch ich fühle mich wie festgehalten und gefangen im giftigen, blinden Gehorsam meiner Mutter gegenüber.«
In Abb. 232 findet sich das dystone Innenbild der 9. Sitzung: »Äußere Gefahren setzen bei mir innere Spannungen in Gang. Die beiden spitzen Messer sind mein eigener Zwang zur wohltuenden Selbstverletzung im Hals. Meine Mutter auf ihrem Sarg versetzt mich mit ihren ewigen Selbstmorddrohungen in tierische Angst und Panik.«

In Abb. 233 erkennt man das veränderte Innenbild – die spannungsberuhigte Eutonvariante – der 9. Sitzung nach dem Instrumentalspiel: »Ich spüre jetzt nach dem heftigen und schmerzhaften Spielen auf der Pauke viel Ruhe und eine beständige warme Energie in mir. Meine eigenen Schwingungen ziehen Kreise, gleich einem Stein, der ins Wasser geworfen wird. Ich will nicht immer nur gegen etwas ankämpfen müssen; ich brauche jetzt endlich mal Ruhe für mich selber, in der warmen Natur spielen, z. B. Steine ins Wasser werfen. Sie erzeugen gleichmäßige, ganz verläßliche Schwingungskreise, die stabil in ihrer Kreisform bleiben, auch wenn sich die Wasseroberfläche mal bewegt.«

Die Intuitionsdynamik zeigt in ihren Innenbildern der ersten Musiktherapie-Sitzungen ein hohes Potential an Gefühls- und Konfliktspannungen, die sich in den Innenbildveränderungen zunächst noch verstärken. Der Spannungsgipfel ist in der 6. Sitzung erreicht (vgl. Abb. 229); von der 7. Sitzung an beruhigt sich die Intuitionsdynamik in den Innenbildern im Charakter von Abb. 233: dem Ausbau der spannungsberuhigten Eutongefühle, des »wahren Selbst«.

1. Spielphase

Dystonvorgänge:

Die dystonen Spannungsprozesse äußern sich in der auf dem Instrument eingebrachten affektiven Körperenergie sowie im Ausdruck der Klangspannung. Die Patientin hat ihre Spielweise auf dem Instrument nachträglich graphisch wiedergegeben. Auf diese Weise sind musiktherapeutische Klangbilder entstanden. Die linke Hälfte eines jeden Klangbildes spiegelt die Spannungsstruktur der 1. Spielphase, die rechte die Schwingungsstruktur der 2. Spielphase wider. Insgesamt sind für jede Sitzung 14 graphische Klangbilder entstanden, die während der Betrachtung ins Auditive rücküberset zt werden können. An ihnen läßt sich der Therapieablauf über einzelne, hier ausgewählte Sitzungen verfolgen.

253

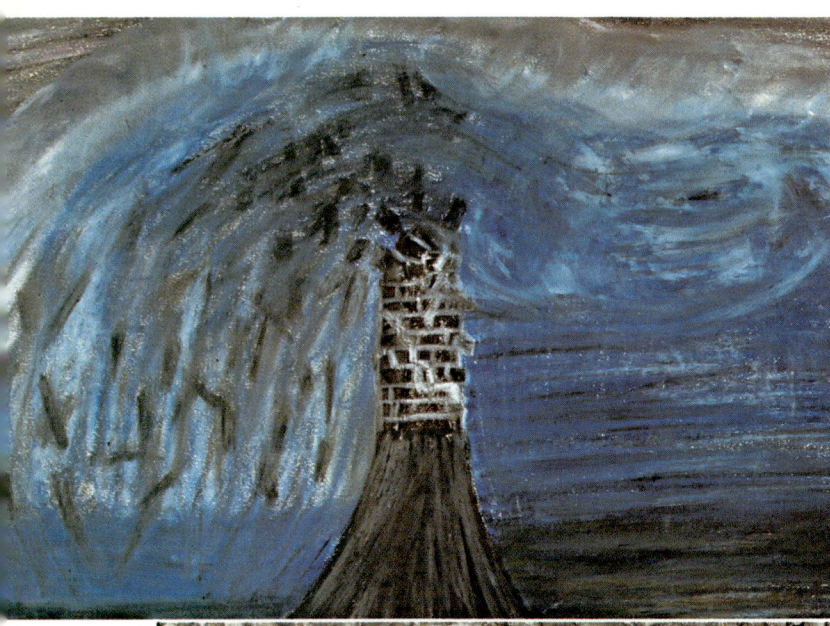

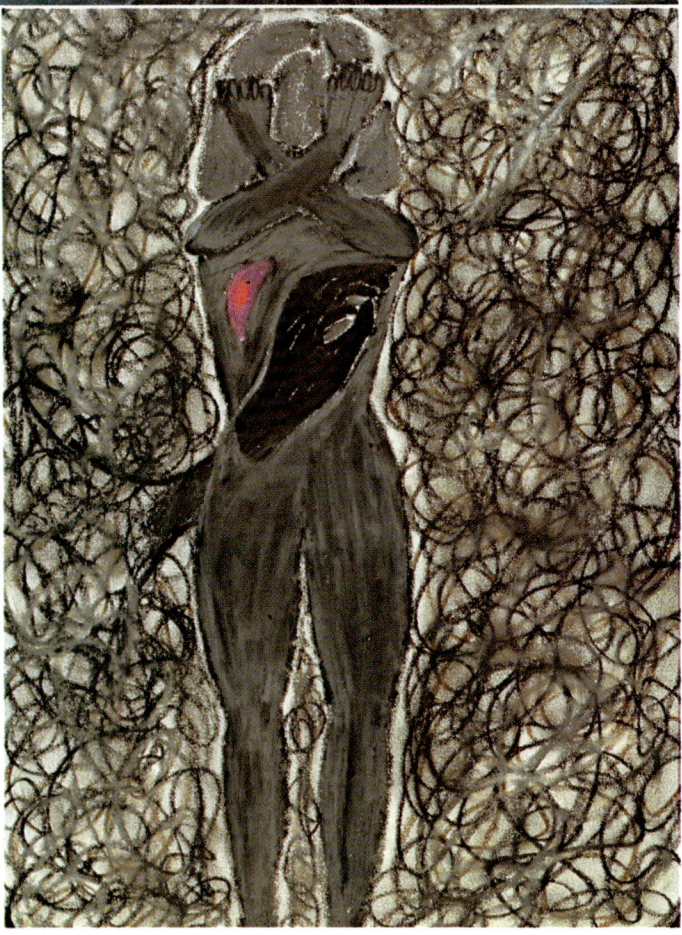

254

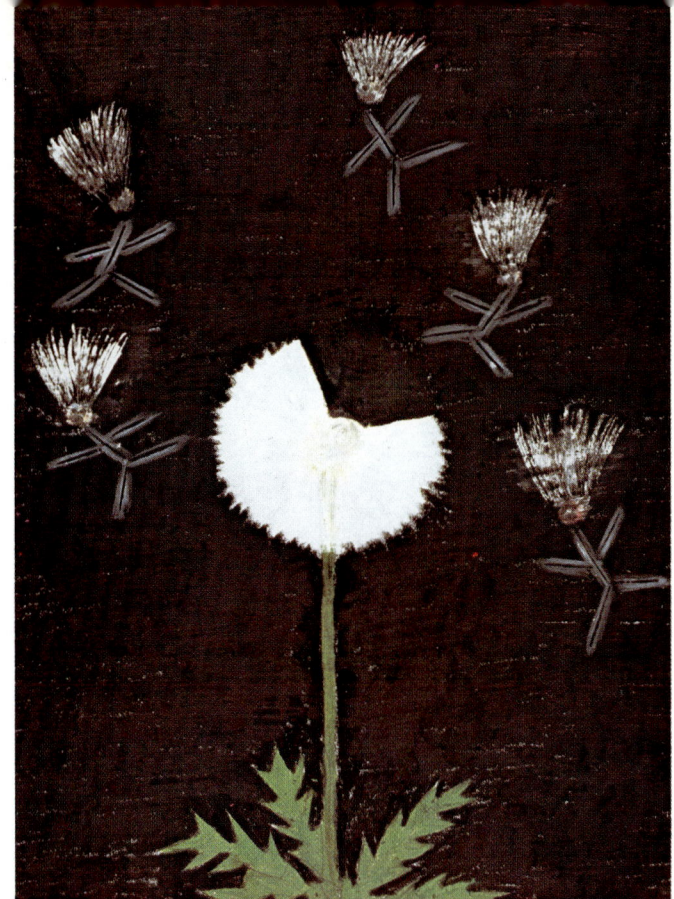

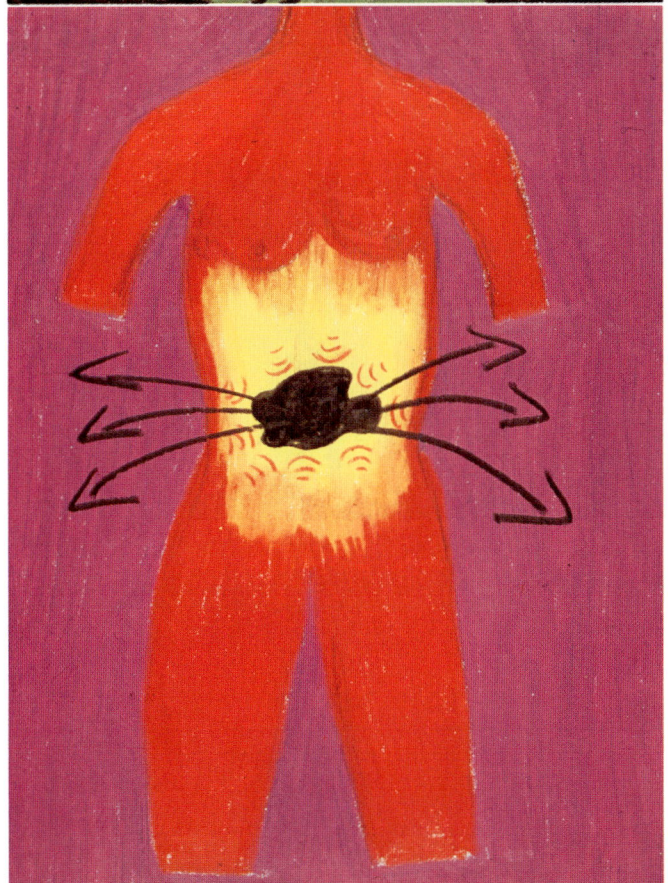

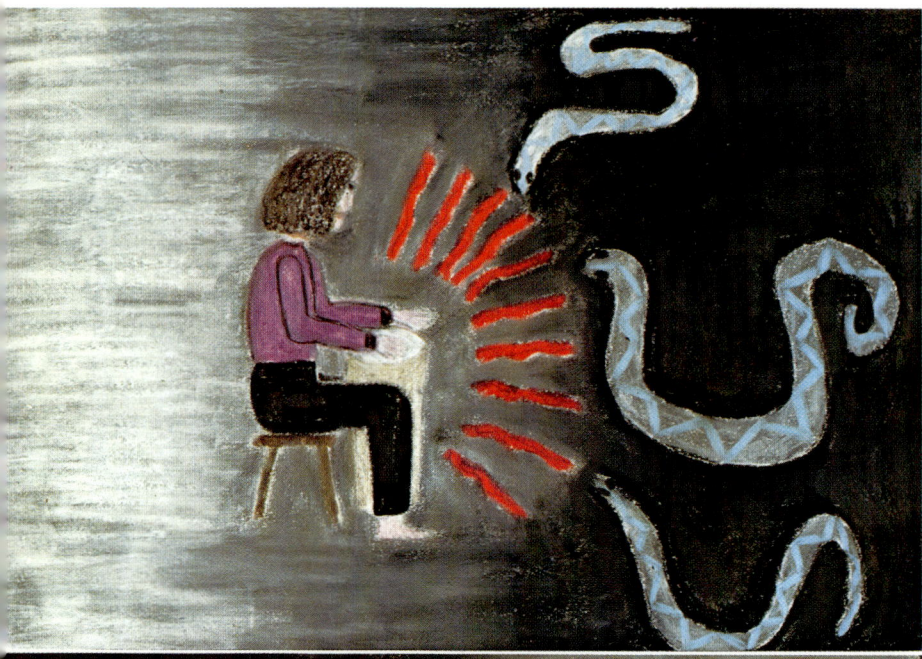

Abb. 230
Innenbild der
7. Sitzung:
die Schlangen —
das schlechte
Gewissen

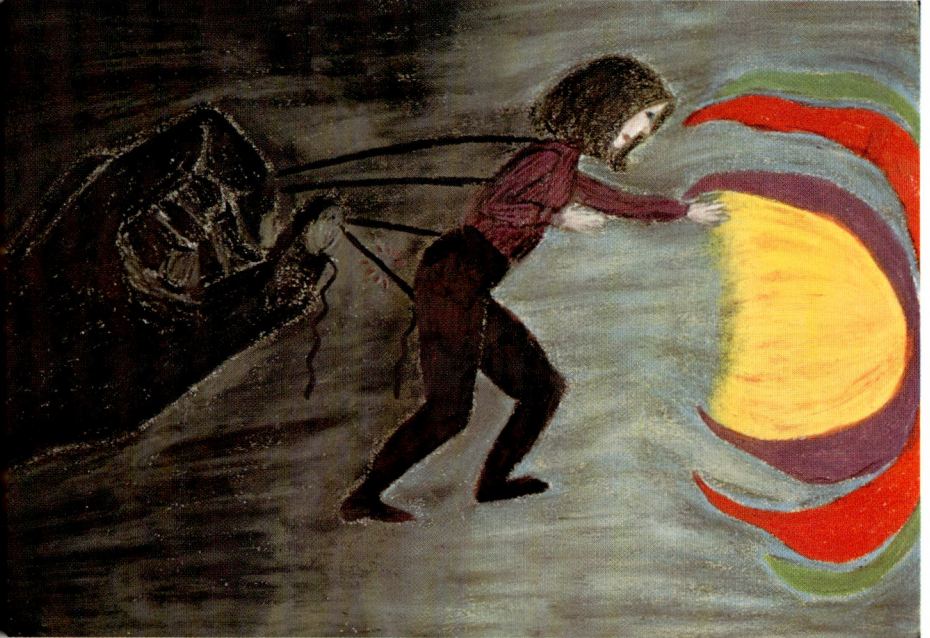

Abb. 231
Innenbild der
8. Sitzung:
eine schwarze Hand
hält die
Patientin zurück

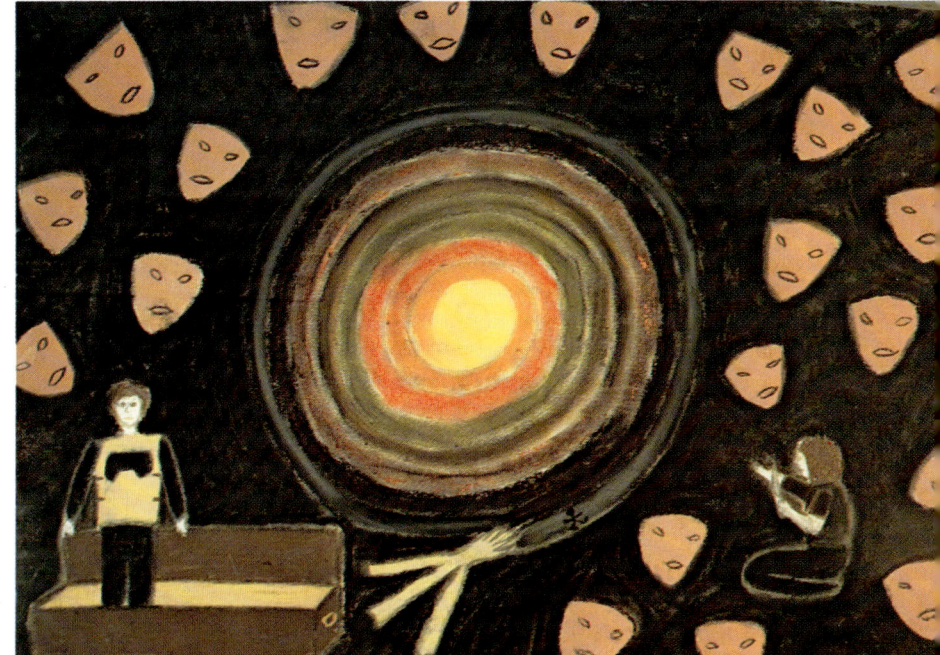

Abb. 232
Dystones Innenbild
der 9. Sitzung:
Angst-Masken
und Mutter in
ihrem Sarg stehend

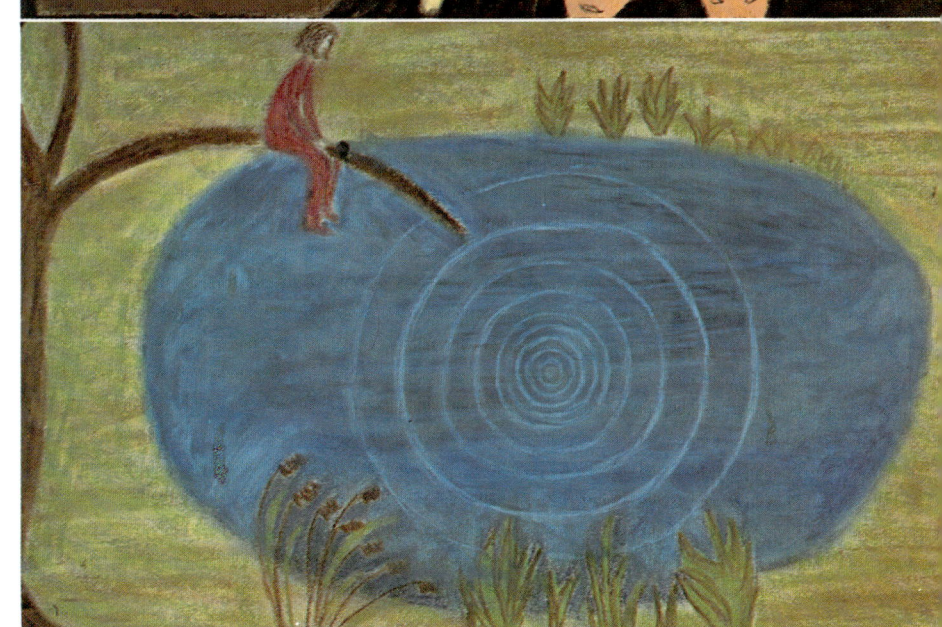

Abb. 233
Verändertes
Innenbild der
9. Sitzung:
in der warmen
Natur spielen

Abb. 234 zeigt das 1. Klangbild der 1. Sitzung, das die Patientin mit den Worten erläutert: »Ich konnte nur wild durcheinander spielen, keine Melodie, keine klare Tonfolge. In der Mitte war nichts, alles spielte sich total in den Extremen ab, so wie es seit Jahren in meinem Leben abläuft – mein inneres Anti. Es ist körperlich schmerzhaftes Chaos, und ich weiß nicht, was sich dahinter verbirgt.

In der 2. Spielphase – rechts im Bild – wollte ich einen ganz klaren Klang hören und spielen, und zwar meinen eigenen Klang, einen Klang, der sich auch durchsetzen kann. Die kleine Triangel war ein ganz wichtiger Handlungsfreiraum für mich – mehr ging einfach noch nicht. Da kam niemand und sagte zu mir: ›Du machst mal wieder alles falsch – sei doch endlich artig‹. «

Abb. 235 stellt das Klangbild der 3. Sitzung dar: »Eine ruhige, traurige Tiefe auf der Trommel: Zuerst saß alles wie ein harter Kloß im Bauch, und jetzt spüre ich im heftigen Spiel auf der Trommel eine gelöste, wohltuende Traurigkeit im Brustraum.«

Abb. 236 bezieht sich auf die äußerst hohe Spannungsdynamik in der 6. Sitzung: »Das innere Spüren von beißenden Dissonanzen tut gut.«

Abb. 237 zeigt die mit Steinen gespielte aggressive Klangspannung in der 9. Sitzung: »Ich spiele mit den Reibesteinen meine Angst, im Außenraum aufgerieben zu werden. Die Reibesteine erinnern mich an mein jahrelanges Zähneknirschen. Starke Spannungen im Inneren lösen wieder neue Spannungen und Verkrampfungen irgendwo im Körper aus. Das Geräusch der reibenden Steine ist wirklich zum Gänsehautkriegen. Und trotzdem ist es irgendwie wohltuend. Es vergrößert meinen eigenen Raum von innen nach außen; nach dem Spiel – merke ich – kommen meine Spannungen im Bauch zur Ruhe.«

Abb. 238 gibt das Klangbild der 14. und für die Patientin letzten Sitzung wieder: »Auf dem Xylophon erlebe ich mich jetzt so, daß ich in aller Ruhe losspielen kann. Es ist jetzt keine heftige Anspannung, keine impulsive Hektik in mir spürbar so wie früher, sondern ich spüre jetzt auf dem Instrument einen eigenen, warmen Klangraum, in dem ich Rhythmus, Melodie und warme Töne erlebe, irgendwie eine wohltuende Mitte aus allem – ein ganz ungewohntes Gefühl für mich, auch mal ohne Spannungen zu sein.«

Im Ausdruck der Dystonvorgänge zeichnet sich über alle 14 Sitzungen die folgende Prozeßveränderung ab:

1. und 2. Sitzung: Hyperaktiv gespieltes, undifferenziertes, das Angstgefühl widerspiegelndes Klangchaos (vgl. Abb. 234);

3.–5. Sitzung: Starke Betroffenheit, Traurigkeit, Tränen und Verunsicherung (vgl. Abb. 235);

6.–9. Sitzung: Extrem heftige und laute, körperlich gefühlte und auf das Instrument schonungslos übertragene Spannung und Aggression bis zur physischen Erschöpfung (vgl. Abb. 236 und 237);

10.–14. Sitzung: Völliger Rückgang der Spannungsenergie und Ausbau der konfliktberuhigenden, emotional als warm empfundenen Schwingungen; also Stärkung der emotionalen Eutondynamik, bereits vorgezogen in die 1. Spielphase (vgl. Abb. 238).

Affekte:

Bereits von der 2. Sitzung an werden für die Patientin aggressive Affekte zunehmend heftig spürbar. Bis zur 6. Sitzung bestimmen sie auch die Gefühlslage der 2. Spielphase; erst von der 7. Sitzung an bleiben heftige Wut- und Zornaffekte auf die 1. Spielphase begrenzt. In der 9. Sitzung (vgl. Abb. 232) findet der Affektausdruck in der 1. Spielphase seinen Höhepunkt und geht dann ganz zurück, um den konfliktfreien Emotionen bereits in der 1. Spielphase Raum zu geben.

Im Gegensatz zu den Emotionsempfindungen sind die Affekte nach außen hin auffallender und »deshalb leichter zu studieren, weil sie nicht nur mitgeteilt werden können, sondern weil sie vor allem meßbare somatische Begleiterscheinungen und verhaltensmäßige Manifestationen besitzen. Sie sind im allgemeinen mit ganz bestimmten physiologischen Erscheinungsbildern verbunden« (231). Hier liegt wohl ein Grund dafür, warum der psychotherapeutische Umgang mit den Affekten für manche so faszinierend ist: »Da passiert doch was!«

Abb. 234
Klangbild der 1. Sitzung:
körperlich schmerzhaftes
Chaos

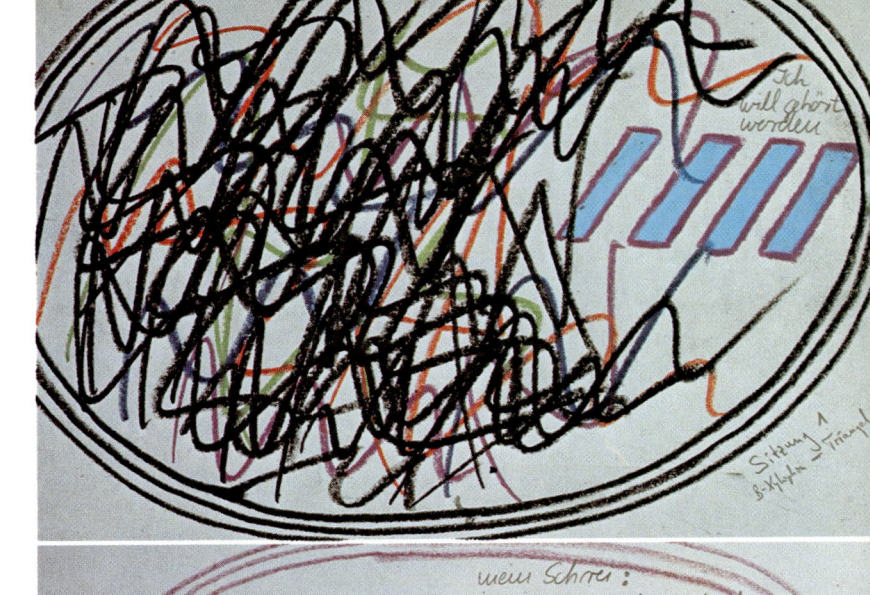

Abb. 235
Klangbild der 3. Sitzung:
eine ruhige, traurige Tiefe

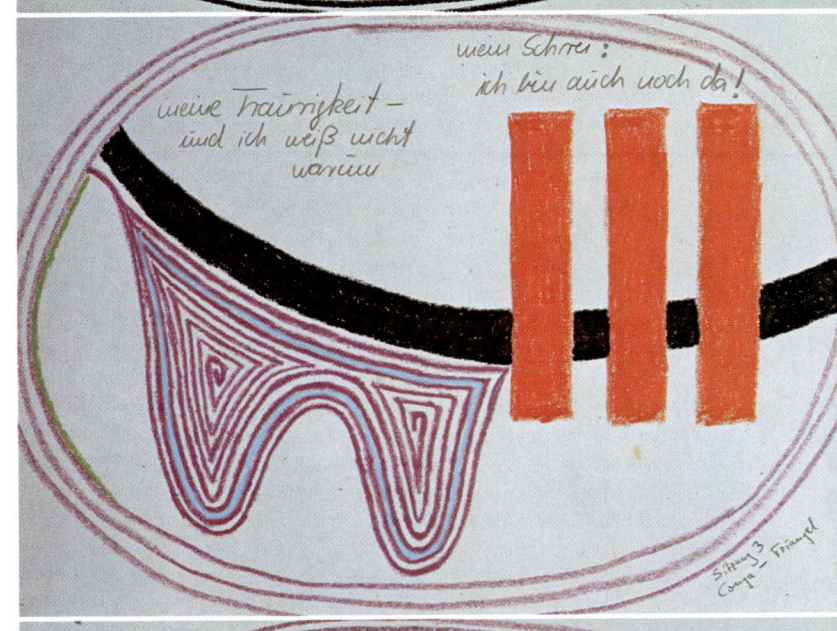

Abb. 236
Klangbild der 6. Sitzung:
beißende Dissonanzen

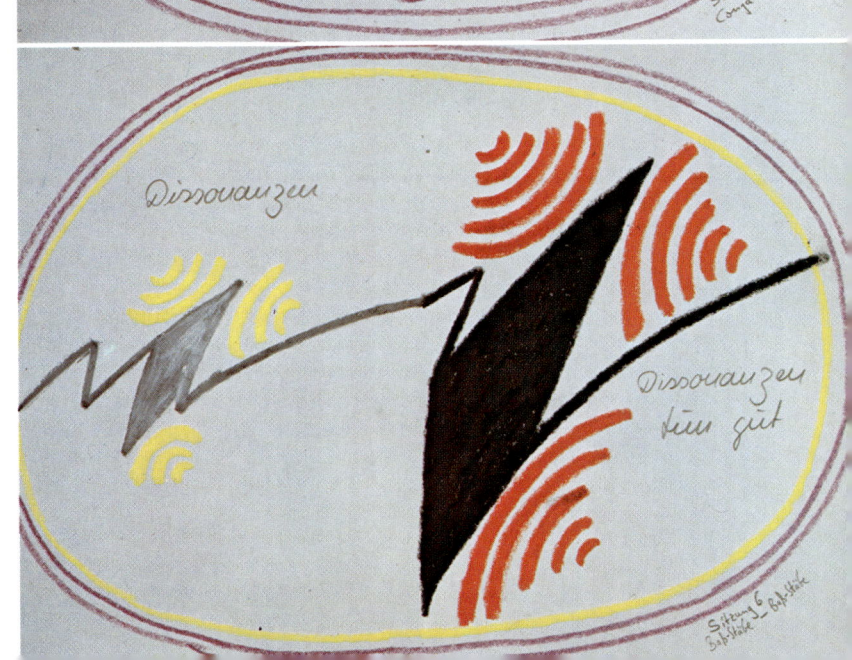

2. Spielphase

Eutonkräfte:

Sie umschreiben die auf dem Instrument ausgedrückten, wohltuend warm und stabil empfundenen Klangschwingungen der konfliktfreien Ich-Sphäre, die klangliche Tongebung für das häufig konfliktferne »Kernselbst« (363, 364). In den ersten Sitzungen ist es der Patientin zunächst nicht möglich, konfliktberuhigte Klangräume zu finden und zu spielen. Im Gegenteil: Die Konfliktspannungen aus der 1. Spielphase steigern sich sogar noch in die Eutonphase hinein (vgl. Abb. 236 und 237).

Abb. 236 läßt zunächst die Vertiefung der Konfliktspannungen in der Eutonphase mit Spannungsgipfel in der 6. Sitzung erkennen. Abb. 239 zeigt, daß die Patientin erst von der 7. Sitzung an eine verläßliche Spannungsberuhigung erreicht und mit ihrer Arbeit am Ausbau der eutonen, strukturierten Selbstkräfte auf dem Instrument – rechte Bildhälfte – beginnen kann.

Nachdem in der 9. Sitzung auch die 2. Spielphase noch einmal ganz unter dem Einfluß der Spannung stehen mußte (vgl. Abb. 237), entwickelt die Patientin von der 10. Sitzung an ihre Eutonkräfte bereits in der 1. Spielphase und baut sie bis zum Abschluß der Behandlung zu einer immer stabileren und wärmeren Klanggestalt aus (Abb. 238). Die Prägnanz der Klanggestalt nimmt deutlich zu – ein klarer Indikator für gewonnene Spielautonomie.

Emotionen:

Die Feststellung von *Grinker,* daß die Emotionen nach außen hin ungleich schwächer in Erscheinung treten als die lärmenden Affektspannungen, findet ihre Parallele bei *Quint* (495):

Er beschreibt 5 stabilisierende Organisatoren, die die »Selbstauflösung einer ungesicherten Ich-Selbst-Struktur« verhindern. »Normalerweise ist man sich des Selbstgefühls nicht bewußt, weil es selbstverständlich ist. Erst sein Schwinden . . . macht uns auf seine konstitutive Bedeutung aufmerksam.«

Mit diesen Hinweisen wird ein delikater Punkt in der psychotherapeutischen Behandlung von ich-strukturellen Defiziten berührt. Wie kann der Therapeut etwas beeinflussen, was in der Veranlagung selbstverständlich und »nicht bewußt« ist? Hier scheint uns in unserem Modell eine spezifisch musiktherapeutische Möglichkeit zu liegen, den eigenen konfliktfreien, eutonen Selbstkräften in der für sie vorgesehenen 2. Spielphase einen aktiven, nach außen hin unmißverständlich vernehmbaren klanglichen Ausdruck zu verleihen und damit die Emotionsdynamik therapeutisch zu aktivieren.

Zurück zu unserer Bulimiepatientin: Die warmen ausgeglichenen Emotionen werden anfangs in beiden Spielphasen überdeckt von den lautstark sich äußernden Affekten. Erst dann entwickelt sich zum erstenmal ein ruhiger, entspannender Rhythmus (vgl. Abb. 239, rechte Bildhälfte), begleitet vom Gefühl der wohltuenden Gelassenheit. Die spannungsberuhigten Eutongefühle können sich nunmehr ohne bedrohliche Binnenstörungen weiter entfalten, bis sie später auch bereits die 1. Spielphase bestimmen und sich schließlich (Abb. 238) zu einem warmen angenehmen Klangraum etablieren.

In dem Maße, in dem die Konfliktspannung sich beruhigt und zurückgeht, nehmen die Eutonkräfte zu. Affekte und Emotionen verhalten sich im Sinne eines Energie-Umwandlungsprozesses komplementär zueinander. Die Energie der Patientin macht also in der Musiktherapie einen Transformationsprozeß durch von affektiv gebundener Konfliktenergie in frei verfügbare Selbst-Energie.

3. Spielphase

Syntonstrebungen:

In den ersten Sitzungen ist die Patientin derartig von ihren Spannungsimpulsen absorbiert, daß noch keine Kräfte verfügbar sind für die Kontaktaufnahme mit der Gruppe. Nicht zufällig nimmt die Patientin erst in der 8. Sitzung erstmals einen vorsichtigen rhythmischen Kontakt zu einzel-

Abb. 237
Klangbild der 9. Sitzung:
mit Reibesteinen gespielte
Angst

Abb. 238
Klangbild der 14. Sitzung:
ein warmer eigener
Klangraum

Abb. 239
Klangbild der 7. Sitzung:
Gelassenheit und ein
ruhiger Rhythmus

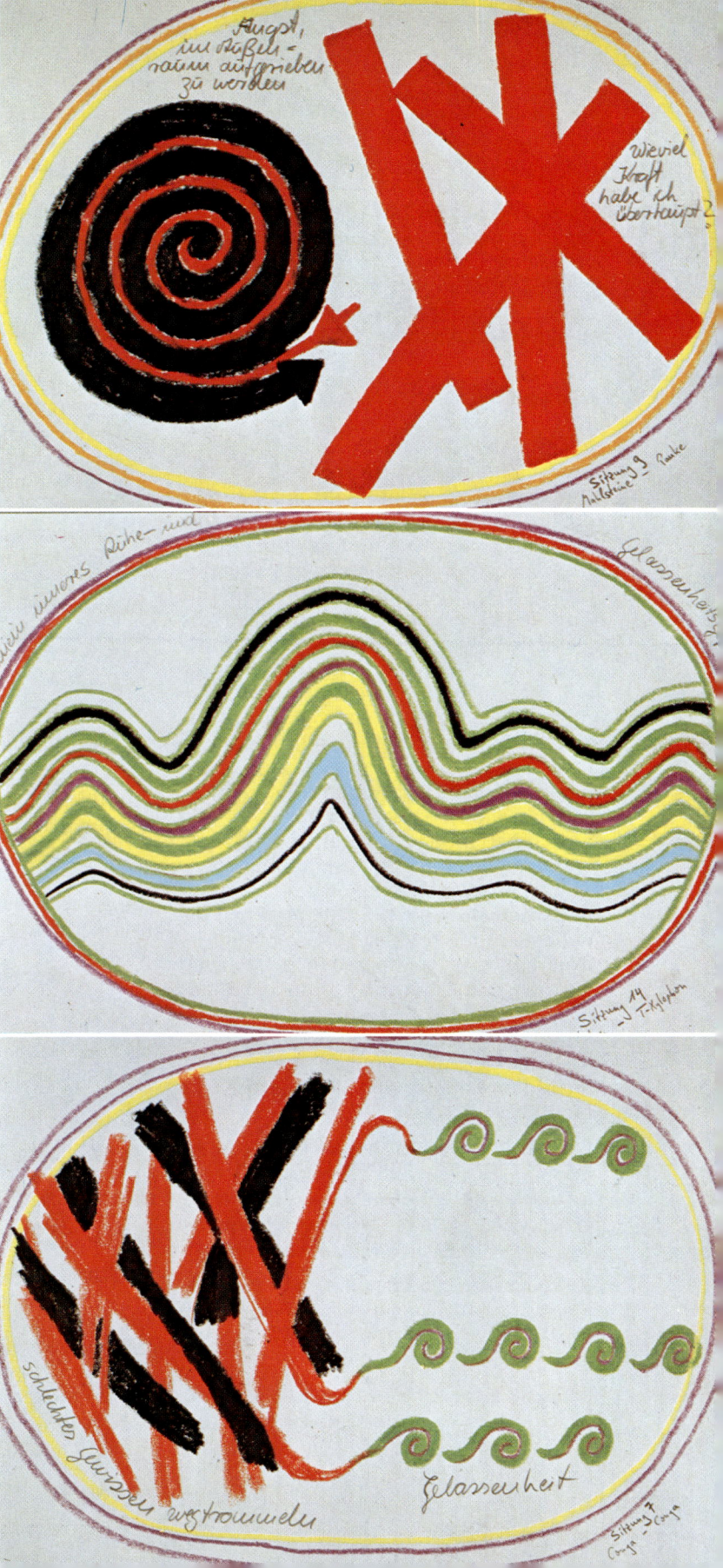

nen Mitspielern auf, nämlich zum Zeitpunkt der Konflikt-Externalisierung. Bis dahin gibt die Patientin der von der Gruppe abgegrenzten Selbsterfahrung eindeutig den Vorrang. In der 10. Sitzung hat sich der Rhythmus aus der 2. Spielphase »wie von selbst« mit den anderen verbunden. In der 14. Sitzung entwickelt sich eine lebhafte, zum Teil spaßig-übermütige Gruppeninteraktion mit den anderen.

Nachgespräch

Introspektionsfähigkeit:

Die beschriebenen Intuitionsbilder zeigen, daß frühkindliche Erfahrungen »ihren Niederschlag in der aus gekoppelten Objekt- und Selbstrepräsentanzen bestehenden Innenwelt« (134) finden. Vor allem die Abb. 227 verdeutlicht die antagonistische Gefühlsstruktur im Selbst, ohne daß der Patientin zunächst bewußt wird, woher die eiskalte Hand stammt. In der Spannungsphase wird sie – noch unsichtbar – zunächst »schmerzhaft« gefühlt; das Intuitionsbild macht sie szenisch sichtbar und damit erlebbar. Die Introspektion bemüht sich um die Herkunft, das Verstehen der unsichtbaren Hand; sie setzt sich auseinander mit der antagonistischen Infrastruktur der Innenwelt, dem Selbst.
In den ersten beiden Sitzungen kann die Patientin ihren Konflikt »böses Mutter-Introjekt« noch nicht begreifen; sie aktiviert vielmehr zunächst ihr »zentrales Chaos des Selbst« (364). Der Konfliktfokus taucht erst in der 3. Sitzung auf. Die introspektive Auseinandersetzung mit der verinnerlichten Mutter findet in den Sitzungen 6–9 ihren Höhepunkt:

6. Sitzung: Der giftige Einfluß der Mutter (vgl. das dystone Innenbild in Abb. 228); das zerreißende, antagonistische Gefühl im Bauch (vgl. Innenbild in Abb. 229); das Spüren beißender Dissonanzen (vgl. Klangbild in Abb. 236).

7. Sitzung: Das lähmende schlechte Gewissen bei aggressiven Abgrenzungsimpulsen der Mutter gegenüber (vgl. das dystone Innenbild in Abb. 230).

8. Sitzung: Festgehalten im blinden Gehorsam zur Mutter (vgl. das dystone Innenbild in Abb. 231).

9. Sitzung: Lähmende Angst und Panik durch ständige Selbstmorddrohungen der Mutter (vgl. das dystone Innenbild in Abb. 232). Das eutone Innenbild aus dieser Sitzung (vgl. Abb. 233) zeigt den inneren Impuls nach Konfliktabgrenzung und Ausbau der eigenen konfliktberuhigten Selbstkräfte.

Während die Konfliktspannungen in den Intuitionsbildern zunächst internalisiert bleiben (vgl. Abb. 227 und 229), werden sie von der 7. Sitzung an externalisiert (Abb. 230–232). Dieser Intuitionsprozeß von innen nach außen ist offensichtlich eine im musiktherapeutischen Verlauf von der Ich-Funktion der Intuition kommende »Hilfsdynamik«, ein vermutlich notwendiger Zwischenschritt, um sich von den frühkindlich verinnerlichten, eingravierten Konfliktpotentialen wieder befreien zu können. Nach unserer Erfahrung liegt hier der entscheidende therapeutische Wert der Intuitionsbilder.

Die inneren Strebungen nach Loslösung von den malignen Introjekten setzen in der 9. Sitzung ein (vgl. das eutone Innenbild in Abb. 233). Dieses Bild legt den Grundstein für den weiteren Ausbau der »Heilung des Selbst« (363), der Eutonkräfte, die die Patientin von der 10. Sitzung an bereits in der 1. Spielphase auf dem Instrument einbringt und in der 2. Spielphase weiter verstärkt. Sie verläßt damit die vorstrukturierte Unterteilung der 1. und 2. Spielphase und ändert die vereinbarte Rahmenstruktur in autonomer Entscheidung ab. Das Konflikterleben mit seinen bedrohlichen Binnenstörungen kommt damit zur Ruhe. Der 3-Phasen-Ablauf in unserem Modell setzt bei der Patientin eine Entwicklung frei, in der sie »zwischen nährendem und toxischem Introjektionsmaterial zu unterscheiden lernt« (194). Die Patientin aktualisiert zunächst dystone, »dissonante« Konstellationen (vgl. Abb. 236), um sie dann zu verabschieden und Schritt für Schritt das »wahre Selbst« (657) zu aktivieren und zu erweitern.

Epikrise

Die bulimischen Attacken der Patientin nahmen anfangs leicht zu, gaben dann aber nach. In der ersten Zeit nach der Entlassung aus unserer Klinik ist der Patientin die in ihr tief verwurzelte Tendenz zur selbst induzierten Gegenspannung deutlich geworden. Ihr Erlebnis in der Musiktherapie, »Dissonanzen tun gut« (Abb. 236), hat sie nachhaltig beeindruckt und zum Nachdenken über sich selbst angeregt. Auf die Frage, wie sie jetzt nach Abschluß der klinischen Behandlung ihre Erkrankung versteht, äußert sie:

»Die permanenten Spannungen in meinem Alltagsleben erzeugen in mir einen körperlichen Zustand, vergleichbar mit elektrischen Reizungen, und ich bin ständig auf Achse und unbewußter Suche nach Umständen und Situationen, die dieses Reizgefühl in mir verursachen und aktiv in Gang halten.

Die Bulimie verstehe ich als ständig unbewußte Suche nach dem Erleben dieses Prinzips: Um meine inneren Spannungsgefühle überhaupt verkraften zu können, mußte ich mir immer ein anderes Spannungsfeld künstlich suchen, eine Art Gegenspannung bewußt dagegensetzen. So verstehe ich heute mein jahrelanges Zähneknirschen von früher oder das Stehlen in Supermärkten und Warenhäusern mit der so angenehm prickelnden Anspannung oder mein schmerzerzeugendes Kneifen in die linke Hand, wenn ich beim Zahnarzt sitze.

Und so ungefähr ist das auch mit meinen Freßattacken. Ich fühlte dann, wie sich meine inneren Spannungen zunächst einmal beruhigen und ausgleichen konnten – im ersten Moment nach so einem Durchbruch ein herrlich angenehmes, entspanntes Gefühl. Ja – die ständige Suche nach Spannungsfeldern ist offenbar mein krankmachendes Lebensprinzip schlechthin. Wenn ich darüber nachdenke – wirklich zum Kotzen!«

Mit ihrem Begriff der »Gegenspannung« führt uns die Patientin auf eine interessante Spur, nähere Zusammenhänge zwischen affektiven Konfliktspannungen, selbst induzierten Gegenspannungen und Symptombildung aufzudecken.

Abb. 240–243
Innenbilder Magersüchtiger (siehe Text)

Abb. 240
Ein Wundertier in einem engen Drahtkäfig

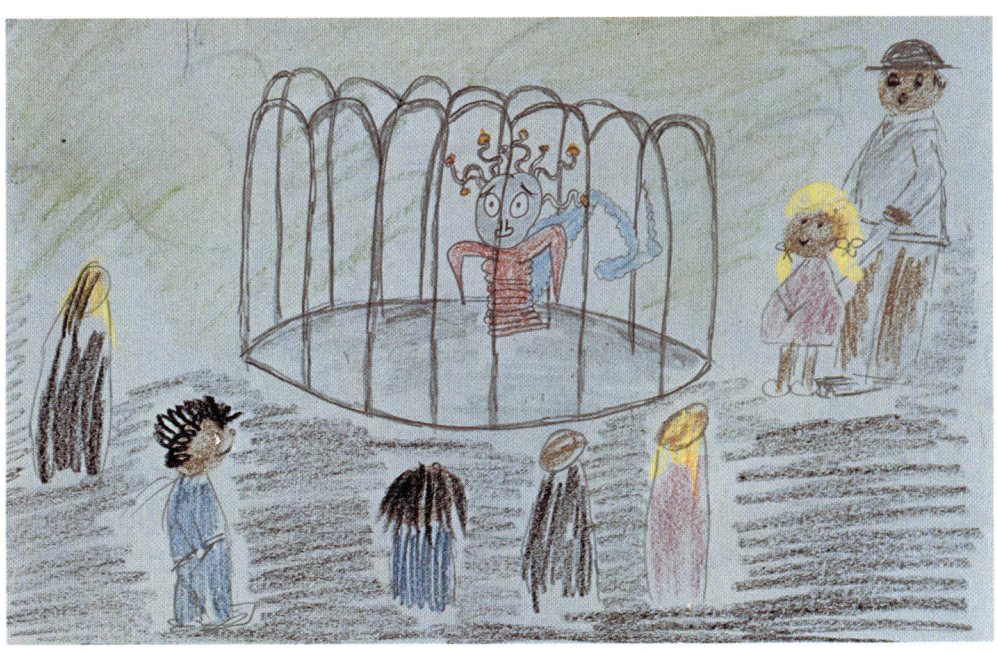

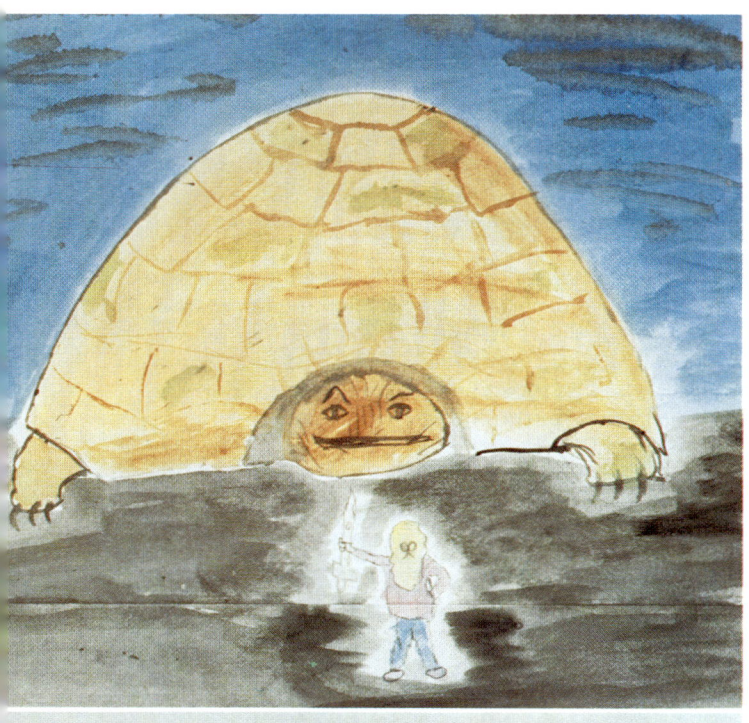

Abb. 241
Eine übermächtige
Riesenschildkröte nimmt immer
mehr Platz ein

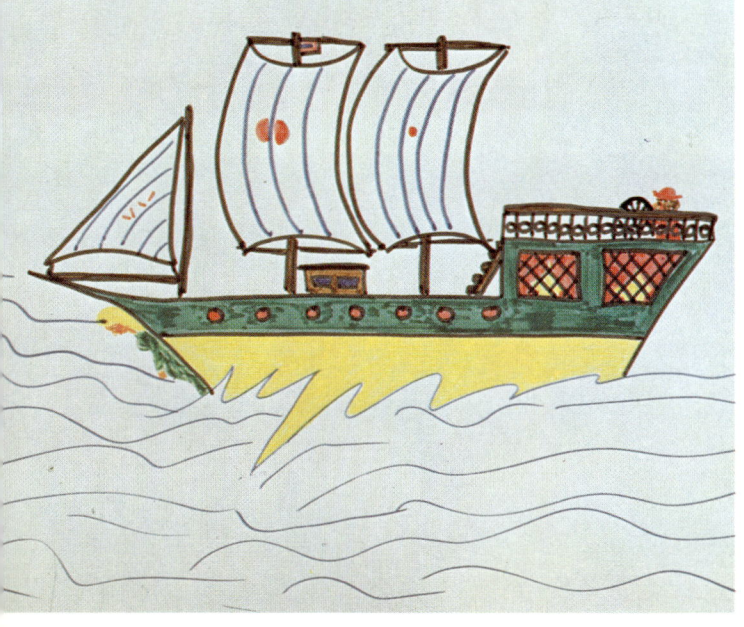

Abb. 242
Die Galionsfigur am Bug
eines Schiffes

Unterschiede in der musiktherapeutischen Ausdrucksdynamik zwischen Magersucht- und Bulimiepatienten

Die Differenzierung der Ausdrucksdynamik der Musiktherapie-Patienten in den dargelegten 7 Ebenen ermöglicht eine vergleichende Betrachtung unter dem Blickwinkel der verschiedenen Krankheitsbilder. Hierbei stellt sich heraus, daß das innerseelische Erleben und sein Ausdruck auf dem Instrument bei den einzelnen Krankheitsgruppen unterschiedlich verlaufen. Wir wollen diese Beobachtung anhand einer vergleichenden Gegenüberstellung von Magersucht- und Bulimiepatienten in den 7 Ausdrucksebenen näher stützen.

Im Vorgespräch

Intuitionsbilder:

Die Magersüchtigen signalisieren in ihren assoziativen Innenbildern Situationen der Raumeinschränkung, der Raumverengung, der Expansionsblockierung. Die folgenden Spannungsbilder von magersüchtigen Patienten können dies veranschaulichen:

In Abb. 240 vergleicht sich eine 24jährige Patientin mit einem »Wundertier«, das in einem engen Käfig im Zoo zur Schau gestellt wird:

»Ich fühle mich wie ein Wundertier im Zoo. Ich sitze in einem engen Drahtkäfig, und um mich herum bestaunen mich viele neugierige Leute – ein total beklemmendes, aber gleichzeitig auch ein recht gutes, erfolgreiches Gefühl.«

Abb. 241 zeigt dieselbe Patientin, auf engem Raum kämpfend gegen eine übermächtige Riesenschildkröte. Sie erläutert ihr Innenbild:

»Ich kämpfe gegen eine auf mich zukommende übermächtige Riesenschildkröte in einem ganz dicken Panzer, die mir mehr und mehr meinen Platz wegnimmt; ich kann kaum noch ausweichen. Ich will zuschlagen – aber irgend etwas hemmt mich, es geht eben nicht.«

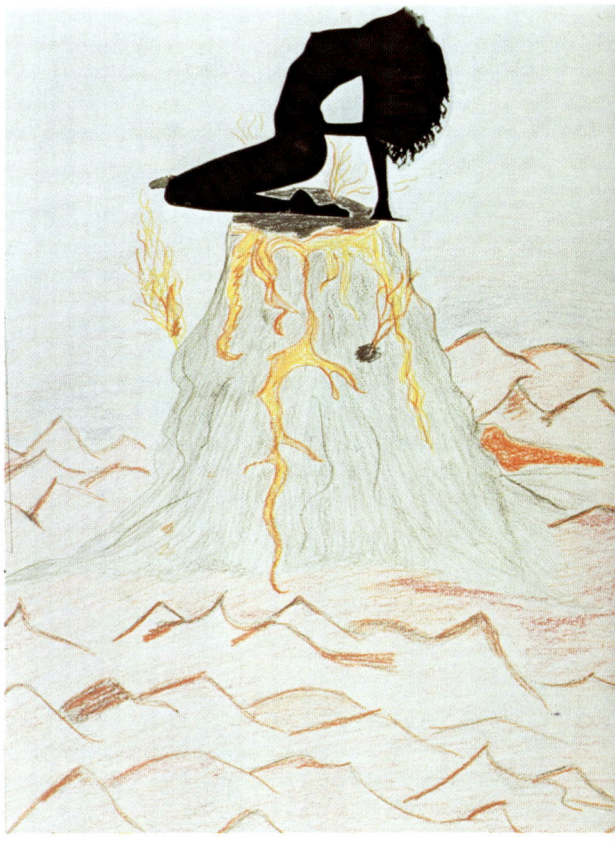

Abb. 243
Eine schwarze Frau auf der Spitze eines Vulkans

In Abb. 242 vergleicht sich eine 21jährige Patientin mit der Galionsfigur an einem großen Schiff:

»Ich fühle mich wie eine Galionsfigur an einem riesigen Schiff auf dem freien Meer. Am Bug bin ich völlig fest und unbeweglich. Es ist stürmisch, und ich tauche immer wieder unter Wasser, ob ich will oder nicht – ein herrliches Gefühl.«

In Abb. 243 befindet sich eine 20jährige Patientin auf der Spitze eines Vulkans:

»Meine Gefühle sind eigentlich immer schon wie ein brodelnder Vulkan; über seinen Rand treten die angestauten heißen Energien. Ich sitze auf dem Vulkan – herrlich da, habe aber kaum Platz und bäume mich auf. Im krassen Gegensatz zur Hitze aus dem Vulkan empfinde ich die Luft irgendwie eiskalt und gut da oben. Ich selber bin schwarz: bloß keine überflüssigen Farben am Körper!«

Die bulimischen Patienten beschreiben in ihren Spannungsbildern Situationen von 2 widersprüchlichen Ereignissen im Außenraum bzw. 2 antagonistische Gefühlsstrebungen in ein und derselben Person: Gefühle von innerer Zerrissenheit, von quälender innerer Widersprüchlichkeit.

Die folgenden Spannungsbilder von bulimischen Patienten veranschaulichen dieses morphologisch ganz andere Erlebens-

und Gestaltmuster von szenischen Affektspannungen:

Abb. 244 zeigt als Innenbild einer 24jährigen Patientin einen Steppenwolf:

»Zu meinen inneren Gefühlen paßt ein umherstreunender, heimatloser Steppenwolf, der durch die Wüste rennt und auf Beute lauert. Ich stehe auch mitten in der Wüste und weise den Wolf mit meinem Arm von mir. Irgendwie bin ich aber auch selber der Wolf, er ist in mir drin – mein zweites dunkles, trauriges und ängstliches Gesicht. Der Wolf ist in einem ständigen Gehetztsein.«

In Abb. 245 wird das Herz einer 26jährigen Patientin von einer weißen und einer schwarzen Hand auseinandergerissen:

Abb. 244–249
Innenbilder Bulimiekranker (siehe Text)

Abb. 244
Ein gehetzter Steppenwolf in der Wüste

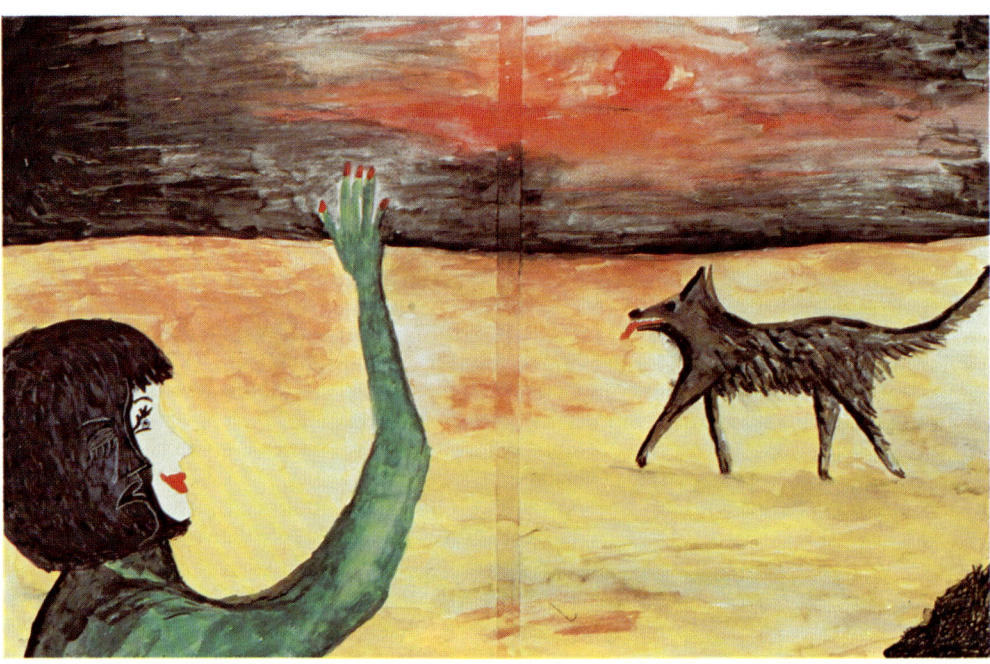

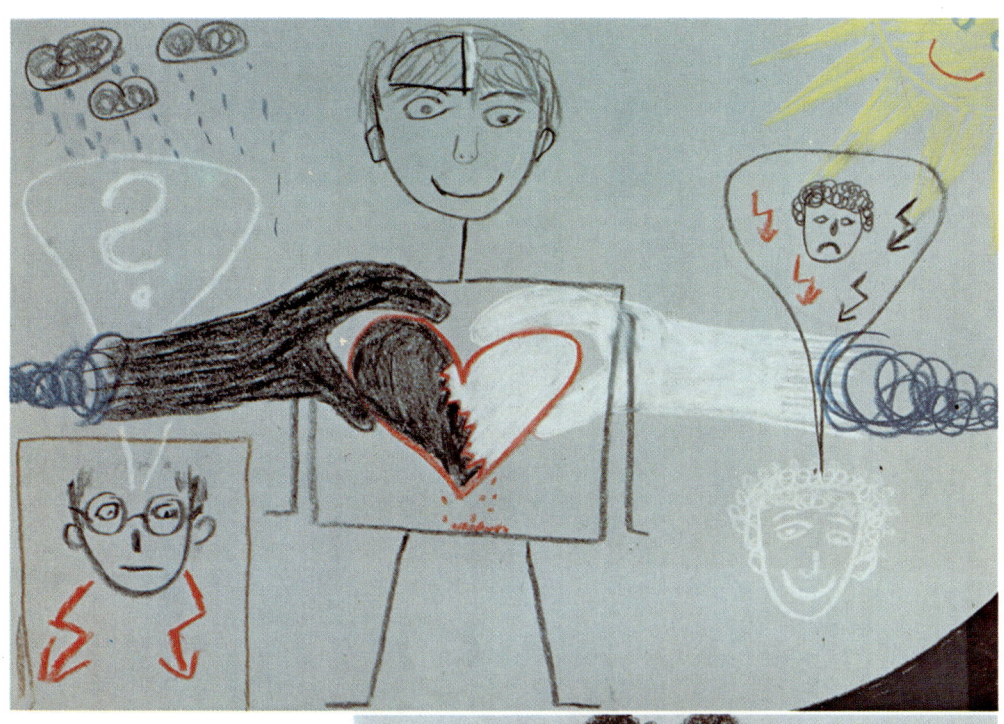

Abb. 245
Zwei Hände zerreißen das Herz

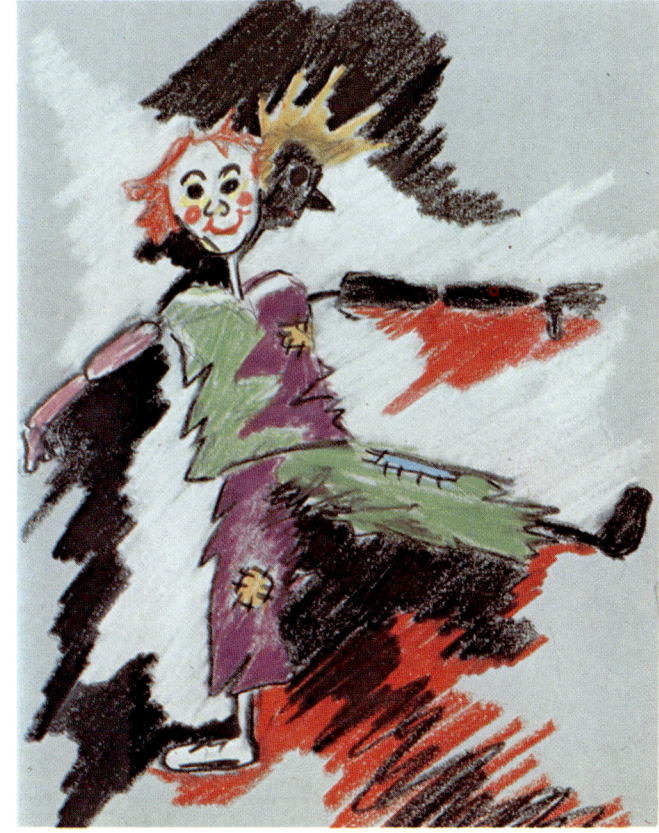

Abb. 246
Eine ausgefranste Puppe mit
zwei Gesichtern

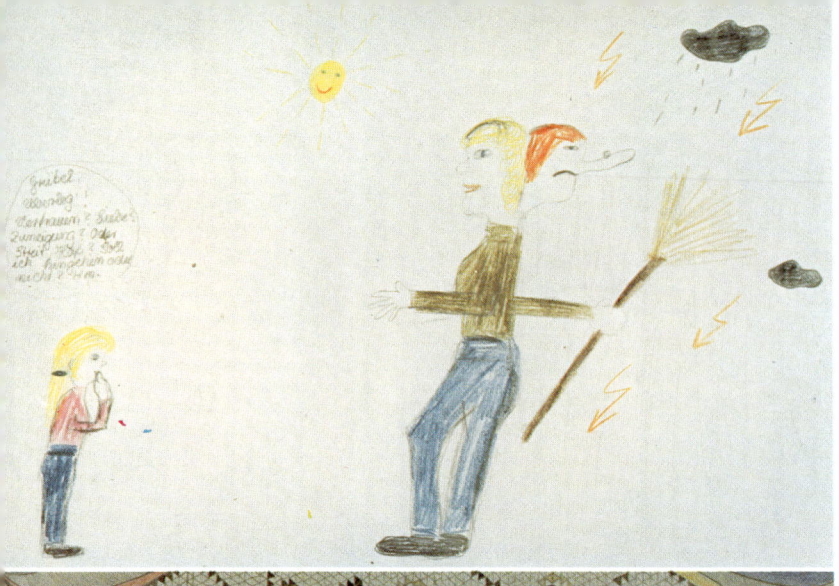

Abb. 247
Ein kleines Mädchen fühlt sich durch das Doppelgesicht seiner Mutter gelähmt

Text in der Sprechblase:
»Grübel, überleg! Vertrauen? Liebe? Zuneigung? Oder Streit, Haß? Soll ich hingehen oder nicht? Hm.«

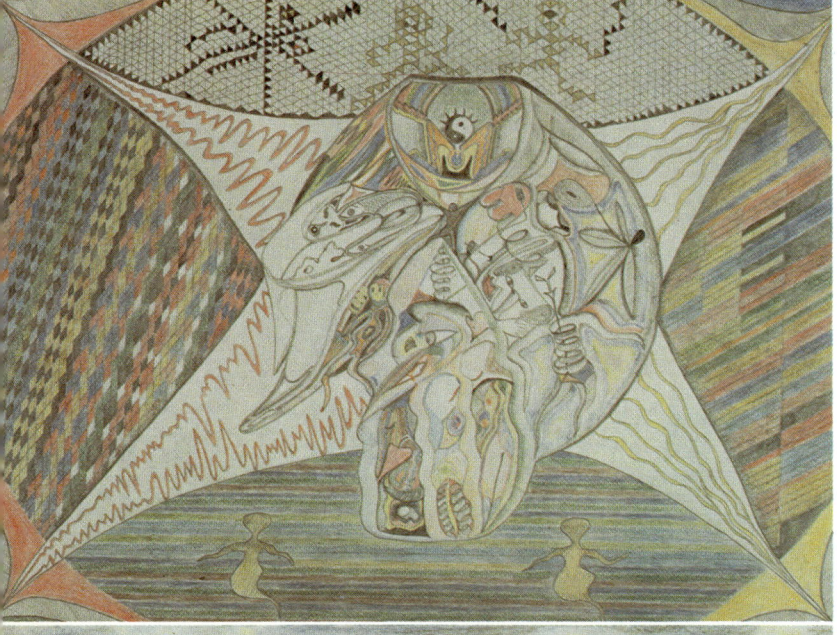

Abb. 248
Ein großer gespannter Ballon mit einem turbulenten Innenleben

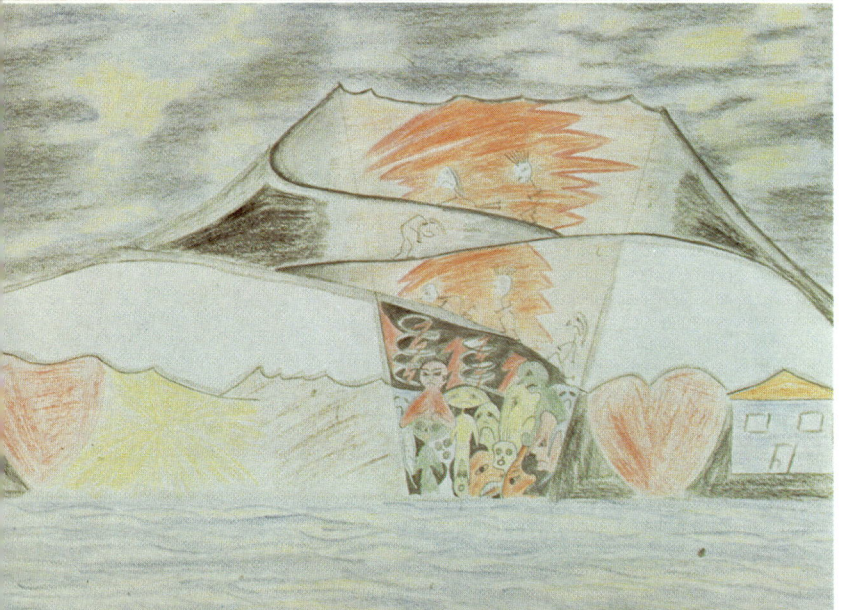

Abb. 249
Ein Vulkan mit weißen, schwarzen und roten Gebieten

»Ich fühle mich zerrissen und traurig. Von der einen Seite kommt eine weiße Hand und zerrt mich in die eine Richtung; auf der anderen Seite greift eine schwarze Hand nach mir und reißt mein Herz in die andere Richtung. Ich fühle eigentlich schon seit etlichen Jahren, wie mein Herz blutet.«

In Abb. 246 empfindet sich die 21jährige Patientin O. E. wie eine ausgefranste Puppe mit 2 Gesichtern:

»Ich fühle mich wie eine ausgefranste Puppe mit zwei Köpfen. Arme – lila und schwarz – und Beine werden in entgegengesetzte Richtungen auseinandergezerrt. Lila und grün – zwei sich beißende Farben. Das schwarze Gesicht ist eine widerliche Macht, die sich schon als Kind über mich gelegt hat. Das rote Gesicht ist meine liebe, gehorsame Fratze – ein artiges Wunschgesicht.«

In Abb. 247 fühlt sich eine 19jährige Patientin in einer Situation, in der sie wie gelähmt grübelt und zu keinen Entschlüssen kommen kann:

»Ich stehe da wie gelähmt und grüble und finde meinen eigenen Weg nicht – ich kann mich nicht entscheiden. Und wenn ich dann endlich doch etwas anpacke, kommt gleich die Panik hinterher – irgendwelche Gedanken: ›Das klappt ja doch nicht!‹ «

In Abb. 248 vergleicht sich eine 26jährige Patientin mit einem riesigen gespannten Ballon, in dessen Inneren ein turbulentes Leben abläuft:

»Meine inneren Spannungen fühlen sich an wie ein hochgespannter Ballon, in dem sich ein wahnsinnig turbulentes, in sich widersprüchliches Innenleben abspielt. Ganz oben sitze ich selber mit einem stacheligen, schwarz-weißen Kopf: Gefährliche und friedliche Veranlagungen sind gleichermaßen in mir angelegt und bekämpfen sich ständig.«

Abb. 249 zeigt als späteres Innenbild derselben Patientin einen Vulkan mit schwarzen und weißen Gebieten im Inneren:

»Ich fühle mich jetzt wie ein Vulkan, der noch vor dem Ausbruch steht. Es brodelt in ihm vor Spannung. Im Zentrum sind Wut- und Angstgestalten.

Im Vulkan sind einerseits schwarze, gefährliche und heiße und andererseits auch eiskalte, weiße und leere Gebiete. Die kleinen Männchen, die aus dem Vulkan nach oben ins Freie kriechen, sind meine ganzen Gefühle – Fluchtangst, Wut, Zorn, Traurigkeit –, die ich bisher vergraben habe. Unten sind zwei große Herzen. Das rechte neben einem leeren Haus ist mein kaltes, gefühlserstarrtes Herz, das linke neben der Sonne ist mein warmes Herz, das ich erst jetzt entdecke. Ich habe immer schon das Gefühl, daß ich zwei Herzen in mir habe – obwohl das ja völlig unsinnig ist.«

In der 1. Spielphase

Dystonvorgänge:

Die Magersuchtpatienten überschlagen zunächst die 1. Spannungsphase, halten sich im akustischen, kaum hörbaren »Windschatten« der Gruppe auf und brauchen mehrere Sitzungen, um sich vorsichtig und sehr behutsam auf das Spielen von affektbetonten Spannungsgefühlen überhaupt einzulassen.

Die Bulimiepatienten finden recht spontan in einen heftigen Spannungsausdruck hinein und erleben den lautstarken Einsatz von Körperenergie als hilfreich, spannungsmildernd und äußerst entlastend. Häufig spielen sie auf 2 verschiedenen Instrumenten gleichzeitig – also Spannungsausdruck durch eine bipolare Instrumentenanordnung.

Affekte:

Sie zeigen sich bei den Magersuchtpatienten in den ersten Sitzungen überhaupt nicht, sondern erst ganz spät – und dann oftmals mit einem schlechten Gewissen den Eltern gegenüber verbunden.

Die bulimischen Patienten finden sofort und spontan ihren Handlungsausdruck von heftigen Affekten im bipolaren Spannungsspiel. Diese gehen dann nach 6–7 Sitzungen langsam zurück und geben Raum für den Ausbau der entspannenden, ruhig schwingenden Klanggestalten.

In der 2. Spielphase

Eutonkräfte:

Das Herausfinden wohltuender Klangwärme auf dem Instrument in der 2. Spielphase ist für die Magersüchtigen extrem schwierig; warme Klänge sind allein schon von der Vorstellung her eine unglaubliche Herausforderung und lassen sich auf dem – meist klein gewählten – Metallinstrument zunächst gar nicht finden. Auf wärmere Klangschwingungen reagiert ihr Körper mit einem physiologischen »Kribbeln«, das emotional zuächst nicht begleitet werden kann. Insgesamt spielen Magersüchtige in dieser 2. Spielphase auf kleinen Instrumenten eher »unterkühlte«, sehr hohe Metallklänge; der modulative Spielfluß bleibt stockend und aufgrund der stark beteiligten Kopfkontrolle inkohärent. Erst nach 10 und mehr Sitzungen finden sie einen Zugang auch zu den tieferen Tönen, deren langsamere Schwingungen die Körperresonanz ungleich heftiger herausfordern.

Die Bulimiekranken spielen anfangs bipolar geteilte Klangstrukturen, z. B. extreme Tonhöhen und -tiefen, entdecken dann im Laufe weiterer Sitzungen die tiefen baßtönigen Holzinstrumente und pendeln sich oftmals auf kräftig schwingenden, tiefen und angenehm warm empfundenen Holzklängen ein.

Emotionen:

Die harmonisierenden Selbstgefühle in der 2. Spielphase sind und bleiben bei den Magersüchtigen zunächst angstbesetzt und gefährlich. Die entsprechenden Klanggestalten werden vom rational-logischen, kontrollierenden Ich bestimmt. Warme Klangschwingungen werden als ungewohnt empfunden, und nur sehr langsam und vorsichtig darf sich das Gespür für eigene Klangwärmeempfindungen entwickeln.

Die bulimischen Patienten finden nach einigen Sitzungen zunächst in eine Phase der »wohltuenden« Traurigkeit hinein und

bauen dann ihre stabilisierenden Eigenkräfte kontinuierlich aus. Diese als im Körperinneren warm und entspannend erlebten Empfindungen werden mit Gefühlen der Selbstsicherheit, des Selbstwertes und der inneren Unabhängigkeit in Verbindung gebracht.

In der 3. Spielphase

Syntonstrebungen:

Der instrumental aufgenommene Gruppenkontakt in der 3. Spielphase ist bei den magersüchtigen Patienten von Anfang an sehr ausgeprägt. Sie tendieren dazu, über einen kräftigen, unüberhörbar dominanten Rhythmus auf sich aufmerksam zu machen und genießen es, wenn die Gruppe sich »im Gänsemarsch« rhythmisch unterordnend anpaßt. Ginge es nach dem Wunsch dieser Patientengruppe, könnten die beiden ersten Spielphasen in der Musiktherapie gerne gestrichen werden – und das »lästige« Innenbild gleich dazu.
Die bulimischen Patienten scheuen zunächst vor der Gruppenkommunikation zurück und bauen statt dessen ihren Klangraum auch in der 3. Spielphase von der Gruppe abgegrenzt weiter aus. Erst relativ spät finden sie eine vorsichtig angespielte Öffnung zur Gruppe.

Im Nachgespräch

Introspektionsfähigkeit:

Wir machen in der Musiktherapie die Erfahrung, daß die Introspektion bei den Magersüchtigen erheblich blockiert ist. Die in den Intuitionsbildern szenisch-assoziativ eingebrachten Erlebnisinhalte können zunächst in keine analoge Beziehung zum Selbst bzw. zum frühen Elternerleben gebracht werden. Diese introspektiven, analogen Verknüpfungen vermögen die magersüchtigen Patienten erst relativ spät zu bilden.

So kann in Abb. 241 die Patientin einen klaren Bezug zwischen Riesenschildkröte und ihrem Vater herstellen. Auch in Abb. 242 wird der Steuermann

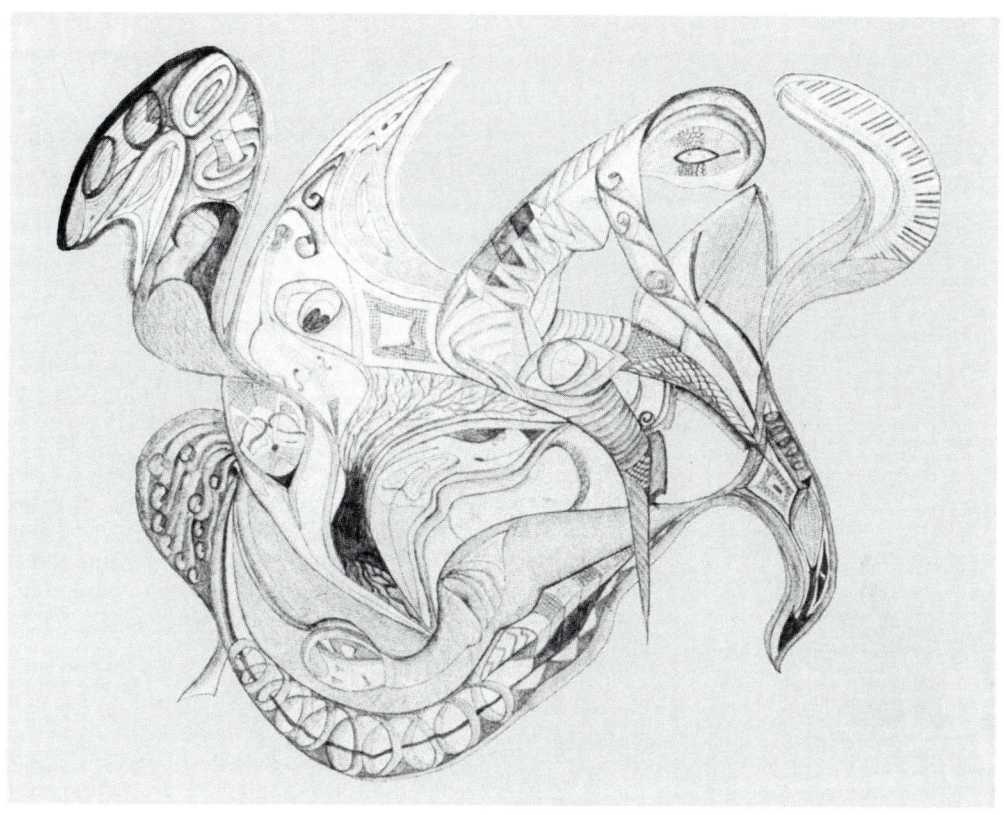

Abb. 250
Die psychische Geburt meines Innenlebens:
Bild aus der letzten Musiktherapie-Sitzung
der 26jährigen Patientin T. Z.
(Patientin von Abb. 248 und 249, siehe Text)

mit dem Vater und das Meer mit der Mutter in Zusammenhang gebracht. In diesem Dreierfeld — Galionsfigur, Schiff, Meer — fühlt sich diese Patientin getragen, gut aufgehoben und »pudelwohl«. Sie empfindet kein Bedürfnis nach Veränderung dieser Konstellation, ein eindrucksvolles Beispiel dafür, wie das Intuitions-Ich einerseits aus dem Vorbewußten klare Signale zur derzeitigen Gefühlslage sendet, andererseits noch gar kein Leidensdruck spürbar wird und damit therapeutisch noch keine intra-aktionelle Veränderung in Gang kommen kann.

Im krassen Gegensatz zu den Magersüchtigen ist die Introspektionsentwicklung bei den bulimischen Patienten ungleich aktiver angelegt. Sie ziehen relativ früh spontan analoge Verbindungen von ihrem Spielverhalten auf dem Instrument, besonders von ihren Innenbildern zu ihrer Alltagsdynamik und ihrer Beziehung zu den Eltern.

Zum Gehetztsein des Steppenwolfes in Abb. 244 schreibt die Patientin: »Dieses Gefühl kenne ich auch von mir selbst − meine Mutter hat mir immer nachspioniert und mich ständig aus dem eigenen Spielen mit irgendwelchen blödsinnigen Anforderungen herausgerissen.«

In Abb. 245 ist die weiße Hand die der Mutter und die schwarze Hand die des Vaters: Der Patient wurde in ihrer Kindheit eine für sie unerträgliche Vermittlerrolle zwischen den sich zankenden Eltern angetragen. Das schwarze Gesicht in Abb. 246 paßt zu dem des Vaters, das rote zur Mutter; »zu mir selber paßt eigentlich gar nichts − höchstens vielleicht die zwei hellen Flecken mit der warmen gelben Farbe.«

Die ständige Grübelei und Unentschlossenheit erinnern in Abb. 247 die Patientin an ihre eigene Mutter: »Die hat auch so zwei Seiten − deshalb habe ich sie im Bild ganz groß gezeichnet: manchmal Freundlichkeit und eine offene Hand für mich, und dann aber ist sie plötzlich wie eine Hexe zu mir. Ich weiß nie, woran ich bin bei ihr: Zuneigung oder im nächsten Augenblick Haß und Streit.«

In Abb. 249 symbolisiert die Patientin mit den schwarzen Gebieten ihre Mutter: bedrohlich und zum Ersticken nah. Die Patientin empfindet dies im Innenbild als »heiß«! Mit den weißen Gebieten kennzeichnet sie ihren Vater: unerreichbar weit weg, leere Sehnsucht. Sie empfindet dies als »eiskalt«. Die bulimischen Freßattacken versteht sie als ihre entlastende (!) Gegenspannung zu den wechselhaften inneren Hitze- und Kältegefühlen. In der 2. Spielphase streicht sie auf dem Violoncello »flüssige Wärme« und erlebt ihre Klänge als »den eigenen Bauch entspannen und mit eigener Gefühlswärme sättigen«.

Die Introspektionsarbeit ist in unserem Modell − im Gegensatz zu anderen nichtklinischen Musiktherapie-Verfahren − ein wesentlicher Bestandteil der Therapie. Sie transformiert die musikalisch-instrumentalen und szenisch-intuitiven Erlebnisse in reflektierte Selbsterfahrungen. Erst die im Therapieprozeß angeregte Introspektion gibt dem Patienten Hinweise auf die »pathologische Extravertiertheit« in Verbindung mit seiner Krankheit.

Das Abschiedsbild aus der letzten Sitzung (Abb. 250) bekommt von der bulimischen Patientin (siehe Abb. 248 und 249), die mit gut verfügbaren Introspektionskräften ihre extrem antagonistischen Gefühle und Verhaltensweisen in der Musiktherapie erleben und verarbeiten konnte und sich jetzt ein großes Stück »erwachsener«, inner-

lich ausgeglichener und »fit« für das Leben in ihrem Alltag fühlt, die Überschrift: »Die psychische Geburt meines Innenlebens.«

Eine vergleichende Zusammenfassung enthält Tab. 12.

Musiktherapie, Ausdrucksdynamik und Basisstörung

In dem ausführlichen Beispiel wurde deutlich, daß enge psychodynamische Zusammenhänge bestehen zwischen der verinnerlichten affektiven Spannung der eßgestörten Patienten und ihrer Beziehung zu den Eltern, besonders zur Mutter. Das Intuitions-Ich gibt nach unserer Erfahrung eine weiterführende diagnostische Hilfestellung zur Beurteilung der frühkindlichen Objektbeziehungen (vgl. Abb. 227−232, 241, 242, 244−247).

Die von den Patienten im Lübecker Musiktherapie-Modell entworfenen Innenbilder vermitteln einen Einblick in die Entstehung von schädigenden Introjekten − ein zentrales Forschungsgebiet von M. S. Mahler (399, 400), nämlich zur Frage der psychischen Geburt des Menschen: »Je bedrängender und/oder unberechenbarer die Eltern sind, desto geringer bleibt der Einfluß der regulierenden, ausgleichenden Funktion des Ichs.« Hier scheinen wesentliche Wurzeln zu liegen für die ins Auge springenden Ambivalenzgefühle und auf dem Instrument eingebrachten Ambitendenzen vor allem der bulimischen Patienten.

In seiner Arbeit über die »Basisstörung« weist Kutter (371) darauf hin, wie aus den frühen Konfliktbegegnungen zwischen dem Kind und seinen Bezugspersonen nach deren Internalisierung psychische Strukturen entstehen. »Die kindliche Bedürfnisse frustrierenden Pflegemaßnahmen führen nach Internalisierung zu einem überwiegend negativ, d. h. aggressiv besetzten Introjekt, demgegenüber sich das noch zarte, schutzbedürftige Selbst leicht bedroht fühlt.« In seiner Untersuchung der einzelnen Möglichkeiten emotional-affektiver Konfliktfelder innerhalb der Mutter-Kind-Dyade kommt Kutter zu 4 Grundmustern von Konflikten. Mit diesem Konzept der »Basisstörung« versteht er den psychischen Anteil an psychosomatischen Erkrankungen als Folge spezifisch pathogener Objektbeziehungsmuster.

Ausdrucksdynamik	Magersuchtpatienten	Bulimiepatienten
Intuitionsbilder	Gefühlsspannung = Raumverengung	Gefühlsspannung = extrem antagonistische Konstellation
Dystonvorgänge	Vorsichtiger, zurückhaltender Spannungsausdruck	Spontanes Handeln von heftiger Körperkraft auf 2 Instrumenten gleichzeitig
Affekte	Affektgefühle bleiben vorerst blockiert	Spontan auftretende, heftige Erregungsgefühle mit vegetativen Körperreaktionen
Eutonkräfte	Leise, eher unterkühlte Metall-klänge; warme Töne sind »gefährlich«	Warme, schwingende Holz-klänge, zunächst in ambivalenter Klangstruktur
Emotionen	Die eigene Klangwärme bleibt angstbesetzt und gefährlich	Kontinuierlicher Ausbau von schwingenden tiefen Holzklängen
Syntonstrebungen	Dominante Gruppenführung über einen lauten, rigiden Rhythmus	Gruppenkontakt bleibt zunächst unberücksichtigt zugunsten der Eutonkräfte
Introspektions-fähigkeit	Zunächst keine Analogien zum Selbst und zur Elternbeziehung	Spontane Analogien zu beiden als pathogen erlebten Eltern

Tab. 12
Übersicht über die Ausdrucksdynamik
in der Musiktherapie: Magersucht- und
Bulimiepatienten im Vergleich

Analog den Überlegungen *Kutter*s zur Psychotherapie vermag der Patient

den krankmachenden Einfluß pathogener Objekte in der 1. Spielphase abzubauen,

einen neuen Erlebnisraum in der 2. Spielphase aufzubauen

sowie in der 3. Spielphase über die Gruppenkommunikation zu festigen.

Während der morphologische Gestaltausdruck in den Intuitionsbildern der Magersüchtigen auf Situationen der Raumverengung hinweist, signalisieren die Bulimiekranken deutlich fühlbare antagonistische Konstellationen. In der »Spannungsmor-

phologie« der Innenbilder können wir Hinweise auf die Art des Konflikts in der Mutterbeziehung vermuten:

Magersüchtige erfahren ihre Mutter als in die Enge treibend durch einseitige Leistungsüberforderung (vgl. Abb. 240); im Erleben ist die Störung offenbar besonders ausgeprägt in der Vorschul- und frühen Schulzeit.

Bulimiepatienten dagegen scheinen als völlig überforderte Vermittler im offen ausgetragenen Zerwürfnis beider Eltern mißbraucht zu werden (vgl. Abb. 245); hier wirkt die Störung erst später in der beginnenden Pubertät.

Zusammenfassung der möglichen Heilfaktoren in der klinischen Musiktherapie

Unter »Heilfaktoren« werden mit *Janssen* (313) die im psychotherapeutischen Verfahren angelegten Wirkkräfte verstanden, die als Angebot zur Verfügung stehen und von denen der Patient im therapeutischen Arbeitsbündnis je nach eigenem Engagement Nutzen ziehen kann. Der Patient also entscheidet über die »kurative Wirkchance« (196), die Wirksamkeit der ihm angebotenen Heilfaktoren, die gelegentlich bei therapeutischer Unerreichbarkeit − z. B. bei allzu heftigem Widerstand − erfolglos bleiben.

Ausgehend von der Erfahrung, daß die meisten neurotischen und psychosomatischen Patienten pathologische Reaktionen auf chronifizierte Konflikte aufweisen, also erlebnisbedingte Störungen haben, ist das therapeutische Ziel, das Ausmaß psychischer Gesundheit zu erhöhen, d. h. im einzelnen:

1. Konfliktspannungen affektiv auszudrücken (Innenbild und 1. Spielphase): »Remobilisierung der analogen Erfahrungen der frühen und frühesten Kindheit« (364) und nach der handlungsbetonten Erlebnisnähe zu beruhigen und zu verabschieden,

2. die »Entwicklung des Selbstwertgefühls und der Selbstwertregulation als einer eigenen Persönlichkeitsdimension« (197) therapeutisch zu fördern: Restitution der konfliktfreien Eutonkräfte (2. und 3. Spielphase).

Für die Therapie erlebnisbedingter Störungen bieten sich hierbei folgende Heilfaktoren an:

Intuitionsbilder

Der Patient findet eine plastische Ausgestaltung der im Binnen-Ich diffus verankerten und affektiv zunächst nicht immer gleich spürbaren Konfliktspannungen durch intuitiv gefundene Analogiesituationen.

Der Patient kann im Innenbild mehr ausdrücken, als seine eigene Zensur ihm erlaubt: eine entscheidende Erlebniserweiterung ins Vorbewußte.

Er aktiviert seine Symbolisierungskräfte:

»Die Übersetzung der Gefühle, Affekte, besonders der negativen Affekte, und Aktionen in Wort und Bild fördern die Symbolisierungsfähigkeit des Ichs« (313).

Dystonvorgänge

Der Patient findet einen Ausdrucksraum für das Erleben aufgestauter Spannungsenergie. Er reaktiviert besonders aggressiv gehemmte Körperenergie, die er bisher entweder somatisiert oder agitiert ausgetragen hat.

Die therapeutische Instrumentalimprovisation ist ein Handlungsangebot, intrapsychisch verankerte Ambivalenzen, Spaltungstendenzen und ich-fremde Strukturen aus den frühkindlichen Objektbeziehungen analog auszudrücken und dadurch regulativ zu verändern.

Affekte

Durch die instrumentale Aktualisierung von frühkindlich angelegten Konfliktspannungen verstärkt der Patient sein Affekterleben und kann somit widersprüchlich empfundene Gefühle deutlicher differenzieren.

Eutonkräfte

Das vertraut werdende Instrument ist ein »Hilfsraum« für das nach Ausdruckserweiterung strebende unbelastete Selbst.

Der Ausbau der eigenen, eingeklemmten Eutondynamik ist auf dem Instrument ungleich einfacher und wirksamer als mit rein sprachlichen Mitteln.

Voraussetzung für den Ausbau der defizitären Selbstkräfte sind die verläßliche Konstanz und Wiederkehr des musiktherapeutischen Ablaufes einer jeden Sitzung.

Emotionen

Die 2. Spielphase regt die Übersetzung von warmen, spannungsfreien Gefühlen an. Damit gelingt der Ausbau von Identitäts- und Autonomiegefühlen.

Syntonstrebungen

Erst die Differenzierung der Ausdrucksdynamik in Konfliktspannungen und konfliktfreie Strebungen schafft die Basis:

1. für integrative Strebungen, nämlich Widersprüchliches, Sprengendes, Fremdgefühle, Gruppeninteressen zu integrieren und zu syntonisieren;

2. für die Abstimmung der eigenen, autonomen Ausdrucksgestalten − und nicht ihr Aufgeben − mit denjenigen der Gruppe.

Introspektionsfähigkeit

Erst durch das Nachgespräch findet der Patient die Möglichkeit, das emotional-intuitive Spielerleben auf dem Instrument um therapeutische Erfahrungen zu erweitern.

»Die Einsicht in die Übertragungsszene im ›Hier und Jetzt‹ bewirkt eine Verbesserung der Ich-Leistungen, eigene Bedürfnisse zu erkennen und sich an Realitätsanforderungen zu orientieren . . . Gelingt es dem Patienten . . , die infantilen Aspekte seiner Aktionen wahrzunehmen, so kann er die Vergangenheit in der Gegenwart verstehen lernen« (313).

Diese Form klinischer Musiktherapie mobilisiert die Ich-Funktion der Abgrenzung und stärkt somit beim überzogen extravertierten Patienten die Binnenwahrnehmung.

Rezeptive Musiktherapie

In der rezeptiven Musiktherapie steht nicht das vom Patienten zu spielende Instrument im Mittelpunkt der Behandlung, sondern das Hören von ausgewählter klassischer Musik. Auch für dieses Verfahren wurde hier ein neuer Ansatz entwickelt, der sich den Grundprinzipien unseres Modells anschließt. Die Auswahl der therapeutischen Musik liegt nicht im Belieben des Therapeuten oder der Patienten; sie hat vielmehr eine bestimmte Kompositionsdynamik zu erfüllen, die wie im aktiven instrumentalen Ansatz antagonistisch angelegt ist. Hektische Streß- und Spannungsabläufe wechseln mit spannungsberuhigenden Klangphasen ab. Auf diese Weise können bei den Patienten intensiv gefühlte und oftmals auch schmerzliche, von Tränen begleitete Analogie-Erlebnisse entstehen, die dann durch das Nachgespräch zu einer tiefen Entspannung führen.

Nach unserer jahrelangen Erfahrung erreicht eine nur ausgeglichen und ruhig angelegte Musik − z. B. die Air von *J. S. Bach* oder die Andante- bzw. Adagiosätze zahlreicher Konzerte − kaum den psychosomatisch erkrankten Patienten und vermag somit auch keinen spannungslösenden Prozeß in Gang zu setzen. Erst der in bestimmten Kompositionen vorhandene Wechsel von energetischen Spannungen und ruhigen, ausgeglichenen Klängen löst beim zuhörenden Patienten zunächst affektive, kathartische Erregungszustände aus, die dann wieder abklingen und spannungslösend wirken. Die emotionale Betroffenheit wirkt auf die Patienten so stark, daß sie nach der Musik eine Übergangsstille bis zu 10 Minuten benötigen, um sich an einem Nachgespräch beteiligen zu können.

Im Gegensatz zur aktiven nehmen an der rezeptiven Musiktherapie die meisten unserer Patienten, liegend, unter einer wärmenden Decke, einmal pro Woche 2 Stunden teil. Im nachfolgenden spontan niedergeschriebenen Hörbericht schildert die Bulimiepatientin Z., wie sie die Musik erlebte.

Es handelt sich um ihre 3. rezeptive Gruppensitzung, in der die Patienten die 8. Sinfonie in h-Moll

von *Schubert* hörten. Durch die in der Kompositionsdynamik eingebaute Polarisation der Streicher und Bläser verspürte die Patientin eine starke Betroffenheit. Sie blieb tränenüberströmt mit dem Kopf unter der Decke liegen und war im anschließenden Gruppengespräch nicht ansprechbar. Erst eine ¾ Stunde später fand sie Worte für ihr Musikerlebnis und konnte im Einzelgespräch über ihre Erschütterung sprechen:
»Mit diesem Erlebnis konnte ich einfach nicht vor die Gruppe gehen – es mußte zuerst einmal ganz allein bei mir bleiben.«

Die Patientin schreibt in ihrem Bericht:

»Die Blasinstrumente sind mein Atem, mein Lebensraum, den ich in meinem Alltag habe; ich selbst war die Oboe.
Im 1. Satz war einfach schockierend für mich, daß sich die Streicher immer wieder durchsetzten und die zarten Bläser unterdrückten. Bei den heftig lauten Stellen hatte ich das Gefühl, daß mich meine Mutter erwürgte und mir die Atemluft nahm. Die Streicher waren in einer erdrückenden Übermacht. Vor allem am Schluß des 1. Satzes erlebte ich durch das Gefühl, mit brutaler Gewalt überrannt und bedroht zu werden, eine starke Erschütterung.
Wenn der 2. Satz nicht gewesen wäre, hätte mich die Musik total fertiggemacht! Hier fanden die warmen Bläser ihren Lebensraum! Die übermächtigen Streicher blieben meistens auf Distanz und ließen die Bläser gewähren. Es machte mir Mut, daß die Bläser jetzt die Oberhand behielten und ihren Lebensraum fanden, eine Chance zur Gleichberechtigung. Die Oboe stand in ihrer Traurigkeit auch nicht so allein da; sie wurde von anderen Bläsern mitfühlend verstanden. Dann allerdings kam plötzlich das Orchester wieder brutal dazwischen – genauso wie meine Mutter! Aber diesmal zog es sich auch wieder zurück und konnte sich sensibel und einfühlsam für die Oboe verhalten. Diese zarte Stelle am Schluß der Musik konnte ich vor inneren Schmerzen kaum ertragen. Der 2. Satz machte mir dann Mut. Ich bekam eine klare Vorstellung, wie es für mich einmal werden muß!
Die Beruhigung und Hoffnung lösten aber noch mehr Tränen aus als die Bedrohung im 1. Satz!
Diese Musik war wirklich umwerfend: Sie schenkte mir meine Traurigkeit und zeigte mir meine Richtung – und das macht Mut!«

Methodische Grundprinzipien unserer Musiktherapie

1. Das tiefenpsychologische Bezugssystem:

Das Lübecker Modell ist ein tiefenpsychologisch fundiertes Therapieverfahren. Sein theoretisches Bezugssystem ist die »Ich-Selbst-Psychologie« (585). Erfahrungen, Belebung von Affekten, Emotionen sowie weitere Erkenntnisse stehen im Vordergrund.

2. Zum Krankheitsverständnis:

Dem Verfahren liegt das psychodynamische Verständnis von »Krankheit als Konflikt« zugrunde; es übernimmt das Konfliktmodell der Psychoanalyse.

3. Das Handlungsprinzip:

Das Verfahren arbeitet nicht mit einem trainingsbezogenen, sondern mit einem psychodynamischen Schwerpunkt: der Bearbeitung von intrapsychischen Problemen und Entwicklungsstörungen.

4. Der Handlungsansatz:

Von den 3 möglichen Handlungsansätzen der therapeutischen Instrumentalimprovisation (Integration, Interaktion und Introaktion) legt das Verfahren seinen Schwerpunkt auf die konfliktaufdeckende »Selbstbeziehung« über das gruppenabgegrenzte Instrumentalspiel.

5. Die therapeutische Improvisationsstruktur:

Das Verfahren arbeitet mit der bipolaren Grundstruktur der Musik: Spannung und Schwingung.

6. Übertragung und Therapeutenrolle:

Der Musiktherapeut spielt selbst nicht mit. Damit ist die Übertragungsdynamik zu ihm verringert zugunsten der Ich-Selbst-Übertragung auf das Instrument. Dieses übernimmt die Funktion eines Hilfs-Ichs. Der Therapeut ist Begleiter des Patienten und nicht sein Übertragungsobjekt. Dieses ist das jeweils gewählte Musikinstrument. Damit hat die »Selbstbeziehung«

gegenüber der Objektbeziehung Vorrang. Im Vordergrund steht die erlebnisaktive Binnenwahrnehmung und nicht die gezielte Entwicklung einer Übertragungsneurose.

7. Der standardisierte Verlauf:

In den konstant bleibenden 3 instrumentalen Spielebenen finden Spannungsphase – Klangraumphase – Kommunikationsphase ihren Ausdruck.

8. Zur Gruppenfunktion:

Der Ansatz ist konzipiert als Kurzpsychotherapieverfahren für halboffene Kleingruppen. Die Gruppe übernimmt in dem 3-Phasenmodell eine orientierungsstiftende sowie eine stützende Funktion und nicht primär eine interaktionelle.

9. Indikation und Kontraindikation:

Das Verfahren ist vorzugsweise einsetzbar bei erwachsenen Patienten mit psychosomatischen und psychoneurotischen Krankheiten. Es ist kontraindiziert bei Kindern, Patienten mit floriden Psychosen, geriatrischen Patienten sowie geistig Behinderten.

10. Wissenschaftliche Begleitforschung:

Das Modell ist geeignet für Längsschnittuntersuchungen der Ausdrucksdynamik der Patienten. Für die Veränderungsmessung stehen operationalisierte Rating-Skalen zur Verfügung.

Ergebnisse und Prognose

Der Krankheitsverlauf bei Magersucht und Bulimie hängt zunächst davon ab, ob eine ambulante oder stationäre Therapie notwendig ist. Reicht die ambulante Behandlung aus, das heißt, läßt sich nach 4–6 Wochen eine subjektive und objektive Besserung nachweisen, so kann die Prognose als gut bezeichnet werden, wenn die Behandlung konsequent fortgesetzt wird, und auch dann, wenn z. B. ein ausreichendes Gewicht erzielt ist oder Freßanfälle und Erbrechen sistieren oder nur noch sehr selten auftreten.

Will man über Ergebnisse berichten, so muß man sich natürlich des Vorläufigen solcher Aussagen bewußt sein. Wir beschränken uns in dieser Mitteilung auf die ersten Therapieabschnitte, das heißt, bei den stationären Patienten auf die Ergebnisse bei der Entlassung aus dem Krankenhaus, bei ambulanten Patienten ermöglicht etwa ein gleicher Zeitraum eine erste Aussage.

Bei Magersuchtkranken bezeichnen wir in der Regel zunächst ein Gewicht als ausreichend, das etwa (teilweise in Abhängigkeit von der Körpergröße) 10% unter dem Idealgewicht liegt.

Beispiel: Ausgangsgewicht eines Mädchens 42 kg bei 165 cm; Idealgewicht demnach um 55 kg; das

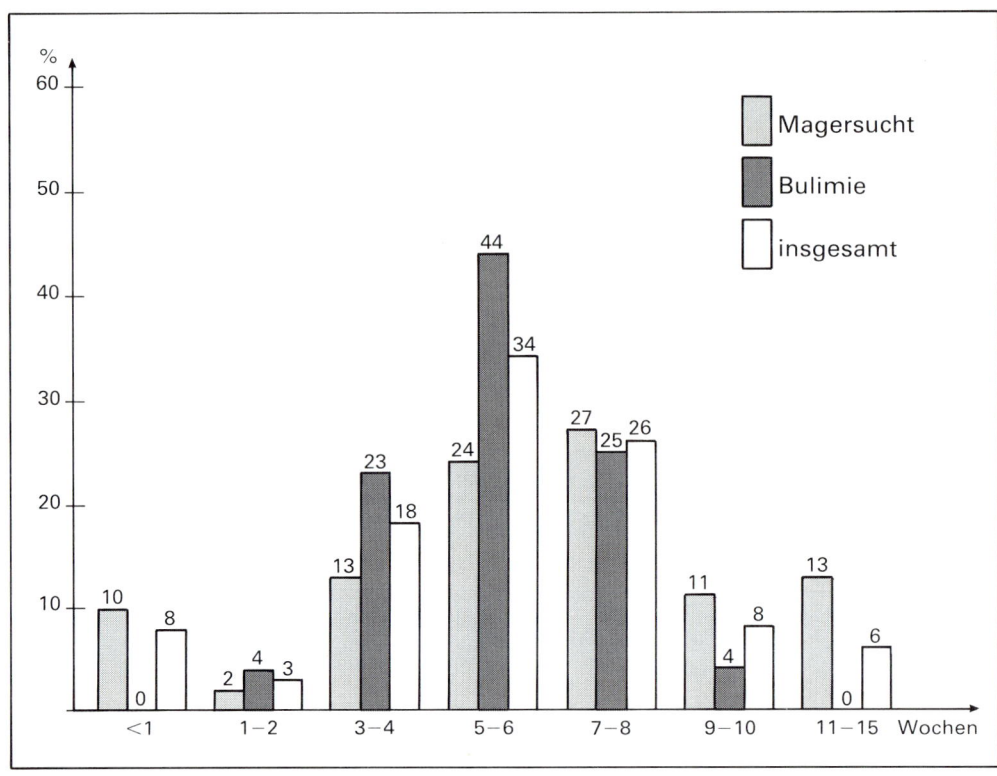

%
60

50

40

30

20

10

44

34

27 25 26

24

23

18

13

11 13

10 8

2 4 3

0

4 8

0 6

<1   1–2   3–4   5–6   7–8   9–10   11–15   Wochen

Magersucht

Bulimie

insgesamt

Abb. 251
Verweildauer der stationär behandelten
Patienten mit Magersucht und Bulimie;
eigenes Krankengut

Ziel der Therapie wäre zunächst ein Gewicht von 49–50 kg.

Das Erreichen des Zieles, also die Besserung der körperlichen Hauptsymptome, ist untrennbar verbunden mit dem psychotherapeutischen Einfluß auf die zugrunde liegenden Fehlentwicklungen, Fehlhaltungen, Konflikte und psychosozialen Schwierigkeiten. Geben die Patienten ihr mit dem Symptom praktiziertes Verhalten der Vermeidungsstrategie auf, so erfordert dies gerade und besonders

die konsequente Behandlung der Ursachen und der damit verbundenen Konflikte. »Eine Magersüchtige ist nicht einfach ein Mädchen oder eine junge Frau, die nicht ißt und die als geheilt betrachtet werden kann, wenn sie wieder zu essen beginnt. Es handelt sich vielmehr um jemanden, der nicht weiß, wie er anders als durch Nichtessen leben kann.« (396).

Innerhalb des therapeutischen Prozesses beobachten wir sehr oft Schwankungen, die geradezu kennzeichnend für den Ver-

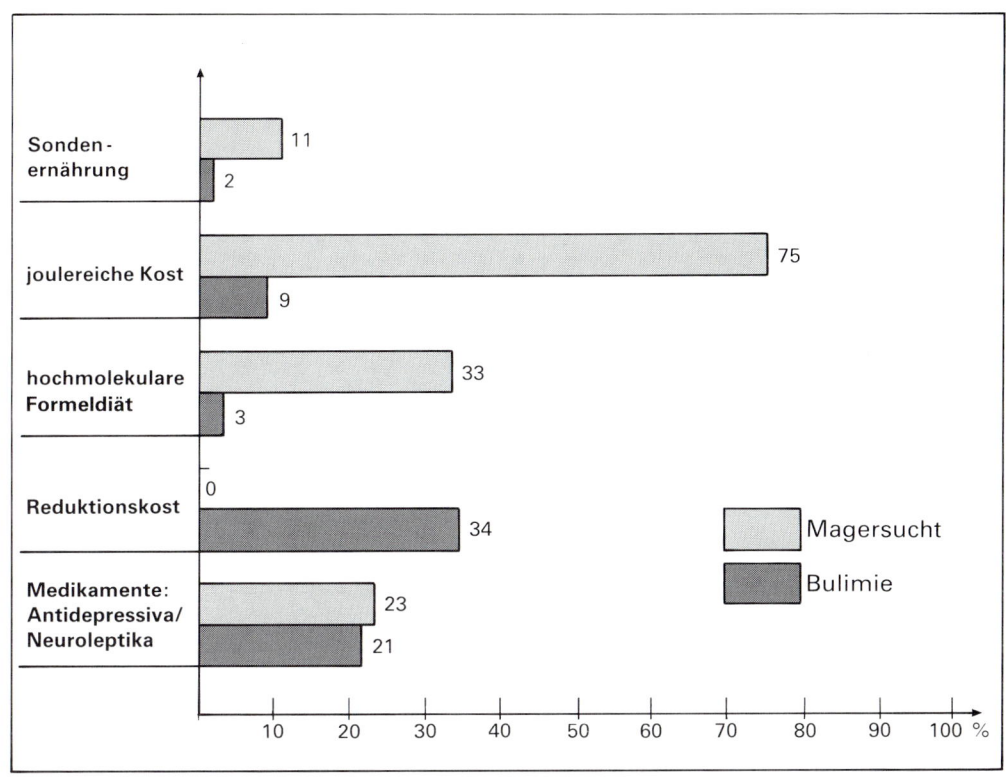

Abb. 252
Ernährung und medikamentöse Therapie bei
Patienten mit Magersucht und Bulimie
im eigenen Krankengut

lauf sind, das heißt, gleichzeitig auch Geduld und stete Therapiebereitschaft auf beiden Seiten strapazieren.

Abb. 251 zeigt die Verweildauer der stationär behandelten Gruppe: Die meisten Patienten waren 3–8 Wochen bei uns.

In Abb. 252 ist aufgeführt, welche Ernährungsform im Vordergrund stand. Nur 11% der Magersüchtigen mußten vorübergehend mit der Sonde ernährt werden, etwa 30% erhielten eine hochmoleku-

lare Formeldiät zusätzlich zur Ernährung mit festen Nahrungsbestandteilen.

Die medikamentöse Therapie mit Antidepressiva oder niedrig dosierten Neuroleptika war bei je $1/5$ der beiden Krankheitsgruppen nötig.

Abb. 253 zeigt den Gewichtsverlauf der stationär behandelten Patienten während der ersten Abschnitte der Therapie. 70% der Bulimiekranken hielten ihr Gewicht, 26% nahmen 1–5 kg zu. Während in der Gruppe der Magersüchtigen bei 16% keine

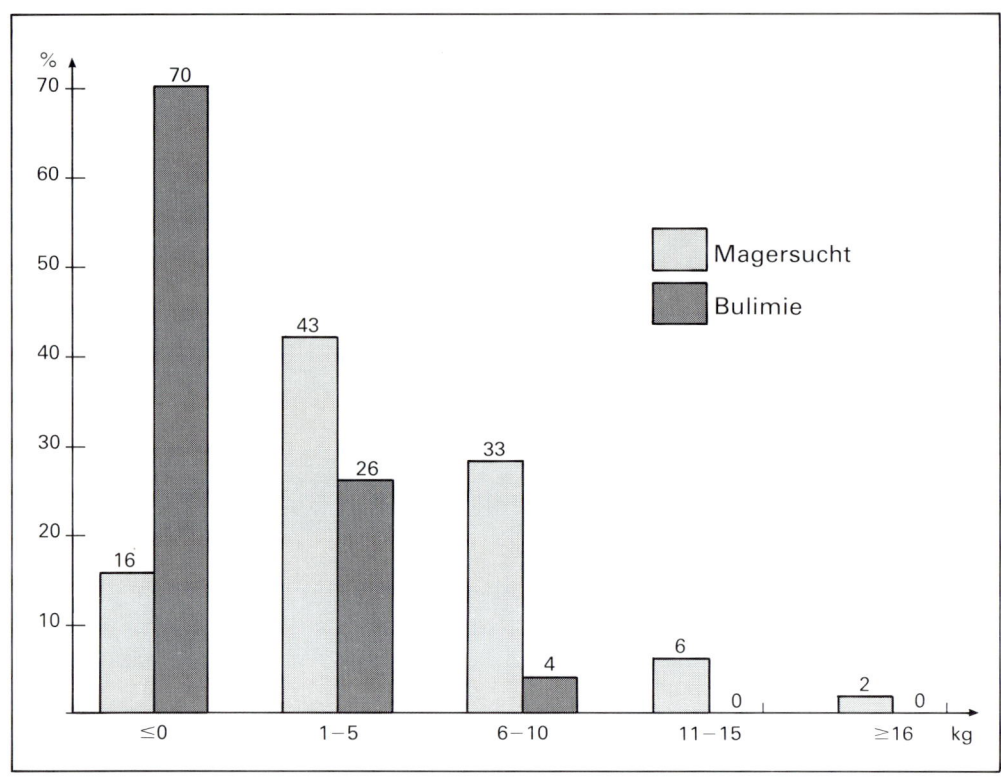

Abb. 253
Gewichtszunahme der Patienten mit Magersucht
und Bulimie während der Behandlung

Tab. 13
Gewichtszunahme bei Magersucht (n = 336) in
Beziehung zum prozentualen Untergewicht

Untergewicht bei Aufnahme in %	Gewichtszunahme nach Therapie			
	± 0	+ 1–5	+ 6–10	+ 11–20 kg
16–20	13%	67%	20%	–
21–30	10%	46%	39%	5%
31–40	5%	22%	61%	12%
41–50	–	30%	35%	35%

Gewichtszunahme zu erreichen war, stieg bei den anderen Patienten das Gewicht an, das heißt, die oft prekäre Ausgangslage konnte abgefangen werden.

In Tab. 13 ist die Gewichtszunahme in Kilogramm in eine Beziehung gesetzt zum prozentualen Untergewicht – bezogen auf das Idealgewicht – bei Beginn der Therapie. Die Tabelle zeigt, daß der Gewichtsanstieg um so höher war, je ausgeprägter das Untergewicht gewesen ist. Beispiel: In der Gruppe der Patienten mit einem Ge-

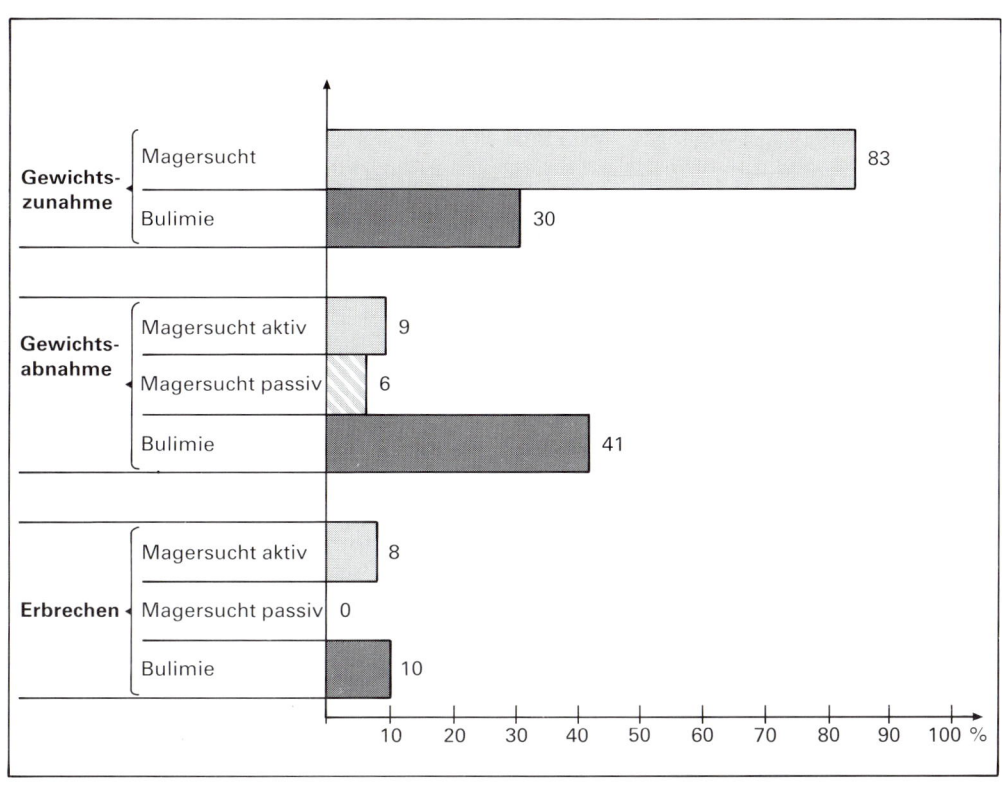

Abb. 254
Prozentuale Verteilung von Gewichtszunahme,
Gewichtsabnahme und Erbrechen bei
Entlassung aus der stationären Therapie

wichtsdefizit von 41–50% haben 35% 6–10 kg und 35% 11–20 kg während der stationären Therapie zugenommen.

Die prozentualen Werte der Gewichtszunahme, Gewichtsabnahme und das Erbrechen bei Entlassung aus der stationären Behandlung geht aus Abb. 254 hervor. Die Gewichtsabnahme bei 41% der Bulimiekranken betraf ausschließlich Patienten, die vorher übergewichtig waren. Das Erbrechen war bei der Entlassung nur noch bei 8 bzw. 10% vorhanden.

Erfolg oder Mißerfolg der Behandlung bei Magersüchtigen und Bulimiekranken kann über lange Zeit hinweg nur als vorläufig angesehen werden. Maßgebend für die abschließende Beurteilung wird die Langzeitkatamnese sein. Deren Ausgangspunkt ist aber das Ergebnis nach der Entlassung aus der stationären Therapie bzw. nach Abschluß der Behandlung primär ambulant behandelter Kranker.

Wir unterscheiden 4 Grade:

1. Symptomatologie unverändert.

2. Leichte Besserung: Rückgang der Symptome, begonnene Auseinandersetzung mit der zugrundeliegenden Psychodynamik, begonnene Änderung des Verhaltens; Gewichtsanstieg bei Magersüchtigen und Gewichtsabnahme bei übergewichtigen Bulimiekranken.

3. Wesentliche Besserung: Abgeklungene Symptomatik. Eßverhalten ohne innere Konflikte ebenso anhaltend verändert wie die Einstellung zum Essen und zur Krankheit. Psychische Ausgeglichenheit und Stabilität.

4. Verschlechterung.

Abb. 255 zeigt, daß bei nur 13% der Bulimiekranken und 16% der Magersüchtigen die Krankheit unverändert blieb, hingegen

bei der Mehrzahl sich eine leichte Besserung einstellte und bei etwa ¼ die Krankheit wesentlich positiv beeinflußt wurde.

Den prozentualen Anteil der Patienten, die die Behandlung entgegen dem ärztlichen Rat vorzeitig abbrachen, zeigt Abb. 256. Die Frequenz ist bei ambulanten und stationären Bulimiekranken etwa gleich hoch. Unter den Magersuchtkranken überwiegt die Anzahl der vorzeitig die Behandlung abbrechenden Patienten in der Gruppe der aktiven Form der Magersucht. Gegenüber den stationären Bulimiekranken brechen die stationären magersüchtigen Patienten häufiger die Behandlung vorzeitig ab als die ausschließlich ambulant Behandelten. Von manchen Autoren wird die Drop-out-Rate mit über 50% angegeben (621).

Abb. 255
Behandlungsergebnis bei Magersucht und Bulimie; eigenes Krankengut

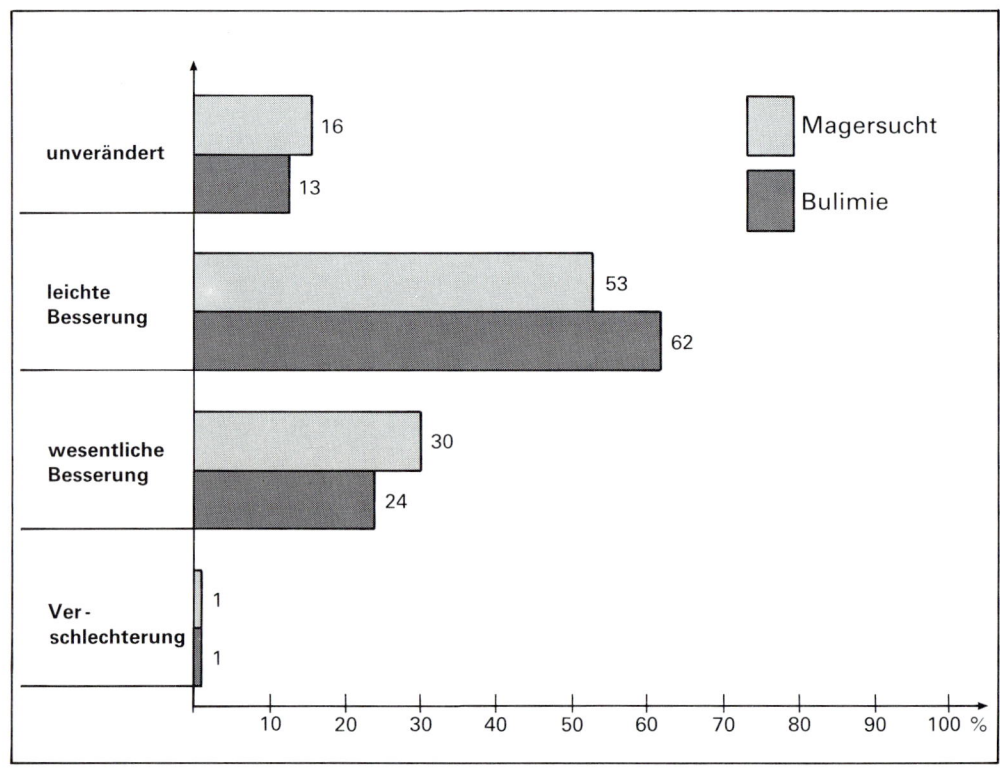

Wegen großer Unterschiede in der Literatur hinsichtlich der Kriterien zur Diagnose, der Stichprobengröße, der Therapieformen und Nachbeobachtungsdauer sind Vergleiche nur schwer möglich. Zusätzlich erschwert ist es, die Prognose aus prämorbider Struktur, Schwere der Symptomatologie, Konflikt- und Familienstruktur, sozialer Entwicklung des einzelnen Patienten und der bei ihm angewandten Therapie begründet zu beurteilen.

In einer umfassenden Zusammenstellung von 33 Berichten der Nachuntersuchungsergebnisse bei Magersucht und 7 bei Bulimie wird auf den chronisch remissionslosen Verlauf bei Magersucht und remittierenden Verlauf der Bulimie bei etwa ⅓ der Patienten hingewiesen (274). Es wird gleichzeitig kritisch zu den verschiedenen Methoden der Katamnesen Stellung genommen, ähnlich wie auch von anderen Autoren (4, 81, 82, 95, 110, 118, 121, 171, 223, 249, 259, 285, 292, 322, 360, 439, 445, 451, 489, 538, 540, 552, 572, 574, 588, 608, 609, 611, 620).

In einem weiteren ähnlich umfassenden Überblick über die Ergebnisse von Nachuntersuchungen bei Magersucht wird zusammenfassend festgestellt, daß Eßstörungen weiterhin bei 66% bestanden, Eßdurchbrüche bei 14−50%, Erbrechen bei 10−28%, eine unbefriedigende psychosoziale Anpassung bei 20−40% (288).

Spontane Heilungen, eine unbeeinflußbare Chronifizierung und Übergänge in schizophrene Psychosen (102, 103, 425, 521, 650) werden ebenso mitgeteilt wie relativ positive Nachuntersu-

Abb. 256
Vorzeitiger Abbruch der Therapie in der Gruppe der stationären und ambulant behandelten Patienten mit Magersucht und Bulimie

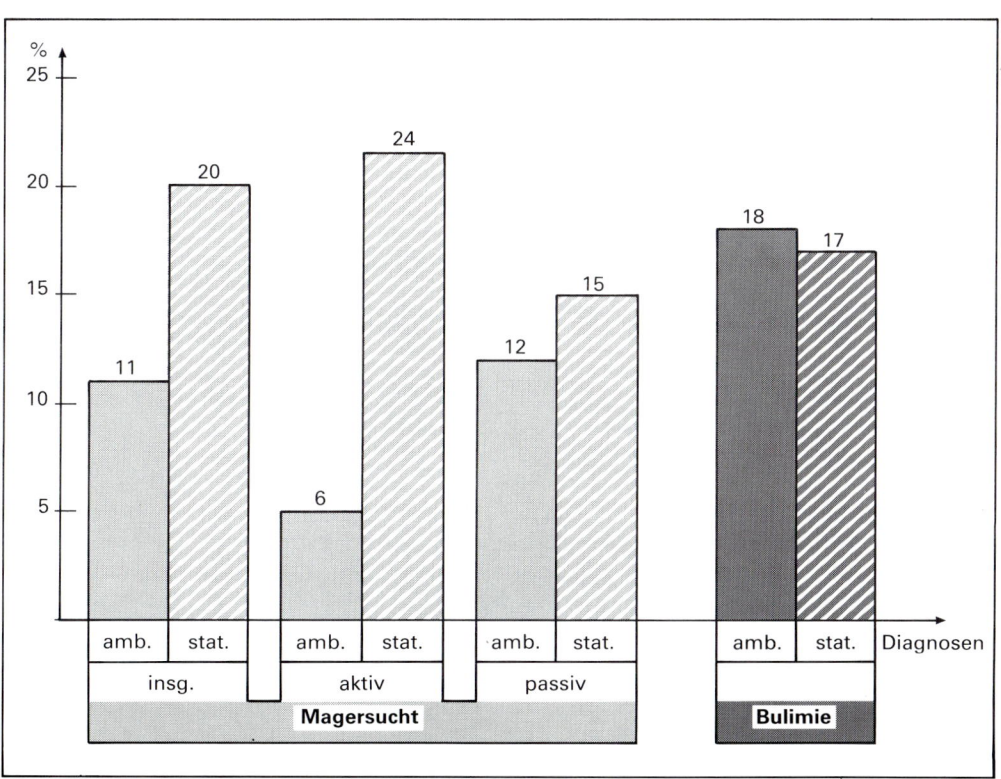

chungsergebnisse mit günstigem Verlauf bei etwa 1/3 der Patienten, Restsymptomatik bei 1/3 und Chronifizierung bei einem weiteren Drittel (602). Wesentliche Besserungen werden auch von anderen Autoren hervorgehoben (406, 481, 613, 671). Über gehäuft chronisch rezidivierende und chronisch persistierende Verläufe wird mit dem Hinweis berichtet, daß keine spezifische Wirksamkeit innerhalb der verschiedenen Therapiekonzepte festzustellen ist (574). Mitunter werden auch gute Ergebnisse körperlicher Befunde erreicht, jedoch bleiben ausgeprägte Störungen der Affektivität und des Körperbildes bestehen (453).

Das Ergebnis einer anderen Nachuntersuchung Magersüchtiger zeigte folgendes Bild: 9% waren gestorben, bei 1/3 fand sich eine unveränderte Symptomatologie, 1/3 wies eine Besserung auf, schließlich 1/3 eine »gute Besserung« (57). In einer weiteren Studie über diese Patientengruppe ist eine Letalität von 12% registriert; diese lag also deutlich höher als in anderen Sammelstatistiken, die zwischen 5,7 und 6,8% angegeben wird (171, 292, 607). 38% waren in einem guten Zustand oder geheilt, bei mindestens 43% persistierten noch Symptome von Krankheitswert, 17,5% hatten eine schwere Chronifizierung (128). In einer weiteren Mitteilung wird über eine Letalität von 0,5−0,6%/ Jahr berichtet (307, 599, 607, 608).

Die Ergebnisse der Therapie bei 218 Patienten mit Magersucht (1965−1979) nach einer Behandlung mit einem »speziellen Programm« (Bettruhe, Phenothiazine, Sondennahrung und strikte Führung) wurden 1987 mitgeteilt (145): Bei 93% war eine Katamnese zu erheben, eine Heilung fand sich bei 53%, noch deutliche bzw. schwere Störungen bei 27%, während 14% verstorben waren. In einer Gruppe von 39 Patienten, die 1980−1983 zusätzlich psychotherapeutisch behandelt wurden, ergab sich ebenfalls eine »praktische Heilung« von 53%, somit kein Unterschied gegenüber der Behandlung ohne die Psychotherapie, jedoch eine »psychologische Verbesserung«.

In einer randomisierten Studie über 81 Patienten mit Magersucht bestand kein sicherer Unterschied der Ergebnisse bei Behandlung mit Verhaltenstherapie gegenüber einer Kontrollgruppe (139, 199). Über relativ ungünstige Ergebnisse der Therapie mit operantem Konditionieren bei Magersucht wird ebenfalls berichtet (201, 202). Bei Patienten mit Bulimie, die in 3 Gruppen unterschiedlicher Schwere eingeteilt worden waren, fand sich 2−5 Jahre nach der stationären Behandlung noch bei 87% eine Symptomatologie, weshalb die Prognose für dubios gehalten wird (591);

etwa gleiche Wirkungen hatten Gruppentherapie und Verhaltenstherapie bei Bulimiekranken (189).

Abraham u. Mitarb. (2) klassifizierten das Behandlungsergebnis bei Bulimie in die 3 Gruppen: geheilt, gebessert und unverändert.

Die Heilungskriterien waren:

1. Kein Freßanfall oder weniger als 1mal/Monat.
2. Kein selbstinduziertes Erbrechen.
3. Kein Abführmittelmißbrauch.
4. Keine anderen Verhaltensstörungen zur Gewichtskontrolle oder zum Gewichtsverlust.
5. Stabiles Körpergewicht mit Schwankungen bis zu 3 kg.

Die Kriterien der Besserung waren:

1. Kein Freßanfall oder weniger als 1mal/Woche.
2. Kein selbstinduziertes Erbrechen oder weniger als 1mal/Woche.
3. Kein Abführmittelmißbrauch, allenfalls weniger als 1mal/Woche.
4. Keine anderen Verhaltensstörungen, um das Gewicht zu kontrollieren oder zu reduzieren.
5. Gewichtsschwankungen bis zu 3 kg.

Die Bulimie wurde als unbeeinflußt bezeichnet, wenn eines der folgenden Kriterien vorlag:

1. Freßanfall mehr als 1mal/Woche.
2. Selbstinduziertes Erbrechen mehr als 1mal/Woche.
3. Abführmittelmißbrauch mehr als 1mal/Woche.
4. Durch Fehlverhalten hervorgerufener Gewichtsverlust.
5. Gewichtsschwankungen von mehr als 3 kg.

Neben dieser Befragung wurden auch andere Methoden zur Beurteilung des Behandlungsergebnisses angewendet, entsprechend schwankten die festgestellten Heilungsraten zwischen 29 und 42%.

Für die Prognose der Magersucht und Bulimie lassen sich einige Determinanten festlegen, die in Tab. 14 zusammengefaßt sind. Nicht ein einzelnes Merkmal, sondern die Summe mehrerer Faktoren kann die Krankheitsdauer, den Krankheitsverlauf und das Therapieergebnis belasten oder eine Indikation zur individuellen Modifikation der Beurteilung und Therapie darstellen.

Manche Autoren betonen, daß der Beginn der Krankheit im frühen Alter prognostisch deutlich günstiger sei als eine spätere Manifestation, vor allem im Erwachsenenalter. Mitunter wird auch auf die prognostische Bedeutung der Kind-Eltern-Beziehung besonders hingewiesen (108).

In der Literatur ist die Wertung der einzelnen prognostischen Kriterien (64, 253, 287, 336, 489) recht unterschiedlich.

Wiederholt wird hervorgehoben, daß als günstiges Zeichen die regelmäßige und spontane Menstruation anzusehen sei, ein stabiles Gewicht mit ±15%, normale Eßgewohnheiten ohne bulimische Episoden und restriktive Diät sowie eine normale Beziehung zum eigenen Körper ohne unrealistische Überschätzung des Körperbildes.

Für einen der wichtigsten Faktoren, der die Prognose der Krankheit beeinflußt, vielleicht sogar den wesentlichen Anteil am Langzeitergebnis der Therapie, halten wir die Kontinuität der Psychotherapie mit vor allem auch nahtlosem Übergang von der stationären zur ambulanten Behandlung und – wenn irgend möglich – ohne Therapeutenwechsel.

Trotz aller Erkenntnisse über die Magersucht und mancher ermutigender therapeutischer Fortschritte wird das beste Behandlungsergebnis zunächst als »kontrollierte Autonomie« (396) zu definieren sein und seltener als »Heilung«. Den herausragenden individuellen Anteil im Verlauf und in der Prognose hat *Russell* (513) treffend gekennzeichnet:

Genetische Disposition
Hereditäre psychopathologische Belastung
Schwere prämorbide Entwicklungsstörung

Große Zeitspanne zwischen Krankheitsbeginn
    und Therapie
Mangelhafte Therapiebereitschaft
Geringe Introspektionsfähigkeit
Kombination mit anderen Krankheiten und Süchten
Ausgeprägte psychische Symptomatologie
    Zwänge, Selbstbeschädigung, Suizidversuche

Abbrüche der Therapie

Somatische Folgen der Krankheit
Sozialmedizinische Folgen der Krankheit
    sozialer Abstieg
    keine berufliche Perspektive
    Rentenverfahren
    Hospitalisation

Fehlende Kontinuität der Langzeittherapie
    »Therapieabriß« nach stationärer Behandlung

Tab. 14
Merkmale eines negativen Einflusses auf
die Prognose der Magersucht und Bulimie

»One of the mysteries of anorexia nervosa is the unpredictability in respect of course and outcome in an individual patient.«

Auch für die Bulimie trifft dies uneingeschränkt zu.

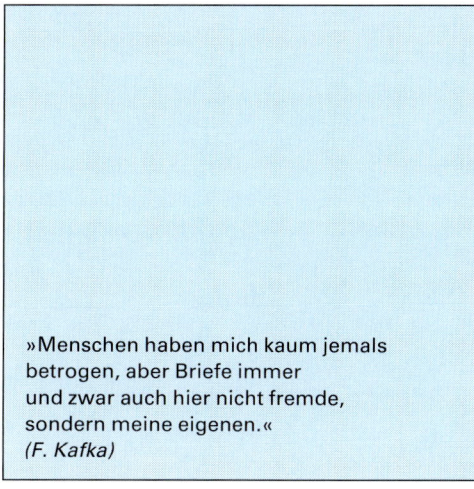

»Menschen haben mich kaum jemals
betrogen, aber Briefe immer
und zwar auch hier nicht fremde,
sondern meine eigenen.«
(F. Kafka)

Reale Briefe
fiktiver
Schreiber

Eine An-Fall-Geschichte

Natürlich für Prof. Feiereis und Regina

Franziska Jeander

Liebe Schwester,

sicherlich wunderst Du Dich, von mir einen Brief zu erhalten. Wir haben lange nichts mehr voneinander gehört, sind uns konsequent aus dem Weg gegangen.

Es wäre sicherlich leichter, würde ich Dir nicht von dem erzählen, was uns beide betrifft. Wieviel einfacher wäre es, Unangenehmes ungesagt zu belassen, damit es ungeschehen bleibt. Das Schweigen ist mir jedenfalls durchaus vertrauter als das Erzählen: Ich habe es lange Zeit erfolgreich eingeübt.

Nun aber beginne ich diesen Brief nicht nur wegen eines schlechten Gewissens Dir gegenüber, sondern auch, weil ich eine vage Hoffnung auf eine vielleicht letzte Möglichkeit, mich selbst oder mein Leben aushalten zu können, im Abfassen eines Briefes sehe, den ich nun fast zufällig an Dich richte.

Was Dich betrifft, liebe Schwester, beginne ich mit einer Art Geständnis:

Während meines seltenen Besuchs bei unseren Eltern fand ich im Gästezimmer einige von Dir lieblos hinterlassene Tagebücher, Zettel, Hefte und Bilder, die derart dalagen, um entweder schnell vergessen und weggeworfen oder aber von jemandem gelesen zu werden. Nun, Du kannst es Dir denken: In einer der vielen schlaflosen Nächte fiel mir Dein Geschreibsel zuerst in die Augen, dann in die Hände — ich begann zu blättern, dann zu lesen, weiter und weiter zu lesen, und das bis zum Ende.

Du kannst Dir vorstellen, daß ich nicht nur meiner Indiskretion, sondern auch des Inhalts Deiner Aufzeichnungen wegen verwirrt bin.

Um ehrlich zu sein, grub ich mich nicht so tief in Deine Gedanken, weil ich besonders an Dir und Deiner Vergangenheit interessiert gewesen wäre, denn eigentlich kennen wir uns ja wenig, sind durch entscheidende Jahre voneinander getrennt und kaum miteinander aufgewachsen. Viel eher erwachte mein Interesse, weil ich vieles beschrieben fand, was mich selbst betrifft und ich noch nie jemandem, noch nicht einmal dem Papier, anvertraut habe.

So sind Deine vor einigen Jahren festgehaltenen Gedanken, Zweifel und Nöte für Dich nun Vergangenheit, für mich alltägliche Gegenwart geworden.

Aus Furcht vor Deiner Antwort, auf die ich um so mehr warte, beende ich nun diesen Brief und frage mich, ob Du mir zuhören und vor allem mehr von Dir erzählen magst.

Deine Schwester

Liebe Schwester,

welch' Erstaunen über Deinen Brief. Doch erst einmal danke ich Dir. Allem voraus sei versichert, daß ich Dir das Durchforsten meiner Tagebücher nicht übelnehme, wenn auch der Gedanke, daß Du nun mit all meinen archivierten Qualen, meinem Selbstmitleid und meiner Hoffnungslosigkeit vertraut bist, mich ein wenig verunsichert und befremdet. Wäre ich doch nie auf den Gedanken gekommen, gerade Dir von den gern versteckten und verschwiegenen »dunklen« Seiten meines Lebens zu erzählen.

Vielleicht ergreifen wir die Gelegenheit und versuchen ein Gespräch, was uns früher wohl unmöglich war.

Wenn es auch schwer fällt, will ich Dir mehr erzählen von dem, was ich jahrelang erst vor mir, dann nur vor anderen sorgsam verheimlicht habe und was nun den Namen »Krankheit« trägt.

Doch zuallererst wäre ich froh, von dir zu hören, was Deine Sorgen sind.

Schreibe bald!

Deine Schwester

Liebe Schwester,

nach einer schwarzen Nacht setzt das Schreiben ein.

Einer der Vorteile der nächtlichen Einsamkeit ist die Unsichtbarkeit meiner Person: Niemand sieht mein aufgeschwemmtes Gesicht, die gläsernen Augen, den ermüdeten Körper. Niemand sieht die Verwüstungen in der Küche und den in ein paar Stunden produzierten Müllberg. Die Wohnung macht den Anschein, als ob 10 weißgesichtige Kannibalen kurz vor dem Verhungern eingedrungen wären und alles Eßbare in beliebiger Reihenfolge wie Wölfe verschlungen hätten.

Dieses Rudel nun ist aber kein seltener Gast, man kann es nicht einfach vor der Tür stehen lassen oder vor ihm fortlaufen, da es in mir selbst wohnt und mich beizeiten zu einer der ihren macht (Abb. 257; »Essen [I]«).

So laufe ich oft mit ihnen an den Kühlschrank, in die Speisekammer, in den Keller, um Dinge zu finden, die eßbar erscheinen. Manchmal ist das weiße Rudel nicht vollzählig anwesend − dann esse ich nur ein Kilo Nudeln statt zweier, nur 10 halbe Brötchen statt 10 ganzer und laufe in der Nacht nicht mehr wie sonst zum Bahnhof, um dort nach einer Imbißstube zu fahnden, die mir nach Mitternacht noch Nachschub zur Verfügung stellen könnte.

Meistens hält sich einer der Weißen im Badezimmer auf und winkt mir zu. So laufe ich und spucke alles, was sich in mir befindet, in die Toilette, mal mit Hilfe eines Löffels, mal ohne.

Langsam verschwindet das Rudel, die Leere dehnt sich aus.

Kraftlos liege ich und warte auf die sich wieder und wieder wiederholenden Selbstvorwürfe.

Ich wünschte, mich gäbe es nicht.

Ich trinke Wein, denn vor Erschöpfung bin ich zu müde, um Ruhe zu finden, um einzuschlafen.

Der Alkohol wird zur einzigen Möglichkeit, den Kopf anzuhalten.

Man sieht schon den Morgen, Menschen machen sich auf den Weg – ich stelle mir vor, sie wissen, was sie tun.

An die Decke starren.

Deine Schwester

Liebe Schwester,

ich sehe Deine Nächte wie eine Serie von schlechten Kriegsfilmen vor meinen Augen, mal wird die Hauptrolle von Dir, mal von mir besetzt. Zu gut kenne ich diesen Film – so schlecht er auch ist, zeigt er doch viele Variationen.

Wann hast Du zum ersten Mal eine Rolle in ihm übernommen, wann hast Du ihn zum ersten Mal gesehen? Wer hat sein Konzept entwickelt?

Ich mache das Elternhaus zu unserem ersten Drehort. Da kannst Du sie sehen, un-

Abb. 257: »Essen (I)«
Vor dem Essen. Noch 2 Un-Möglichkeiten: Nie mehr essen oder immerzu essen. Ich fürchte mich vor dem Hunger. Nach dem 1. Bissen der erwartete Kontrollverlust. Ich stehe hinter mir, sehe mir bei der Einverleibung sämtlicher Lebensmittel zu. Kein Halten. Dabei Selbstvorwürfe, bis sich Leere einstellt – nun ist mir alles egal

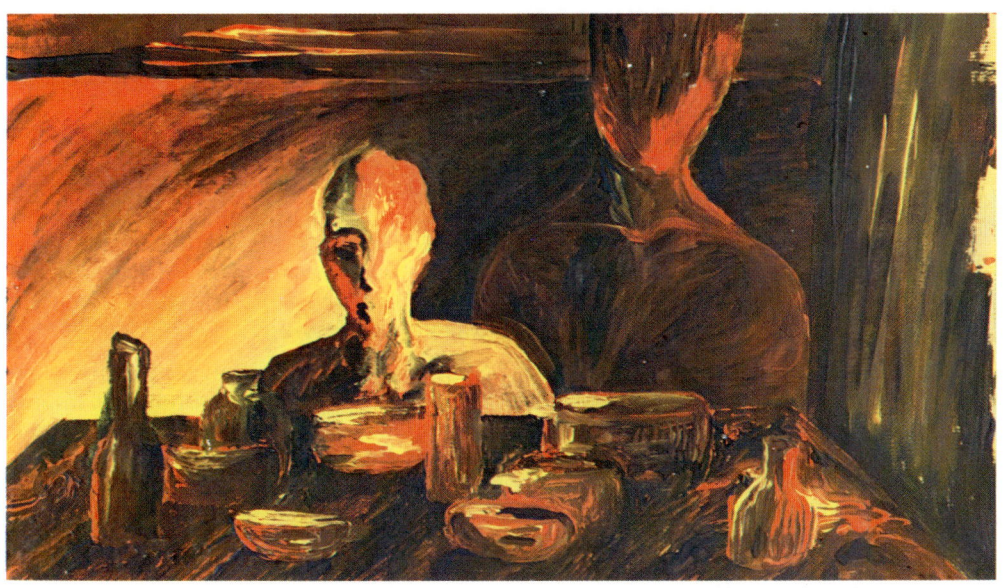

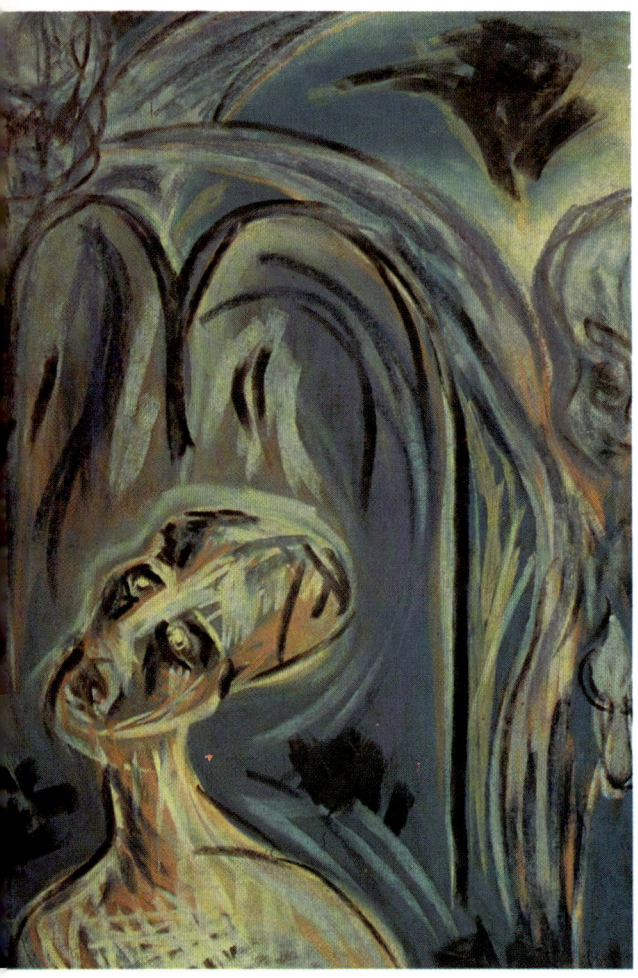

sere Familie mit der ein wenig gluckenhaf-
ten Mutter, den galanten Vater, der ständig Wichtiges zu tun hat und auf der Straße von allen Passanten gegrüßt wird.
Auch die Kinder läßt man gleich auftreten:
Du als die älteste Tochter, von vornherein
das kleine, niedliche und eitle Mädchen;
zwischen uns steht der Bruder, der den Vater ein wenig ängstlich, aber mit trotzigem
Blick anschaut, denn er würde bestimmt
wieder etwas an ihm auszusetzen haben;
ich stehe in dieser Szene ganz in der Nähe
des Vaters, denn dort konnte ich sicher
sein, bald ein anerkennendes Wort oder
eine Liebkosung zu erhalten. Ich freue
mich, wenn der Vater sich über mich freut,
bin stolz, wenn er stolz auf mich ist
(Abb. 258; »Im Blick«).

Beim Szenenwechsel laufe ich zum Bruder, bin froh, daß ich ihm so ähnlich sehe,
versuche heimlich, seinen Gang nachzu-
ahmen, seinen trotzigen Gesichtsausdruck zu imitieren. Warum wurde er eigentlich ständig vom Vater ausge-
schimpft, warum mußte er sich immerzu
verteidigen, obwohl er doch woanders als
zu Hause gern gesehen und beliebt war?

Am liebsten hatte ich ihn, wenn er mich
mit zum Fußballspielen zu seinen Freunden nahm und wir abwechselnd ein Tor
nach dem anderen schossen. Als einziges
Mädchen durfte ich mit diesen großen
Jungen mitspielen; mein Name hatte sich
dort verändert, ich hieß hier »F.'s Schwester«.

Von diesen Unternehmungen brauchte
der Vater allerdings nicht unbedingt etwas
zu wissen. Ihm gefiel es weitaus besser,
wenn ich mich in meinem Zimmer verkroch, Bücher las oder Hausaufgaben erledigte – das nämlich tat der Bruder nie; also wurde ich zu seinem Vorbild gemacht,
was ihm keineswegs zusagte.

Später begann ich neben der Schule einen
anderen Sport: das Fechten. Die Eltern
freuten sich, daß es nun mit dem Fußballspielen ein Ende hatte und ich mich einer
Tätigkeit zuwandte, »bei der man denken
mußte«. Schnell artete das Fechten zu einem Leistungssport aus, und wenn ich ein
Turnier gewann, so schien es mir, als wür-

Abb. 258: »Im Blick«
Kinder-Gedanken: Meinem Vater gehört die
ganze Stadt, er ist ein überall anwesender Gott.
Ständiger Bezug auf den Vater. Er steht im
Hintergrund und sieht mir bei allem, was ich tue,
zu. 2 Gesichter des Vaters: das geliebte –
das verhaßte. Er soll mich in Ruhe lassen, aus
meinem Bild wachsen.
Nach einem der seltenen Besuche des Vaters in
der Lübecker Klinik schreibe ich: »Freude,
ihn zu sehen, besonders, weil sich Gelöstheit,
Eigenständigkeit einstellt. Harmoniebedürfnis
geht über die Lust zu disputieren (beides
gleichzeitig ist mit dem Vater nicht möglich).
Er sieht mich so, wie er mich sehen will:
Nur kann er nun nicht mehr an der Realität
›Krankheit‹ vorbei.« (26. 10. 1983)

de mein Vater am lautesten von allen Zuschauern klatschen.

Er lobte meinen Ehrgeiz, meine Selbständigkeit und Erfolge. Um die Schule brauchte man sich im Gegensatz zum Bruder nicht zu kümmern. Im Unterschied zu ihm und Dir, liebe Schwester, war ich an Büchern, Theater, Musik und Politik interessiert: Deshalb hielt mich der Vater auch für »begabt« und »klug« und konnte Euch, indem er mich lobte, gleichzeitig Vorwürfe machen.

Ich glaube, mir war schon früh klar, daß mir der Vater Qualitäten andichtete, die ich gar nicht besaß. Für ihn war es schnell ausgemacht, was aus mir zu werden hätte: »Dirigentin«, »Ärztin« oder »Professorin« . . . Obwohl ich mich nicht gegen sein Lob wehrte, es sogar genoß, empfand ich mich doch dabei als Lügnerin. Auf jeden Fall hatte ich durchaus gelernt, vor allem für Leistungen geliebt zu werden.

Die Mutter hingegen war an anderen Dingen als der Vater interessiert. Sie war froh, wenn die Kinder gesund waren, gut aßen und zu Hause blieben. Erinnerst Du Dich noch? Wenn wir krank waren, hatte man bei ihr den Himmel auf Erden. Jeder Wunsch wurde erfüllt: Spielsachen, lang erwünschte Bücher, die sonst verbotenen Comic-Hefte, Süßigkeiten und vieles mehr wurde einem ans Bett gebracht. Es erscheint mir, als hätte ich ihre Zärtlichkeiten auch nur ertragen, wenn ich krank war. Sonst habe ich mich wohl immer dagegen gewehrt — es alles war mir zu eng.

Zu anderen Zeiten beschäftigte sich die Mutter aber auch hauptsächlich mit ihrem »Sorgenkind«: Der Bruder war ständig krank, hatte große Schwierigkeiten in der Schule, verschwand plötzlich für ein paar Nächte, erhielt Verweise von Lehrern, die ihn beim Haschisch-Rauchen ertappt hatten, war Alkohol und anderen Drogen keineswegs abgeneigt und machte noch bis zum 16. Lebensjahr ins Bett.

Neben der Hauptsorge um den Bruder hatte die Mutter jedoch noch viele andere: Die Sorge um den Gesundheitszustand sämtlicher Familienmitglieder, vor allem um ihre Ernährung und ihren Appetit, die Sorge um eine eventuelle Überanstrengung beim Sport oder in der Schule, um warme Strümpfe und dicke Schals.

Während der Vater jedes meiner Vorhaben bestärkte, wurde es von der Mutter ängstlich in Frage gestellt. Als ich mit 14 Jahren zum ersten Mal allein ins Ausland fuhr, kam es mir vor, als wäre sie fast vor Angst gestorben.

Wir Kinder hatten uns aber schon daran gewöhnt, daß sich die Eltern bei allem, was uns betraf, wie heimlich verabredet uneins waren: Der Vater erlaubte, die Mutter verbot und umgekehrt.

Heute erscheint es mir, als hätte ich die Mutter vor allem wegen ihrer Unentschlossenheit und Furcht vor allem Unbekannten, ihrer Weichheit und Unterwürfigkeit verachtet. Meine größte Sorge war seit langem, niemals so zu werden wie sie.

Mutter, weine
ich, ich denke
(Barthes)

Erinnerst Du Dich noch, wie froh sie war, wenn wir mit ordentlichem Hunger alles vertilgten, was sie uns anbot? Noch heute hat es den Anschein, daß die Mutter ihre Liebe zu uns vor allem durch das Anbieten von Sahnetorten, Nudelaufläufen oder Schokoladenkeksen ausdrücken kann. Ihren Tick, Lebensmittel wie zu Kriegszeiten zu horten, wird sie wohl nicht mehr aufgeben können.

Ich glaube, der Vater war mit allem einverstanden, was ich tat und plante. Mir gegenüber wurde er nur vorwurfsvoll, wenn ich einige meiner Freunde mit nach Haus brachte: Der eine sei »ein Kommunist«, der andere hätte »einen sexuellen Mund«, der dritte »Proletenmanieren« . . .

Um diese Reibungspunkte in dem sonst so »ungetrübten« Verhältnis mit meinem Vater zu umgehen, gab es viele Möglichkeiten. Mein zweites Leben fand einfach neben der Familie statt. So konnte ich mich darüber »freuen«, wie großartig mich der Vater im Gegensatz zu den anderen Geschwistern fand, ohne mich konfliktreichen Auseinandersetzungen aussetzen zu müssen.

Heute kann ich mir gut vorstellen, daß Du damals nicht viel von mir wissen wolltest, mich vielleicht sogar gehaßt hast: War uns damals klar, daß uns die Rollen der Rivalinnen zugeordnet wurden?

Liebe Schwester, unser Film ruft die Erinnerungen wach: Ich mißtraue ihnen.

Sie machen mich müde und schwer; so schreibe ich später weiter.

Deine Schwester

Liebe Schwester,

was ist zu tun? Man schreibt Briefe. Denkt sich ein Leben. Sucht nach Erinnerungen, um sie zu Erklärungen zu machen. Manchmal die Vorstellung, veränderlich zu sein.

Was bleibt, als zu erzählen.

Weißt Du, gestern war ich stolz auf mich: Drei Tage lang habe ich nichts gegessen, hoffte abzunehmen, brauchte nicht zu erbrechen, hatte mich unter Kontrolle und war frei von störendem, ekelhaftem Hunger. Was alles konnte ich während dieser Zeit tun: Von morgens bis abends war ich beschäftigt: Lesen, Theaterproben, Szenenschreiben, abends in Kneipen mit Freunden, nachts das Tagebuch.

Wieder einmal bin ich umgefallen. Hunger. Die Gedanken kreisen wie gelbe Geier um das Essen – das verbotene Essen, die Sünde. Des Nachts liege ich zwischen Bergen von Schinken und Orangen, im Traum esse ich Feigen und Nüsse. Ekelerregende Bilder von meinem Körper: fett, ölig, talgig, ausgeleiert, formlos. Masse.

Die Waage schreit vorwurfsvoll; magische Zahlen bestimmen über mich: Sie fordern meinen Gehorsam.

Gestern noch dachte ich, nun endlich mit dem Erbrechen aufhören zu können. Bei jedem Bissen indes taucht die Vision des faserigen und unersättlichen Körpers auf, den ich zu kontrollieren nicht in der Lage bin. Der mit Bedacht auf die Kalorien gegessene Apfel, der Diätjoghurt und das Knäckebrot werden wieder ausgespuckt. Danach dann unkontrolliertes Essen bis zum Schlafen.

Der Traum bestimmt den Tag:

Ich liege im Bett, schlafend. Ein quälender Juckreiz weckt mich. Durch »hysterisches« Kratzen wird der Reiz verstärkt. Ich springe aus dem Bett und nehme in einem verzerrenden Spiegel das Bild meines Körpers wahr, der gänzlich von Flechten und Pestbeulen übersät ist. Schnell laufe ich zur Mutter, plötzlich ein Kind, zeige ihr entsetzt meinen Körper und weine. Die Mutter aber lacht und sagt: »Du filmst schon wieder.« Bei erneutem Hinsehen sind Beulen und Flechten im Spiegel verschwunden. Das erschreckt mich noch mehr,

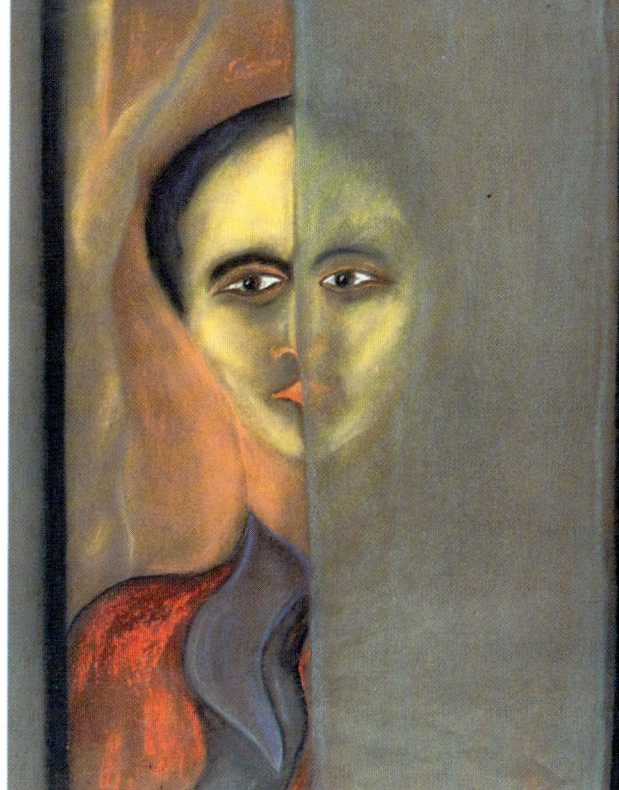

259

ich bin verwirrt. Die Mutter lacht. (14. 5. 1982)
(Abb. 259; »Die Lepröse«.)

Meinen Zustand kann ich kaum beschreiben. Im Leben der anderen führe ich eine Komödie auf, die dahinterliegende »Tragik« bemerken die Statisten nicht.

Vielleicht bin ich schlicht »verrückt« oder »schizophren«, wer weiß das schon.

Ärgerlich ist, wie sehr ich am Leben klebe. Es wäre einfacher, damit aufzuhören.

Liebe Schwester, endlos denkt der Kopf, doch ohne Auswirkungen. Ich tue etwas, ohne es zu »wollen« – ist das möglich? (Abb. 260; »Frau«.)

Wie eine moderne Kriegsmaschine werde ich einmal vom Kopf, dann vom Körper überrollt, doch kann ich die Feinde nicht sehen. Nach dem Kampf werde ich zum Zuschauer dessen, was schon längst geschehen ist.

Ob der »entrückte Zustand« der »Realität« vielleicht angemessener ist als ordentlich und brav das zu tun, was einem erlaubt ist? Ein Haß gegen alles lautlos Funktio-

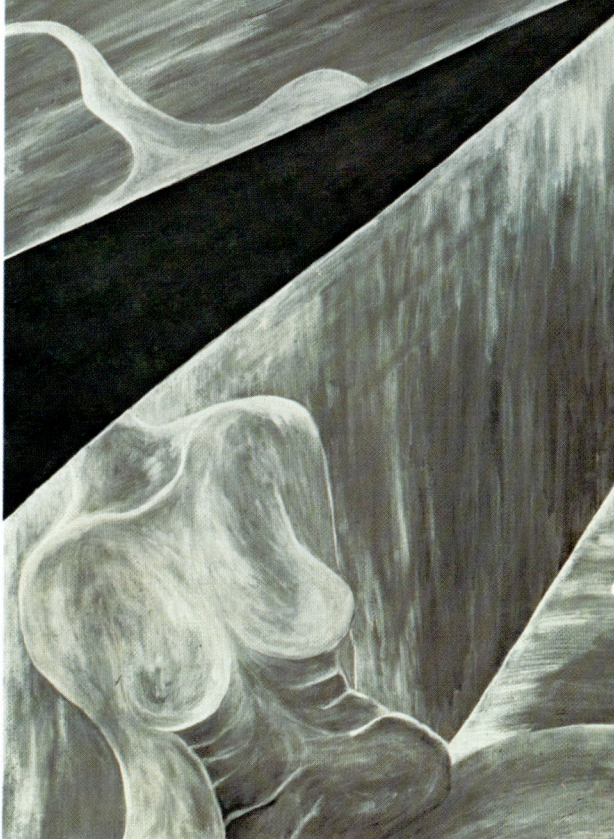

Abb. 259: »Die Lepröse«
Von innen vergammelt, innerlich krank und tot. Es gibt zwei Seiten der Person. Eine die Feindin der anderen. Lächerlich vorklassischer Konflikt. »Alles ist möglich, wenn es in den Gedanken bleibt – irrationale Realität (was sind eigentlich unvernünftige Gedanken?).«
(7. 11. 1983)

Abb. 260: »Frau«
Während der Esserei bin ich endlich nur Körper. Er schreit allem Denken seinen Hohn entgegen. Vor den Orgien immer das Gefühl, ekelerregend fett, schwülstig, schwer zu sein. Nach dem Essen und Erbrechen dann Leichtigkeit und Leere

260

nierende um mich herum und Verachtung gegenüber allem »Normalen« greift Raum.

Ekel.

Was schreibe ich Dir davon! Du kennst genau wie ich diese Nicht-Zustände, das Sich-im-Kreise-drehen-ohne-Ende.

Und Du? Ich weiß, Du warst in einer Klinik, in mehreren, warst lange Zeit für die Eltern nicht zu erreichen und über ein Jahr wie aus der Welt.

Und ich? Manchmal kommt mir der Gedanke, irgendwo nach Hilfe zu suchen, vielleicht einen Arzt aufzusuchen, über alles zu erzählen, den Anschluß wieder herzustellen.

Doch was würde passieren? Ich stelle mir vor, in einer ordentlichen Praxis zu sitzen, zu lächeln und dabei eine Geschichte zu erzählen, die den Raum in eine Folterkammer verwandeln würde: Ich würde ein Märchen erzählen müssen von einem kleinen und freundlichen Mädchen, das sich nachts mit rasender Geschwindigkeit in eine sich fortwährend ausdehnende Amöbe verwandelt, aus deren Poren öliges Gift hervorquillt. Die Flüssigkeit umfängt schleimig alle Gegenstände, die Umrisse verschmieren, nichts grenzt sich ab, das eine ist das andere. Dieses beständig mutierende Amöbenwesen breitet sich aus, verschlingt jede Form, ist absolut. Noch sitzt das freundliche Mädchen neben dem Untier, wundert und wehrt sich: Dann aber wird der allnächtliche Gottesdienst vorbereitet, und das Mädchen verschwindet. Mit hektischen Bewegungen verschlingt die gesichtslose Qualle alles sie Umgebende, leibt sich die Welt ein. Dann lacht etwas leise auf: Es ist vollbracht.

Die verschleimten und unkenntlichen Gesichtszüge beginnen sich zu entspannen, nachdem alle aufgesogene Substanz wieder abgesondert wurde. Erst jetzt können die Augen wieder wahrnehmen: Sie schauen leer und kalt die Verwüstung an. Und auch der rastlose Mund hält blutend inne. Hat man Glück, kann man erleben, wie sich aus Masse und Gallert die kleine Gestalt des Mädchens erhebt: Sie kann diesem Film nicht glauben.

Und meinst Du, liebe Schwester, daß man diese Geschichte nicht nur für eine Geschichte halten würde? Wer könnte schon hinter diesem traurig berichtenden Mädchen eine blutsaugende, muttermordende Hyäne vermuten? Wird man nicht einfach die Ohren zuhalten, von all dem Weltekel nichts wissen wollen?

Deshalb würde ich bestimmt eine andere Art von Märchen erzählen: eines mit zwar verhaltenen, aber doch auch bekannten Farben: es wäre aushaltbar für mich und den Zuhörer. Dem Arzt würde ich also erzählen, daß ich mich nicht wohl fühle, nicht »richtig« essen könne, dünner würde und von Grund auf ermattet sei.

Sag, liebe Schwester, wäre solch ein Besuch nicht Zeitverschwendung für den Doktor und mich?

Und dann denke ich auch immer wieder, daß ich die Amöbe selbst verjagen könnte. Liegt es nicht einfach an meiner Disziplinlosigkeit, müßte ich mich nicht einfach besser »im Griff« haben? Bin ich überhaupt krank?

Mir selbst wie anderen stehe ich als Lügnerin gegenüber: »Gut geht's mir«, sage ich und glaube mir manchmal sogar.

Liebe Schwester, ich habe Dir viel vorgejammert – ich schäme mich, doch sehe ich keinen anderen Weg mehr, als Dich mit meinen Briefen zu belästigen: ich kann nichts mehr unterscheiden.

Mir geht es zum Kotzen.

Deine Schwester

Liebe Schwester,

mußt Du Dich schämen, wenn Du Worte findest für das, was Du erlebst, worunter Du leidest?

Wie Du kenne ich die Zustände der Ohnmacht mir selbst gegenüber. Wie verdammt stehe ich vor meinen eigenen Handlungen, um ihnen nichts als zuzuschauen. Während einer Handlung, zu der ich mich wie in einem Anfall gezwungen fühle, gibt mein Kopf einen nicht endenwollenden und gänzlich uneffektiven Kommentar: ich tue genau dasjenige, was ich mir verboten habe, von dem ich mit Sicherheit (!) weiß, daß es mir schadet (Abb. 261; »Kopflos«). Wie eine rituelle Handlung erscheinen mir das sich wiederholende Einverleiben von Essen sowie das sich anschließende Erbrechen. Nicht nur dieses Ritual, auch der vorhergehende »Kampf« gegen dieses Verhalten wiederholt sich immer wieder in vergleichbarer Form. Oft habe ich mich gefragt, ob ich nicht eine merkwürdige Art von Lust dabei empfände: Vielleicht ist es Lust der Ohnmachtsempfindung gegen sich »selbst«, oder besser, gegen den »Kopf«, wenn es denn so etwas gäbe.

Seit ungefähr 1½ Jahren lebe ich nun ohne diese Art von zwanghaftem Verhalten, das nun fast 10 Jahre lang seinen Dienst geleistet hat. Doch denke ich nicht, daß ich dadurch wie »erlöst« bin von etwas Fremdem und Bedrohlichem, was nun plötzlich nicht mehr existent ist; früher allerdings habe ich ungeduldig auf ein Wunder gewartet, das mich nun endlich befreien sollte von dem Bösen in mir. Zu gut kenne ich noch immer abrupte Impulse, ohne Hunger oder Appetit essen zu wollen, um einfach »abzutauchen« in eine Form von kurzfristigem Dasein, das mich von allem, was ich sonst für »Realität« halte, verläßlich entbindet.

Manchmal ist's wie früher: Die Leere schlummert, lauert auf mich, springt mich in einem unerwarteten Moment an. Und ich denke, diese Zustände werden mich weiterhin begleiten – doch nicht bestimmen. Inzwischen kann ich arbeiten, studieren, Freizeit und Ruhe genießen: Mein »al-

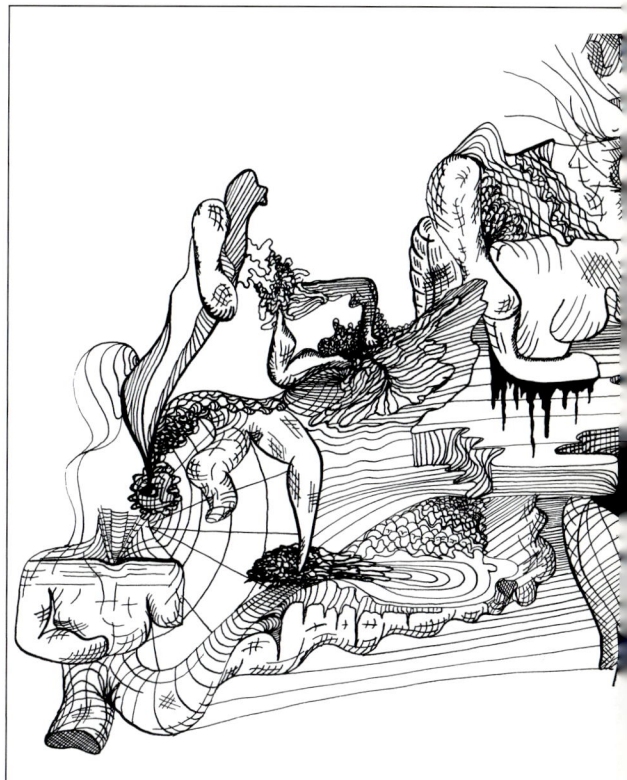

Abb. 261: »Kopflos«
Selbstzerfleischungsphantasien. Den Körper auseinandermontieren. Sich einen eigenen Körper schaffen. Wut gegen die Fremdbestimmung, diesen Körper als »den meinen« annehmen zu müssen. Ich habe ihn mir nicht ausgesucht. Wer ist »verantwortlich«: Kopf oder Körper? Ich will fort von mir, mich abschaffen

tes Leben« kommt mir plötzlich unfaßbar vor, in dem jeder Tag von ständigen Gedanken an Essen, Erbrechen und Gewicht beherrscht war, keinen Platz für anderes offenhielt und eben ausgehalten werden mußte.

Nun, Du siehst, daß ich Deine Situation auf meine Art kennengelernt habe. Auch wenn andere, die solcherart Schwierigkeiten nicht kennen, Dein Verhalten weder verstehen können noch wollen, ist es mir inzwischen fast undenkbar geworden, mich für etwas zu schämen, auf das ich sicherlich, wenn ich doch nur gekonnt, verzichtet hätte.

Es strengt mich an, etwas beim Namen nennen zu wollen, was immer wieder entflieht.

Gute Nacht,

Deine Schwester

Abb. 262: »Spiegel-Bild«
Vor dem Spiegel jedesmal Schrecken, Grausen. Ich habe ein anderes Bild von mir, als der Spiegel mir zeigt: ein fremdes Gesicht, aus dem Mund strömt Flüssigkeit (doch das sieht nur der Betrachter). »Zum anderen eignet sich ›die Krankheit‹ vorzüglich zur Abspaltung persönlicher Anteile, die nicht wahrgenommen oder aber entkräftet werden sollen.« (1982)

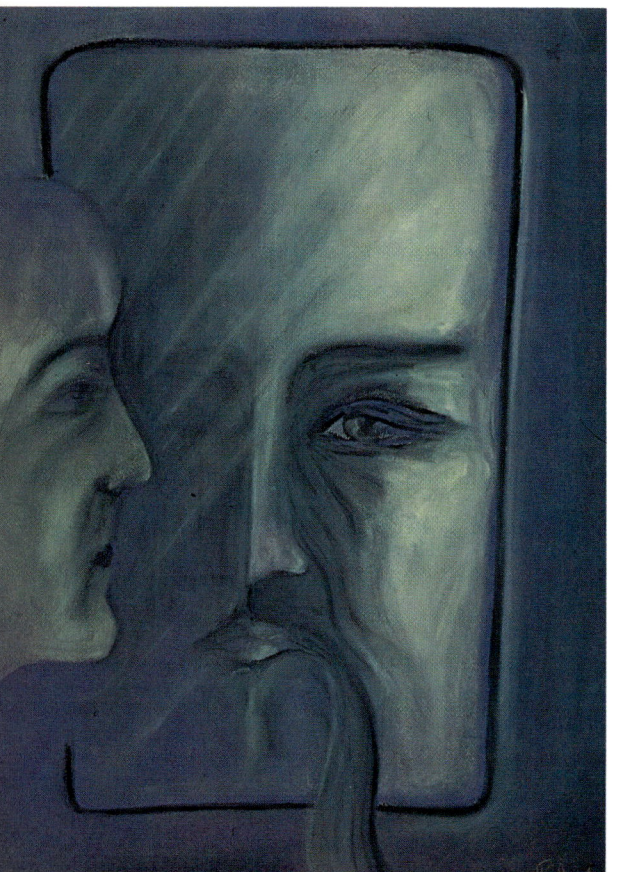

Liebe Schwester,

es war genau 16.48 Uhr, als ich heute erwachte. Alles Vorgenommene ist somit erfolgreich verpaßt.

Das Radio dudelt: »Doctor, Doctor, help me through the day.« Dafür aber müßte ich mich schon selbst um Hilfe bemühen.

Das ganze Zimmer mit Asche auszulegen, wäre ein adäquater Ausgleich des Mangels an Auslegware.

Sehe ich mein verquollenes Gesicht im Spiegel, brauche ich gar nicht erst etwas zu essen, damit mir schlecht wird. Ich denke: »Das zweite Gesicht«. Das Eigentlich-Spiel: Wie bin ich eigentlich, denn eigentlich bin ich ja doch ganz anders? (Abb. 262; »Spiegel-Bild«.)

Treffe ich Bekannte, so wird das unergiebige »F.-ist-gesund-Spiel« aufgeführt. Ich habe es inzwischen zur Meisterschaft gebracht, anderen Menschen eine Person vorzuführen, die mit mir nur insofern verbunden ist, als daß ich ihre Darstellerin bin. Ich wünschte, ich könnte mich selbst einmal sehen.

Schwindelerregender Wechsel von Minderwertigkeits- und Größenphantasien — Omnipotenzvorstellungen einer potentiellen Leiche.

Momentan geben nur die geschriebenen Buchstaben einen Halt. Sie machen den Anschein, als ob es doch möglich wäre, wenn auch nur kurzzeitig, etwas Ähnliches wie Ruhe zu phantasieren — und Ordnung.

Nun Stille.

Deine Schwester

Liebe Schwester,

auf Deinen Brief antworte ich, indem ich erzähle. Doch vorher denke ich darüber nach, welch einen großen Unterschied es doch für Dich bedeutet, ob Du nun schreibst oder mündlich berichtest. Natürlich, das gesprochene Wort ist verhängnisvoller: Auch ein Todesurteil ist erst gültig, wenn es gesprochen wird. Vielleicht aber solltest Du den Sprung zum Wort doch wagen, um zu sehen, daß Du danach am Leben bleibst.

Liebe Schwester, was ich mit »meiner Krankheit« und, um sie beim Namen zu nennen, der Bulimie aus den Erinnerungen heraus in Worte bringen kann, hört sich folgendermaßen an:

Eines Morgens saß mein Vater an meinem Bett und weinte. Der Bruder war gestorben.

Verschwimmende Bilder. Zuerst ein schweigendes Haus, dann Geschwader von Verwandten. Viel Alkohol (Abb. 263; »Der Trinker«). Die Beerdigung wie ein Aufmarsch von feisten Leichen, die einen Lebenden beklagen. Ein Händedruck, ein gefaßter Blick, ein Schluchzen, ganz nach Geschmack. Die Hunde bleiben auf dem Parkplatz – für eine Beerdigung sind sie nicht fein genug.

Nun der Umzug mit meinen Eltern in eine kleinere Wohnung. Das Zimmer des Bruders war überflüssig. Außerdem finanzielle Schwierigkeiten: man befand sich auf unsicherem Boden.

Die Schule wurde lästig, uninteressant; ich schwänzte viel, wurde lustloser. Andere Dinge nahmen Zeit in Anspruch: Theater spielen, Musik machen, in Kneipen jobben, Bücher lesen, die gerade nicht zum Schulkanon gehörten.

Plötzlich also erlebte ich die Schwierigkeiten meines Bruder: Ärger in der Schule und mit den Eltern. Lustlosigkeit, Konzentrationsschwäche, die Sucht nach Anerkennung außerhalb des Elternhauses. Obwohl ich mir der Absurdität des Gedankens bewußt war, erschien es mir doch so, als führte ich das Leben meines Bruders auf Kosten meines eigenen heimlich wei-

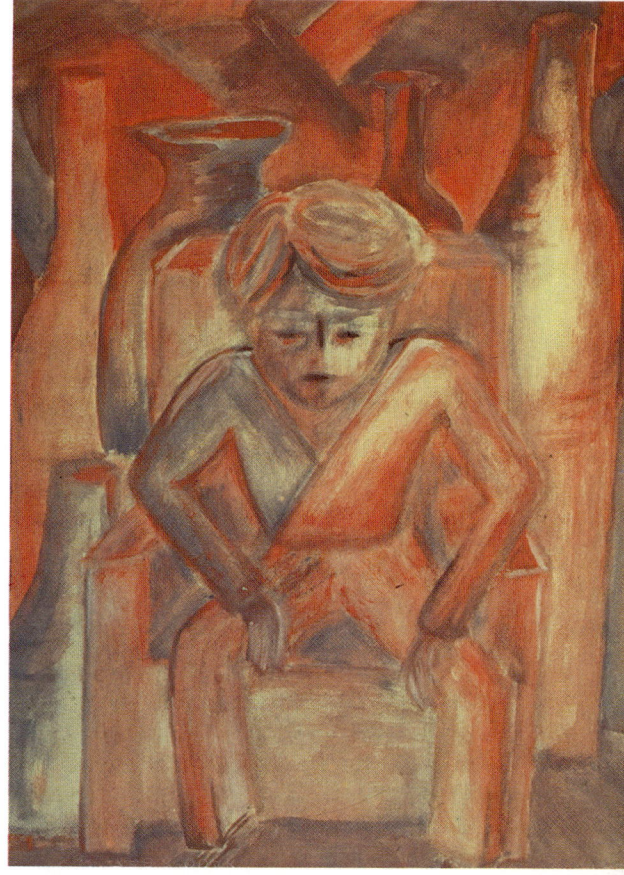

Abb. 263: »Der Trinker«
Vielleicht ist mein Bruder auch deshalb so früh gestorben, weil er so viel getrunken und geraucht hat, weil er Drogen nahm. Manchmal wünschte ich mir, es wäre wenigstens ein Selbstmord gewesen. »Du hast mich allein gelassen mit den Mördern.« (19. 10. 1981)
»Vielleicht wäre ich eine Alkoholikerin geworden, wenn ich mir nicht diese anderen Symptome ›ausgesucht‹ hätte.« (1981)

ter. Und wie sähe auch dieses Leben aus? Mit dem Vater in einer Art Haßliebe verbunden, die Mutter ganz für mich allein, und das ganze Leben wie eine nicht enden wollende Feier der Unsinnigkeit.

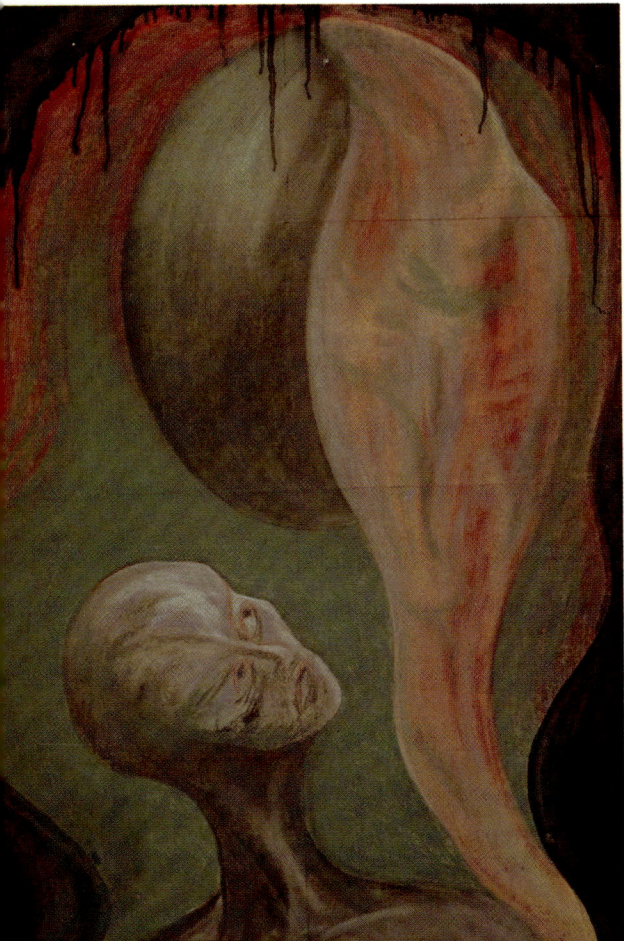

Dieses Leben nun brach aus den Fugen: amorphe Zeiten begannen, und Unbekanntes breitete sich aus. Drogen: wie im »Untergrund« konnte man nun diese sterile und geordnete Welt unterlaufen, ihr ein Schnippchen schlagen. Auf ungenaue Weise fühlte ich mich »im Recht« gegenüber all den betrügerischen Normen der offiziellen Welt (Abb. 264; »Welt«).

Eigentlich stand für mich fest, mit allem bisher Gelebten abzubrechen: So wollte ich kurz vor dem Abitur die Schule verlassen, wenn mich eine Lehrerin nicht umgestimmt hätte.

Ein Jahr nach dem Tod meines Bruders verbrachte ich den Sommerurlaub mit seinem früheren Freund, der zu meinem geworden war. Von ihm trennte ich mich während der Reise, da mich unsere gemeinsamen Nächte mehr und mehr abstießen. Einerseits wollte ich mich von den mir bewußten »Verklemmungen« befreien, endlich die Vorstellungen von einer »schmutzigen und hündischen Sexualität« loswerden, andererseits konnte ich mich einfach auf keine Nähe mit diesem Mann einlassen (Abb. 265; »Frauen«). Außerdem wurde mir deutlich, daß ich gar nicht in diesen Menschen verliebt war: also verließ ich ihn und fuhr allein weiter. Auf der Fahrt kam mir erstmals der Gedan-

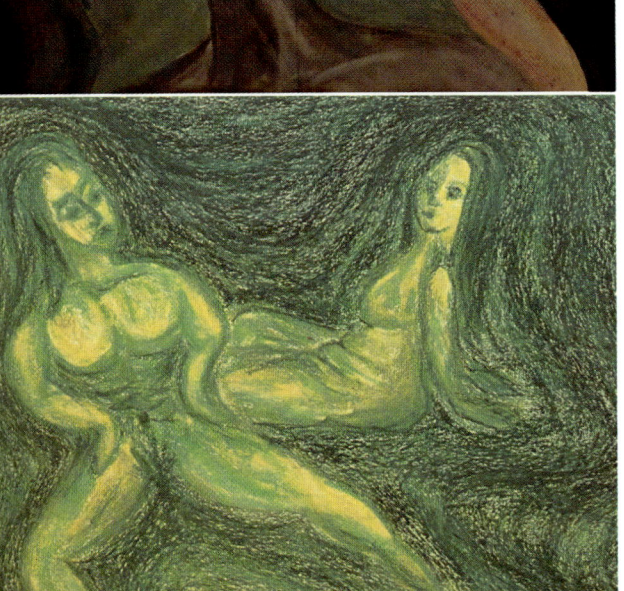

Abb. 264: »Welt«
Outside. Ich will nicht mehr leben in dieser glimmernden, glitschigen Welt. Gibt es eine andere? Ich entschließe mich zur Flucht

Abb. 265: »Frauen«
Lange Zeit hielt ich mich für »asexuell« und wollte das keinesfalls wahrhaben. Daß es allerdings nur wenige Männer gab, die ich erotisch anziehend fand, habe ich mir selbst lange übelgenommen. Eigentlich habe ich mich mit den Frauen in jeder Hinsicht besser verstanden. »Zu U. erotische Gefühle? Mein Gott, ich hab' sie furchtbar gerne, kann das alles gar nicht trennen und will es auch nicht.« (6. 11. 1982)

ke: Ich empfand mich entschieden zu dick und begann, nach Hause zurückgekehrt, eine Abmagerungskur (1978).

Innerhalb weniger Wochen nahm ich 13 kg ab und wog nun 52 kg (172 cm). Stolz über meine Willenskraft und froh über die verlorenen Kilos befand ich mich monatelang in einer Hochstimmung. Wie stark fühlte ich mich den anderen gegenüber, die immerzu essen mußten, während ich, frei von Hunger, ein »leichtes Dasein« führte. Wie in einem Märchen erledigte sich die Schule nunmehr von selbst neben all den anderen tag- und nachtausfüllenden Aktivitäten. Nach einigen Monaten begann ich, zwar wenig, aber immerhin wieder zu essen. Jedes zugenommene Kilo oder auch nur der Gedanke an die Möglichkeit, wieder schwerer zu werden, machte mir enorme Angst. Schon kreiste mein Kopf vorwiegend um das Essen, den Körper, das Dicksein, das Nicht-Essen. Ich versuchte, mich gegen diese Vorstellungen zu wehren, denn ich fand sie albern und überflüssig. Hatte ich früher noch diese joghurtverspeisenden Mädchen mit ihrem Schlankheitstick als dümmlich und beschränkt empfunden, gehörte ich wohl nun selber zu ihnen. Eine neue Diät wurde begonnen, die ausschließlich aus Champignons bestand. In kürzester Zeit wog ich 48 kg, fand mich jedoch weiterhin zu fett und aß daraufhin überhaupt nichts mehr, bis ich dann eines Nachts die Beherrschung verlor. Ein unbändiger Hunger überrollte mich, und die Küche wurde restlos geplündert. Um durch diese »Orgie« nicht zuzunehmen, versuchte ich unter Anstrengungen mit Hilfe von Kochlöffeln und literweisem Wassertrinken zu erbrechen (Abb. 266; »Essen [II]«).

Langsam pendelte sich ein Rhythmus zwischen zeitweiligem Hungern und den auch Dir so vertraut gewordenen Freßtrips ein. Von vornherein fand ich diese Art von »Nahrungsaufnahme« zwar ekelerregend und unmoralisch, dennoch schien sie mir die einzig erfolgreiche Art zu sein, mein Gewicht zu reduzieren oder es wenigstens zu halten.

Die Mutter freute sich besonders, wenn ich, da ich ja so dünn geworden war, am

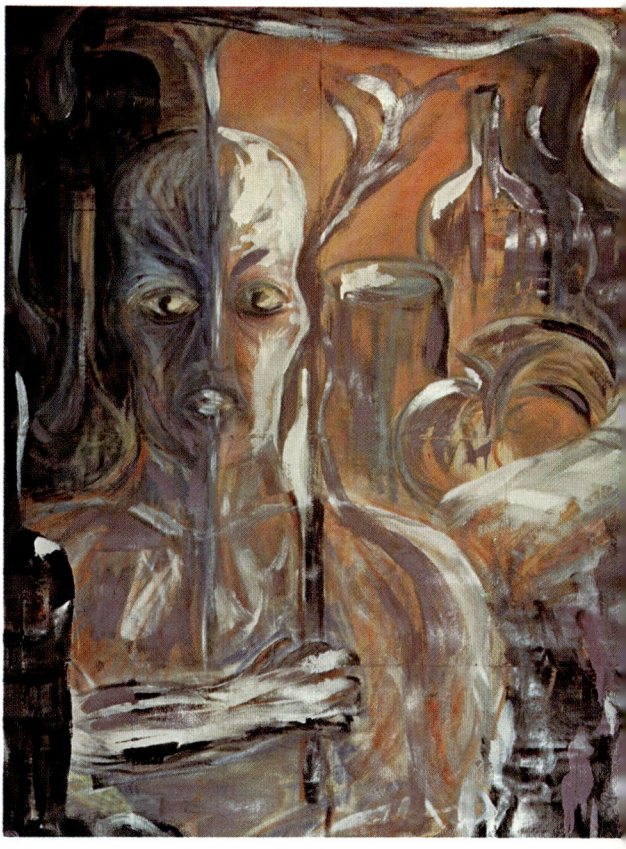

Abb. 266: »Essen (II)«
»Nun vertrieben. Freßkick. Schluckte gerne einen Haufen Beruhigungspillen mit Alkohol und Kaffee, um von mir weg zu können: wieder Freßkick.« »Beim Fressen muß ich gleichzeitig immer etwas anderes machen: Dann sehe ich mich nicht so genau. Ekel und Angst vor mir selbst. Die bedrohliche Ruhe ertragen zu müssen, wenn es nicht diese betrügerische Hintertür gäbe.« (1982)
»Vielleicht bin ich eine Menschenfresserin?« (1981)

Mittagstisch zwei- oder dreimal so viel wie alle anderen aß. Dabei wunderte sie sich allerdings, warum ich dennoch weiter abnahm. Ich glaube, nur Du hast mir manchmal mißtrauisch hinterhergeschaut, wenn ich nach jeder Mahlzeit für längere Zeit im Badezimmer verschwand.

Währenddessen war ich fest davon überzeugt, jederzeit mit dieser Art von Essen wieder aufhören zu können. Doch vorher wollte ich schnell noch das eine oder andere Kilo verlieren, da ich mich nach wie vor widerwärtig dick und ekelerregend empfand. Ich begann, ständig von Essen und Erbrechen, von Badezimmern und Toiletten zu träumen. Einer dieser Träume ist mir noch gut in Erinnerung, da ich ihn mehrmals träumte:

Im Elternhaus, ein langgestreckter Gang, eng und dunkel, an dessen Ende sich ein Badezimmer befindet.
Vor dem Haus Massen von Demonstranten, die hinter einem Zaun stehen und vom Garten abgetrennt sind.
Ich möchte zu ihnen, mit ihnen gegen das Haus (?), gegen Atomkraft (?), gegen irgend etwas demonstrieren, doch meine Mutter steht vor der Tür des Badezimmers, läßt mich nicht an ihr vorbei und fordert mich auf, die Menschen vor unserem Haus zu vertreiben.
Ich weiß nicht, was ich tun soll, will eigentlich nur nach draußen zu den anderen jungen Menschen; es gibt jedoch keinen anderen Weg als den an meiner Mutter vorbei. Die Mutter ruft mir durch die geschlossene Tür zu, daß ich das Badezimmer verlassen soll, doch ich rühre mich nicht von der Stelle. Da wirft die Mutter lauter Exkremente in den Raum, um mich zu zwingen, zu ihr herauszukommen, denn sie meint, ich könne den Gestank nicht ertragen. Doch ich sammele alles in einen Eimer und spüle es in den Ausguß. Merkwürdigerweise haben diese scheußlichen Abfälle keinen für mich wahrnehmbaren Geruch an sich. Ich bleibe also im Raum, ständig damit beschäftigt, den Dreck fortzuspülen (19. 3. 1983).

Immer häufiger verbrachte ich die Nächte in der Küche, im Keller, in der Speisekammer, verschlief am Morgen, wurde unzugänglicher und merkwürdiger (Abb. 267; »Selbst-Bild [I]«). Es erschien mir, als fänden meine Freunde mich zwar nun etwas sonderlich, dennoch auch interessant, und mir war, als sähen sie in mir die ein wenig verrückte Einzelgängerin, die eigenständig ihr Leben lebte, ohne sich zu nahe kommen zu lassen.

Körperlich und psychisch ging es erst nach einem Jahr bergab. Ich hatte begonnen, Abführmittel zu nehmen, erst sporadisch, dann regelmäßig.

Ich kam nicht mehr umhin, mir einzugestehen, daß »etwas mit mir nicht stimmte« und versuchte, die ekelhaften Fressereien und das Erbrechen einzustellen. Ich vermutete, diesen Versuch nur erfolgreich abschließen zu können, wenn ich aus dem Elternhaus auszöge. Schon um den ständigen Essensaufforderung der Mutter zu entgehen, siedelte ich in ein Zimmer zur Untermiete um.

Wie zu Hause, stieg ich auch dort jeden Tag mehrmals auf die Waage, fand mich mit Sicherheit zu dick und erlaubte mir, täglich höchstens einen Apfel und einen Joghurt zu essen. Jede Art von Tätigkeit oder Arbeit war mir lieb — so war ich wenigstens zeitweilig von den quälenden Essensvorstellungen befreit.

Obwohl ich gerade mein »Zuhause« verlassen hatte, verbrachte ich dennoch einen Großteil der Zeit bei meinen Eltern. Es war, als ob mich ständig etwas nach Hause zog, obwohl ich mich dort gerade besonders unwohl fühlte. Noch hatte ich mit keinem Menschen über meine Schwierigkeiten gesprochen; ich schämte mich entsetzlich über meine Willenlosigkeit und warf mir Disziplinlosigkeit vor. Über die widerwärtige Fresserei zu sprechen, schien mir einfach nicht möglich: Wie sollte ein »normaler« Mensch verstehen, was ich selbst nicht begreifen konnte?

Auf der Suche nach Erklärungen und Hilfe entdeckte ich ein Buch über »Magersucht«. Das Lesen hatte eine merkwürdige Wirkung auf mich: Dort wurde offen über die Dinge gesprochen, die ich bisher sorgsam verschwiegen hatte. Gleichaltrige Frauen hatten ähnliche Schwierigkeiten wie ich, und sie wurden als »krank« bezeichnet und waren »in Behandlung«. Wie erlöst las ich verschiedene Bücher zu dieser Thematik. Neben einer Entlastung empfand ich dabei jedoch auch während der Lektüre, als ob das wenige, was ich an mir noch als individuell empfand, nun nichts anderes sei als eine »Gesundheitsstörung«, die bei anderen Frauen und Mädchen gleichermaßen auftrat.

Die dargelegten Theorien verführten mich häufig, mich mit der einen oder anderen zu identifizieren. Ich hoffte, durch eine intellektuelle Auseinandersetzung mein Verhalten ändern zu lernen — es gelang nicht. Andererseits aber lehnte ich viele der Erklärungsmodelle ab — zumal da sich viele als unumstößliche Wahrheiten verkauften. Sowohl das Gerede über die »Ablehnung der weiblichen Sexualität«, der »Frauenrolle«, dem »Erwachsenwerden«, der »gesellschaftlichen Stellung der Frau« und vieles mehr, je nach Weltanschauung, ging mir entsetzlich auf die Nerven. Die meisten der Autoren gaben sich, als wüßten sie, wovon sie sprächen — mir hingegen schien es, als wäre es erst einmal nötig, ihr »mächtiges« Vokabular zu hinterfragen.

Meine eigene »Theorie« allerdings überzeugte mich auch nicht mehr: hatte ich mein Verhalten diffus als eine Art von »individuellem Protest« empfunden, war ich nun viel mehr mein eigenes Opfer geworden. Die Rolle der »Märtyrerin« lag mir nicht sonderlich.

Eine direkte Folge der Lektüre war der darauf folgende Besuch bei der Hausärztin. Diese war über meinen körperlichen und psychischen Zustand beunruhigt, fragte mich nach Drogen, riet mir, viel an die frische Luft zu gehen, nicht zu rauchen, ausgiebig zu schlafen und ordentlich zu essen. Gegen die depressiven Verstimmungen verschrieb sie mir Psychopharmaka, die ich gierig schluckte. Mit ihrer Hilfe konnte ich endlich wieder schlafen. Überhaupt gefiel mir der Zustand unter diesen Medikamenten recht gut: Wie durch einen Nebel geschützt, war ich weit von meiner Umwelt entfernt und unerreichbar.

Trotz der besten Vorsätze schwieg ich mich bei der Ärztin über die eigentlichen Schwierigkeiten aus; immer wieder blieb das entscheidende Wort im Hals stecken. Kraftlos blieb ich tagelang im Bett liegen, schlief, grübelte, rauchte. Nachts fortwährendes Essen ohne Einhalt. Und Erbrechen. Dann wieder Essen. Selten langer Schlaf. Bilder von vielarmigen Körpern.

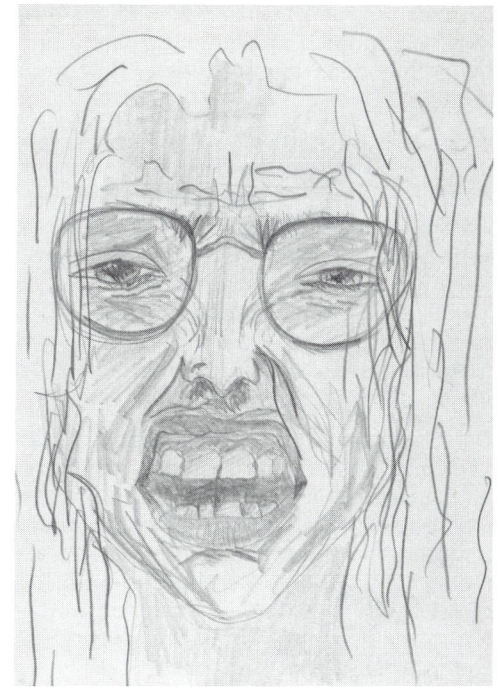

Abb. 267: »Selbst-Bild (I)«
Häßlich, faltig; versteckt hinter der Brille. Die Haare ungepflegt. Das Gesicht ist der Mund. Alles wird er vernichten, zermalmen, beschmutzen

Und gerne wäre ich nicht in mir, weg von mir, mir fremd.

Meine Eltern waren mehr als irritiert. Sie sorgten dafür, daß ich ins Krankenhaus eingewiesen wurde, damit die Ursache für meinen Zustand gefunden werden sollte (1978). Vielleicht viel zu unklar, versuchte ich, auf mein Eßverhalten hinzuweisen, hatte aber zu den Ärzten kein richtiges Zutrauen: Ständig besprachen die Eltern die Situation mit dem befreundeten Arzt.

Während des 3wöchigen Klinikaufenthaltes erholte ich mich mäßig, denn bis auf wenige Male konnte ich das Essen und Erbrechen dort einstellen. Allerdings nahm ich die normalen Mahlzeiten auch nicht zu mir, da ich das Dickwerden fürchtete und mich über jedes dort verlorene Pfund freute.

Zu Hause ging dann alles den furchtbaren, gewohnten Gang. Endlich versuchte ich, meinen Eltern verständlich zu machen, was mit mir los sei. Wie immer waren sie sehr besorgt, versuchten mich zu begreifen und gaben sich dennoch die größte Mühe, einen körperlichen Grund für das Kranksein zu finden. Ferner sei ich »einfach überspannt« und sollte das Lesen von »bedrückenden Büchern« einstellen.

Da ich allein immer schlechter zurechtkam, zog ich mit einem meiner Freunde in ein kleines Haus auf dem Land. Ich hoffte, wenigstens durch die Anwesenheit eines anderen Menschen mein Verhalten besser steuern zu können. Aber das Gegenteil trat ein: Ich fühlte mich durch meinen Mitbewohner eingeschränkt und gefordert; die Symptome nahmen weiter zu.

Auch mein damaliger Freund machte sich inzwischen Sorgen. Ich ließ keinerlei Gemeinsamkeiten aufkommen, grenzte mich ab – und brauchte ihn um so mehr. Das Nähe-Distanz-Spiel begann: Zuwendung und Abweisung wechselten wie in einem vorgegebenen Rhythmus.

Die Eltern ermöglichten mir in den Osterferien 1980 eine Kur im Schwarzwald: Dort erlebte ich ein paar Tage der Symptomfreiheit, dann aber bestanden Tage und Nächte nur noch ausschließlich aus Essen und Erbrechen. Nach wenigen Tagen holte mich mein Freund ab und brachte mich nach Hause.

Die Eltern sprachen erneut mit dem befreundeten Arzt über meinen sich verschlimmernden Zustand, und nach einem weiteren Krankenhausaufenthalt war es soweit: Ich sollte nunmehr eine Klinik aufsuchen, in der man »mit so etwas Erfahrung hätte«.

Also wurde ich von den Eltern dorthin gebracht. Nach drei Tagen verließ ich dieses Krankenhaus, fest entschlossen, mich niemals wieder in die Hände irgendwelcher Psychologen, Psychotherapeuten oder Psychiater zu begeben. Vielleicht schlug

mich die Abneigung gegen den mich behandelnden Arzt in die Flucht, vielleicht aber auch die strikte Verabreichung von Beruhigungsmitteln und *Paspertin*-Tropfen, nach deren Einnahme das Erbrechen nicht mehr möglich sein sollte, oder aber die Verordnung von Stubenarrest nebst Mastkur. Welche Mengen an Essen wurden mir dort verordnet, obwohl ich doch schon nach einem Apfel mit dem Gefühl zu kämpfen hatte, ihn nicht wieder ausspucken zu wollen! Außerdem erschien mir, als wolle dieser Therapeut seinen etwas verdrehten jungen Patientinnen erst einmal den Kopf waschen, um ihnen dann das Leben zu erklären, damit sie erführen, worauf es eigentlich ankäme.

Liebe Schwester, noch heute bin ich froh über diese gelungene Flucht, denn sonst hätte ich vielleicht jegliche Hoffnung auf eine mögliche Hilfe fallenlassen.

Wir wollen uns etwas
Handfestem
Zuwenden
Sagte er und
Die Faust
Lag fest im
Mund
(Tagebuch)

Das Abitur rückte näher. An die Prüfungen erinnere ich mich nur noch wenig. Gut im Gedächtnis allerdings sind mir noch die Toiletten des Schulgebäudes, in denen ich mich wahrscheinlich häufiger als in den Klassenräumen aufgehalten habe.
Nach dem Abschluß der Schule entschloß ich mich, einen weiteren Kampfzug gegen die Esserei zu unternehmen. So zog ich für einige Monate zu meiner Freundin nach A., besuchte dort mehrere Theaterkurse und begann, große Pläne für meine Zukunft zu schmieden.

Vielleicht sollte ich Schauspielerin werden oder an die Kunsthochschule gehen? Oder Musik studieren? Oder Germanistik? Oder? Mal traute ich mir alles, mal gar nichts zu. Immer, wenn die Pläne konkret werden sollten, fühlte ich mich krank und entzog mich so jeder Entscheidung.

Mit meiner Freundin sprach ich ausführlich über meine gesundheitlichen Probleme. Wenn sie mir auch interessiert und teilnehmend zuhörte, gab sie aber zu, mein Verhalten weder verstehen noch nachvollziehen zu können. Gemeinsam versuchten wir, einen Essensplan aufzustellen und einzuhalten – es gelang nur selten. Doch ich erholte mich in dieser Zeit mäßig, sah ein wenig Hoffnung und begann einmal mehr, nach neuen Perspektiven zu suchen. Das Pläneschmieden hatte einen beruhigenden Einfluß auf mich, konnte ich damit die Gegenwart zurückdrängen.

Ich zog wieder meiner Wege und fuhr nach B., um einen Kurs für Bühnenbildnerei zu besuchen (1981). Obwohl mir die Arbeit sehr viel Freude machte, nahmen die Schwierigkeiten erneut zu (Abb. 268; »Messer«). Durch den Kauf großer Mengen von Nahrungsmitteln, die ich heimlich in mich hineinschlang, wurde das Geld knapp. Ich ging weiter zur Schule, mußte plötzlich grundlos im Unterricht weinen, fühlte mich überall beobachtet. Jeder Kontakt mit anderen Menschen strengte mich an, und ich ging ihnen bald konsequent aus dem Wege. Es erstaunte mich tatsächlich, daß Menschen auf mich zugingen und mich kennenlernen wollten. Nach außen habe ich wohl noch immer den Eindruck gemacht, als ob mit mir alles in Ordnung sei. Dabei wünschte ich mir oft, daß man mich und meine Schwäche doch erkennen möge. Viele hielten mich wohl immer noch für selbstbewußt und »stark«, ich glaube, die wenigsten hatten eine Ahnung, wie es in mir »in Wirklichkeit« aussah.

Ich beendete den Kurs erfolgreich, gewann ein Stipendium für das nächste Jahr – und war am Ende. Telephonisch schilderte ich meinen Eltern die Lage: Sofort wurde ich in B. abgeholt und direkt in die Lübecker Klinik gebracht.

ganz klein
ein kind in der
pommes-frites-welt
auf einer brücke –
so gerne tief vom schlaf träumen
(Tagebuch)

Vielleicht haben Dir die Eltern schon einiges von dem berichtet, was ich Dir schrieb.

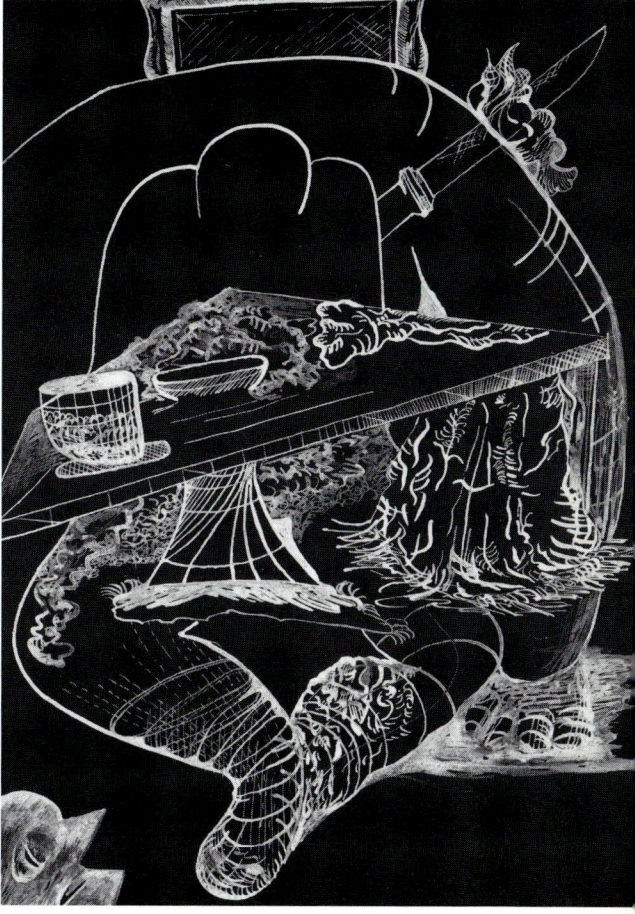

Abb. 268: »Messer«
»Trotz überstandener Mahlzeit bin ich heute wieder in den Supermarkt gerannt und habe für das eben abgehobene Geld, wobei das Konto schon rasant überzogen ist, Vorräte eingekauft, die jetzt in der Wohnung lagern: immer zugänglich, eine Verführung, Selbstbestrafung, Selbstquälerei. Ohne diese Vorräte allerdings bin ich völlig verunsichert, bin erst nach dem Einkauf einer bestimmten Menge beruhigt – wie meine Mutter.« (29. 11. 1982)
Der Körper wird sich zerteilen, wenn ich nicht esse. Er ist innen hohl und bewohnt von Unwesen, die ich nicht kenne. Hinter mir hängt das Bild meiner Ahnen

Wahrscheinlich ist es nicht, denn sie reden äußerst ungern davon, daß mit ihrer Tochter wohl etwas nicht ganz »in Ordnung« war oder ist. Noch immer wollen sie nicht wahrhaben, daß ihr Kind »psychisch krank« ist. Auch später noch war ein Gespräch über die Magersucht und Bulimie fast unmöglich, denn sie fühlten sich »angeklagt« und fragten oft nach ihrer »Schuld«. Daß es um diese Frage gar nicht gehen kann, ist ihnen, wenn überhaupt, erst spät klar geworden.

Ein langer Brief. Hier nun halte ich inne bei dem Gedanken, welch' merkwürdige Angelegenheit es ist, über mich selbst und all diese Erlebnisse zu schreiben, so als wären sie in geordneter Reihenfolge unveränderlich gespeichert. Manchmal denke ich, mit dem Schreiben etwas zu tun, was man »bannen« nennen kann.

Höre ich bald von Dir?

Deine Schwester

Abb. 269: »Dunkel«
Fremde Hände sind in meinem Kopf. Sie greifen nach den Gedanken. Die Berührung tut weh.
Ich weine beim Laufen

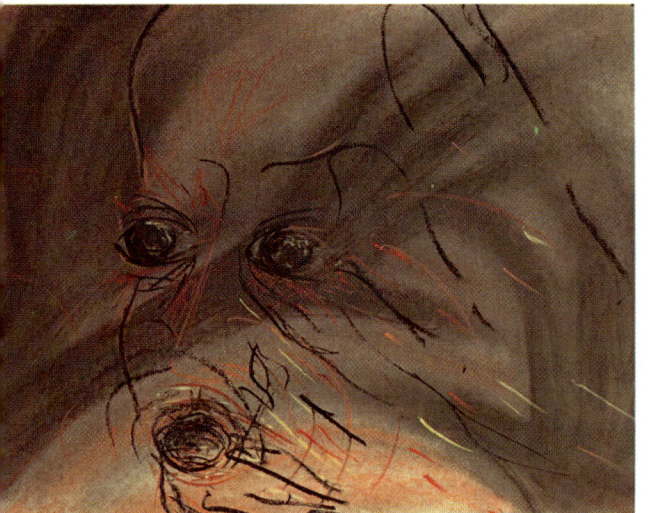

Liebe Schwester,

in der Stadt gehe ich durch die Straßen und stehe Menschen, Geschäften, Autos, Bussen, Häusern, Bäumen fremd und ausgeliefert gegenüber. Nichts ist da, was in mir ist. Ein Drama mit einem endlosen 5. Akt, in dem die Schauspieler, besonders die Statisten, bis zum Ende hin Sensationen mit lachendem Gesicht darbieten, während die wenigen Zuschauer, die in der Dunkelheit verharren, langsam in ihre Klappstühle eingeklemmt werden. Bald stehen sie nicht mehr auf, greifen nicht mehr ein (Abb. 269; »Dunkel«).

Mein Raum verkleinert sich, die Mumie muß bald aufplatzen.

Ob ich Angst habe zu erkennen, wer und wie ich ohne »meine« Krankheit bin? Alles verwirrt sich.

Manchmal kommt es mir so vor, als ob ich mich vor so etwas wie »Normalität« (was ist das?) oder »Vergleichbarkeit« fürchte. Ich sehe, daß meine Vorstellung von mir selbst mit dem, wie ich »wirklich« lebe, fast gar nichts mehr zu tun hat. Und immerzu die Gedanken um mich selbst; das Wort »Ich« ekelt mich an. Jede Vorstellung im Futur.

Ohne den Besuch der weißen Kannibalen bin ich furcht-bar allein, die Tage weiten sich, sind kalkfarben leer und rücken mir auf den Leib.

Mit vollem Bauch
Hunger
seeleleib
nackend
Schränke voll
nackend
Freude an Kälte
(Tagebuch 1983)

Schreib' mir.

Deine Schwester

Liebe Schwester,

quält es Dich, mir zuzuhören?

Das Auto meiner Eltern in B. Sie wollen mich mitnehmen, wegbringen. Mit Ekel einsteigen in dieses Auto. Auf meinen Wunsch sind sie gekommen; ich selbst habe sie gerufen und wollte mich doch eigentlich von ihnen losmachen, mich nicht mehr an sie erinnern (Abb. 270; »Kind [I]«).

Die lange Fahrt nach Lübeck bleibt dunkel, hell beleuchtet ist der Moment, in dem ich mich aus dem Auto stürzen wollte. Doch man »rettete« mich und gab mich »unver-

---

Ein Toter bin ich der wandelt
gemeldet nirgends mehr
unbekannt im Reich des Präfekten
überzählig in den goldenen Städten
und im grünen Land

abgetan lange schon
und mit nichts bedacht

Nur mit Wind mit Zeit und mit Klang

der ich unter Menschen nicht leben kann

Ich mit der deutschen Sprache
dieser Wolke um mich
die ich halte als Haus
treibe durch alle Sprachen

O wie sie sich verfinstert
die dunklen die Regentöne
nur die wenigen fallen

In hellere Zonen trägt dann sie den Toten hinauf

(Ingeborg Bachmann)

Abb. 270: »Kind (I)«
Wie ein Kleinkind mache ich mich von den Eltern durch diese Krankheit abhängig. Ständig bin ich auf ihre Hilfe angewiesen, brauche sie. Vielleicht bin ich eine Mißgeburt oder ein Dämon

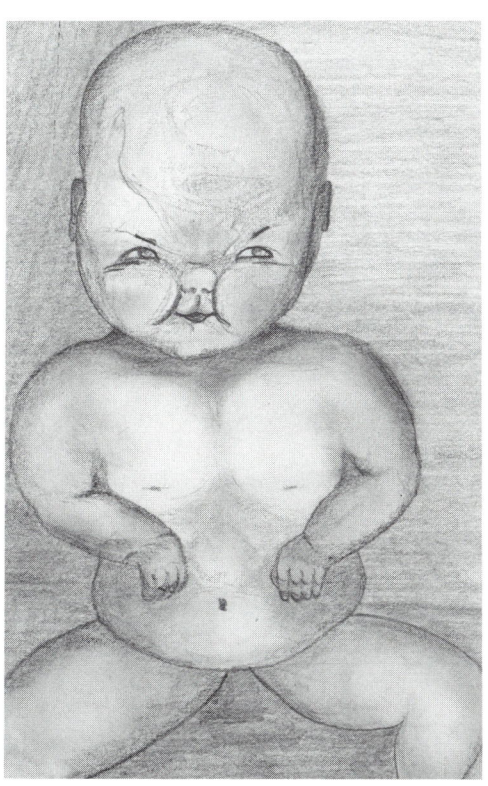

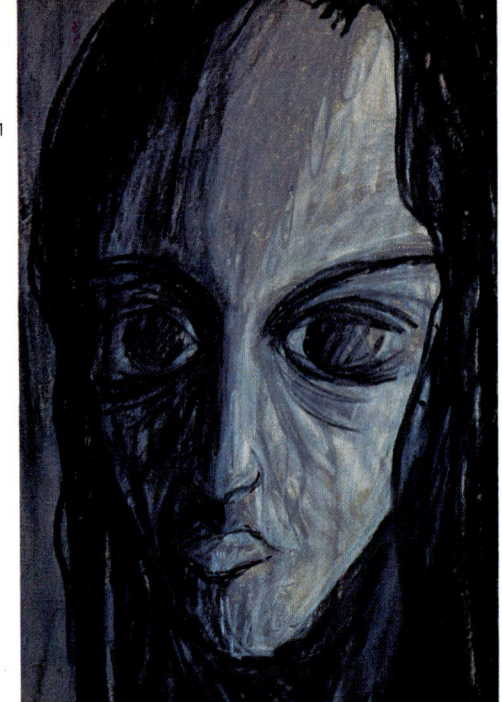

sehrt« im Krankenhaus ab (September 1981).

Nun plötzlich befand ich mich in einer Gesellschaft von ausschließlich »Magersüchtigen« (Abb. 271; »Die Magersüchtige«) oder »Bulimiekranken«; erst später nahm ich auch viele andere Patienten nicht nur mit psychosomatischen Krankheiten wahr.

Nun war ich also wieder einmal in einer Klinik, in der ich »gesund« werden sollte. Mir jedoch schien es inzwischen fast unmöglich, meine Symptome aufzugeben, hatte ich doch schon so oft versucht, sie abzustellen. Was also sollte ich hier!

An die ersten Tage erinnere ich mich nur wenig: dürre Patientinnen, weißbekittelte Ärzte, die ständig Blut abnahmen und Bögen ausfüllten, mich nach meinem Eßverhalten fragten und ein Therapieprogramm zusammenstellten. Vorerst wollte ich von all dem nichts wissen: Im Grunde war ich nur froh, hier einfach schlafen und schlafen zu dürfen.

Dann der erste Termin zu einem Einzelgespräch: Genau sehe ich mich noch vor der Tür des Arztes sitzen, halb ängstlich, halb

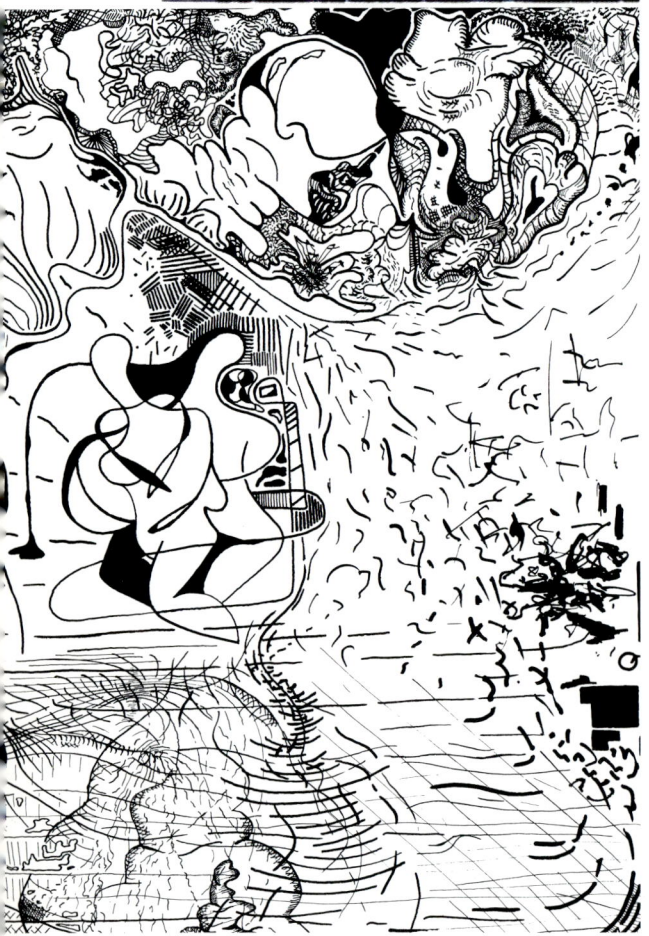

Abb. 271: »Die Magersüchtige«
Das erste Bild in der Klinik. »Neue Bettnachbarin . . . wie eine Jüdin aus dem KZ. Fühle mich bedroht, halte größte Distanz, würde ihr gerne ›helfen‹. Obwohl ich mich dabei unwohl fühle, gehe ich doch auf sie zu, um sie zu trösten, wenn sie auf ihrem Bett liegt und weint. Ein kleines Skelett mit Haut.« (19. 10. 1981)

Abb. 272: »Schreiben«
»Das Schreiben nimmt mir das Zittern, kann mich jetzt ertragen.« (1981)
Im Krankenhaus: »Suche nach einem privaten Platz. Gekickt. Das abgeschiedene Zimmer ist für heute dieser Raum: Papier und Tagebuch sind ein Zuhause für hoffentlich ein paar Stunden.« (8. 11. 1981)

gewillt, hier nun noch einmal einen Versuch zu wagen, mir selbst auf die Spur zu kommen. Das Mißtrauen gegenüber allem, was auch nur den Anschein hatte, mich gegen meinen Willen verändern zu wollen, hielt sich die Waage mit einer ungefähren und fast absurden Hoffnung, hier vielleicht doch noch eine Chance zu haben.

Und wie redete man hier über all die beschämenden Dinge wie die Esserei und das Erbrechen! Dieser fremde Mensch, dieser Therapeut, fragte mich nach den Symptomen, als ob er sich nach einer Erkältung erkundigte.

Bald verabredeten wir, daß ich meine Träume und Gedanken aufschreiben sollte, damit wir sie in den Sitzungen besprechen konnten (Abb. 272; »Schreiben«). In den ersten Gesprächen nahm der Therapeut oft Bezug auf meinen in der Klinik geschriebenen Lebensbericht.

Hier war ich nicht ganz fehl am Platz, die Furcht und Verachtung gegenüber einer Therapie traten in den Hintergrund. Resignation, Hoffnung und Angst vermischten sich.

Ich träume:

In einer Vase, einem Reagenzglas, einem Kolben stehe ich. Aufrecht. Flüssigkeit fließt aus dem Ohr, rinnt an meinem Körper hinab auf den Grund des Glases. Langsam erhöht sich der Wasserspiegel. Ich sehe: Ich werde ertrinken. Dann Angst. Und Warten (1982) (Abb. 273; »Ertrinken«).

Zuerst dachte ich, die Klinik wohl nach 4 oder 6 Wochen wieder verlassen zu dürfen; schon dieser Zeitraum erschien mir unermeßlich lang und kaum überschaubar. Ich hatte immer noch die Vorstellung, daß ich einfach lernen mußte, meine Symptome abzustellen, um dann ohne sie so weiterzuleben wie bisher.

Schon nach einigen Tagen in der Klinik gelang es, das Essen und Erbrechen aufzugeben. Nun befand ich mich in einem euphorischen Zustand, meinte gesund zu sein, »es geschafft zu haben«. Daß diese Phase allerdings nur kurz andauerte und sowohl die Symptomatik als auch die dahinterlie-

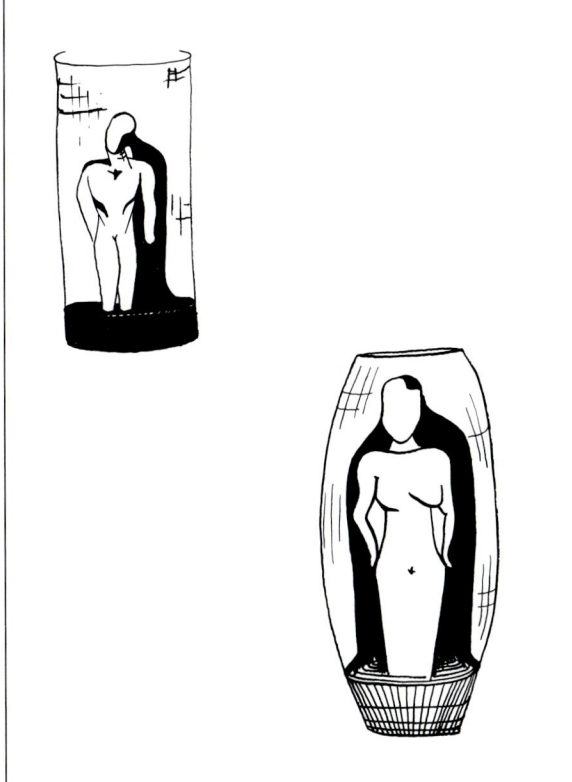

Abb. 273: »Ertrinken«
Siehe Text (Traum)

genden Konflikte mich mehr denn je bedrängen sollten, wußte ich zu diesem Zeitpunkt noch nicht.

Dein Arm, Dein Lächeln
lockt und weist mich ab
grausames Spiel der Pädagogen
Müde? fragst Du
und fragst immerfort
so daß ich müde werde
(Tagebuch 1983)

Verwischte Bilder. Die ersten Termine verlaufen in einem Taumel; große Distanz und enge Nähe mit dem Therapeuten wechseln ab. Ich sehe mich auf dem Stuhl sitzen, nach Worten suchend erzählen, berichten, gestehen, träumen, analysieren, verschweigen. Vielleicht aber habe ich auch nur geweint — oder überflutete ich diesen mir etwas vertraut gewordenen Arzt mit unendlichen Wortschwallen, Satzreihen, Theoriebildungen, unter denen er ertrinken müßte?

Manchmal wurde ich von einer grenzenlosen Scham übergossen, wenn ich mich ständig und ausschließlich nur von mir sprechen hörte: Ich fand kein Ende. Und was blieb auch anderes.

Wenn sie entstanden ist
die Farbsinfonie
aus TV und Meeresrauschen
gibst du mir,
aufgetaucht,
wenige Worte:
ich kann erzählen
(Tagebuch 1982)

Die zuerst erlebte Entlastung wich einer tiefen Traurigkeit: Ich mußte in den Spiegel schauen, konnte nicht mehr die eigenen Vorstellungen von mir selbst glauben. Es stand fest: An erster Stelle hatte die Auseinandersetzung mit der Krankheit zu stehen; Stück für Stück zerbrach die Phantasie-Frau.

Wie unter einer Glocke fremder und unverständlicher Worte sitze ich in einem Vakuum und wähle ziellos Sätze aus, schmecke und probiere sie. Doch durch das Reden wurden sie nicht weniger, sondern weiteten sich aus, verdichteten die Mauer.

Es schien, durch die Sprache eher eine Verfremdung denn ein adäquater Ausdruck dessen, was ich empfand, gefunden zu werden.

Die ersten Wochen im Krankenhaus flogen gleichsam dahin. Termine bestimmten den Ablauf der Zeit. Es galt, sich an einen fest geregelten Alltag zu gewöhnen. Die immer gleichen Essenszeiten waren mir vorerst verhaßt, dann erschienen sie mir wie ein Gerüst, um das sich alles andere herum rankte. Vor dieser Zeit hätte ich mir nie vorstellen können, mindestens 3 geregelte Mahlzeiten am Tag zu mir zu nehmen.

Neben autogenem Training, Gymnastik, Massagen und Schwimmen wurde der Besuch einer Töpfer-, Bastel- und Malgruppe verordnet, die aus Patienten mit unterschiedlichen Krankheiten bestanden. Anfangs habe ich mich vor diesen Therapien gedrückt, da ich vorerst ihren Sinn nicht einsah. Später dann aber machte mir das Töpfern und Malen Freude: Ich hatte eine neue und unbekannte Ausdrucksmöglichkeit gefunden. Zum Basteln ging ich nur, wenn mich quälende Essensvorstellungen bedrängten und ich vor ihnen flüchten mußte: So konnte ich ihnen wenigstens zeitweise durch eine für mich belanglose Tätigkeit entgehen.

Nach und nach lernte ich die anderen Patienten kennen und begann, mich für ihre Probleme und Sorgen zu interessieren. In der »themenzentrierten Gesprächsgruppe«, die von einem Arzt geleitet wurde, konnte ich mich dabei ertappen, wie ich schnell in die Rolle des Therapeuten schlüpfte, um mich selbst von mir abzulenken.

Um das autogene Training zu erlernen, brauchte ich eine lange Zeit. Ganz selten konnte ich mich auf Ruhe einlassen: Später hingegen war es eine gute Möglichkeit, mich wenigstens manchmal entspannen zu können (Abb. 274; »Schnell«).

Schließlich war da die Musiktherapie: Konnte ich mir unter der »Rezeptiven Musiktherapie«, in der man sich bei klassischer Musik zu entspannen versuchte, noch etwas vorstellen, schien mir die Vorstellung, gemeinsam mit anderen Patienten ohne musikalische Vorbildung auf Trommeln oder Xylophonen herumzuhämmern, doch zu grotesk zu sein. So jedenfalls stellte ich mir diese Art von Therapie vor und war gewillt, sie nicht zu besuchen. Warum ich mich dennoch von einem Arzt überreden ließ, die Musiktherapie wenigstens einmal kennenzulernen, weiß ich nicht mehr, liebe Schwester.

Allem voraus aber beschäftigten mich die Einzelgespräche. Vorerst sprachen wir hauptsächlich über die Symptomatik, über Essenspläne und Gewichtsvorstellungen. Zu dieser Zeit wog ich wieder um die 48 kg und wollte nicht mehr zunehmen. Als »Schallgrenze« empfand ich zuerst die Zahl 48, später dann 50, dann 52 und so fort. Eine Überschreitung dieser magischen Zahlen löste jedesmal Panik aus und ließ den Gedanken ans Hungern oder Erbrechen wieder aufflackern. Um ein regelmäßiges und angemessenes Essen neu zu erlernen, war eine kalorienreduzierte Kost (1200 kcal) hilfreich. Vorerst aber gelang es nur selten, auch diese Mahlzeiten nicht wieder auszuspucken. Bei jedem erneuten Versagen überfiel mich die Angst, nun die Klinik wieder verlassen zu müssen.

Häufig konnte ich während der ersten Phase der Einzeltherapiestunden mein Verhalten nicht »wahrheitsgetreu« darstellen. Doch der Therapeut gab mir nach und nach die Möglichkeit, Vertrauen zu ihm und der Behandlung zu finden. Hier wurde ich also nicht sofort »fallengelassen«, wenn ich nicht ordnungsgemäß funktionierte. Daß der Therapeut sowohl daran zu glauben schien, mir wäre noch zu helfen, als auch meinen Bekundungen, gesund werden zu wollen, Glauben schenken konnte, erschütterte mich zuweilen, ließ mich jedoch wieder und wieder einen neuen Versuch wagen, mir weiterhin auf den Fersen zu bleiben.

Die Vorstellung, ohne Symptome »gesund« oder »geheilt« zu sein, lief an den eigentlichen Schwierigkeiten vorbei. Erst wenn es möglich wäre, ohne das Erbrechen und die darauf folgenden Depressionen eine Zeitlang durchzuhalten, könnten wir mit der tiefenpsychologischen Arbeit an den »unsichtbaren« Problemen beginnen.

Tage- und nächtelang füllte ich wie in einem Rausch Heftchen mit meinen Gedanken, Erinnerungen, Vorstellungen, Ängsten, Wünschen und Träumen. In der rezeptiven Musiktherapie erlebte ich einen Tagtraum:

Ein alter Frauenkörper, dürr und schlaff. Das junge schöne Gesicht meiner Mutter. Der Körper tanzt im Rhythmus der Musik, kommt näher, wird größer und größer. Die riesigen Brüste werden zu Schläuchen. Das Gesicht verzieht sich zu einer Fratze, wird ekelerregend häßlich und gemein.

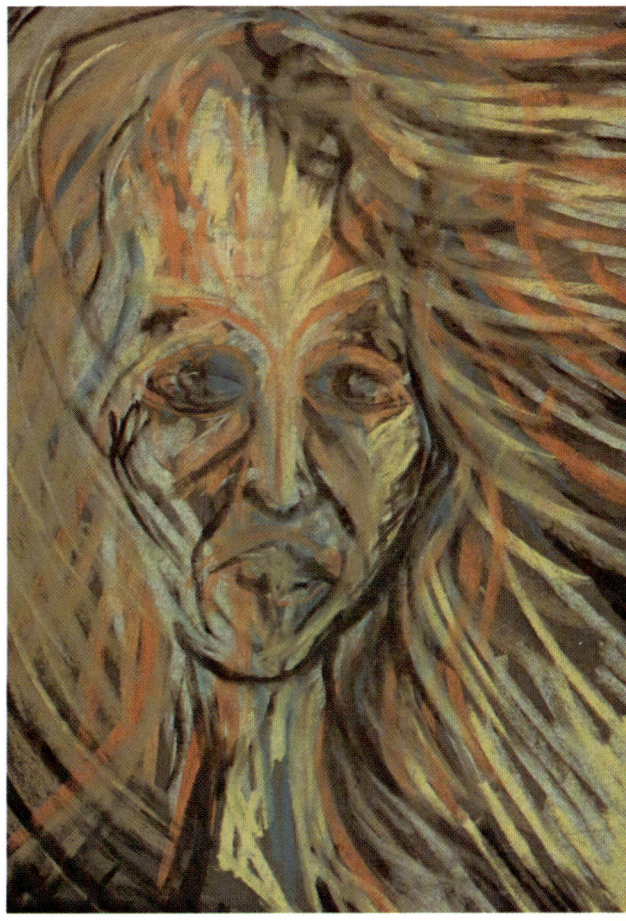

Abb. 274: »Schnell«
Alles rast an mir vorbei, ich bleibe rastlos, dabei ohne Bewegung, am Ort. Ruhe ist unerträglich, doch sehne ich mich nach ihr

Dann kann ich das Gesicht nicht mehr erkennen. Ich werde kleiner und betrachte diese Figur aus der Froschperspektive. Die Augen starren mich gehässig an. Plötzlich verdreifacht sich diese Frau, riesige Gesichter erscheinen (der Mutter?). Nun tanzen ein ganz junges Mädchen, eine Frau mittleren Alters und eine uralte Frau nackt umeinander herum. Es sind Hexen. Die müden Augen meiner Mutter sind in jedem Gesicht zu finden. Die Musik wird turbulenter, der Tanz wilder.

Erleichterung durch die Pause zwischen den Sätzen — Angst und Weinen.
Bilder: Die Mutter am Grab, die Mutter im Sarg, der aufgebahrte Bruder, seine Hand mit dem Verlobungsring.
(Musiktraum am 16. 2. 1982: Tschaikowski, Sinfonie Nr. 1) (Abb. 275; »Drei Mütter«).

Ach, liebe Schwester, hier unterbreche ich die Gedanken. Was passiert mit mir beim Schreiben?

Und Du? Ich hoffe, von Dir bald zu hören.

Deine Schwester

Abb. 275: »Drei Mütter«
Siehe Text (Traum)

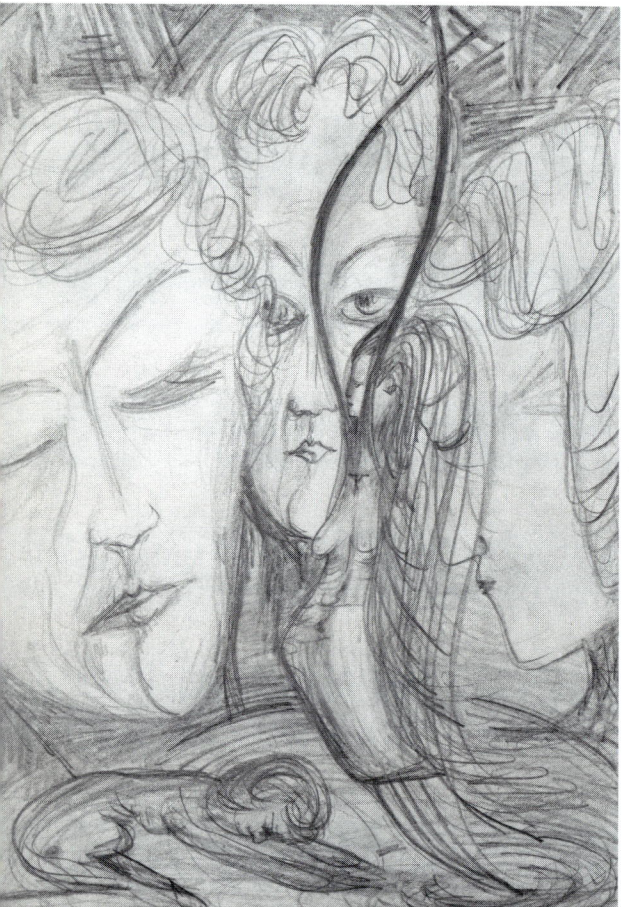

Liebe Schwester,

ich lese Deine »Geschichte« und suche nach Hoffnung. Es gibt Geschichten, die kein gutes Ende haben.

Das Erlebnis der eigenen Selbstdarstellung. Ich höre mich reden, kann nicht einhalten, entferne mich bei jedem Wort zusehends von dem, was ich »mich selbst« nenne und doch dabei nicht weiß, worüber ich spreche. Sich leer reden. Wie gut es gelingt, mit der Wahrheit Lügen zu erzählen. Zwanghaftes Nachdenken. Grellgrüne Idealisierungen von Vergangenem und Zukünftigem. Die Kinderfrage »Warum«. Legitimationsversuche der Krankheit. Theorien: »Ablehnung der Sexualität«, »narzißtische Störung«, »gesellschaftliche Unterdrückung der Frau«, »Vaterbindung«, »Inzestwünsche« und so fort. Mich langweilt nur noch all dieses. Ist es nicht bald völlig egal, warum ich krank bin? Keine und alle Erklärungen scheinen zu greifen. Ich bin es leid.

Der Spiegel wirft nicht mein Gesicht zurück.

Diese griffigen »Ichs«, im riesigen Als-ob. Größenphantasien. Selbstzweifel. Zerfleischung.

»Wenn ich nicht krank wäre, dann . . .«: Wie gut es zuweilen immer noch gelingt, diese Krankheit als etwas Fremdes, von mir Unabhängiges, darzustellen. Doch bist Du es, die mit den menschenfressenden Schwestern schon wieder eine Orgie inszeniert hat. Aber ich kann es nicht glauben, daß ich dabei war. Aber ich habe mich doch gesehen.

Jedes Gefühl, jeder Gedanke, jeder Schritt ist standardisiert. Sogar die selbstzerstörenden Vorwürfe, die Kampfansage und Verteidigung haben ein feststehendes Programm: In gleicher Form denke ich wieder und wieder darüber nach, wie ich mich diesen Anfällen entziehen könnte; fast könnte ich daraus ein Serientextbuch machen. Auch das Ende der Geschichte ist immer gleich: absoluter Mißerfolg.

Allerdings garantieren der Trip und die darauf folgenden Depressionen wenigstens ein Gefühl, das ich sonst entbehre:

Da ich während des Fressens gänzlich aus mir aussteige, erlebe ich nach dem Erbrechen mein »Zurückkommen« sehr deutlich: es gibt mich.

Ich schreibe nicht weiter. Erschöpfung. Vielleicht sollte ich fortan jedes Wort in Anführungszeichen setzen.

Ich stelle mir vor, jemandem all das Geschriebene erzählen zu müssen: davor hätte ich die größte Angst.

Deine Schwester

Liebe Schwester,

Zeitungen zu zerschneiden
Tortenstücke zu teilen
Sie falsch zusammensetzen
Den Kuchen an Tauben verfüttern
Nachts aufzustehen
Mich an Dein Bett zu setzen
Mit kalten Beinen
Wäre nicht »freudlos«
Wäre jetzt, zerrinnbar, bald
(Tagebuch 14. 11. 1982, für U.)

Wenn ich auch Deine Situation nur zu gut nachvollziehen kann, liebe Schwester, werde ich wütend beim Lesen Deiner Briefe.

Es scheint, Du wartest darauf, daß ein mächtiger Gott oder eine wundersame Fügung Dein Leben zauberhaft verändern wird. Es ist wohl an Dir, Dir einzugestehen, daß Du so wie bisher nicht weiterkommst.

Vielleicht aber macht Dir die Vorstellung, Deine Symptome aufgeben zu müssen, weit mehr Angst als es Dir eine Qual ist, all die ekelhaften und traurigen Gewohnheiten zu ertragen.

In meinen Tagebüchern findet sich nach der ersten Reihe der Einzelgespräche ein neuer Gedanke. Es ist klar: jeder Kampf, den ich militärisch gegen mich selbst führe, muß zwangsläufig mit einer Niederlage enden. Das Wüten gegen die Symptome ist nur ihr eigenes Äquivalent. Habe ich 1 oder 2 Tage durch strikte Verhaltensregeln und Verbote vom Erbrechen absehen können, bleibt der Rückfall am 3. Tag obligatorisch.

Eine neue »Strategie«: Ich müßte etwas finden, was mein krankhaftes Verhalten nicht ausmerzen, sondern überflüssig machen könnte.

Der Gedanke, ohne die gewohnten Rituale »zurückzubleiben«, ängstigte mich: Würde von mir überhaupt noch etwas übrigbleiben, wenn keine Krankheit mehr mir eine, wenn auch furchtbare Sicherheit geben könnte? (Abb. 276; »Kind II [Geburt]«.) Wer wäre ich ohne die inzwischen zu mir gehörenden, mich im Grunde ausmachenden Schwierigkeiten? Vielleicht brauchte ich diese selbsterzeugten Spannungen, um nicht verrückt zu werden? Würde ich, ohne krank zu sein, überhaupt noch vorhanden sein?

Solche Fragen tauchten nach einigen Monaten der Behandlung auf. Noch immer war ich im Krankenhaus, noch immer schien kein großer Fortschritt gemacht; doch glaubte ich, auf dem richtigen Weg zu sein. Daß dieser Mensch mir in der Einzeltherapie noch immer zuhören mochte, daß er nicht die Geduld verlor, daß man

Abb. 276: »Kind (II) (Geburt)«
Während dieser Phase der Therapie Träume von der eigenen Geburt; bald ängstlich, bald angewidert, bald interessiert und mit Hoffnung schaue ich zu. Vor dieser Zeit bestand ich nur aus Krankheit – ohne sie hätte es mich nicht mehr gegeben. Kriecht der Embryo wie ein Wurm aus der Erde?

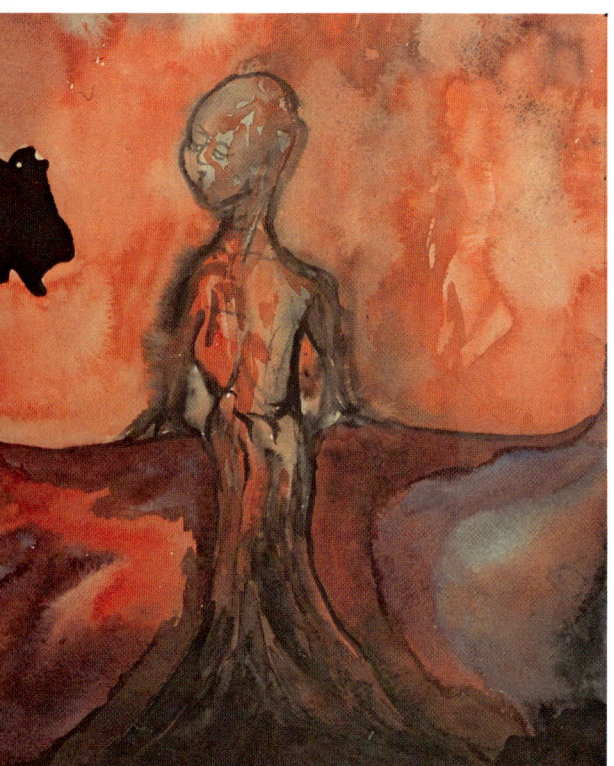

sich auf ihn verlassen konnte, gab mir Boden unter den Füßen.

Zu dieser Zeit machte ich ihm den Vorschlag, mich doch einfach einsperren zu lassen, damit ich vor mir selbst geschützt sei und eine Phase von Symptomfreiheit notgedrungen kennenlernen mußte. Als er nicht darauf einging, stellte ich mir vor, einen Beinbruch zu erleiden, damit ich mich aus eigener Kraft nicht mehr fortbewegen könnte. Heute bin ich froh, daß diesem Wunsch nicht entsprochen wurde, hätte ich doch nur meinen bekannten Käfig in einen fremden vertauscht. Es war mir, als ob dieser Wunsch gerade den Schwierigkeiten entspräche, die mir, nicht nur durch die Symptomatik, ein »eigenständiges« Leben unmöglich machten: auf der einen Seite das Streben nach größtmöglicher Autonomie, auf der anderen das unbewußte Verlangen nach Auslieferung, Abhängigkeit, Sicherheit.

Ich träume:

Wir, der Vater und ich, sitzen in einer kleinen Nußschale, die von Wellen bewegt wird. Im Hintergrund ein riesiger Dampfer, auf dem wir eine weite Reise machen wollen. Der Vater steuert mit unserem kleinen Boot das große Schiff an. Wir setzen uns in Bewegung, werden schneller und schneller, das Boot gerät außer Kontrolle, erhebt sich vom Wasser in die Luft, fliegt über den Dampfer hinweg, jagt an Land und zurück aufs Meer, schwindelerregende Geschwindigkeit (20. 10. 1982).

Nach der ersten entlastenden Phase der Einzelgespräche hatte ich bald das Gefühl, nicht weiterzukommen, da sich nach der kurzfristigen Hochstimmung eine dunkle Zeit mit ständigen Depressionen einstellte. Und wieder Rückfälle. Ich haßte mich mehr denn je dafür. Das Versagen immer wieder eingestehen zu müssen, fiel furchtbar schwer. So oft hatte ich das Gefühl, den Therapeuten mit meinen Erzählungen »aufzufressen«, daß somit nichts mehr von ihm übrigbliebe. Oder aber ich stellte mir vor, eines Tages würde er mich einfach wegschicken.

Die immer gleiche Thematik von Essen, Dicksein, Erbrechen, Hungern, Rückfällen trat gänzlich zugunsten anderer Motive in den Hintergrund. Viel wichtiger war es nun, über Träume, Phantasien, Tagebuchaufzeichnungen zu sprechen. Die in der Klinik entstandenen Bilder beschäftigten nicht nur die Schwestern, die die staubigen Pastellfarben im Krankenzimmer ertragen mußten, sondern wurden zum Inhalt mancher Einzeltherapiestunde.

Die Maltherapie besuchte ich nicht, sondern malte für mich allein. Ohne eine Idee zu haben, was auf dem Papier entstehen würde, begann ich vorerst die meisten der Bilder. Diese neue und wiedergefundene Ausdrucksform konfrontierte mich mit mir auf eine ganz unbekannte Art. Erst später konnte ich in der Therapie verschiedene Fragen anhand der Bilder entwickeln:

Welche Vorstellungen von mir selbst hatten sich in mich eingegraben, wie konnte man sie identifizieren, wie sie sichtbar machen? Woher kam diese Sucht, alles gerade Aufgebaute sofort wieder zerstören zu müssen? Wieso litt ich nur unter der Fresserei, sonst scheinbar überhaupt nicht? Wieso dachte ich so viel an meinen Vater, an meine Mutter? Warum verlor ich mich in Idealvorstellungen von mir selbst, konnte ich doch genau erkennen, daß sie mit mir nichts zu tun hatten? Weshalb konnte ich mich so schwer auf andere Menschen einlassen, wenn ich auch vordergründig gut mit ihnen auskam? Weshalb war ich so mißtrauisch?

In der Musiktherapie machte ich ganz andere Erfahrungen (Abb. 277; »Musiktherapie«). Ich konnte mich dort in einer Form »mitteilen«, die ohne meine Kontrolle der Gedanken stattfand, und ohne auf sprachliche Äußerungsformen angewiesen zu sein: Vorerst war ich endlich einmal die Worte los. Es tat gut, die eigenen Spannungen nicht unterdrücken zu müssen, sondern einen Ausdruck für sie zu finden oder sie sogar noch zu erhöhen. Als besonders entlastend empfand ich das Spielen von Dissonanzen und Synkopen. Während ich die Spielphasen, in denen nicht »kommuniziert« werden sollte, fast nicht aushalten konnte, fühlte ich mich im gemeinsamen Improvisieren am wohlsten. Mir wurde deutlich, wie sehr ich mich nach fremden

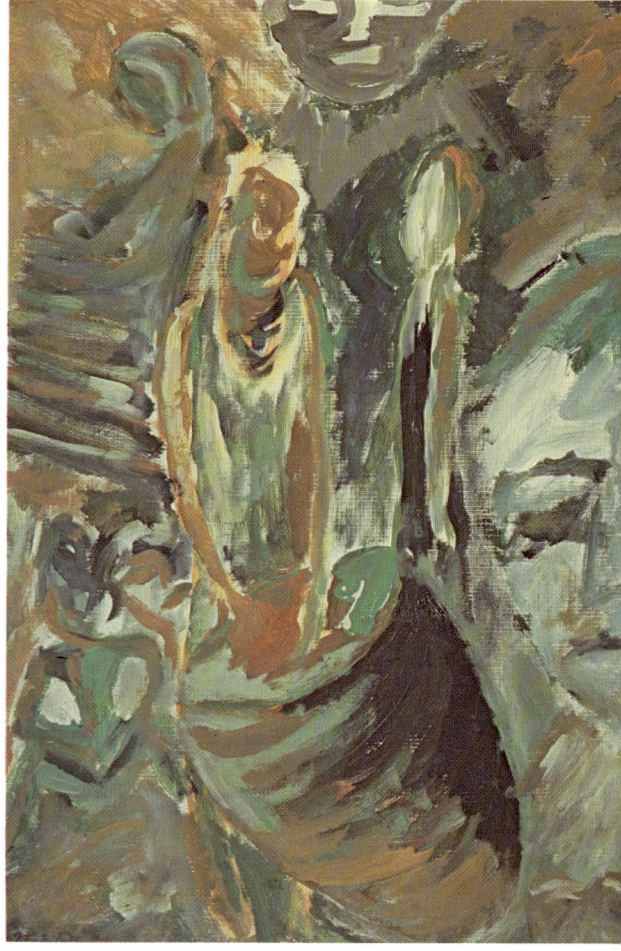

Abb. 277: »Musiktherapie«
Schnelles Spielen auf der Konga. Bis zur Erschöpfung trommeln. Im Hintergrund ein Mann. Ihn herbei- und wieder wegtrommeln

Impulsen richtete oder aber versuchte, andere zu einem gemeinsamen Spiel zu motivieren.

Durch all die verschiedenen Ebenen der Therapien angeregt, versuchte ich meine Krankheit als Ausdruck für Erfahrungen zu sehen, die ich nicht hatte verarbeiten können.

Nach und nach kehrten die Lebensgeister zurück. Mir war klar: Ich wollte leben — doch bestimmt nicht so wie bisher. Depressionen traten nur noch nach immer wieder vorkommenden, wenn auch seltener gewordenen Freßanfällen auf.

Im März 1982 wurde ich nach einem halben Jahr Klinikaufenthalt entlassen. Wenn auch noch nicht ganz »gesund«, begab ich mich dennoch voller Hoffnungen auf den in der Therapie vorbereiteten Weg.

Einige Monate wohnte ich in einer Wohngemeinschaft in C. Nach einer anfänglichen Euphorie-Phase kehrten die alten Schwierigkeiten erneut zurück. Jedes gemeinsame Essen mit meinen Mitbewohnern wurde mir zur Qual. Ich fühlte mich von ihnen emotional überfordert und versuchte, mich abzugrenzen. Nach einer erfolglosen Bewerbung an der Kunsthochschule erhielt ich einen Studienplatz in D. für die Fächer Kunst und Musik, verließ die Wohngemeinschaft — und zog in die nächste.

Von D. allerdings kann ich Dir nicht berichten, *liebe Schwester.* Die Erinnerungen sperren sich, schlafen.

Soll ich weiter schreiben?

Deine Schwester

Liebe Schwester,

es ist erstaunlich: Mir ist, als hätte ich all das, von dem Du schreibst, selbst erlebt, als wäre ich ständig Dein stiller Begleiter gewesen. Doch auch ich kann diese dunkle Stadt nicht mehr sehen. Warst Du wirklich dort? Haben wir nicht alles nur geträumt?

Vielleicht können wir uns nur erinnern, wenn wir es gemeinsam tun, allein bleibt die Stelle leer.

Liebe Schwester,

unsere Stadt ist versunken.

Doch taucht sie in der Verdoppelung des Schreibens in Umrissen — wie eine Idee — langsam wieder auf.

Eine schreibt und liest und liest und schreibt. Ein Spiegel zeigt Dich, zeigt mich.

Wir sprechen und fragen — reden miteinander. Ein Drittes sind die geschriebenen Worte, die uns anblicken, uns die Erinnerungen in den Kopf werfen (Abb. 278; »Selbst-Bild [II]«).

Sich sehen:
die Bahn betreten
in schwingenden Schritten
und kriechen
Satz für Satz
springen
in doppelter Einsamkeit
schreiben
(Tagebuch 1982)

Liebe Schwester, siehst Du, wie sie sich langsam vom Hintergrund ablöst, diese Stadt, spürst Du es auch, wie sich alles unterscheidet?

Liebe Schwester, siehst Du meinen Gruß?

Liebe Schwester, ich träume:

Man hat mich in den Schwarzwald versetzt. Dort soll ich in einem riesigen Haus wohnen; es liegt an einem Abhang. Die oberste Etage liegt waagerecht zum Berg, 3 Zimmer nebeneinander, große Fenster. (»Die untere Hälfte der Wohnung liegt im rechten Winkel zum oberen Teil unter dem rechten Zimmer«.) Dort schlafe ich, während oben die Wände voller Bücherregale stehen und Studenten in meiner Wohnung ihren Arbeitsplatz haben. Die beiden Teile der Wohnung grenzen zwar aneinander, sind jedoch nicht miteinander verbunden.

Jemand hat mich dort »empfohlen«, man kennt mich schon, nimmt mich zuvorkommend und freundlich auf, während ich verwundert bin über das höfliche, fast unterwürfige Verhalten dieser Menschen.

Ich werde ihnen gegenüber mißtrauisch, will aber wissen, warum sich diese Leute in solch einer Art gegen mich benehmen.

Stapel von Briefen liegen auf meinem großen Schreibtisch. In ihnen finde ich Bemerkungen wie: »Bitte stellen Sie Ihre Arbeitskraft zur Verfügung« und »Wir warten nur auf Sie«. Ich begreife eigentlich gar nichts und weiß noch nicht einmal, worin meine Arbeit hier bestehen soll. Mein einziger Gedanke: »Aber ich kann doch überhaupt gar nicht Schreibmaschine schreiben!«

In einem Krankenhaus bietet mir ein braungebrannter und grauhaariger »Skiarzt« aus einem amerikanischen Spielfilm 7000,– DM in der Woche. Ich verstehe nichts und frage nach der Art der vorgesehenen Beschäftigung; aber der Arzt lächelt nur wissend, ohne eine Antwort zu geben. Er seinerseits wolle mir vorerst etwas besonders Interessantes zeigen. Ihm folgend, durchquere ich riesige Krankensäle, in denen Massen von Kranken und Verstümmelten liegen und Bluttransfusionen erhalten. Sämtliche Patienten sind an Apparate und Schläuche angeschlossen. Den Arzt interessiert diese Kulisse nicht.

Frau H. kommt auf mich zu, fragt mich, wie es Frau J. gehe. Eigentlich habe ich nichts von ihr gehört und mich nicht um sie gekümmert, deshalb lüge ich und sage, daß es ihr sehr gut gehe. Der Arzt hat mich inzwischen in ein Badezimmer geleitet. Ich schaue ihn fragend an: Sein Gesicht verzieht sich zu einem mephistophelischen Grinsen. Er zeigt nur mit den Fingern auf einen Haufen in der Ecke. Es ist die Leiche von Frau J. (1982).

Liebe Schwester, in der unbekannten Stadt D. wartet niemand auf Dich, auf mich. Wie mich selbst, empfinde ich die mich umgebenden Menschen als kalt und abgestorben. Ich nehme sie kaum wahr; um ehrlich zu sein, sie werden mir, ich werde mir völlig gleichgültig. Gibt es einen merkwürdigeren Grund, froh zu sein, nur weil man allein sein kann?

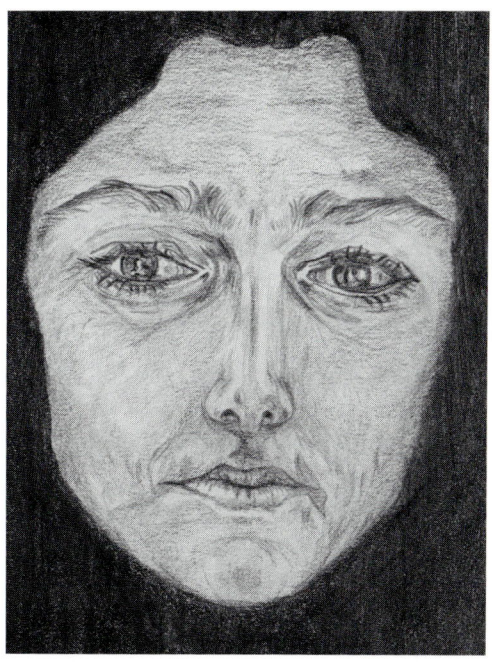

Abb. 278: »Selbst-Bild (II)«
Wider die Spiegelung: Die Person schaut mich gelassen an; man sagt, sie sei ich. Was ist zwischen den Bildern? Wer ist die Verdoppelung? Die Zeit trennt die Formen. Das Spiegelbild ist ruhig; nur der Mund bewegt sich

Was ist geschehen, ich tauche ab – so tief wie noch nie –, ich habe den Boden verloren.

Liebe Schwester, alles scheint ohne Sinn gewesen zu sein. Was ist aus den in Lübeck erlebten Erfahrungen geworden? Schlimmer denn je sind unsere Exzesse, schillernder als in der Hölle halten wir unseren Gottesdienst Tag für Tag und Nacht für Nacht bis zur Ohnmacht ab. Außer Essen und Kotzen gibt es nichts mehr.

Der Supermarkt ist uns zu unserem Zuhause geworden. Lebensmittel häufen sich in unserer Wohnung, die Küche ist eine Müllhalde. Keine Verabredung wird mehr eingehalten. Das eigene Zimmer ist eine blutende Katastrophe. Ich zerreiße den Geldschein und stehle im Kaufhaus.

Tonightthereissomethinggoingonbutsurelywithoutme.

Ich werde nicht noch einmal die Kraft aufbringen, an ein Leben ohne diese Abgrün-

Abb. 279: »Der Fechter«
Ich bin verstümmelt. Mein Körper unbrauchbar, massiv, statisch, tot. Ein Vogel hackt seinen Schnabel in das Fleisch. Hinter mir steht der Fechter – früher war er in mir

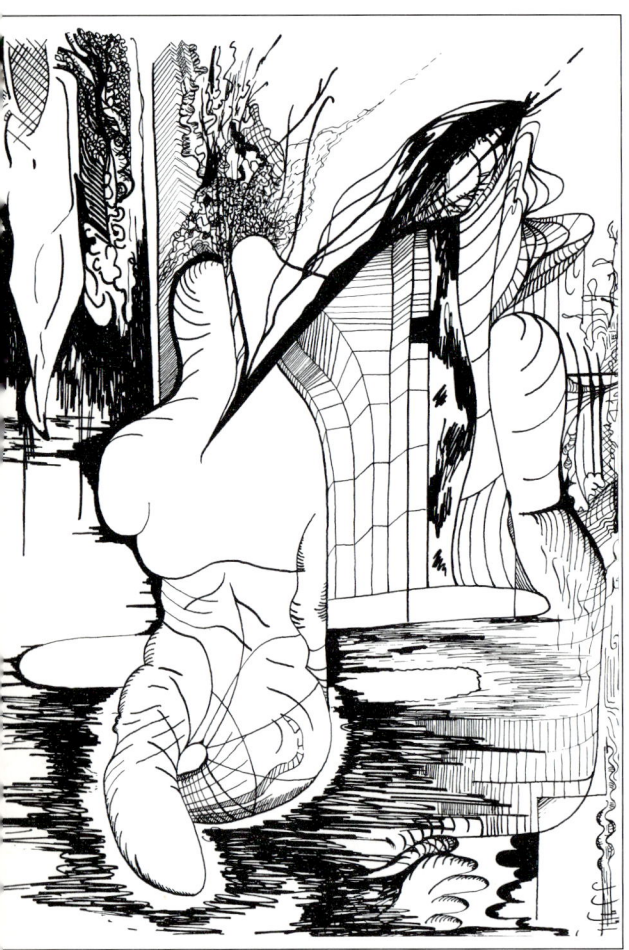

de zu glauben. Vielleicht muß man einfach wissen, wann man Schluß machen sollte mit solch einem Vegetieren (Abb. 279; »Der Fechter«).

Der Zeitbrei wird einzig durch die festen Termine in Lübeck gegliedert. Alle 2 Wochen fliege ich über die Autobahn. Zurück in D. hallt noch ein wenig Kraft nach – dann aber sterbe ich wieder.

Auch meine Eltern drängen sich wieder mehr in mein »Leben« – mein gesundheitlicher Zustand scheint sie auch dazu aufzufordern. Ich erinnere mich an die Zeit in der Lübecker Klinik, in der ich sie selten sah und mich um so mehr mit ihnen auseinandersetzen konnte. Hier in D. verhalten wir uns wieder genauso wie früher. Meinem Vater gegenüber fühlte ich mich mehr denn je als Versagerin. Doch man besucht mich, macht sich große Sorgen um mich, will mir helfen, will »mein Bestes«. Dennoch laden sie mich immerzu zum Essen ein, bringen Vorräte von zu Hause mit, backen mir einen Geburtstagskuchen und überhäufen mich mit Süßigkeiten. Zeitweilig kam mir der Verdacht, sie täten es mit Absicht: Heute glaube ich, daß sie meine Lage einfach nicht verstehen konnten – oder wollten, denn vielleicht brauchten sie auch ein krankes Kind. Und ich brauchte sie. Noch immer sprachen sie von eventuellen körperlichen Ursachen meines Zustandes: Das tat weh.

Nach außen hin schien soweit alles in schöner Ordnung. Trotz finanzieller Schwierigkeiten gaben mir die Eltern genügend Geld, um davon leben und studieren zu können. Um häufiger nach Lübeck zu fahren, besaß ich sogar ein Auto. Viele Menschen gingen trotz allem auf mich zu und wollten mich kennenlernen. Ich wohnte in einer Wohngemeinschaft mit einer Freundin, die ich noch von der Schule her kannte. Ich hätte mich nur noch mit Musik und Kunst beschäftigen können – ich konnte nicht.

Ich dachte nur noch an das Essen, hortete Lebensmittel, aß und erbrach, trank Alkohol und malte in der Nacht. Vor Erschöpfung schlief ich oft auf dem Stuhl ein. Kaum erwacht, ließ mich der erste Hunger die nächste Orgie abhalten. Aus dem Haus ging ich nur noch, um einzukaufen. Die Mitbewohner litten unter mir, waren dabei rührend vorsichtig und versuchten, soweit das möglich ist, Verständnis aufzubringen.

Eines Tages konnte der erlösende Gedanke in die Tat umgesetzt werden: Es war nur folgerichtig, das Leben schnell zu beenden. Ich hatte eine Chance gehabt und sie anscheinend nicht nutzen können.

Wäre wenigstens noch eine Idee von einem anderen Leben geblieben! So aber erschien es mir höchst überflüssig, nach Lübeck zu fahren und dem Arzt die Zeit zu stehlen. Zu gern hatte ich ihn, als daß ich zur Therapie hinfahren konnte, ohne davon überzeugt zu sein, wirklich gesund werden zu können – und vor allem zu wollen. Ich ertappte mich bei jedem Gespräch mit dem mir lieb gewordenen Therapeuten bei dem Versuch, ein wenig Hoffnung zu aktivieren. Doch bald ging auch das nicht mehr.

Der Entschluß stand plötzlich fest, die Umsetzung war einfach: Ich löste alle von mir seit längerem gehorteten Schlaftabletten auf – und hoffte mich selbst aufzulösen (Abb. 280; »Aufgehängt«). Eigentlich war alles gut vorbereitet und sollte zum gewünschten Erfolg führen: Im nachhinein bin ich doch recht froh darüber, daß sich meine Mitbewohner im Urlaub gestritten hatten und eine von ihnen unerwartet an diesem Abend zurückkam.

Und dann? Weißt Du es, *liebe Schwester?*

Am 24. 12. 1982 wurde ich zum 2. Mal in der Lübecker Klinik aufgenommen.

Dieses Mal jedoch unter anderen Vorzeichen und Bedingungen. Ich hatte mich allein auf den Weg in die mir nun schon bekannte Stadt gemacht. Ein wenig fühlte ich mich, als würde ich an einen Ort zurückkommen, an dem etwas von mir verschüttet läge. Der 2. Versuch, es hier nun noch einmal zu wagen, erschien mir ungleich schwerer als beim 1. Mal.

Wieder ist der Schlaf die erste Erinnerung. Ein ordentliches, weißes Zimmer, versorgt, in Sicherheit, behütet. Keine Anforderungen von mir selbst oder durch ande-

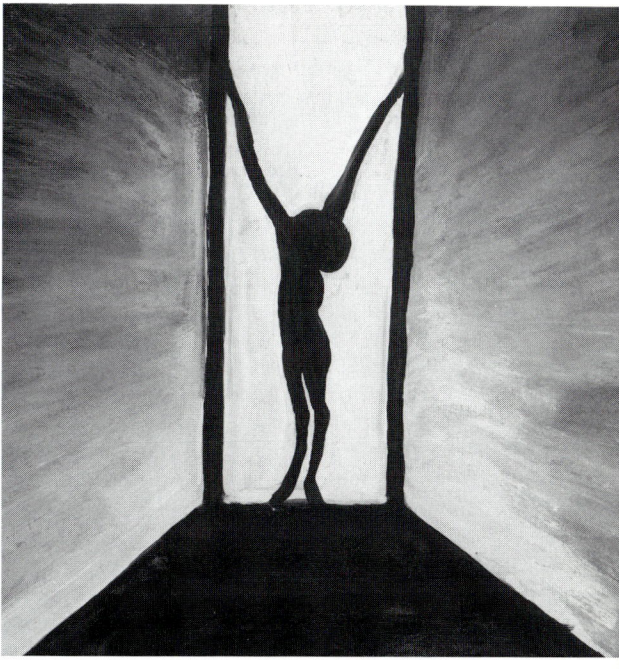

Abb. 280: »Aufgehängt«
»Ich fragte auch nicht mehr danach, ob ich mich innerhalb des Traums oder außerhalb des Traums befände, da ich begriffen hatte, wie genau man mich darüber informiert hatte, daß eine solche Unterscheidung auf lange Sicht läppisch und unerheblich sein würde, wenigstens an diesem Ort, wo jede Existenzform jener harten Grenzen zu entbehren schien, die anderswo Schatten und Körper, Kristall und Wasser, Nebel und Felsen trennen.« *(Manganelli)*

re, die mich grotesk überforderten. Ich kam zur Ruhe und fiel in Traurigkeit. Das Was-wäre-wenn-Spiel funktionierte nicht mehr. Vielleicht konnte ich mir erst jetzt eingestehen, wie schwer krank ich eigentlich war.

Die Einzelsitzungen wurden anstrengender, aufwühlender, bitterer. Ständig gingen Inhalte und Assoziationen über die Beziehung zu meinen Eltern, über Sexualität, über den Bruder, über den moralisierenden Kopf, meine verdrehte Selbstwahrnehmung, meine Idealisierungen, die überspannten beruflichen Pläne, meine innere Emigration, die Abhängigkeitsängste und wieder und wieder quälend über die Symptomatik (Abb. 281; »Gelbe Körper«).

Ich führte mir selbst den inneren Gerichtshof vor, der mich und andere ohne Gnade verurteilte. Nach und nach wurde ich müder, stiller, resignativer. Die Symptome allerdings traten wie beim ersten Aufenthalt wieder langsam in den Hintergrund; um jeden Tag ohne die Esserei war ich froh und stolz — vielleicht würde es ja doch irgendwann gelingen, ein anderes Leben leben zu können . . .

Also, *liebe Schwester,* nach einigen Wochen sah ich mich wieder einmal nach neuen Perspektiven um. Ein wenig zynisch und doch mit helleren Zukunftsvorstellungen gewann ich langsam neue Kräfte. Mit den selbstzerstörenden Exzessen verschwanden gleichzeitig die depressiven Stimmungen und Selbstmordgedanken. Im Gegensatz zu anderen Phasen empfand ich an der Krankheit nur noch ihre einengende und zerstörende Wirkung. Das Abstürzen wurde zu einem gehaßten Ausnahmezustand, der mich daran hinderte, mein Leben ein Stück weit in die eigenen Hände zu nehmen. Die Rückfälle hatten keinen anderen Effekt mehr als Selbstvorwürfe und Müdigkeit.

Es ging schon lange nicht mehr um den Wunsch, möglichst dünn zu sein und immer weiter abzunehmen. Viel eher versuchte ich, mein Gewicht zu halten. Ich wog 54 kg und empfand es als Idealgewicht für mich.

Die früher nach einem »Trip« erlebte Intensität der Aufnahmefähigkeit, Sensibilität und Kreativität war nicht mehr zu spüren. Auch fühlte ich mich nunmehr eher »außerhalb von mir«, wenn es zum Erbrechen kam, als daß ich mich danach entlastet oder entspannt erlebt hätte.

Und ich hatte Angst, durch den Symptomverlust weniger »produktiv« zu sein, doch schien mir das ein Preis zu sein, der, um

gesund zu werden, keineswegs zu hoch war. Endlich verschwand die panische Vorstellung, nach der »Bezwingung der Symptome« auf die Sicherheit durch die Therapie verzichten zu müssen. Wie im ersten Jahr der Therapie oft gefürchtet, konnte ich mir nicht vorstellen, mit oder ohne Symptome einfach »abgeschoben« zu werden, sondern spürte die Sicherheit, weiterhin einen gangbaren Weg für mich zu sehen. Das kindhafte Abhängigbleiben durch die Krankheit wurde mir zunehmend lästig.

Das »Kaputtsein« war nicht mehr der einzige Weg, um mich selbst als authentisch zu empfinden. Vor allem bei den Einzelgesprächen sowie auch in der Musiktherapie bemerkte ich langsam eine unbekannte Person in mir (Abb. 282; »Schwanger«).

Die Neugier auf sie war nicht unwichtig, um neue Kraft zu schöpfen. Eine Art von Umwertung meiner Ziele schlich sich ein. War es früher nur erstrebenswert, etwas »Besonderes« zu sein, arbeitete ich nun darauf hin, mit den »Alltäglichkeiten« fertig zu werden. Wie konnte es angehen, daß ich mit 22 Jahren immer noch nicht gelernt hatte, für mich selbst zu sorgen und nach wie vor auf die Hilfe von Eltern beziehungsweise Ersatz-Eltern angewiesen zu sein? Der sonst so unrealistische Ehrgeiz tat hier sein Gutes, diese Wünsche zu erfüllen.

Während des letzten 3monatigen Aufenthalts wurde mir deutlich, daß ich noch ganz am Anfang stand: Ich brauchte einen festen Bezugsrahmen, der mir helfen konnte, meine eigenen Grenzen und Möglichkeiten zu finden.

Die Auseinandersetzung mit den Eltern hatte an Schärfe verloren. Anstatt meine Mutter weiterhin zu verachten, tat sie mir leid. Ich gestand mir meine Sehnsucht nach ihr ein — wenn sie sie auch jetzt nicht mehr befriedigen konnte. Es schien die Zeit der Traurigkeit zu kommen, die Zeit der Sehnsucht und Einsamkeit.

Um die Therapie ambulant fortsetzen zu können, entschloß ich mich, nach dem stationären Aufenthalt in Lübeck zu bleiben und dort eine Lebensform zu finden, die

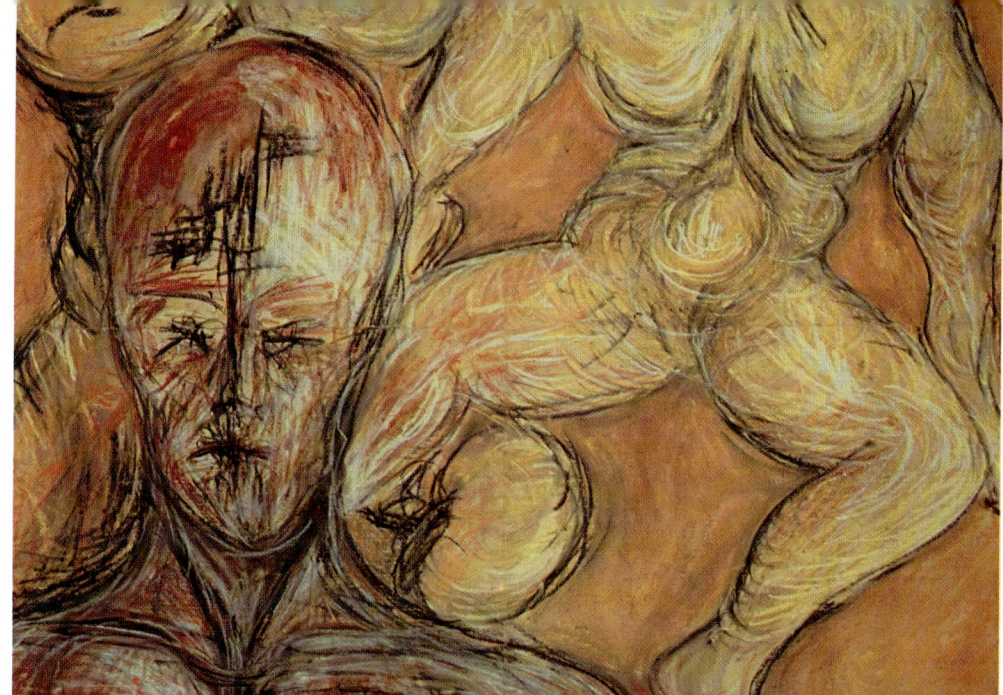

Abb. 281 und 282:
»Gelbe Körper« und
»Schwanger«
Zu dieser Zeit der Therapie
fühlte ich mich zwar immer
noch zu dick, hatte aber
an meinen neu gewonnenen
Kräften Gefallen gefunden.
Meine »Fülle« und »Kraft«
machten mir jedoch Angst.
Auf der anderen Seite war
ich froh, mich manchmal
einfach so sein zu lassen,
ohne ständig an mir
»herumzudoktern«
(Tagebuch 1983).
»Neurose als Möglichkeit
zur komprimierten
Wirklichkeits-
wahrnehmung. Durch
Überproportionierung
Sichtbarwerden von
Verschleiertem.« (Zitat, ?)
Lernen, meine eigene
Mutter zu sein

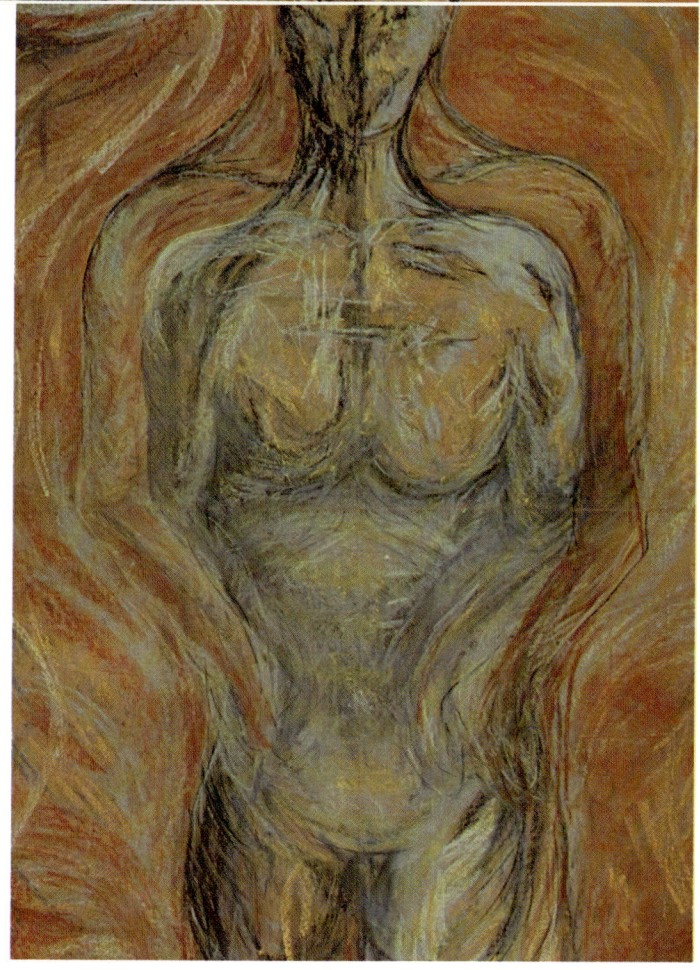

meine Kräfte nicht überstieg und mir die Möglichkeit ließ, zur Ruhe zu kommen.

Wunschvorstellungen und Zukunftsphantasien traten in den Hintergrund. Ein wenig stiller geworden, sah ich mich nun in einem sehr schlichten Spiegel. Die Gegenwart weitete sich aus, gewann überhand über alle anderen Zeiten. In ihr sah es aber nicht mehr so dramatisch und aufregend aus. Hinter einem Schleier von Traurigkeit konnte ich manchmal mein Leben sehen, das weniger Exzesse und mehr Kontinuität aufwies.

Nicht zuletzt durch die feste Einbindung der Therapie, die lange der wichtigste Beziehungspunkt für mich war, konnte ich von vielem Abschied nehmen: von meinem Bruder, auch von den Eltern, den unrealistischen Plänen und Größenphantasien.

Was hatte sich denn verändert, warum wurden die quälenden Eßattacken seltener, wieso machte das Leben manchmal wieder Freude?

Langsam wandelten sich meine Wahrnehmungen und Vorstellungen von Werten. Fanden meine Freunde den neuen eingeschlagenen Umweg ein wenig merkwürdig, erlebte ich mich mehr und mehr als »abgenabelt« von fremden und eigenen Wertmaßstäben. Die noch fehlende Orientierung sowie die Minderwertigkeitsgefühle wurden wie in einer »Zwischenzeit« durch die Therapie aufgefangen. Manchmal glaubte ich, als würde ich dort meine Verwirrungen und Ängste vorerst abgeben, damit sie aufbewahrt würden und zu späterer Zeit wieder abgeholt werden könnten. Die mit anderen Menschen gemachten Erfahrungen konnten besprochen werden: Einige feste Verhaltensweisen, die mich immer wieder in Sackgassen führten, konnte ich in Beziehung setzen zu dem merkwürdigen Verhältnis mit meinen Eltern.

Ein halbes Jahr nach der Entlassung erhielt ich einen Ausbildungsplatz als Krankenschwester.

Ich glaube, *liebe Schwester*, etwas Besseres hätte mir nicht passieren können.

Vorerst allerdings kränkte mich der Gedanke, nun einen Beruf zu erlernen, der mit meinen bisherigen Vorstellungen und Interessen wenig zu tun hatte. Allerdings auch nicht mit denjenigen meines Vaters. Zwar lobte er auch dieses Vorhaben, doch ich meinte, eine Enttäuschung aus seinen Worten herauszuhören.

Eine merkwürdige Art von »Revolution«, einen »ordentlichen Beruf« zu erlernen! Plötzlich war die Zeit fest eingeteilt, wenig Raum für Malen und Lesen, neue Probleme traten auf. Die Arbeitszusammenhänge in einem Krankenhaus hatte ich bisher nur am Rande und beobachtend erlebt: Nun aber biß ich mir selbst die Zähne an den antiquiert deutschen Strukturen in einer Klinik aus. Gerade in solchen, vorerst »neutralen« Erlebnisfeldern spürte ich die Angst vor meiner Aggressivität.

Ich konnte es nicht glauben, aber gerade dadurch, daß ich nun einer Tätigkeit nachging, an der nicht meine gesamte Person hing, fühlte ich mich entlastet und entspannter. Andererseits hatte ich durch die eigene Krankheit ein Interesse an der Medizin gewonnen, so daß ich die neuen Eindrücke gerne aufnahm.

Die ambulante Psychotherapie setzten wir regelmäßig fort. Allein der Gedanke, in der nächsten Woche einen neuen Termin zu haben, beruhigte und ließ mich die selten gewordenen Rückfälle ohne lang andauernde Depressionen ertragen.

Vielleicht habe ich in einigen Phasen der Therapie den Therapeuten zu meinem Ersatz-Vater gemacht, damit ich mich vom anderen Vater lösen konnte.

Die Beziehungen zu den wenigen Freunden ließen mich einmal mehr spüren, welche Sehnsucht ich nach Nähe, welche Angst ich jedoch gleichzeitig vor ihr hatte. Zärtlichkeiten konnte ich selten ertragen oder gar genießen: Ich brauchte feste Grenzen zwischen mir und den anderen. Meinen Körper fand ich nicht angenehm, er stand mir im Wege, oft wollte ich ihn los sein (Abb. 283; »Innen-Torso«). Am besten ging es mir, wenn »ich« »ihn« gar nicht bemerken mußte. Feste Freundschaften zu Männern hatte ich selten – immer wieder überkam mich die Angst vor Abhängigkeiten. Aber ich verliebte mich auch nur selten in sie (Abb. 284; »Eva und Adam«). Die Freundschaften zu Frauen waren mir wichtiger.

Ich träume:

Einer meiner Onkel ist ein rechtsradikaler Psychiater; in seiner Klinik liegen ausschließlich Jungen und Mädchen, die nach einem bestimmten Plan gequält werden. An Tröpfen angeschlossen, werden sie sexuell mißbraucht. Man zieht am Penis eines Jungen, während ein junges Mädchen mit einem gespenstischen Greis schlafen muß. Eine große Anzahl der Jugendlichen hat sich schon insofern durch die Behandlung verändert, als daß sie ihre Situation in diesem Krankenhaus in Ordnung finden, wenn sie auch darunter leiden. Einige Jungen werden gezwungen, mit Tieren zu schlafen. Die Mutter kommt und begreift nicht, was sie sieht. Plötzlich bin auch ich eines der Mädchen, schreie lauthals um Hilfe, rufe die Mutter, die mir helfen soll. Sie aber ist gleichermaßen hilflos (1980).

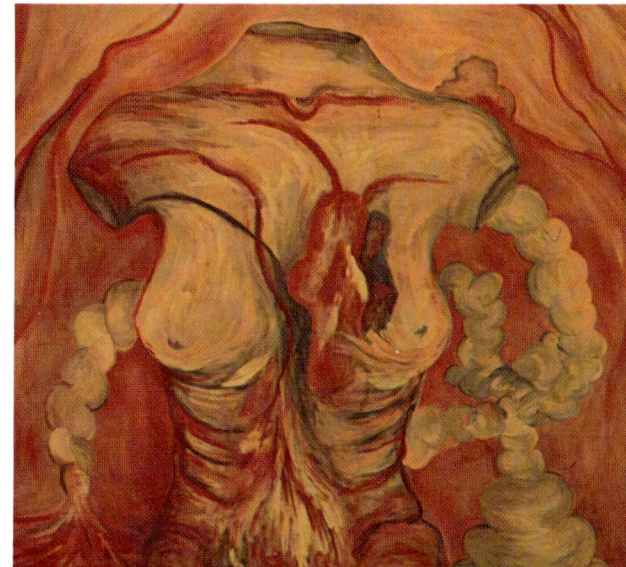

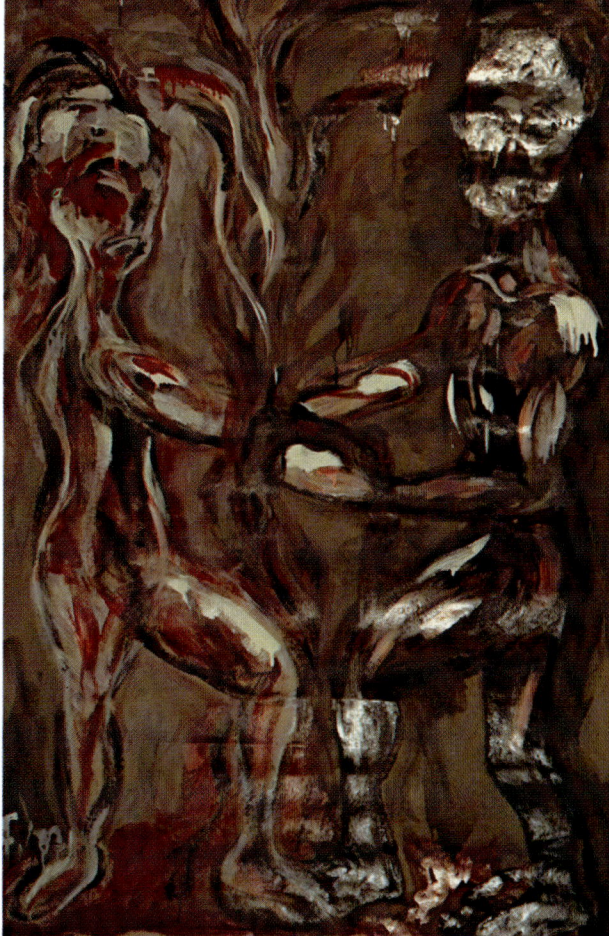

Abb. 283: »Innen-Torso«
Faszination und Ekel: der Körper. Er fordert, pulsiert; unbarmherzig verleibt er sich die Welt ein; dann stößt er sie wieder von sich. Die eiserne Haut soll platzen – ich will in mich hinein. Arme und Kopf gehören zu einem anderen System

Abb. 284: »Eva und Adam«
Siehe Text

Liebe Schwester, es tut weh, die falsch zusammengewachsenen Knochen noch einmal ohne Narkose zu brechen.

Hoffnungen: aus meinem selbstgezimmerten Isolationshäuschen heraustreten zu können; eine gleichermaßen durchlässig wie abgrenzende Membran zu entwickeln; den moralisierenden Kopf in seine Schranken zu weisen; lieben zu lernen — zu lachen.

Wünsche: eine Wohnung, wenig Gegenstände, nur notwendige Dinge umgeben mich, alles ist überschaubar. In der Ecke ein Tisch zum Malen — dort sammelt sich alles Zufällige an —, dort ist Chaos. Strenge Regale. Am liebsten allein sein (Abb. 285; »Schlafen«).

Liebe Schwester, ich träume:

In meiner Wohnung. An dem Tag, da alles fertiggestellt ist, ich mich müde in einen Sessel fallen lasse, klingelt es an der Tür. Soll ich aufmachen? Der Vermieter steht auf der Schwelle, teilt mir mit, daß ich die Wohnung sofort zu verlassen hätte. Fristlose Kündigung. Keine Begründung. Ich gehe (1984).

Liebe Schwester, neben der Arbeit gibt es nun einige Stunden, die sich befreit haben von den Gedanken über Essen, Dicksein, Eltern, Zukunft und mich selbst. Manchmal malt sich ein Bild, manchmal fesselt mich ein Buch: Ich habe Abstand gewonnen.

Abb. 285: »Schlafen«
Das Zimmer betreten
Selbstgepreßte Tränen
passend zu liegendem Traum
im Raum,
leere Regale, Bild an der Wand,
Bleistifte auf Tischen.
Noch einmal will ich hoffen
Weißt Du noch, wie gerne ich
fortginge,
könnte ich nur hierbleiben,
schlafen

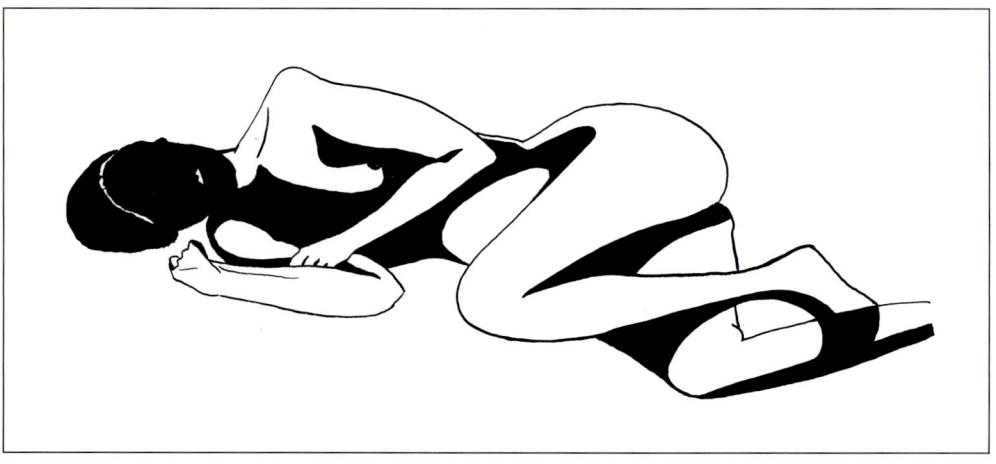

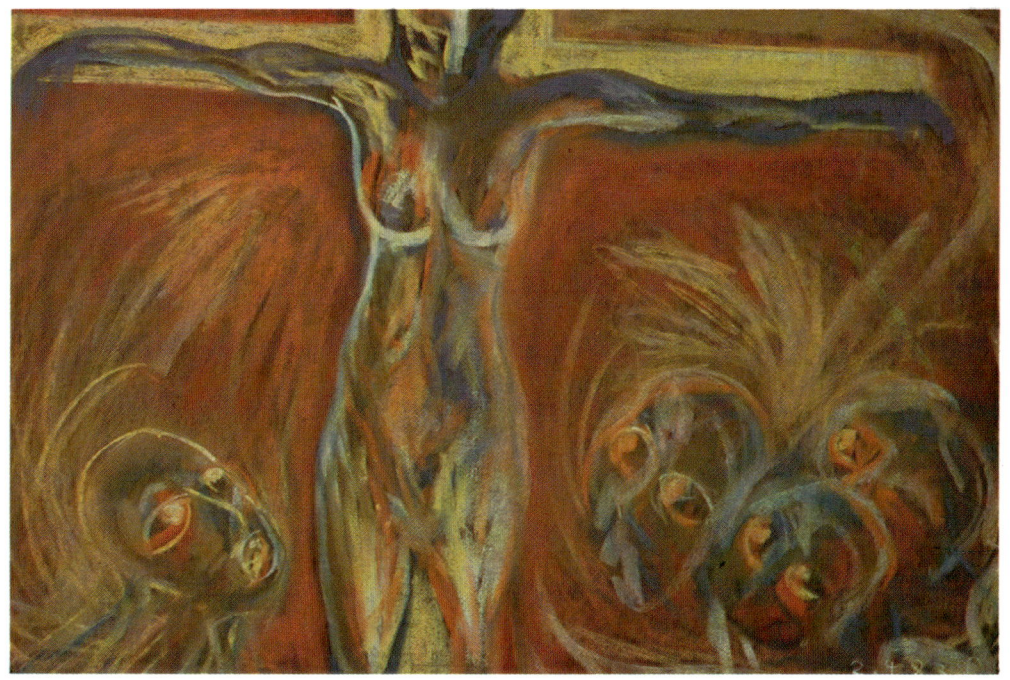

Abb. 286: »Jesus (I)«
»Lieber Jude als Nazi«
»Lieber gemordet als Mörder«
= die Rechnung geht nicht auf

Doch weiterhin Rückfälle. Ich schreibe an meinen Arzt:

»Denken Sie nicht, daß ich die Therapie dazu benutze, ›in Sicherheit‹ alles beim alten belassen zu wollen. Mit all den neu geschaffenen Möglichkeiten ist es mir selbst vollkommen unverständlich (wie Ihnen?), warum ich nach wie vor meistens beim Denken, Vorstellen, Hoffen und Reden stehenbleibe, warum mein Verhalten oft immer noch unkontrollierbar gegen mich selbst gerichtet ist. Doch können die letzten Jahre nicht sinnlos gewesen sein!« (1984).

In dieser Zeit, *liebe Schwester,* bemerkte ich eine Veränderung der auslösenden Impulse für einen »Trip«. Früher waren diese Ausfälle bewußt oder unbewußt in den Alltag integriert, sie waren sogar häufig

vorbereitet. Jetzt aber schleichen sich die verführerischen Reize nach Spannungssituationen ein. Da aber die Esserei nicht mehr regelmäßig ist, kann ich nun oft die auslösenden Faktoren auffinden. In der Therapie versuchen wir, sie zu interpretieren.

Ob es wohl eine Zeit geben wird, in der ich ohne Angst vor mir selbst mein Leben nicht mehr so strikt planen und kontrollieren muß? Nach wie vor ist mir alles zu eng.

Liebe Schwester, ich denke, daß sich meine Einstellung zur Krankheit geändert hat. Früher fühlte ich durch sie eine merkwürdige Art von Stärke und Überlegenheit. Ich war anders als andere. Außerdem tat die Opfermentalität ihren Dienst: Opfer zu sein, bedeutete damals etwas Ähnliches wie »unschuldig sein«.

»Jedenfalls, wenn's einem schlecht geht, ist der Mensch am besten.«
(Ingeborg Bachmann)

Ist man »im Recht«, nur weil man sich schlagen läßt?

Abb. 287: »Jesus (II)«
»Das Leben ist ein Spiel,
das von Anfang an verloren ist.
Es gibt keine Schuld,
aber peinliche Situationen für den Täter«
(Ingeborg Bachmann)
siehe auch Text (Traum)

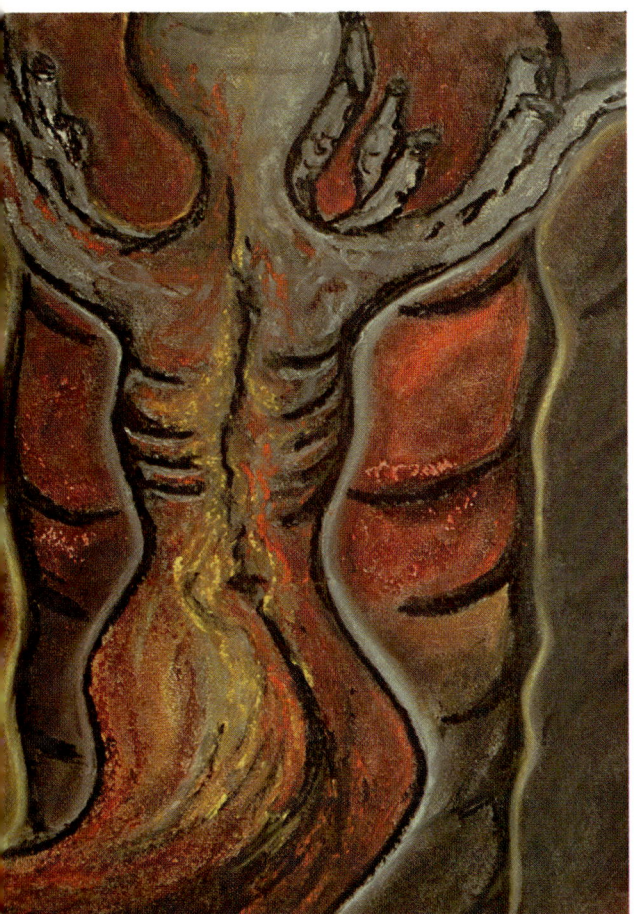

Trotz allem hatte es einen Reiz, durch das Nicht-Funktionieren »Nein« zu sagen zu dem mörderischen Reklame-Glück, das mich umgibt. Doch in dem Bewußtsein, sich durch das »Aussteigen« gegen Normen zu wehren, die mir aufgezwungen waren, spiegeln sich eigentlich nur die gleichen Wertvorstellungen mit anderen Vorzeichen wider. Vielleicht bringt man sich um, weil man umgebracht wurde.

Und immer das schlechte Gewissen: Es ging mir zu gut. Auch das bringe ich mit der Krankheit in Verbindung. Eine merkwürdige Art der Buße und Geißelung habe ich mir da ausgesucht (Abb. 286; »Jesus [I]«).

All diese Erklärungen greifen nicht mehr, *liebe Schwester.* Der Mythos von der Krankheit als Anklage und Revolte ist fremd geworden — seine Struktur wiederholt nur diejenigen, gegen die er ankämpfen will.

Ich träume:

In einem Badezimmer in einer Klinik; wir sind zu zweit. Weil wir Terroristen sind, werden wir verfolgt.
Frau B. und ich sahen im Kino einen Film; nun treffen wir uns in meinem alten Kinderversteck unterhalb der Kellertreppe. Dort wohnt ein alter Mann, der Marionetten baut. Sein Material dazu ist übriggebliebenes medizinisches Material wie Klammern, Pflaster und Verband. Das Skelett der Puppen besteht aus Haarnadeln und Kork.
Der alte Mann bemerkt uns nicht; seine Aufmerksamkeit gilt allein den Marionetten, die er immerzu fixiert.
Die Polizei erhielt die Nachricht, daß eine Bande durch geheime Sichtzeichen Signale gibt. Es werden 3 rote Kreuze untereinander auf dem Dach des Kriminalpolizeigebäudes gefunden.
Zu Hause sitze ich mit meinem Bruder und den Eltern am Tisch. Die Mutter ist uralt und blond. Sie fragt nach Frau B. und warum ich mit dieser Frau und nicht mit ihr den Film angesehen hätte.
Plötzlich weiß ich, daß mein Bruder der gesuchte Terrorist ist; ich habe große Angst um ihn und will auf keinen Fall, daß man ihn fängt.
Die Eltern liegen in einem riesigen Bett, das Schlafzimmer ähnelt dem des Elternhauses. Ich stehe vor diesem Bett und halte einen Vortrag. Der Bruder kommt in das Zimmer, trägt einen riesigen

Dolch in der Hand und geht ohne Zögern zielstrebig auf die Mutter zu, hebt ihre Bettdecke an und ritzt ihren Bauch auf. Die Mutter jedoch bemerkt überhaupt nichts. Der Bruder wird gerügt wegen seines Benehmens: Man darf die Bettdecke doch nicht anheben. Er sieht der Mutter starr ins Gesicht, hebt die Decke ein zweites Mal, sticht dann in den Schoß der Mutter. Sie spürt wiederum keinen Schmerz, bemerkt nicht einmal diesen Vorgang. Dann hebt der Vater die Decke hoch, und beide Eltern sehen die Wunden und das fließende Blut. Sie schreien in Panik und voller Wut den Bruder haßerfüllt an und schimpfen ihn aus. Der Bruder rennt aus dem Zimmer, ich folge ihm. Die Eltern schreien uns noch etwas nach, wollen mich zurückhalten. Doch ich suche einigen Kleinkram und Zigaretten zusammen und laufe fort (Abb. 287; »Jesus [II]«).

Liebe Schwester, Angst vor der Gesundheit: Ich wäre somit ganz und gar selbst verantwortlich. Die Angst, meinen Vater zu enttäuschen, wenn ich mich nicht mehr hinter der Krankheit verstecken könnte und ihm damit die Möglichkeit ließe, sich vorzustellen, welch wunderbare Tochter er doch hätte. Angst um meine Mutter: Wenn ich gesund, erwachsen und selbständig wäre, verlöre sie dann ihre Identität, denn sie ist doch eigentlich nur und nur Mutter? Würde sie sich überflüssig fühlen, sich auflösen, wenn ich sie nicht mehr brauche? Wird sie es überleben, wenn sie sich keine Sorgen mehr um ihr Kind machen kann, wenn sie nicht mehr die Stärkere von uns beiden ist? Furcht vor der eigenen Kraft: Mache ich anderen vielleicht Angst durch meine Entschlossenheit, Energie und Stärke?

Genauso wie ich eigentlich nicht dünn bin, mein Gesicht und meinen Körper verstecke, verleugne ich meine Willenskraft. Wenn ich die in mir verborgene Person zeigen könnte, sähe man vielleicht einen kräftigen Athleten, dem niemand zutrauen würde, daß er manchmal weint und hilflos wie ein Kind ist (Abb. 288; »Der Tänzer«). Er wartet an einem heimlichen Ort.

Liebe Schwester, ich spüre mich, bin nicht mehr unberührbar, unerreichbar. Die Gedanken wenden sich langsam anderem zu

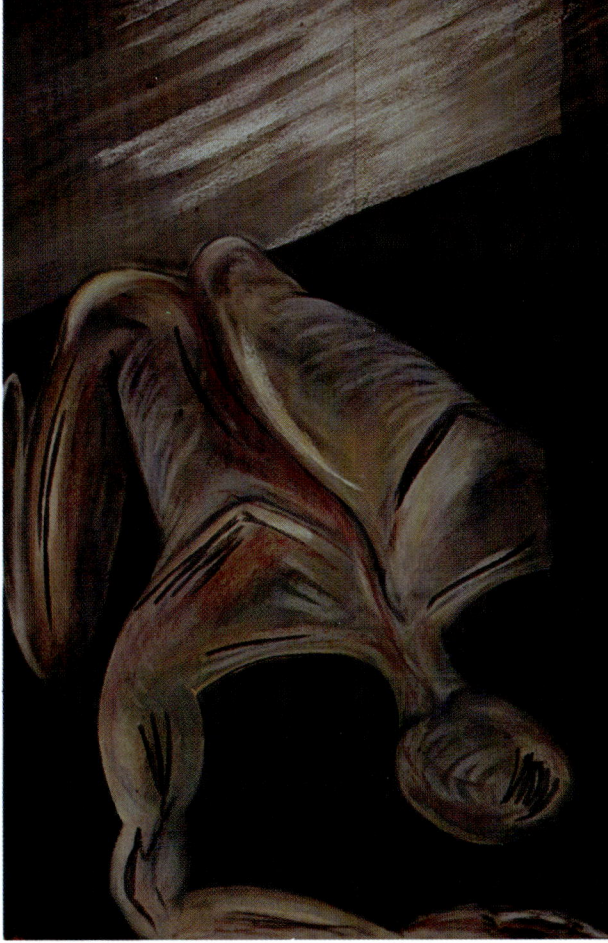

Abb. 288: »Der Tänzer«
Siehe Text

als nur den eigenen Schwierigkeiten und der Krankheit. Die Arbeit macht sogar Spaß und erfüllt mich. Es gibt keine Gegenüberstellung mehr von »Innen« und »Außen«. Ich weiß nicht mehr, was diese Begriffe fassen sollen.

Ich träume:

Eine Rektoskopie bei einem kleinen Mädchen. In Sekundenschnelle werde ich ganz winzig und klettere in den Darm. Mit einer altertümlichen Brille betrachte ich die Wände. Ich trage eine karierte Schirmmütze und einen bunten Schal. Der Darm ist wie eine tunnelähnliche Höhle mit weichen und feuchten Wänden. Ein Licht, dessen Quelle nicht zu finden ist, scheint diffus und warm. Ich sammele kleine Pflastersteine vom Boden auf und baue mit ihnen Kreise um wunde entzündete Stellen an den Wänden (1984).

Liebe Schwester, alles geht in letzter Zeit recht und schlecht seinen Gang. Doch muß ich Dir von einer neuen Leidenschaft berichten: Vor kurzem habe ich das Reiten wieder aufgenommen — welche Freude, durch den Wald zu fliegen und einfach einmal etwas »ohne Sinn und Verstand« tun zu können. Und dort habe ich auch eine neue Freundin gewonnen, so daß ich jeden Mittwoch voller Erwartung von der Arbeit nach Hause stürme, um mich auf den Weg in den Wald zu machen. Vielleicht bin ich ein wenig glücklich?

Die anderen Tage vergehen wechselhaft. Mit meiner neuen Mitbewohnerin verstehe ich mich weniger, da sie unter meinen Stimmungsschwankungen zu leiden hat — ich kann es ihr nachempfinden.

Manchen Abend sitze ich am Schreibtisch und schreibe, was ich sehe: Die ganze Wohnung hängt voller Seile, an denen es sich leicht verfangen läßt. Nur wenn die saubere Wäsche, große Segeltücher und Laken dort hängen, gibt die Wohnung Schutz. Eine Undurchdringlichkeit beherrscht diese Räume: hier wohne ich.

Der Kopf
will mehr und
gibt nur Blut
das schmeckt
ohne Augen
(Tagebuch 1984)

Liebe Schwester, nach einer Lehrzeit habe ich endlich die Ausbildung hinter mir. Was sollte danach werden? Ich dachte zuerst daran, Medizin zu studieren, und erhielt in Lübeck zufällig sofort einen Studienplatz. Ich weiß nicht genau, warum ich ihn nicht annahm: Vielleicht war es meine Angst, zu versagen, vielleicht traten meine anderen Neigungen wieder in den Vordergrund, vielleicht aber wollte ich mich von den Vorstellungen des Vaters lösen, der sich

Abb. 289: »Akt«
Froh ins Wasser
gesprungen
spielen schwimmen
treiben auf Rücken auf Bauch
naß das Gesicht
nur einer könnte fehlen
— der Schleusenbauer

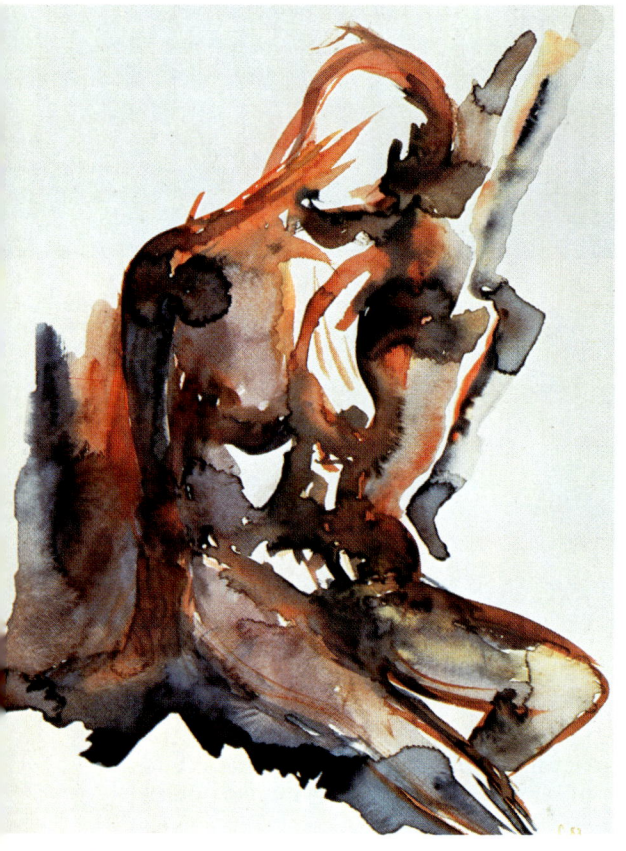

für mich schon eine Zukunft als Ärztin vorstellte.

Statt dessen begann ich das Studium der Germanistik in einer Nachbarstadt. Im Lübecker Krankenhaus erhielt ich eine Halbtagsstelle. So konnte ich mich selbst finanzieren – ein weiterer Schritt, mich von meinen Eltern zu lösen. Die Anbindung an die Klinik hatte außerdem einen therapeutischen Wert: Es war mein »Hilfs-Zuhause« geworden.

Während der ersten Zeit des Studiums wohnte ich noch bei meiner Freundin: Ich war mitunter ein wenig erschreckt darüber, wie wohl ich mich dort fühlte, welche Freude mir unsere Gemeinsamkeiten machten. Lebenslustiger geworden, staunte ich doch oft über meine gute Laune.

Die Gespräche in der Klinik haben mir die gesamte Zeit immer wieder eine Sicherheit, ein Korrektiv und den Ort gegeben, an dem ich auch in Phasen der Symptomfreiheit nicht darüber hinwegsehen konnte, daß ich vorsichtig sein mußte. Die Therapie war weiterhin unentbehrlich, wenn auch die Attacken seltener auftraten und die Grundstimmung besser geworden war. Sie bildete jedoch nicht mehr das ausschließliche Zentrum meines Interesses, sondern schien eher eine Begleitung alles anderen Geschehens zu werden.

Im letzten Jahr (1987) ist die Symptomatik ganz in den Hintergrund getreten. Das inzwischen erhöhte Gewicht von 58–60 kg ist nach wie vor nicht immer leicht zu tolerieren – doch es quält nicht mehr und kann nicht mehr als Grund für andere Probleme herhalten.

Noch immer wundere ich mich manchmal, wie mein Leben ohne die furchtbare Sucht aussieht. Langsam lerne ich mich ohne sie kennen.

Der herbstliche Vollmond,
die ganze Nacht hindurch
bin ich immer wieder um den See gewandert
(Haiku)

Ich glaube, ich lebe ganz gerne, *liebe Schwester* (Abb. 289; »Akt«).

Eine
durch Wälder Höhlen Ebenen
durch Gestrüpp auf Pfaden führte
sie mich
entlang der Klippe
hin zum Fluß
nun schwimme ich
viel mit und gegen den Strom
auf tiefem Grund
pflanzenumschlungen-halte-ich-an-den Atem
tief unten hält mich
die Angst vorm Ufer
(Tagebuch 1985)

Der Nachspann des Films:
Leben in Zahlen

Drum ist hier,
was sie getrieben,
abgemalt und aufgeschrieben.

* 1924 Mutter
* 1923 Vater
* 1950 Schwester
* 1954 Bruder
* 1960 ich

Mai 1977:
»23jähriger Bruder, akuter Herztod, Verdacht auf
Virusmyokarditis (!).«
(Arztbrief vom 21. 11. 1978)

August 1978:
1. Diät. Gewichtsverlust von etwa 65 kg auf 52 kg
(172 cm).

3. 11. 1978 bis 25. 11. 1978:
1. stationärer Aufenthalt im Krankenhaus.
»Seit Urlaub in Südeuropa Juli 1978 allgemein
schlecht gefühlt. (. . .) Jetzt Aufnahme wegen seit
2 Tagen anhaltender Somnolenz nach 1 Tablette
Lexotanil. (. . .) (Es) besteht klinisch der Verdacht
auf akute intermittierende Porphyrie.«
(Arztbrief vom 21. 11. 1978)
Gewicht: 45 kg.

1979:
»Die Diagnose akute intermittierende Porphyrie
ist (. . .) u. E. als gesichert anzusehen.«
(Arztbrief vom 10. 1. 1979)

24. 3. 1980 bis 4. 4. 1980:
»Schwarzwald-Klinik.«
»Wie Sie (. . .) entnehmen können, hat es Frl. J.
nicht länger gehalten, und sie hat am Karfreitag
früh ohne mein Wissen das Sanatorium verlassen
(. . .).«
(Arztbrief vom 10. 4. 1980)

15. 7. 1980 bis 22. 7. 1980:
2. stationärer Aufenthalt im Städtischen Krankenhaus.
»Verdacht auf akute intermittierende Porphyrie.
(. . .) Verdacht auf reaktive oder neurotische Depression. (. . .) Krampfstörungen im EEG, im Ekg
Endstreckenveränderungen wie bei Myokarditis
(. . .). Die Patientin klagt über Schwäche, Depressivität mit Morgentief, rezidivierendes Erbrechen

mit einer Gewichtsabnahme von 13 kg. (. . .) ¾
Jahr andauernde Amenorrhoe. (. . .) Nach Ausschluß einer organischen Ursache möchten wir
die Patientin jetzt (. . .) vorstellen mit der Frage, ob
es sich bei der Gewichtsabnahme um eine beginnende Anorexia nervosa handelt (. . .).«
(Arztbrief vom 25. 7. 1980)

11. 8. 1980 bis 13. 8. 1980:
»Nervenklinik.«
»Schon während der ersten Minuten des Aufenthaltes bei uns zeigte sie sich ambivalent bis able-
nend, sie äußerte erhebliche Zweifel an dem Sinn
einer stationären Behandlung. (. . .) Bei der heutigen Morgenvisite erklärte Frl. J., daß sie trotz meiner Argumente während der letzten Gespräche
sich nicht in der Lage sähe, sich hier weiter behandeln zu lassen; (. . .).«
(Arztbrief vom 13. 8. 1980)

Mai 1981:
Abitur.
Gewicht: 48 kg.

Juni bis September 1981:
Gewichtsabfall bis 42 kg, -zunahme bis 49 kg.

9. 9. 1981 bis 15. 3. 1982:
1. stationärer Aufenthalt in der Klinik für Psychosomatik und Psychotherapie in Lübeck. Aufnahmegewicht: 49 kg, Entlassungsgewicht: 51 kg.

März 1982 bis Dezember 1982:
Ambulante Therapie in Lübeck.

August bis Dezember 1982:
Beginn des Studiums in D.

24. 12. 1982 bis 1. 3. 1983:
2. stationärer Aufenthalt in Lübeck.
Aufnahmegewicht: 55 kg, Entlassungsgewicht
53 kg.

März 1983 bis Ende 1987:
Ambulante Therapie in Lübeck.

August 1982 bis Dezember 1983:
Ausbildung in Lübeck.

März 1983 bis Juni 1987:
Halbtagsstelle in der Universitäts-Klinik in Lübeck.

April 1985:
Beginn des Germanistikstudiums.

Magersucht und Bulimie besitzen kein primäres organpathologisches Substrat. Dennoch sind sie mit dem gleichen hohen diagnostischen und therapeutischen Anspruch verbunden wie Krankheiten mit einem morphologischen Befund, z. B. M. *Crohn* und Colitis ulcerosa. Den 4 Krankheiten gemeinsam sind zunehmende Häufigkeit, jugendliches Alter der Patienten, mitunter lange Dauer bis zur Diagnose, chronischer Verlauf, Neigung zu Rezidiven, Indikation zur kombinierten Therapie, notwendige Langzeitbehandlung, schwer abschätzbare Prognose, große sozialmedizinische Schwierigkeiten und Einbußen.

So wie bisher bei M. *Crohn* und Colitis ulcerosa (162) haben wir nunmehr auch bei Magersucht und Bulimie versucht, unsere diagnostischen und therapeutischen Erfahrungen mitzuteilen. Sie sind vorläufiger Art; wir maßen uns nicht an, angesichts des individuell so unterschiedlichen Langzeitverlaufes und der noch relativ kurzen Beobachtungszeit Genaueres auszusagen. Mit Recht werden vor allem außer der Prozeßforschung des Psychotherapieverlaufes zur Beurteilung des Langzeitergebnisses differenzierte und einheitliche Kriterien erwartet, besonders zum Verlauf der psychopathologischen Befunde, der psychosozialen Entwicklung und der affektiven Störungen (489). Hierzu gehören auch genügend große Stichproben, saubere Dokumentation und persönliche Nachuntersuchungen bei der Katamnese. Deshalb ist wegen der unterschiedlichen Therapiekonzepte und wegen der vielen damit verbundenen offenen Fragen eine überregionale Zusammenarbeit anzustreben.

Unabhängig von den jeweils verschiedenen therapeutischen Schwerpunkten und Therapieergebnissen sollte der Ausblick angesichts der zu erwartenden weiteren Zunahme der beiden Krankheiten Magersucht und Bulimie vor allem auf 3 Ziele gerichtet sein:

1. Die Wartezeiten auf eine ambulante oder stationäre Therapie sollten kürzer werden. Nicht selten verhält sich der Leidensdruck der Patienten umgekehrt proportional zur Dauer bis zum Beginn der Therapie. Die zunehmende Aufklärung und Information über diese beiden Krankheiten ermöglichen oft eine frühere Diagnose, sei es auch nur deshalb, weil die Hemmschwelle zum Arzt überwunden wird. Der zeitliche Gewinn durch F r ü h erkennung sollte nicht durch S p ä t behandlung paralysiert werden.

2. Da das Langzeitergebnis der Behandlung auch von deren Kontinuität abhängt, sollte gewährleistet sein, daß eine Therapie nicht unvermittelt abbricht, sei es durch das Ende der stationären Behandlung, durch Therapeutenwechsel, aus anderen Gründen oder wegen kassentechnischer Hindernisse.

Optimal wäre und somit anzustreben ist die Langzeittherapie durch denselben Therapeuten bzw. dieselbe Institution, selbst wenn längere Fahrwege damit verbunden sind. Die »Kosten-Nutzen-Analyse« dürfte allemal günstiger ausfallen, wenn der therapeutische Faden nicht reißt. Ein Teil dieser kontinuierlichen Therapie ist gerade auch das gemeinsame Streben nach sozialer Reintegration, das heißt der Versuch, möglichen sekundären oder tertiären Krankheitsgewinn, lange Arbeitsunfähigkeit, sozialen Abstieg oder

gar Rentenverfahren zu vermeiden oder zu beseitigen. Wiederholt haben auch andere Autoren auf die Notwendigkeit einer Langzeittherapie hingewiesen (128, 131, 218, 419, 497, 621).

Vielfach werden diese Lücken von Selbsthilfegruppen ausgefüllt, die ohnehin längst die wichtige Funktion einer Anlaufstelle und eines Auffangbeckens, oft auch einer anhaltenden Hilfe übernommen haben. Die Selbsthilfegruppen sind somit oft ein wichtiger Bestandteil der kombinierten Therapie, eine indizierte Einzelbehandlung können sie nicht ersetzen.

3. Die Therapie — in welcher Form auch immer — darf sich nicht mit dem ständigen Blick auf die Waage begnügen; sobald dieser Eindruck der Patienten begründet ist, treten erneut Widerstände auf bis zur offenen Kritik: »Wenn meine Probleme geklärt sind, so werde ich auch essen« (70). Daher sollte auch bei notwendiger restriktiver Therapie oder verhaltenstherapeutischer Intervention nie aus dem Auge verloren werden, was vom Beginn der Therapie an — mit unterschiedlichem Akzent bei Magersucht und Bulimie — not tut: Krankheitseinsicht zu gewinnen, das Körperbild zu korrigieren, Psychomotorik und Körperwahrnehmung zu harmonisieren, Verlustangst abzubauen, Symbiose-Separationskonflikte zu lösen, eigene Identität zu finden, die Geschlechtsidentität zu akzeptieren, die tiefgreifende Störung des Selbstwertgefühls zu bessern, im Therapeuten kein allmächtiges, sondern ein reales Objekt zu erfahren, im gemeinsamen Versuch, die Krankheit zu überwinden.

Hätte man all diese Kriterien beachtet, wäre vielleicht eine andere Patientin mit Magersucht noch am Leben, die ihre Krankheitsentwicklung, eingebettet in ihre Lebensgeschichte, vor ihrem Suizid vor 45 Jahren in einem Buch (36) beschrieb:

»Ich setzte meinen Hungerstreik fort und hatte deswegen eine lange und unangenehme Auseinandersetzung mit meinem Vater. Als ich weitere drei Kilo abgenommen hatte, begannen meine Eltern, Ärzte zu konsultieren, die mir Mittel verschrieben. Da wurde ich endgültig krank.«

»›Wir werden um dich kämpfen‹, sagte Papa schließlich, das braune Gesicht nachdenklich in die offene Schale der rundlichen Hand gestützt, ›wir werden um dich kämpfen, weil es unsere Pflicht ist. Wir werden keine Mittel scheuen und uns nichts gönnen, bis du wieder gesund bist. Ich kenne dich so genau, denn du gleichst mir: Du willst gar nicht leben. Leider muß ich dir sagen, liebe Tochter, daß dein jetziges Verhalten mir barbarisch und schonungslos vorkommt: Warum störst du den Frieden unserer Familie? Wir wären alle gesund . . .‹«

»Der Professor rief vorerst Mama allein ins Sprechzimmer. Dort eröffnete er ihr, daß ich nun bald sterben würde.«

»›Haben Sie eigentlich die Röntgenaufnahme Ihres Magens gesehen? Die furchtbarste Senkung, die ich je gesehen habe. Der Magen ist richtiggehend hinuntergerutscht, aus Mangel an Fettpolster‹. Der Professor grinste plötzlich in sich hinein, wahrscheinlich in der Vorstellung dieser grandiosen Rutschpartie auf anatomischem Gebiete. Dann veränderte sich sein Gesichtsausdruck. ›Warum, zum Kuckuck, essen Sie nicht?‹, fragte er grob. ›Ich habe nicht Hunger‹. Dabei dachte ich: Hunger — o doch — Hunger habe ich gehabt — Hunger wie ein Vieh — fressen, fressen hätte ich mögen — Aber ich durfte nicht — Ich wollte sterben. Das ist gut so. Jetzt kann ich nicht mehr essen. Ich habe wirklich nicht mehr Hunger — Nur an manchen Tagen noch.«

»Der Professor sah mich an: ›Seelisch — ? Ach quatsch.‹«

»Ich bekam durchschnittlich vier verschiedene Einspritzungen an einem Tag. Weil sie meinem Körper nichts nützen konnten, brachten sie meine Nerven an den Rand.« *(Lore Berger).*

Sie nahm sich das Leben, wohl weil sie nirgendwo Hilfe fand, um zu überleben, dann, wenn sie erwachsen würde.

335

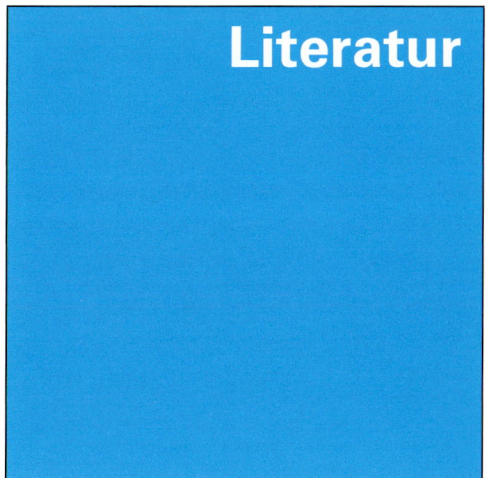

Literatur

1. ABRAHAM, S. F. u. P. J. V. BEUMONT:
How patients describe bulimia or binge eating.
Psychol. Med. **12,** 625–635 (1982).

2. ABRAHAM, S. F., M. MIRA u. D. LLEWELLYN-JONES:
Bulimia: A study of outcome. Int. J. Eat. Dis. **2,** 175–180
(1983).

3. AGRAS, S. u. J. WERNE: Behavior Modification
in Anorexia Nervosa: Research Foundations.
In: VIGERSKY, R. A. (Hrsg.): Anorexia Nervosa.
Raven Press, New York 1977.

4. AGRAS, W. S. u. H. C. KRAEMER: The Treatment of
Anorexia Nervosa: Do Different Treatments Have
Different Outcomes? Psychiatr. Annls. **13,** 928–935
(1983).

5. AHRENS, S.: Vorstellungen zur Pathogenese der
Magersucht. Therapiewoche **37,** 359–368 (1987).

6. ALSEN, V.: Über den Heilverlauf der Anorexia
nervosa unter psychopharmakologischer Behandlung.
Nervenarzt **36,** 406–409 (1965).

7. ALTHOFF, P.-H., E. SCHIFFERDECKER u.
M. NEUBAUER: Anorexia nervosa – endokrine
Veränderungen. Med. Klin. **81,** 795–803 (1986).

8. AMDUR, M. J., G. J. TUCKER, T. DETRE u.
K. MARKHUS: Anorexia nervosa: An interactional
study. J. nerv. ment. Dis. **148,** 559–566 (1969).

9. ANDERS, D., D. HARMS, O. KRIENS u. H. SCHMIDT:
Zur Frage der Sialadenose als sekundärer Organ-
manifestation der Anorexia nervosa – Beobachtungen
an einem 13jährigen Knaben. Klin. Päd. **187,**
156–162 (1975).

10. ANDERSEN, A. E.: Atypical Anorexia Nervosa.
In: VIGERSKY, R. A. (Hrsg.): Anorexia Nervosa.
Raven Press, New York 1977.

11. ANDERSEN, A. E.: Practical comprehensive treatment of anorexia nervosa and bulimia. Johns Hopkins University Press, Baltimore 1985.

12. ANDOLFI, M.: Familientherapie – das systemische Modell und seine Anwendung. Lambertus, Freiburg 1982.

13. ARGELANDER, H.: Der Flieger. Suhrkamp, Frankfurt 1972.

14. ASCHOFF, W., H. NIEDERHOFF, B. SCHÜTTE u. W. KÜNZER: Zur Diagnostik und Therapie der Pubertätsmagersucht. Therapiewoche 28, 4353–4354 (1978).

15. ASKEVOLD, F.: The diagnosis of anorexia nervosa. Int. J. Eat. Dis. 2, 39–43 (1983).

16. ASPERGER, H.: Zur Problematik der Pubertätsmagersucht. Schweiz. med. Wschr. 93, 66–68 (1963).

17. BABA, K.: Anorexia nervosa – einige Betrachtungen zur Psychogenese und Psychotherapie. Z. psycho-somat. Med. Psychoanal. 31, 1–13 (1985).

18. BACHMANN, M.: Süchtiges Verhalten und Eßstörungen. In: BRAKHOFF, J. (Hrsg.): Eßstörungen. 2. Aufl. Lambertus, Freiburg 1987.

19. BACKMUND, H. u. M. GERLINGHOFF: Anorexia nervosa. Bedrohliche neurologische Komplikationen durch Hypophosphatämie. Nervenarzt 57, 542–544 (1986).

20. BALCK, F. B., G. JANTSCHEK, T. MALER u. E. WILKE: Veränderung und Meßbarkeit des improvisatorischen Spielausdrucks in der klinischen Musiktherapie. In: LAMPRECHT, F. (Hrsg.): Spezialisierung und Integration. Springer, Heidelberg 1987.

21. BALINT, M.: Therapeutische Aspekte der Regression – Die Theorie der Grundstörung. Rowohlt, Reinbek 1973.

22. BALLOT, N. S., N. E. DELANEY, P. J. ERSKINE, P. J. LANGRIDGE, K. SMIT, M. S. van NIEKERK, Z. E. WINTERS u. N. C. WRIGHT: Anorexia nervosa – a prevalence study. S. Afr. med. J. 59, 992–993 (1981).

23. BARANOWSKA, B. u. S. ZGLICZYNSKI: The role of sex hormones in the mechanism of inhibited LH release in female patients with anorexia nervosa. Acta endocr. 99, 334–338 (1982).

24. BASSØE, H. H. u. I. ESKELAND: A prospective study of 133 patients with anorexia nervosa. Acta psychiat. scand. 65, 127–133 (1982).

25. BASTIAANS, J.: Psychiatrische Bemerkungen zu Problemen der Fettsucht und Magersucht. Psyche 16, 614–630 (1963).

26. BATESON, G.: Ökologie des Geistes. Suhrkamp, Frankfurt/M. 1981.

27. BATESON, G.: Geist und Natur. Eine notwendige Einheit. Suhrkamp, Frankfurt/M. 1982.

28. BAURIEDL, T.: Beziehungsanalyse. Suhrkamp, Frankfurt/M. 1984.

29. BECHT, E.: Behandlungskonzepte im stationären Bereich bei jugendlichen anorektischen Patienten. In: BRAKHOFF, J. (Hrsg.): Eßstörungen. Lambertus, Freiburg 1987.

30. BECK, J. C. u. K. BROCHNER-MORTENSEN: Observations on the Prognosis in Anorexia Nervosa. Acta med. scand. 149, 409–430 (1954).

31. BECKER, H.: Die Vater-Tochter-Beziehung in der Familiendynamik bei Anorexia-nervosa-Patientinnen. Nervenarzt 51, 568–572 (1980).

32. BECKER, H.: Konzentrative Bewegungstherapie (KBT). Thieme, Stuttgart 1981.

33. BECKER, H.: Konzentrative Bewegungstherapie (KBT). Nervenarzt 53, 7–13 (1982).

34. BECKER, H.: Psychoanalyse, Handlung und Körper. Prax. Psychother. Psychosom. 32, 170–177 (1987).

35. BENEDETTI, G.: Zur Kenntnis der Fett- und Magersucht. Schweiz. med. Wschr. 80, 1130–1135 (1950).

36. BERGER, L.: Der barmherzige Hügel. Arche, Zürich 1981.

37. BERGMANN, G. v.: Magerkeit und Magersucht. Dt. med. Wschr. 60, 123–126, 253–257 (1934).

38. BERGMANN, G. v.: Die psychogene Magersucht. Med. Z. 1, 41–44 (1944).

39. BERNARD, J. D. u. M. A. SHEARN: Psychogenic Pseudo-Sjögren's Syndrome. West. J. Med. 120, 247–248 (1974).

40. BERNSTEIN, D. A. u. T. D. BORKOVEC: Entspannungs-Training. Handbuch der progressiven Muskelentspannung. 3. Aufl. Pfeiffer, München 1982.

41. BERTALANFFY, L. v.: General System Theory. George Braziller, New York 1968.

42. BEUMONT, P. J. V., G. C. W. GEORGE, B. L. PIMSTONE u. A. I. VINIK: Body Weight and the Pituitary Response to Hypothalamic Releasing Hormones in Patients with Anorexia Nervosa. J. clin. Endocr. Metab. 43, 487–496 (1976).

43. BHANJI, S. u. D. MATTINGLY: Anorexia Nervosa: Some Observations on »Dieters« and »Vomiters«, Cholestrol and Carotene. Br. J. Psychiat. 139, 238–241 (1981).

44. BIEBL, W., Th. PLATZ, J. KINZI u. F. AICHNER: Ein Fall von männlicher »atypischer Anorexia nervosa«: Tumor im Bereich des 3. Ventrikels. Nervenarzt 55, 265–268 (1984).

45. BINSWANGER, H.: Psychiatrische Aspekte zur Anorexie mentale. Z. Kinderpsychiat. **19**, 141–145, 173–180 (1952).

46. BINSWANGER, L.: Der Fall Ellen West. In: BINSWANGER, L. (Hrsg.): Schizophrenie. Neske, Pfullingen 1957.

47. BLICKLE, J. F., P. REVILLE, F. STEPHAN, P. MEYER, C. DEMANGEAT u. R. SAPIN: The Role of Insulin, Glucagon and Growth Hormone in the Regulation of Plasma Glucose and Free Fatty Acid Levels in Anorexia Nervosa. Hormone metabol. Res. **16**, 336–340 (1984).

48. BLISS, E. L. u. C. H. H. BRANCH: Anorexia Nervosa. Hoeber, New York 1960.

49. BLOCH, R.: Über die Bedeutung der Todes-sehnsucht für psychogene Störungen des Ernährungstriebes. Z. psycho-somat. Med. Psychoanal. **13**, 65–69 (1967).

50. BÖNING, J.: Psychogene Eßstörungen und Anorexie im Senium. Prax. Psychother. Psychosom. **28**, 170–180 (1983).

51. BÖNING, J.: Primäre Spätanorexien – Überlegungen zu einer integrativen Psychopathologie. Psychother. med. Psychol. **34**, 97–105 (1984).

52. BOSKIND-LODAHL, M. u. J. SIRLIN: Frauen zwischen Freß- und Magersucht. Psychol. Heute **6**, 70–76 (1979).

53. BOSSERT, S., E. SCHNABEL, J.-C. KRIEG, P. MOLITOR, J. KEMPER u. M. BERGER: Integratives stationär-ambulantes Therapiekonzept bei Patienten mit Anorexia nervosa: ein revidierter Therapieansatz. Psychother. med. Psychol. **37**, 331–336 (1987).

54. BOSZORMENYI-NAGY, I. u. G. SPARKS: Unsichtbare Bindungen. Klett-Cotta, Stuttgart 1981.

55. BRAND-JACOBI, J.: Die Klassifikation von Anorexia nervosa und Bulimia nervosa als Syndrome gestörten Eßverhaltens. Akt. Ernähr. **9**, 20–24 (1984).

56. BRAND-JACOBI, J.: Bulimia nervosa: Ein Syndrom süchtigen Eßverhaltens. Psychother. med. Psychol. **34**, 151–160 (1984).

57. BREIDEN, U.: Verlaufsuntersuchungen zur klinisch-psychosomatischen Behandlung von 69 Patienten mit Anorexia nervosa. Med. Diss. Heidelberg 1981.

58. BRINKMANN, W., C. SCHACHTSCHNEIDER u. D. SCHWARZ: Die Behandlung der Anorexia nervosa in einer Psychosomatischen Klinik. In: MEERMANN, R. (Hrsg.): Anorexia Nervosa. Enke, Stuttgart 1981.

59. BROCKHOFF, V.: Malen am Krankenbett. In: TÜRK, K. H. u. J. THIES: Therapie durch künstlerisches Gestalten. Urachhaus, Stuttgart 1986.

60. BROSER, F. u. W. GOTTWALD: Symptomatische Psychosen bei Magersucht. Nervenarzt **26**, 10–20 (1955).

61. BROWN, G. M., E. GARFINKEL, B. JEUNIEWIC, H. MOLDOFSKY u. H. C. STANCER: Endocrine Profiles in Anorexia Nervosa. In: VIGERSKY, R. A. (Hrsg.): Anorexia Nervosa. Raven Press, New York 1977.

62. BROWN, G. R.: Anorexia Nervosa Complicated by Mycobacterium xenopi Pulmonary Infection. J. nerv. ment Dis. **175**, 629–632 (1987).

63. BROWNING, C. H.: Anorexia Nervosa: Complications of Somatic Therapy. Compreh. Psychiat. **18**, 339–403 (1977).

64. BROWNING, C. H. u. S. I. MILLER: Anorexia Nervosa: A Study in Prognosis and Management. Am. J. Psychiat. **124**, 1128–1132 (1968).

65. BROWNELL, K. D. u. J. P. FOREYT (Hrsg.): Handbook of eating disorders. Basic Books, New York 1986.

66. BRUCH, H.: Perceptual and Conceptual Disturbances in Anorexia Nervosa. Psychosom. Med. **24**, 187–194 (1962).

67. BRUCH, H.: The Psychiatric Differential Diagnosis of Anorexia Nervosa. In: MEYER, J.-E. u. H. FELDMANN (Hrsg.): Anorexia nervosa. Thieme, Stuttgart 1965.

68. BRUCH, H.: Eating Disorders: Obesity, Anorexia Nervosa, and the Person Within. Basic Books, New York 1973.

69. BRUCH, H.: Psychological Antecedents of Anorexia Nervosa. In: VIGERSKY, R. A. (Hrsg.): Anorexia Nervosa. Raven Press, New York 1977.

70. BRUCH, H.: Der goldene Käfig. 2. Aufl. Fischer, Frankfurt 1980.

71. BRUCH, H.: Developmental Considerations of Anorexia Nervosa and Obesity. Can. J. Psychiat. **26**, 212–217 (1981).

72. BRUCH, H.: Anorexia Nervosa: Therapy and Theory. Am. J. Psychiat. **139**, 1531–1538 (1982).

73. BRUCH, H.: Four Decades of Eating Disorders. In: GARNER, D. M. u. P. E. GARFINKEL (Hrsg.): Handbook of Psychotherapy for Anorexia Nervosa and Bulimia. Guilford Press, New York 1985.

74. BRÜCKEL, K. W.: Das Anorexia senilis-Syndrom. Med. Welt **33**, 1038–1041 (1982).

75. BRÜGGEMANN, L.: Der therapeutische Prozeß bei einem Patienten mit Anorexia mentalis. Z. psycho-somat. Med. Psychoanal. **31**, 81–94 (1985).

76. BRUNNER, E. J. (Hrsg.): Interaktion in der Familie. Springer, Berlin-Heidelberg 1984.

77. BRUNNER, E. J.: Grundfragen der Familien-therapie. Springer, Berlin 1986.

78. BUDDEBERG, B. u. C. BUDDEBERG: Familien-therapie bei Anorexia nervosa. Prax. Kinderpsychol. Kinderpsychiat. **28**, 37–43 (1979).

79. BUDDEBERG, C.: Kombination von Einzel- und Familientherapie in der stationären Psychotherapie. 23. Arbeitstagung des DKPM in Essen 1985.

80. BUHL, Ch.: Magersucht und Eßsucht. Hippokrates, Stuttgart 1987.

81. BURNS, T. u. A. H. CRISP: Outcome of Anorexia Nervosa in Males. Br. J. Psychiat. **145**, 319–325 (1984).

82. BURNS, T. u. A. H. CRISP: Factors affecting prognosis in male anorexics. J. psychiat. Res. **19**, 323–328 (1985).

83. BURZIG, G.: Anorexia nervosa beim Mann: Diagnostische Überlegungen anhand von 20 Fällen. Therapiewoche **31**, 971–978 (1981).

84. BUTTON, E. J. u. A. WHITEHOUSE: Subclinical anorexia nervosa. Psychol. Med. **11**, 509–516 (1981).

85. CAPRA, F.: Wendezeit. Scherz, Bern 1985.

86. CAPRA, F.: Das neue Denken. Scherz, Bern 1987.

87. CAPRA, F.: Das Tao der Physik. Scherz, Bern 1987.

88. CASPER, R. C., E. D. ECKERT, K. A. HALMI, S. C. GOLDBERG u. J. M. DAVIS: Bulimia. Its Incidence and Clinical Importance in Patients With Anorexia Nervosa. Archs gen. Psychiat. **37**, 1030–1035 (1980).

89. CHIODO, J. u. P. R. LATIMER: Vomiting as a learned weight-control technique in bulimia. J. Behav. Ther. exp. Psychiat. **14**, 131–135 (1983).

90. CIERPKA, M. (Hrsg.): Familiendiagnostik. Springer, Berlin 1988.

91. CIERPKA, M. u. E. NORDMANN (Hrsg.): Methoden in der Familienforschung. Springer, Berlin 1987.

92. CIOMPI, L.: Psychoanalyse und Systemtheorie – Ein Widerspruch? Ein Ansatz zu einer »psycho-analytischen Systemtheorie«. Psyche **35**, 66–86 (1981).

93. CIOMPI, L.: Affektlogik. Klett-Cotta, Stuttgart 1982.

94. CLAUSER, G.: Die Gestaltungstherapie. Prax. Psychother. **5**, 268–275 (1960).

95. CLAUSER, G.: Das Anorexia-nervosa-Problem unter besonderer Berücksichtigung der Pubertäts-magersucht und ihrer klinischen Bedeutung. Ergebn. inn. Med. Kinderheilk. **21**, 97–164 (1964).

96. CLIMO, L. H.: Anorexia Nervosa Associated with Hypothalamic Tumor: The Search for Clinical-Pathological Correlations. Psychiat. Univ. Ottawa **7**, 20–25 (1982).

97. COHN, R.: Themenzentrierte Interaktion. In: HEIGL-EVERS, A. (Hrsg.): Die Psychologie des 20. Jahrhunderts. Bd. VIII. Kindler, Zürich 1979.

98. COHN, R. C.: Von der Psychoanalyse zur themen-zentrierten Interaktion. 6. Aufl. Klett, Stuttgart 1984.

99. COOPER, P. J. u. C. G. FAIRBURN: Are eating disorders forms of affective disorder? Br. J. Psychiat. **142**, 96–97 (1983).

100. COOPER, P. J. u. C. G. FAIRBURN: Binge-eating and Self-induced Vomiting in the Community. Br. J. Psychiat. **142**, 139–144 (1983).

101. COOPER, P. J. u. C. G. FAIRBURN: Cognitive behaviour therapy for anorexia nervosa: Some preliminary findings. J. psychosom. Res. **28**, 493–499 (1984).

102. CREMERIUS, J.: Zur Prognose der Anorexia nervosa. Arch. Psychiat. NervKrankh. **207**, 378–393 (1965).

103. CREMERIUS, J.: Zur Prognose der Anorexia nervosa. Z. psycho-somat. Med. Psychoanal. **24**, 56–69 (1978).

104. CRISP, A. H.: Some Aspects of the Evolution, Presentation and Follow-up of Anorexia Nervosa. Proc. R. Soc. Med. **58**, 814–820 (1965).

105. CRISP, A. H.: Anorexia nervosa. Grune u. Stratton, New York 1980.

106. CRISP, A. H.: Anorexia nervosa at normal body weight! – The abnormal normal weight control syndrome. Int. J. Psychiat. Med. **11**, 203–233 (1981/82).

107. CRISP, A. H.: The Psychopathology of Anorexia Nervosa: Getting the »Heat« out of the System. In: STUNKARD, A. J. u. E. STELLAR (Hrsg.): Eating and Its Disorders. Raven Press, New York 1984.

108. CRISP, A. H., B. HARDING u. B. McGUINNESS: Anorexia nervosa. Psychoneurotic characteristics of parents: Relationship to prognosis. J. psychosom. Res. **18**, 167–173 (1974).

109. CRISP, A. H., R. L. PALMER u. R. S. KALUCY: How Common is Anorexia Nervosa? A Prevalence Study. Br. J. Psychiat. **128**, 549–554 (1976).

110. CRISP, A. H., R. S. KALUCY, J. H. LACEY u. B. HARDING: The Long-Term Prognosis in Anorexia Nervosa: Some Factors Predictive of Outcome. In: VIGERSKY, R. A. (Hrsg.): Anorexia nervosa. Raven Press, New York 1977.

111. CRISP, A. H., L. K. G. HSU u. B. HARDING: The starving hoarder and voracious spender: Stealing in anorexia nervosa. J. psychosom. Res. **24**, 225–231 (1980).

112. CRISP, A. H., J. H. LACEY u. M. CRUTCHFIELD: Clomipramine and »Drive« in People with Anorexia Nervosa: An In-patient Study. Br. J. Psychiat. **150**, 355–358 (1987).

113. CSEF, H.: Anorexia nervosa mit Erstmanifestation im Erwachsenenalter – Unterschiede zur Pubertäts-magersucht und therapeutische Konsequenzen. Psychother. med. Psychol. **37**, 301–311 (1987).

114. CSEF, H.: Bulimia nervosa und Sexualität. Sexualmedizin **17**, 324–329 (1988).

115. CURTIUS, F.: Individuum und Krankheit. Springer, Berlin 1959.

116. CURTIUS, F. u. H.-G. ROHRMOSER: Über Krankheitskombinationen. Z. ges. inn. Med. **4**, 721–732 (1949).

117. CURTIUS, F. u. H.-G. ROHRMOSER: Wert und Grenzen der diagnostischen Einheitsregel. Schlesw. Holst. Ärztebl. **3**, 156–160 (1950).

118. DALLY, P. J.: Anorexia nervosa – long-term follow-up and effects of treatment. J. psychosom. Res. **11**, 151–155 (1967).

119. DALLY, P.: Anorexia Nervosa. Heinemann, London 1969.

120. DALLY, P. J. u. W. SARGANT: A new treatment of anorexia nervosa. Br. med. J. **1960/I**, 1770–1773.

121. DALLY, P. u. W. SARGANT: Treatment and Outcome of Anorexia Nervosa. Br. med. J. **1966/II**, 793–795.

122. DANIEL, E.: Möglichkeiten zur Theorie der Anorexia nervosa. In: HÖCK, K. (Hrsg.): Psychosomatik I. Barth, Leipzig 1986.

123. DAVIS, R., R. FREEMAN u. L. SOLYOM: Mood and food: An analysis of bulimic episodes. J. psychiat. Res. **19**, 331–335 (1985).

124. DEC, G. W., J. BIEDERMAN u. T. J. HOUGEN: Cardiovascular Findings in Adolescent Inpatients with Anorexia Nervosa. Psychosom. Med. **49**, 285–290 (1987).

125. DECOURT, J.: Die Anorexia nervosa. Dt. med. Wschr. **78**, 1619–1622 u. 1661–1664 (1953).

126. DETER, H. C.: Zur Methodik von katamnestischen Untersuchungen bei psychosomatischen Patienten am Beispiel einer Gruppe von 31 Anorexiepatienten. Psychother. med. Psychol. **31**, 48–52 (1981).

127. DETER, H.-C. u. E. PETZOLD: Klinische Befunde und Verlaufsuntersuchung bei Patienten mit Anorexia nervosa. Therapiewoche **29**, 6320–6331 (1979).

128. DETER, H. C., E. PETZOLD, R. HENGST-THEIS, U. BREIDEN u. G. LANZINGER-ROSSNAGEL: Katamnestische Ergebnisse einer klinisch-psychosomatischen Behandlung von 103 Patienten mit Anorexia nervosa aus internistischer Sicht unter besonderer Berücksichtigung der Mortalität. Inn. Med. **10**, 3–12 (1983).

129. DETTMERING, P.: Über einen atypischen Fall von Anorexia nervosa. Prax. Kinderpsychol. Kinderpsychiat. **26**, 165–169 (1977).

130. DIPPEL, B., E. SCHNABEL, S. BOSSERT, J.-C. KRIEG u. M. BERGER: Vom Lernprozeß im Umgang mit bulimischen Patienten. Prax. Psychother. Psychosom. **33**, 21–34 (1988).

131. DÖLL, R. u. K.-J. NEUMÄRKER: Bemerkungen zur Therapie der Pubertätsmagersucht. Dt. GesundhWes. **37**, 677–680 (1982).

132. DREIFUSS-KATTAN, E.: Praxis der Klinischen Kunsttherapie. Huber, Bern 1986.

133. DREWNOWSKI, A. u. D. K. YEE: Men and Body Image: Are Males Satisfied with Their Body Weight? Psychosom. Med. **49**, 626–634 (1987).

134. DREWS, S. u. K. BRECHT: Psychoanalytische Ich-Psychologie. Suhrkamp, Frankfurt 1982.

135. DÜHRSSEN, A.: Zum Problem der psychogenen Eßstörung. Psyche **4**, 56–72 (1950/51).

136. DÜHRSSEN, A.: Psychogene Erkrankungen bei Kindern und Jugendlichen. 5. Aufl. Verlag Mediz. Psychol., Göttingen 1965.

137. DÜHRSSEN, A.: Neurotische Persönlichkeitszüge bei Kindern und Jugendlichen mit anorexischen oder hyperphagen Reaktionen. In: MEYER, J.-E. u. H. FELDMANN (Hrsg.): Anorexia nervosa. Thieme, Stuttgart 1965.

138. DUNKELD TURNBULL, J., C. P. L. FREEMAN, F. BARRY u. A. ANNANDALE: Physical and Psychological Characteristics of Five Male Bulimics. Br. J. Psychiat. **150**, 25–29 (1987).

139. ECKERT, E. D., S. C. GOLDBERG, K. A. HALMI, R. C. CASPER u. J. M. DAVIS: Behaviour Therapy in Anorexia Nervosa. Br. J. Psychiat. **134**, 55–59 (1979).

140. EGGERS, C.: Anorexia nervosa. Münch. med. Wschr. **128**, 113–118 (1986).

141. EHLE, G., A. WAHLSTAB u. J. OTT: Psychodiagnostische Befunde bei Anorexia nervosa und post-pill-Amenorrhoe. Psychiat. Neurol. med. Psychol. **34**, 647–656 (1982).

142. EMMETT, S. W. (Hrsg.): Theory and treatment of anorexia and bulimia. Brunner/Mazel, New York 1985.

143. ENGEL, K. u. A.-E. MEYER: Theorie und Empirie einer mehrfaktoriellen stationären Anorexietherapie für schwer erkrankte Patienten. Med. Welt **33**, 1812–1816 (1982).

144. ENGEL, K., S. KAUT u. C. DREWES: Studentische Hilfstherapeuten in der stationären und ambulanten Versorgung der Anorexia nervosa. Therapiewoche **37**, 386–392 (1987).

145. ENGEL, K., C. KRÜGER u. A.-E. MEYER: Elemente einer mehrfaktoriellen stationären Anorexie-Behandlung für schwer erkrankte Patienten. Med. Welt **38**, 1441–1449 (1987).

146. ENNULAT, A.: Zur sozialen Integration von Patientinnen mit Anorexie und Bulimie. Med. Diss., Lübeck 1988.

147. EPPLE, H.: Familientherapie bei Magersucht. In: REMSCHMIDT, H. (Hrsg.): Psychotherapie mit Kindern, Jugendlichen und Familien. Bd. 2. Enke, Stuttgart 1984.

148. ERIKSON, E. H.: Identität und Lebenszyklus. Suhrkamp, Frankfurt 1966.

149. ESPENAK, L.: Tanztherapie – durch kreativen Selbstausdruck zur Persönlichkeitsentwicklung. Sanduhr, Dortmund 1985.

150. FAIRBURN, C. G.: Self-induced vomiting. J. Psychosom. Res. **24,** 193–197 (1980).

151. FAIRBURN, C. G.: Binge eating and its management. Br. J. Psychiat. **141,** 631–633 (1982).

152. FAIRBURN, C. G.: Bulimia: Its Epidemiology and Management. In: STUNKARD, A. J. u. E. STELLAR (Hrsg.): Eating and Its Disorders. Raven Press, New York 1984.

153. FAIRBURN, C. G.: Cognitive-Behavioral Treatment for Bulimia. In: GARNER, D. M. u. P. E. GARFINKEL (Hrsg.): Handbook of Psychotherapy for Anorexia Nervosa and Bulimia. Guilford Press, New York 1985.

154. FAIRBURN, C. G. u. P. J. COOPER: Self-induced vomiting and bulimia nervosa: an undetected problem. Br. med. J. **284,** 1153–1155 (1982).

155. FAIRBURN, C. G. u. P. J. COOPER: The Clinical Features of Bulimia Nervosa. Br. J. Psychiat. **144,** 238–246 (1984).

156. FAIRBURN, C. G. u. D. M. GARNER: The Diagnosis of Bulimia Nervosa. Int. J. Eat. Dis. **5,** 403–419 (1986).

157. FALLENBACHER, B.: Autogenes Training und progressive Muskelrelaxation: psychophysiologische Befunde bei psychosomatischen Krankheiten. Med. Diss., Lübeck 1989.

158. FEATHERSTONE, H. J. u. B. D. BEITMAN: Diabetic Hyperglycemia and Glycosuria as a Manifestation of Bulimia. Sth. med. J. **77,** 936–937 (1984).

159. FEIEREIS, H.: Das autogene Training. In: JORES, A. (Hrsg.): Praktische Psychosomatik. 2. Aufl. Huber, Bern 1981.

160. FEIEREIS, H.: Integrierte psychosomatische Diagnostik und Therapie am Beispiel der Inneren Medizin. Schlesw.-Holst. Ärztebl. **35,** 823–837 (1982).

161. FEIEREIS, H.: Das Gespräch mit somatisch und psychosomatisch Kranken. In: REIMER, C. (Hrsg.): Ärztliche Gesprächsführung. Springer, Berlin 1985.

162. FEIEREIS, H.: Colitis ulcerosa. Morbus Crohn. In: UEXKÜLL, Th. v. (Hrsg.): Psychosomatische Medizin. 3. Aufl. Urban & Schwarzenberg, München 1986.

163. FEIEREIS, H.: Bauchschmerzen aus psychosomatischer Sicht. Therapiewoche **38,** 1452–1460 (1988).

164. FEIEREIS, H.: Diabetes mellitus Typ I und Bulimie – eine bedrohliche Doppelkrankheit. Dt. med. Wschr. **113,** 1876–1878 (1988).

165. FEIEREIS, H. u. C. DREWES: Morbus Crohn – in der Maske einer Anorexia nervosa. internist. prax. im Druck (1989).

166. FEIGHNER, J. P., E. ROBINS, S. B. GUZE, R. A. WOODRUFF, G. WINOKUR u. R. MUNOZ: Diagnostic Criteria for Use in Psychiatric Research. Archs Gen. Psychiat. **26,** 57–63 (1972).

167. FELDMANN, H.: Zur Frage der psycho-dynamischen Faktoren bei der Pubertätsmagersucht. In: MEYER, J.-E. u. H. FELDMANN (Hrsg.): Anorexia nervosa. Thieme, Stuttgart 1965.

168. FEY, M. u. G. A. HAUSER: Die Postpubertäts-Magersucht. Huber, Bern 1970.

169. FICHTER, M.: Zur Psychopathometrie der Anorexia Nervosa. In: MEERMANN, R. (Hrsg.): Anorexia nervosa. Enke, Stuttgart 1981.

170. FICHTER, M. M.: Epidemiologie der Anorexia nervosa und Bulimia. Akt. Ernähr. **9,** 8–13 (1984).

171. FICHTER, M. M.: Magersucht und Bulimia. Springer, Berlin 1985.

172. FICHTER, M. M.: Das eßgestörte Mädchen. Münch. med. Wschr. **130,** 468–471 (1988).

173. FICHTER, M. M. u. M. WÜSCHNER-STOCKHEIM: Die Pubertätsmagersucht. pädiat. prax. **22,** 411–422 (1979/80).

174. FICHTER, M. M. u. W. KEESER: Das Anorexia-nervosa-Inventar zur Selbstbeurteilung (ANIS). Arch. Psychiat. NervKrankh. **228,** 67–89 (1980).

175. FICHTER, M. M. u. Z. FOUKI: Epidemiologische Aspekte der Anorexia nervosa. In: MEERMANN, R. (Hrsg.): Anorexia nervosa. Enke, Stuttgart 1981.

176. FICHTER, M. M. u. R. MEERMANN: Zur Psycho-pathometrie der Anorexia nervosa. In: MEERMANN, R. (Hrsg.): Anorexia nervosa. Enke, Stuttgart 1981.

177. FICHTER, M. M., P. DOERR, K. M. PIRKE u. R. LUND: Behavior, attitude, nutrition and endocrinology in anorexia nervosa. Acta psychiat. scand. **66,** 429–444 (1982).

178. FICHTER, M. M. u. K. M. PIRKE: Somatische Befunde bei Anorexia nervosa und ihre differentialdiagnostische Wertigkeit. Nervenarzt **53,** 635–643 (1982).

179. FICHTER, M. u. C. CHLOND: Hypertrophe Osteoarthropathie bei Bulimia nervosa mit chronischer Intoxikation mit Laxantien. Nervenarzt **59,** 244–247 (1988).

180. FLECK, L., J. LANGE u. H. THOMÄ: Verschiedene Typen von Anorexia nervosa und ihre psychoanalytische Behandlung. In: MEYER, J.-E. u. H. FELDMANN (Hrsg.): Anorexia nervosa. Thieme, Stuttgart 1965.

181. FOLSTEIN, M. F., A. WAKELING u. V. DeSOUZA: Analogue Scale Measurement of Symptoms of Patients Suffering from Anorexia Nervosa. In: VIGERSKY, R. A. (Hrsg.): Anorexia Nervosa. 21–25. Raven Press, New York 1977.

182. FONSECA, V. u. C. W. H. HAVARD: Electrolyte disturbances and cardiac failure with hypomagnesaemia in anorexia nervosa. Br. med. J. **291**, 1680–1682 (1985).

183. FRAHM, H.: Ergebnisse einer systematisch durchgeführten somatisch orientierten Behandlungsform bei Kranken mit Anorexia nervosa. In: MEYER, J.-E. u. H. FELDMANN (Hrsg.): Anorexia nervosa. Thieme, Stuttgart 1965.

184. FRAHM, H.: Beschreibung und Ergebnisse einer somatisch orientierten Behandlung von Kranken mit Anorexia nervosa. Med. Welt **17**, 2004–2011, 2068–2074 (1966).

185. FRAHM, H.: Laboratoriumsbefunde bei Anorexia nervosa. Dt. med. Wschr. **91**, 499–500 (1966).

186. FRANKE, A.: Überlegungen zur Anwendung von klienten-zentrierter Psychotherapie bei Anorexia nervosa. In: MEERMANN, R. (Hrsg.): Anorexia nervosa. Enke, Stuttgart 1981.

187. FRANKE, A., I. MEESE u. J. WIGBERS: Anorexia nervosa: Angst vor Sexualität? Sexualmedizin **11**, 188–193 (1982).

188. FRANZKE, E.: Der Mensch und sein Gestaltungserleben. Huber, Bern 1977.

189. FREEMAN, C. P. L., F. BARRY, J. DUNKELD-TURNBULL u. A. HENDERSON: Controlled trial of psychotherapy for bulimia nervosa. Br. med. J. **296**, 521–525 (1988).

190. FREUD, A.: Das Ich und die Abwehrmechanismen. Kindler, München 1959.

191. FRIEDRICH, G.: Brittle Diabetes. pädiat. prax. **33**, 37–51 (1986).

192. FRIEDRICH, M. H.: Familiendynamische Untersuchungen bei Anorexia nervosa. Pädiatrie und Pädologie **16**, 353–362 (1981).

193. FROHNE, I.: Das Rhythmische Prinzip – Grundlagen, Formen und Realisationsbeispiele in Therapie und Pädagogik. Eres, Lilienthal 1981.

194. FROHNE, I.: Musiktherapie auf der Grundlage der integrativen Gestalttherapie. Musiktherap. Umschau **7**, 111–123 (1986).

195. FROHNE, I.: Vorwort in: HEGI, F.: Improvisation und Musiktherapie. Junfermann, Paderborn 1986.

196. FÜRSTENAU, P.: Paradigmawechsel in der Psychoanalyse angesichts der strukturellen Ich-Störungen. In: STUDT, H. H. (Hrsg.): Psychosomatik in Forschung und Praxis. Urban & Schwarzenberg, München 1983.

197. FÜRSTENAU, P.: Wandlungen des Verständnisses und der Therapie psychogener Störungen in jüngster Zeit. In: KISKER, K. P., H. LAUTER, J.-E. MEYER, C. MÜLLER u. E. STRÖMGREN (Hrsg.): Psychiatrie der Gegenwart 1. 3. Aufl. Springer, Berlin 1986.

198. FÜRSTENAU, P.: Die Baby-mit-Mutter-Logik und der erwachsene Patient. Norddeutsche Psychoth. Tage, Lübeck 1987.

199. GAILLARD, M. u. F. WULLIEMIER: Etude catamnestique comparative de deux traitements de l'anorexie nerveuse. J. psychosom. Res. **26**, 113–121 (1982).

200. GARFINKEL, P. E., S. A. KLINE u. H. C. STANCER: Treatment of anorexia nervosa using operant conditioning techniques. J. nerv. ment. Dis. **157**, 428–433 (1973).

201. GARFINKEL, P. E., H. MOLDOFSKY u. D. M. GARNER: The Outcome of Anorexia Nervosa: Significance of Clinical Features, Body Image, and Behavior Modification. In: VIGERSKY, R. A. (Hrsg.): Anorexia Nervosa. Raven Press, New York 1977.

202. GARFINKEL, P. E., H. MOLDOFSKY u. D. M. GARNER: Prognosis in anorexia nervosa as influenced by clinical features, treatment and self-perception. Can. med. Ass. J. **117**, 1041–1045 (1977).

203. GARFINKEL, P. E., H. MOLDOFSKY, D. M. GARNER, H. C. STANCER u. D. V. COSCINA: Body Awareness in Anorexia Nervosa: Disturbances in »Body Image« and »Satiety«. Psychosom. Med. **40**, 487–497 (1978).

204. GARFINKEL, P. E., G. M. BROWN u. P. L. DARBY: The psychoendocrinology of anorexia nervosa. Int. J. Ment. Health **9**, 162–193 (1981).

205. GARFINKEL, P. E. u. D. M. GARNER: Anorexia nervosa. Brunner-Mazel, New York 1982.

206. GARFINKEL, P. E. u. D. M. GARNER: The Multidetermined Nature of Anorexia Nervosa. In: DARBY, P. L., P. E. GARFINKEL, D. M. GARNER u. D. V. COSCINA (Hrsg.): Anorexia Nervosa. Liss, New York 1983.

207. GARFINKEL, P. E., D. M. GARNER u. G. RODIN: Anorexia nervosa, Bulimie. In: KISKER, K. P., H. LAUTER, J.-E. MEYER, C. MULTER u. E. STRÖMGREN (Hrsg.): Psychiatrie der Gegenwart 1. 3. Aufl. Springer, Berlin 1986.

208. GARNER, D. M. u. P. E. GARFINKEL: Measurement of Body Image in Anorexia Nervosa. In: VIGERSKY, R. A. (Hrsg.): Anorexia Nervosa. Raven Press, New York 1977.

209. GARNER, D. M. u. P. E. GARFINKEL: Socio-cultural factors in the development of anorexia nervosa. Psychol. Med. **10**, 647–656 (1980).

210. GARNER, D. M. u. P. E. GARFINKEL: Body image in anorexia nervosa: Measurement, theory and clinical implications. Int. J. Psychiat. Med. **11**, 263–284 (1981/82).

211. GARNER, D. M., P. E. GARFINKEL u. K. M. BEMIS: A multidimensional psychotherapy for anorexia nervosa. Int. J. Eat. Dis. **1**, 3–46 (1982).

212. GARNER, D. M., M. P. OLMSTEAD u. J. POLIVY: Development and validation of a multimensional eating disorder inventory for anorexia nervosa and bulimia. Int. J. Eat. Dis. **2**, 15–34 (1983).

213. GARNER, D. M. u. K. M. BEMIS: Cognitive Therapy for Anorexia Nervosa. In: GARNER, D. M. u. P. E. GARFINKEL (Hrsg.): Handbook of Psychotherapy for Anorexia Nervosa and Bulimie. Guilford Press, New York 1985.

214. GAST, L.: Der Gang durch den Spiegel. Centaurus, Pfaffenweiler 1984.

215. GENSICKE, P.: Die Anorexia-nervosa-Patientin und ihre Familie. Akt. Ernähr. **9**, 38–41 (1984).

216. GERLINGHOFF, M.: Magersüchtig. 2. Aufl. Piper, München 1986.

217. GERLINGHOFF, M. u. H. BACKMUND: Stehlen bei Anorexia nervosa und Bulimia nervosa. Fortschr. Neurol. Psychiat. **55**, 343–346 (1987).

218. GERLINGHOFF, M. u. D. PLOOG: Anorexia nervosa und Bulimie – eine mehrdimensionale stationäre Psychotherapie. Psychother. med. Psychol. **37**, 312–316 (1987).

219. GESTER, P. W.: Essen und Kotzen: Auf dem Weg zu einer neuen individuellen und familiären Balance. Eine Kombination von Einzel- und Familientherapie bei Bulimie. Kontext **13**, 6–24 (1987).

220. GILES, T.: A Team Approach: Bulimia. Diabetes Educ. **12**, 69–70 (1986).

221. GLADIS, M. M. u. B. T. WALSH: Premenstrual Exacerbation of Binge Eating in Bulimia. Am. J. Psychiat. **144**, 1592–1594 (1987).

222. GOEBEL, F.-D.: Anorexia nervosa beim Mann. Münch. med. Wschr. **118**, 1557–1558 (1976).

223. GOETZ, P. L., R. A. SUCCOP, J. B. REINHART u. A. MILLER: Anorexia nervosa in children: A Follow-Up Study. Am. J. Orthopsychiat. **47**, 597–603 (1977).

224. GOLD, P. W., W. KAYE, G. L. ROBERTSON u. M. EBERT: Abnormalities in plasma and cerebrospinal-fluid arginine vasopressin in patients with anorexia nervosa. New Eng. J. Med. **308**, 1117–1123 (1983).

225. GOLD, P. W., H. GWIRTSMAN, P. C. AVGERINOS, L. K. NIEMAN, W. T. GALLUCCI, W. KAYE, D. JIMERSON, M. EBERT, R. RITTMASTER, D. L. LORIAUX u. G. P. CHROUSOS: Abnormal hypothalamic-pituitary-adrenal function in anorexia nervosa. New Eng. J. Med. **314**, 1335–1342 (1986).

226. GOLDBERG, M.: Über meine Therapie-Formel in der konzentrativen Bewegungstherapie. Prax. Psychother. **19**, 237–241 (1974).

227. GOLDBERG, S. C., K. A. HALMI, R. CASPER, E. ECKERT u. J. M. DAVIS: Pretreatment Predictors of Weight Change in Anorexia Nervosa. In: VIGERSKY, R. A. (Hrsg.): Anorexia Nervosa. Raven Press, New York 1977.

228. GOODSITT, A.: Self Psychology and the Treatment of Anorexia Nervosa. In: GARNER, D. M. u. P. E. GARFINKEL (Hrsg.): Handbook of Psychotherapy for Anorexia Nervosa and Bulimia. Guilford Press, New York 1985.

229. GRÄFF, C.: Konzentrative Bewegungstherapie in der Praxis. Hippokrates, Stuttgart 1983.

230. GRAF, A.: Die Suppenkasperin. Fischer, Frankfurt 1985.

231. GRINKER, R. R.: Die Physiologie der Affekte. Psyche **15**, 38–58 (1961).

232. GRÖSCH, C. u. H. HARTKOPF: Methoden der Gestaltungstherapie. In: EICKE, D. (Hrsg.): Die Psychologie des 20. Jahrhunderts. Bd. III. Kindler, Zürich 1977.

233. GROUNDS, A.: Transient psychoses in anorexia nervosa: a report of 7 cases. Psychol. Med. **12**, 107–113 (1982).

234. GRUNBERGER, B.: Überlegungen zur Oralität und zur oralen Objektbeziehung. In: KUTTER, P. (Hrsg.): Psychologie der zwischenmenschlichen Beziehungen. Wissenschaftliche Buchgesellschaft Darmstadt 1982.

235. GRYBOSKI, J. D., J. KATZ, M. HUYETT SANGREE u. T. HERSKOVIC: Eleven Adolescent Girls with Severe Anorexia. Clin. Pediat. **7**, 684–690 (1968).

236. GUIORA, A. Z.: Dysorexia: A Psychopathological Study of Anorexia Nervosa and Bulimia. Am. J. Psychiat. **124**, 391–393 (1967).

237. GULL, W. W.: The address in medicine. Lancet **1868/II**, 171–176.

238. GULL, W.: Anorexia Hysterica (Apepsia Hysterica). Br. med. J. **1873/II**, 527–528.

239. GULL, W.: Anorexia nervosa. Lancet **1888/I**, 516–517.

240. GUNTERN, G.: Die kopernikanische Revolution in der Psychotherapie: der Wandel vom psychoanalytischen zum systemischen Paradigma. Fam. Dyn. **5**, 2–41 (1980).

241. GUTEZEIT, G.: Entwicklungspsychologische Aspekte der Pubertätsmagersucht mit Fallbeispielen. Akt. Ernähr. **9**, 25–30 (1984).

242. GUTEZEIT, G., J. MARAKE u. J. WAGNER: Zum Einfluß des Körperidealbildes auf die Selbsteinschätzung des realen Körperbildes im Kindes- und Jugendalter. Prax. Kinderpsychol. Kinderpsychiat. **35**, 207–214 (1986).

243. HABERMAS, T. u. M. MÜLLER: Das Bulimie-Syndrom: Krankheitsbild, Dynamik und Therapie. Nervenarzt **57**, 322–331 (1986).

244. HABERMAS, T., U. NEUREITHER, M. MÜLLER u. U. HORCH: Ist die Bulimie eine Sucht? Prax. Psychother. Psychosom. **32**, 137–146 (1987).

245. HACK, H. J.: Ein Beitrag zur pathologischen Anatomie der Anorexia Nervosa. Endokrinologie **38**, 56–57 (1959).

246. HÄNSEL, D.: Eßstörungen. Die Bedeutung des Problems, Übersicht zu den Erscheinungsbildern. In: BRAKHOFF, J. (Hrsg.): Eßstörungen. 2. Aufl. Lambertus, Freiburg 1987.

247. HAKEN, H.: Erfolgsgeheimnisse der Natur. Synergetik: Die Lehre vom Zusammenwirken. Ullstein, Frankfurt-Berlin-Wien 1984.

248. HALL, A. u. A. H. CRISP: Brief Psychotherapy in the Treatment of Anorexia Nervosa: Preliminary Findings. In: DARBY, P. L., P. E. GARFINKEL, D. M. GARNER u. D. V. COSCINA (Hrsg.): Anorexia Nervosa. Liss, New York 1983.

249. HALL, A., E. SLIM, F. HAWKER u. C. SALMOND: Anorexia Nervosa: Long-term Outcome in 50 Female Patients. Br. J. Psychiat. **145**, 407–413 (1984).

250. HALMI, K. A.: Classification of eating disorders. Int. J. Eat. Dis. **2**, 21–26 (1983).

251. HALMI, K. A.: Behavioral Management for Anorexia Nervosa. In: GARNER, D. M. u. P. E. GARFINKEL (Hrsg.): Handbook of Psychotherapy for Anorexia Nervosa and Bulimia. Guilford Press, New York 1985.

252. HALMI, K. A.: Classification of eating disorders. J. Psychiat. Res. **19**, 113–119 (1985).

253. HALMI, K., G. BRODLAND u. J. LONEY: Prognosis in Anorexia Nervosa. Ann. inter. Med. **78**, 907–909 (1973).

254. HALMI, K. A., S. C. GOLDBERG, E. ECKERT, R. CASPER u. J. M. DAVIS: Pretreatment Evaluation in Anorexia Nervosa. In: VIGERSKY, R. A. (Hrsg.): Anorexia Nervosa. Raven Press, New York 1977.

255. HALMI, K. A., J. R. FALK u. E. SCHWARTZ: Binge-eating and vomiting: a survey of a college population. Psychol. Med. **11**, 697–706 (1981).

256. HAMMON, C. P.: Therapeutisches Gestalten mit Material am Beispiel der Anorexia nervosa. Prax. Psychother. Psychosom. **26**, 165–177 (1981).

257. HARTMANN, H.: Ich-Psychologie. Klett, Stuttgart 1972.

258. HARTMANN, H.: Ich-Psychologie und Anpassungsproblem. Klett, Stuttgart 1975.

259. HAWLEY, R. M.: The Outcome of Anorexia Nervosa in Younger Subjects. Br. J. Psychiat. **146**, 657–660 (1985).

260. HECHT, H.-M., M. FICHTER u. F. POSTPISCHIL: Obsessive-compulsive neurosis and anorexia nervosa. Int. J. Eat. Dis. **2**, 69–77 (1983).

261. HEGI, Fr.: Improvisation und Musiktherapie – Möglichkeiten und Wirkungen von freier Musik. Junfermann, Paderborn 1986.

262. HEIGL-EVERS, A. u. B. WEIDENHAMMER: Der Körper als Bedeutungslandschaft. Huber, Bern 1988.

263. HEINL, P.: Die Technik der visuellen Analyse von Genogrammen (Familienstammbäumen). Fam. Dyn. **12**, 118–138 (1987).

264. HELLHAMMER, D.: Psychobiologische Ansätze bei der Anorexia nervosa. In: MEERMANN, R. (Hrsg.): Anorexia nervosa. Enke, Stuttgart 1981.

265. HENDERSON, M. u. C. P. L. FREEMAN: A Self-rating Scale for Bulimia. Br. J. Psychiat. **150**, 18–24 (1987).

266. HENDREN, R. L.: Depression in Anorexia Nervosa. Am. Acad. Child Psychiat. **22**, 59–62 (1983).

267. HENI, Fr.: »Die primäre psychogene Magersucht« (auch Anorexia nervosa bzw. endog. Magersucht genannt) und ihre Behandlung. Endokrinologie **28**, 28–52 (1951).

268. HERPERTZ-DAHLMANN, B.: Anorexia nervosa und Depression – eine Fallstudie. Z. Kinder-Jugendpsychiat. **15**, 198–207 (1987).

269. HERPERTZ-DAHLMANN, B.: Familiäre Belastungen mit affektiven Erkrankungen von Patienten mit Anorexia nervosa. Z. Kinder- und Jugendpsychiat. **16**, 14–19 (1988).

270. HERPERTZ-DAHLMANN, B. u. H. REMSCHMIDT: Depressive Symptomatik und Dexamethason-Suppressions-Test im stationären Behandlungsverlauf der Anorexia nervosa. Nervenarzt **58**, 610–616 (1987),

271. HERZOG, D. B.: Bulimia: The secretive syndrome. Psychosomatics **23**, 481–487 (1982).

272. HERZOG, D. B.: Are Anorexic and Bulimic Patients Depressed? Am. J. Psychiat. **141**, 1594–1597 (1984).

273. HERZOG, D. B. u. P. M. COPELAND: Eating disorders. New Engl. J. Med. **313**, 295–303 (1985).

274. HERZOG, D. B., M. B. KELLER u. P. W. LAVORI: Outcome in Anorexia Nervosa and Bulimia Nervosa. J. nerv. ment. Dis. **176**, 131–143 (1988).

275. HESS, T.: Einzelpsychotherapie von Kindern und Jugendlichen und Familientherapie: Kombinierbar oder sich ausschließend? Prax. Kinderpsychol. Kinderpsychiat. **31**, 253–260 (1982).

276. HEUFELDER, A., M. WARNHOFF u. K. M. PIRKE: Platelet α2-Adrenoceptor and Adenylate Cyclase in Patients with Anorexia Nervosa and Bulimia. J. clin. Endocr. Metab. **61**, 1053–1060 (1985).

277. HEYDT-GUTSCHER, D.: Psychotherapie einer Magersüchtigen. Psychosom. Med. **6**, 77–90, 185–201 (1960).

278. HEYER, G. R.: Der Organismus der Seele. Reinhardt, München 1951.

279. HILLARD, J. R., M. C. LOBO u. R. P. KEELING: Bulimia and diabetes: A potentially life-threatening combination. Psychosomatics **24**, 292–295 (1983).

280. HILLARD, J. R. u. P. J. A. HILLARD: Bulimia, Anorexia Nervosa, and Diabetes. Deadly combinations. Psychiat. Clin. North. Am. **7**, 367–379 (1984).

281. HINZ, L. D. u. D. A. WILLIAMSON: Bulimia and Depression: A Review of the Affective Variant Hypothesis. Psychol. Bull. **102**, 150–158 (1987).

282. HOFFMANN, B. H.: Handbuch des Autogenen Trainings. 6. Aufl. dtv, München 1985.

283. HOFFMEYER, O. u. J. STAUBER: Anorexien und Bulimien im Jugendalter. Z. allg. Med. **63**, 109–114 (1987).

284. HOLL, H.: Gestalterisch-therapeutische Arbeit mit psychosomatisch-internistisch erkrankten Patienten als integrativer Aspekt in einem psychoanalytisch arbeitenden Team. In: LAMPRECHT, F. (Hrsg.): Spezialisierung und Integration in Psychosomatik und Psychotherapie. Springer, Berlin 1987.

285. HOLLATZ, F. u. H. U. ZIOLKO: Zur Differentialdiagnose der Anorexia nervosa. Münch. med. Wschr. **118**, 263–266 (1976).

286. HOOSMANN ROSENTHAL, R., W. L. WEBB u. L. D. WRUBLE: Diagnosis and management of persistent psychogenic vomiting. Psychosomatics **21**, 722–730 (1980).

287. HOPPE, C., B. ABEL u. I. TÖGEL: Beitrag zur Diagnostik und Therapie der Anorexia nervosa. Psychiatrie Neurol. med. Psychol. **12**, 449–460 (1960).

288. HSU, L. K. G.: Outcome of Anorexia Nervosa. Archs gen. Psychiat. **37**, 1041–1046 (1980).

289. HSU, L. K. G.: Is There a Disturbance in Body Image in Anorexia Nervosa? J. nerv. ment. Dis. **170**, 305–307 (1982).

290. HSU, L. K. G.: The aetiology of anorexia nervosa. Psychol. Med. **13**, 231–238 (1983).

291. HSU, L. K. G.: Treatment fo Bulimia With Lithium. Am. J. Psychiat. **141**, 1260–1262 (1984).

292. HSU, L. K. G., A. H. CRISP u. B. HARDING: Outcome of anorexia nervosa. Lancet **1979/I**, 61–65.

293. HSU, L. K. G. u. A. H. CRISP: The Crown-Crisp Experimental Index (CCEI) Profile in Anorexia Nervosa. Br. J. Psychiat. **136**, 567–573 (1980).

294. HSU, L. K. G., E. S. MELTZER u. A. H. CRISP: Schizophrenia and Anorexia Nervosa. J. nerv. ment. Dis. **169**, 273–276 (1981).

295. HUDSON, J. I., H. G. POPE jr., J. M. JONAS u. D. YURGELUN-TODD: Family History Study of Anorexia Nervosa and Bulimia. Br. J. Psychiat. **142**, 133–138 (1983).

296. HUDSON, J. I., M. S. HUDSON u. S. M. WENTWORTH: Self-induced Glykosuria. A Novel Method of Purging in Bulimia. J. Am. med. Ass. **249**, 2501 (1983).

297. HUDSON, J. I., H. G. POPE jr. u. J. M. JONAS: Psychosis in Anorexia Nervosa and Bulimia. Br. J. Psychiat. **145**, 420–423 (1984).

298. HUDSON, J. I., S. M. WENTWORTH, M. S. HUDSON u. H. G. POPE jr.: Prevalence of Anorexia Nervosa and Bulimia Among Young Diabetic Women. J. Clin. Psychiat. **46**, 88–89 (1985).

299. HUDSON, J. I., H. G. POPE jr., J. WURTMAN, D. YURGELUN-TODD, S. MARK u. N. E. ROSENTHAL: Bulimia in Obese Individuals. J. nerv. ment. Dis. **176**, 144–151 (1988).

300. HUDSON, M. S., S. M. WENTWORTH u. J. I. HUDSON: Bulimia and diabetes. New Engl. J. Med. **309**, 431–432 (1983).

301. HUGHES, P. L., L. A. WELLS, C. J. CUNNINGHAM u. D. M. ILSTRUP: Treating Bulimia With Desipramine. Archs gen. Psychiat. **43**, 182–186 (1986).

302. HUON, G. u. L. B. BROWN: Psychological correlates of weight control among anorexia nervosa patients and normal girls. Br. J. med. Psychol. **57**, 61–66 (1984).

303. HUTH, K. u. R. KLÜTHE (Hrsg.): Lehrbuch der Ernährungstherapie. Thieme, Stuttgart 1986.

304. ILI, E.: Die Anorexia-nervosa-Patientin und ihre Behandlung aus der Sicht der Diätassistentin. Akt. Ernähr. **9**, 35–37 (1984).

305. INBODY, D. R. u. J. J. ELLIS: Group Therapie with Anorexic and Bulimic Patients: Implications for Therapeutic Intervention. Am. J. Psychother. **39**, 411–420 (1985).

306. IRWIN, M.: Diagnosis of Anorexia Nervosa in Children and the Validity of DSM-III. Am. J. Psychiat. **138**, 1382–1383 (1981).

307. ISAGER, T., M. BRINCH, S. KREINER u. K. TOLSTRUP: Death and relapse in anorexia nervosa: Survival analysis of 151 cases. J. psychiat. Res. **19**, 515–521 (1985).

308. ISHIKAWA, K.: Über die Eltern von Anorexia-nervosa-Kranken. In: MEYER, J.-E. u. H. FELDMANN (Hrsg.): Anorexia nervosa. Thieme, Stuttgart 1965.

309. JACOB, W.: In: Kunst und Krankheit. ICI-Pharma, Heidelberg 1984.

310. JACOBI, J.: Vom Bilderreich der Seele. 2. Aufl. Walter, Freiburg 1977.

311. JACOBSON, E.: Progressive relaxation. University of Chicago Press, Chicago 1938.

312. JANET, P.: Les obsession et la Psychasthénie. Alcan, Paris 1903.

313. JANSSEN, P. L.: Psychoanalytische Therapie in der Klinik. Klett-Cotta, Stuttgart 1987.

314. JANTSCH, E.: Die Selbstorganisation des Universums. Deutscher Taschenbuchverlag, München 1984.

315. JANTSCHEK, G.: Familientherapie und die ältere Generation. In: SCHÜTZ, R. M. (Hrsg.): Praktische Geriatrie 5. Graphische Werkstätten, Lübeck 1985.

316. JANTSCHEK, G., I. JANTSCHEK u. J. v. WIETERSHEIM: Einzel- und Familientherapie bei Patientinnen mit Eßstörungen. In: LAMPRECHT, F. (Hrsg.): Spezialisierung und Integration in Psychosomatik und Psychotherapie. Springer, Berlin 1987.

317. JANTSCHEK, G., I. JANTSCHEK, J. v. WIETERSHEIM, C. DREWES u. U. DROSSARD: Familienuntersuchungen bei chronisch entzündlichen Darmerkrankungen. In: SPEIDEL, H. u. B. STRAUSS (Hrsg.): Zukunftsaufgaben der psychosomatischen Medizin. Springer, Berlin, im Druck.

318. JEAMMET, P., A. GORGE, R. ZWEIFEL u. H. FLAVIGUY: Le milieu familial des anorexiques mentaux. Incidences sur le traitement. Annls Med. int. **124**, 247–252 (1973).

319. JENKINS, A. P., J. TREASURE u. R. P. H. THOMPSON: Crohn's disease presenting as anorexia nervosa. Br. med. J. **296**, 699–700 (1988).

320. JOCHMUS, I.: Zur Problematik und Psychogenese der Pubertätsmagersucht. Hippokrates **34**, 509–515 (1963).

321. JOCHMUS, I.: Pubertätsmagersucht bei zwei männlichen Jugendlichen. Prax. Kinderpsychol. Psychiat. **16**, 1–6 (1967).

322. JÖRGENS, V., M. PAVLOVIC, P. GRESSNICH, M. BERGER u. H. ZIMMERMANN: Katamnestische Untersuchungen an 138 Patientinnen mit Anorexia nervosa. Verh. dt. Ges. inn. Med. **86**, 1510–1512 (1980).

323. JOHNSON, C.: Initial Consultation for Patients with Bulimia and Anorexia Nervosa. In: GARNER, D. M. u. P. E. GARFINKEL (Hrsg.): Handbook of Psychotherapy for Anorexia Nervosa and Bulimia. Guilford Press, New York 1985.

324. JOHNSON, C. u. R. LARSON: Bulimia: An Analysis of Moods and Behavior. Psychosom. Med. **44**, 341–350 (1982).

325. JOHNSON, C. L., M. K. STUCKEY, L. D. LEWIS u. D. M. SCHWARTZ: Bulimia: A Descriptive Survey of 316 Cases. Int. J. Eat. Dis. **2**, 3–16 (1982).

326. JOHNSON, C. u. D. J. BERNDT: Preliminary Investigation of Bulimia and Life Adjustment. Am. J. Psychiat. **140**, 774–777 (1983).

327. JOHNSON, C., M. CONNORS u. M. STUCKEY: Short-term group treatment of bulimia. Int. J. Eat. Dis. **2**, 199–208 (1983).

328. JOHNSON, C., M. STUCKEY u. J. MITCHELL: Psychopharmacological Treatment of Anorexia Nervosa and Bulimia. J. nerv. ment. Dis. **171**, 524–534 (1983).

329. JOHNSON, C. L. u. S. Q. LOVE: Bulimia: Multivariate predictors of life impairment. J. psychiat. Res. **19**, 343–347 (1985).

330. JOST, F.: Die Anorexia nervosa – ein funktionelles Pubertätssyndrom der Frau. Med. Welt **12**, 1201–1204, 1254–1258 (1961).

331. JUNG, C. G.: Gestaltungen des Unbewußten. Rascher, Zürich 1950.

332. KAFKA, F.: Ein Hungerkünstler. In: Erzählungen. Fischer, Frankfurt 1946.

333. KALLIOPUSKA, M.: Body-image disturbances in patients with anorexia nervosa. Psychol. Rep. **51**, 715–722 (1982).

334. KALUCY, R. S.: An approach to the therapy of anorexia nervosa. J. Adolesc. **1**, 197–228 (1978).

335. KALUCY, R. S., A. H. CRISP u. B. HARDING: A study of 56 families with anorexia nervosa. Br. J. med. Psychol. **50**, 381–395 (1977).

336. KALUCY, R. S., A. H. CRISP, J. H. LACEY u. B. HARDING: Prevalence and prognosis in anorexia nervosa. Aust. N.Z.J. Psychiat. **11**, 251–257 (1977).

337. KAMINER, Y., M. FEINGOLD u. K. LYONS: Bulimia in a Pair of Monozygotic Twins. J. nerv. ment. Dis. **176**, 246–247 (1988).

338. KARREN, U.: Die Psychologie der Magersucht. Huber, Bern 1986.

339. KATZ, J. L., R. M. BOYAR, H. ROFFWARG, L. HELLMAN u. H. WEINER: LHRH Responsiveness in Anorexia Nervosa: Intactness Despite Prepubertal Circadian LH Pattern. Psychosom. Med. **39,** 241–251 (1977).

340. KAULI, R., R. GUREWITZ, A. GALAZER, R. PRAGER-LEWIN, J. GIL-Ad u. Z. LARON: Effect of anorexia nervosa on gonadotrophin secretion in a patient with gonadal dysgenesis. Acta endocr. **100,** 363–368 (1982).

341. KEHRER, H. E.: Behandlung der Pubertätsmagersucht mit Verhaltenstherapie. Nervenarzt **43,** 129–136 (1972).

342. KEHRER, H. E.: Behandlung der Anorexia nervosa mit Verhaltenstherapie. Med. Klin. **70,** 427–432 (1975).

343. KENDELL, R. E., D. J. HALL, A. HAILEY u. H. M. BABIGIAN: The epidemiology of anorexia nervosa. Psychol. Med. **3,** 200–203 (1973).

344. KERNBERG, O. F.: Borderline-Störungen und pathologischer Narzißmus. Suhrkamp, Frankfurt 1979.

345. KERNBICHLER, A., M. FREIWALD, C. BÖHME-BLOEM u. S. AHRENS: Integrative Ansätze in der stationären Therapie der Anorexia nervosa. Prax. Psychother. Psychosom. **28,** 223–231 (1983).

346. KIENER, F.: Untersuchungen zum Körperbild (Body Image). Z. klin. Psychol. Psychother. **21,** 335–351 (1973); **22,** 45–66 (1974).

347. KING, A.: Primary and Secondary Anorexia Nervosa Syndromes. Br. J. Psychiat. **109,** 470–479 (1963).

348. KINZL, J., A. BERGANT, T. PLATZ u. W. BIEBL: Epidemiologie von Eßstörungen. Akt. Ernähr. **11,** 117–121 (1986).

349. KIRSTEIN, L.: Diagnostic issues in primary anorexia nervosa. Int. J. Psychiat. Med. **11,** 235–244 (1981/82).

350. KLEIN, P.: Tanztherapie, eine einführende Betrachtung im Vergleich mit Konzentrativer und Integrativer Bewegungstherapie. Pro Janus, Suderburg 1983.

351. KLESSMANN, E.: Möglichkeiten und Probleme der Integration einzel- und familientherapeutischer Ansätze: ein Erfahrungsbericht. Fam. dyn. **7,** 139–149 (1982).

352. KLESSMANN, E.: Anorexie – »das heilige Fasten«. Schlesw.-Holst. Ärztebl. **38,** 626–631 (1985).

353. KLESSMANN, E. u. H.-A. KLESSMANN: Ambulante psychosomatische Kombinationsbehandlung der Anorexia nervosa unter Einsatz des Katathymen Bilderlebens. Z. psycho-somat. Med. Psychoanal. **21,** 53–67 (1975).

354. KLESSMANN, E. u. H.-A. KLESSMANN: Ambulante Psychotherapie der Anorexia nervosa unter Anwendung des Katathymen Bilderlebens. In: LEUNER, H. C., C. HORN u. E. KLESSMANN (Hrsg.): Katathymes Bilderleben mit Kindern und Jugendlichen. Reinhardt, München 1977.

355. KLESSMANN, E. u. H.-A. KLESSMANN: Anorexia nervosa – eine therapeutische Beziehungsfalle? Prax. Kinderpsychol. **32,** 257–261 (1983).

356. KLESSMANN, E. u. H.-A. KLESSMANN: Heiliges Fasten – Heilloses Fressen. Huber, Stuttgart 1988.

357. KLIMKE, W.: Über psychogenes bzw. habituelles Erbrechen. Dt. med. Wschr. **58,** 1318–1320 (1932).

358. KLUSSMANN, R.: Warum manche Patienten so dünn werden. Z. Allgemeinmed. **34,** 1757–1759 (1976).

359. KOCHENSTEIN, P.: Bulimie. Allgemeinarzt **10,** 710–716 (1988).

360. KÖHLE, K. u. C. SIMONS: Anorexia nervosa. In: UEXKÜLL, v. Th. (Hrsg.): Psychosomatische Medizin. 3. Aufl. Urban & Schwarzenberg, München 1986.

361. KOG, E. u. W. VANDEREYCKEN: Family characteristics of anorexia nervosa and bulimia. A review of the research literature. Clin. psychol. Rev. **5,** 159–180 (1985).

362. KOHMURA, H., A. MIYAKE, T. AONO u. O. TANIZAWA: Recovery of reproductive function in patients with anorexia nervosa: a 10-year follow-up study. Eur. J. Obstet. Gynaecol. Reprod. Biol. **22,** 293–296 (1986).

363. KOHUT, H.: Die Heilung des Selbst. Suhrkamp, Frankfurt 1981.

364. KOHUT, H.: Wie heilt die Psychoanalyse? Suhrkamp, Frankfurt 1987.

365. KOLB, S. u. O. BARTELS: Anorexia nervosa. Dt. med. Wschr. **109,** 824–828 (1984).

366. KRIEG, J.-C., H. BACKMUND u. K.-M. PIRKE: Cranial computed tomography findings in bulimia. Acta psychiat. scand. **75,** 144–149 (1987).

367. KRÖGER, F., E. PETZOLD u. H. FERNER: Familientherapie in der klinischen Psychosomatik: Skulpturgruppenarbeit. Gruppenpsychother. Gruppendyn. **19,** 361–379 (1984).

368. KRON, L., J. L. KATZ, G. GORZYNSKI u. H. WEINER: Hyperactivity in Anorexia Nervosa: A Fundamental Clinical Feature. Compreh. Psychiat. **19,** 433–440 (1978).

369. KÜCHENHOFF, J.: Eine schizophreniforme Störung im Verlauf der Psychotherapie einer Magersuchtpatientin. Nervenarzt **57,** 545–547 (1986).

370. KÜNZLER, E.: Pubertätskonflikte eines männlichen Patienten mit einer Anorexia nervosa. In: MEYER, J.-E. u. H. FELDMANN (Hrsg.): Anorexia nervosa. Thieme, Stuttgart 1965.

371. KUTTER, P.: Sein oder Nichtsein: die Basisstörung der Psychosomatose. Prax. Psychother. Psychosom. **26**, 47–60 (1981).

372. LACEY, J. H.: Bulimia nervosa, binge eating, and psychogenic vomiting: a controlled treatment study and long term outcome. Br. med. J. **286**, 1609–1613 (1983).

373. LACEY, J. H.: An outpatient treatment program for bulimia nervosa. Int. J. Eat. Dis. **2**, 209–214 (1983).

374. LACHNIT, V. u. L. PESCHL: Zur Klinik der Anorexia mentalis. Med. Klin. **55**, 1876–1880 (1960).

375. LADEWIG, D.: Die Anorexia nervosa des Mannes. Schweiz. Arch. Neurol. Neurochir. Psychiat. **101**, 383–395 (1968).

376. LANGEN, D.: Der Weg des autogenen Trainings. 2. Aufl. Wissenschaftl. Buchges., Darmstadt 1976.

377. LANGSDORFF, M.: Die heimliche Sucht, unheimlich zu essen. Fischer, Frankfurt 1985.

378. LASÈGUE, C.: De l'anorexie hystérique. Arch. gén. Méd. **21**, 385–403 (1873).

379. LASÈGUE, C.: On Hysterical Anorexia. Med. Times and Gaz. **1873/II**, 265–266, 367–369.

380. LAURITZEN, C.: Die Anorexia mentalis. gynäkol. prax. **9**, 319–326 (1985).

381. LAUSBERG, H., J. v. WIETERSHEIM, E. WILKE u. H. FEIEREIS: Bewegungsbeschreibung psycho-somatischer Patienten in der Tanztherapie. Psychother. med. Psychol. **38**, 259–264 (1988).

382. LEIBOVICH, M. A.: Psychogenic Vomiting. Psychother. Psychosom. **22**, 263–268 (1973).

383. LEITZMANN, C. u. C. MEVENKAMP: Anorexia nervosa: Körperfunktionen und Endokrinium. Akt. Ernähr. **9**, 177–183 (1984).

384. LEONHARD, K.: Zur Therapie der Pubertätsmagersucht. Münch. med. Wschr. **102**, 2318–2321 (1960).

385. LEONHARD, K.: Therapie der Anorexia nervosa. pädiat. prax. **5**, 169–175 (1966).

386. LEUNER, H.: Kontrolle der Symbolinterpretation im experimentellen Verfahren. Z. Psychother. med. Psychol. **4**, 201–204 (1954).

387. LEUNER, H.: Lehrbuch des Katathymen Bilderlebens. Huber, Bern 1985.

388. LEVIN, A. P. u. S. E. HYLER: DSM-III Personality Diagnosis in Bulimia. Compr. Psychiat. **27**, 47–53 (1986).

389. LEWIS, H. L. u. M. P. MacGUIRE: Review of a group for parents of anorexics. J. psychiat. Res. **19**, 453–458 (1985).

390. LIEBMAN, R., J. SARGENT u. M. SILVER: A Family Systems Orientation to the Treatment of Anorexia Nervosa. J. Am. Acad. Child Psychiat. **22**, 128–133 (1983).

391. LÖFFLER, W.: Die Anorexia mentalis. Helv. med. Acta **22**, 351–367, 380–383 (1955).

392. LOHMANN, R.: Bilder aus dem Unbewußten als methodisches Hilfsmittel bei der Psychodiagnostik und -Therapie der Anorexia nervosa. Verh. dt. Ges. inn. Med. **73**, 725–729 (1967).

393. LUCAS, A. R., J. W. DUNCAN u. V. PIENS: The Treatment of Anorexia Nervosa. Am. J. Psychiat. **133**, 1034–1038 (1976).

394. LUHMANN, N.: Soziale Systeme. Suhrkamp, Frankfurt 1985.

395. MAASER, R.: Über das Körperbild bei Anorexia nervosa. Diss. phil. Würzburg 1982.

396. MacLEOD, S.: Hungern, meine einzige Waffe. Kösel, München 1983.

397. MADER, P. u. B. NESS (Hrsg.): Bewältigung gestörten Eßverhaltens. Neuland, Hamburg 1987.

398. MAHLER, E.: Zur Psychoanalyse der Pubertäts-magersucht. Med. Welt **18**, 2476–2482 (1967).

399. MAHLER, M. S.: Symbiose und Individuation. Klett, Stuttgart 1972.

400. MAHLER, M. S., F. PINE u. A. BERGMAN: Die psychische Geburt des Menschen. Fischer, Frankfurt 1987.

401. MALER, T.: Musik, Ekstase und Konfliktlösung am Beispiel einer ostafrikanischen Medizinmann-Praxis. In: WILLMS, H. (Hrsg.): Musiktherapie II: Musik und Entspannung. Fischer, Stuttgart 1977.

402. MALER, T.: Musik, Ritualtherapie und Heildrogen bei den Digo in Tansania. Naturwissenschaften **65**, 188–193 (1978).

403. MALONE, G. L. u. B. K. ARMSTRONG: Treatment of Anorexia Nervosa in a Young Adult Patient with Diabetes Mellitus. J. nerv. ment. Dis. **173**, 509–511 (1985).

404. MALONEY, M. J. u. M. K. FARRELL: Treatment of Severe Weight Loss in Anorexia Nervosa with Hyperalimentation and Psychotherapy. Am. J. Psychiat. **137**, 310–313 (1980).

405. MANN, K., M. BARTELS, A. H. GÜNTHNER u. D. SCHRAPPER: Indikation und Wirkung des Autogenen Trainings. Z. Allg. Med. **64,** 571–572 (1988).

406. MARTIN, F. E.: The treatment and outcome of anorexia nervosa in adolescents: a prospective study and five year follow-up. J. psychiat. Res. **19,** 509–514 (1985).

407. MASSING, A. u. W. BECKERS: Zur Frage der Manifestationsbedingungen und Häufigkeitszunahme der Pubertätsmagersucht. Z. psycho-somat. Med. Psychoanal. **20,** 53–59 (1974).

408. MATURANA, H. R.: Erkennen: Die Organisation und Verkörperung von Wirklichkeit. Vieweg, Braunschweig 1985.

409. MATURANA, H. u. F. VARELA: Der Baum der Erkenntnis. Scherz, Bern 1987.

410. MAXMEN, J. S., P. M. SIBERFARB u. R. B. FERRELL: Anorexia Nervosa. J. Am. med. Ass. **229,** 801–803 (1974).

411. MAYER, A.: Zur Psychologie der weiblichen Pubertätsmagersucht, die Pubertätsmagersucht als »Schicksalskrankheit«. Med. Klin. **52,** 2185–2190 (1957).

412. MEERMANN, R.: Das Krankheitsbild der Anorexia nervosa in der heutigen wissenschaftlichen Diskussion. In: MEERMANN, R. (Hrsg.): Anorexia nervosa. Enke, Stuttgart 1981.

413. MEERMANN, R.: Zur Psychopharmakotherapie der Magersucht. In: MEERMANN, R. (Hrsg.): Anorexia nervosa. Enke, Stuttgart 1981.

414. MEERMANN, R. (Hrsg.): Anorexia Nervosa: Ursachen und Behandlung. Enke, Stuttgart 1981.

415. MEERMANN, R.: Zum derzeitigen Stand verhaltenstherapeutischer Möglichkeiten bei Anorexia nervosa. Verh. dt. Ges. inn. Med. **88,** 1217–1221 (1982).

416. MEERMANN, R.: Experimental investigation of disturbances in body image estimation in anorexia nervosa patients, and ballet and gymnastics pupils. Int. J. Eat. Dis. **2,** 91–100 (1983).

417. MEERMANN, R. u. W. VANDEREYCKEN: Verhaltenstherapie bei Pubertätsmagersucht. In: MEERMANN, R. (Hrsg.): Anorexia nervosa. Enke, Stuttgart 1981.

418. MEERMANN, R. u. M. M. FICHTER: Störungen des Körperschemas (Body Image) bei psychischen Krankheiten – Methodik und experimentelle Ergebnisse bei Anorexia nervosa. Psychother. med. Psychol. **32,** 162–169 (1982).

419. MEERMANN, R. u. W. VANDEREYCKEN: Therapie der Magersucht und Bulimia nervosa. de Gruyter, Berlin 1987.

420. MERL, H.: Das Problem der Indikationsstellung in der Familientherapie. Voraussetzungen und methodische Überlegungen. Materialien Psychoanalyse **9,** 167–241 (1983).

421. MESTER, H.: Die Anorexia nervosa. Springer, Berlin 1981.

422. METCALFE-GIBSON, C.: Anorexia nervosa and Crohn's disease. Br. J. Surg. **65,** 231–233 (1978).

423. MEVENKAMP, C. u. C. LEITZMANN: Anorexia nervosa: Ernährungsverhalten, Nahrungsaufnahme und Stoffwechselfunktionen. Akt. Ernähr. **9,** 171–176 (1984).

424. MEYER, J.-E.: Konzentrative Entspannungs-übungen nach Elsa Gindler und ihre Grundlagen. Z. Psychother. med. Psychol. **11,** 116–127 (1961).

425. MEYER, J.-E.: Das Syndrom der Anorexia nervosa. Arch. Psychiat. NervKrankh. **202,** 31–59 (1961).

426. MEYER, J.-E.: Die Verwendung von projektivem Bildmaterial in der Psychotherapie. Psychother. med. Psychol. **34,** 187–192 (1984).

427. MEYER, J.-E. u. H. FELDMANN (Hrsg.): Anorexia nervosa. Thieme, Stuttgart 1965.

428. MICKALIDE, A. D. u. A. E. ANDERSEN: Subgroups of anorexia nervosa and bulimia: Validity and utility. J. psychiat. Res. **19,** 121–128 (1985).

429. MILLER, J. G.: Living Systems. McGraw-Hill, New York 1978.

430. MINUCHIN, S.: Familie und Familientherapie. Lambertus, Freiburg 1979.

431. MINUCHIN, S., B. L. ROSMAN u. L. BAKER: Psychosomatic Families. Harvard Univ. Press, Cambridge 1978.

432. MINUCHIN, S., B. L. ROSMAN u. L. BAKER: Psychosomatische Krankheiten in der Familie. Klett-Cotta, Stuttgart 1981.

433. MISEK, K. u. H. E. KEHRER: Pubertätsmagersucht bei männlichen Patienten. In: MEERMANN, R. (Hrsg.): Anorexia nervosa. Enke, Stuttgart 1981.

434. MITCHELL, J. E., R. L. PYLE u. E. D. ECKERT: Frequency and Duration of Binge-Eating Episodes in Patients with Bulimia. Am. J. Psychiat. **138,** 835–836 (1981).

435. MITCHELL, J. E. u. R. L. PYLE: The Bulimic Syndrome in Normal Weight Individuals: A Review. Int. J. Eat. Dis. **1,** 61–73 (1982).

436. MÖSLI, P.: Anorexia nervosa mit tödlichem Herzinfarkt. Schweiz. med. Wschr. **97,** 25–30 (1967).

437. MOODIE, D. S.: Anorexia and the heart. Postgrad. Med. **81,** 46–61 (1987).

438. MOORE, J. A. u. M. U. COULMAN: Anorexia Nervosa: The Patient, Her Family and Key Family Therapy Interventions. J. psychiat. Nurs. **19**, 9–14 (1981).

439. MORGAN, H. G., J. PURGOLD u. J. WELBOURNE: Management and Outcome in Anorexia Nervosa. Br. J. Psychiat. **143**, 282–287 (1983).

440. MORTON, R.: Phthisiologia seu exercitationes de phthisi. Smith, London 1689.

441. MÜLLER, A. u. H. LANG: Anorexiebehandlung als Dialog auf somatischer und psychischer Ebene. In: QUINT, H. u. P. L. JANSSEN (Hrsg.): Psychotherapie in der psychosomatischen Medizin. Springer, Berlin 1987.

442. NAGARATNAM, N. u. D. F. GHOUGASSIAN: Anorexia nervosa in a 70 year old man. Br. med. J. **296**, 1443–1444 (1988).

443. NASH de WITT, K.: Die Wirksamkeit von Familientherapie. Fam. Dyn. **5**, 73–103 (1980).

444. NASSR, D. G.: Successful Treatment of Bulimia with Nomifensine. Am. J. Psychiat. **143**, 373–374 (1986).

445. NAUJOKS, C., H. LIEB u. D. SCHWARZ: Ergebnisse und Probleme einer katamnestischen Untersuchung bei anorektischen Patienten. In: MEERMANN, R. (Hrsg.): Anorexia nervosa. Enke, Stuttgart 1981.

446. NEMIAH, J. C.: The Psychosomatic Nature of Anorexia Nervosa. Adv. psychosom. Med. **7**, 316–321 (1972).

447. NIEBEL, G.: Psychopathologische Aspekte gestörten Eßverhaltens bei Frauen I – Zur Bedeutung und Funktion des Körperbildes und seiner Determinanten. Psychother. med. Psychol. **37**, 317–323 (1987).

448. NIEBEL, G.: Psychopathologische Aspekte gestörten Eßverhaltens bei Frauen II – Selbstbeurteilte Attraktivität, chronische Selbstkontrolle beim Essen und Kontrollverlust. Psychother. med. Psychol. **37**, 324–330 (1987).

449. NIEDERHOFF, H., B. WIESLER u. W. KÜNZER: Somatisch orientierte Behandlung der Anorexia nervosa. Z. Kinderheilk. **123**, 343–344 (1975).

450. NISSEN, G.: Ambulante Psychotherapie eines Jungen mit einer schweren Magersucht. Psychother. med. Psychol. **15**, 210–215 (1965).

451. NITZ, H.-R.: Anorexia nervosa bei Jugendlichen. Springer, Berlin 1987.

452. NORMAN, D. K. u. D. B. HERZOG: Persistent Social Maladjustment in Bulimia: A 1-Year Follow-up. Am. J. Psychiat. **141**, 444–446 (1984).

453. NUSSBAUM, M., I. SHENKER, D. BAIRD u. S. SARAVAY: Follow-up investigation in patients with anorexia nervosa. J. Pediat. **106**, 835–840 (1985).

454. OBERDISSE, K., G. SOLBACH u. H. ZIMMERMANN: Die endokrinologischen Aspekte der Anorexia nervosa. In: MEYER, J.-E. u. H. FELDMANN (Hrsg.): Anorexia nervosa. Thieme, Stuttgart 1965.

455. OCKEL, H. H.: Mögliche Interferenzen bei geplanten und ungeplanten Übergängen zwischen Einzel- und Familientherapie. Z. Psychosom. Med. **27**, 307–317 (1981).

456. OFFORD, D. R.: Anorexia Nervosa. Psychosomatics **8**, 281–286 (1967).

457. OHZEKI, T., Y. IGARASHI, S. EGI, J. KAGAWA u. M. HIGURASHI: Turner's syndrome with anorexia nervosa. Am. J. Med. **84**, 792–793 (1988).

458. ONG, Y. L., S. A. CHECKLEY u. G. F. M. RUSSELL: Suppression of Bulimic Symptoms with Methylamphetamine. Br. J. Psychiat. **143**, 288–293 (1983).

459. ORBACH, S.: Accepting the Symptom: A Feminist Psychoanalytic Treatment of Anorexia Nervosa. In: GARNER, D. M. u. P. E. GARFINKEL (Hrsg.): Handbook of Psychotherapy for Anorexia Nervosa and Bulimia. Guilford Press, New York 1985.

460. OSSOWSKY, G.: Zur Anorexia nervosa im Kindes- und Jugendalter – Behandlunsplan und Katamnese. Prax. Kinderpsychol. Kinderpsychiat. **35**, 56–63 (1986).

461. OTTE, H., H. D. BASLER u. D. R. SCHWOON: Zur Theorie und Behandlung der Anorexia nervosa aus verhaltenstherapeutischer Sicht. Therapiewoche **28**, 8037–8055 (1978).

462. OVERBECK, A.: Zur Wechselwirkung intrapsychischer und interpersoneller Prozesse in der Anorexia nervosa: Beobachtungen und Interpretationen aus der Therapie einer Magersuchtfamilie. Z. psycho-somat. Med. Psychoanal. **25**, 216–239 (1979).

463. OVERBECK, G., A. OVERBECK u. J. JORDAN: Zur kombinierten Behandlung der Magersuchtpatienten im Beziehungsfeld zwischen Psychotherapeuten, Ärzten, Kliniken und Angehörigen. Therapiewoche **37**, 370–380 (1987).

464. PAHL, J., K. M. PIRKE, U. SCHWEIGER, M. WARNHOFF, M. GERLINGHOFF, W. BRINKMANN, M. BERGER u. C. KRIEG: Anorectic Behavior, Mood, and Metabolic and Endocrine Adaptation to Starvation in Anorexia Nervosa during Inpatient Treatment. Biol. Psychiat. **20**, 874–887 (1985).

465. PALAZZOLI SELVINI, M.: Interpretation of Mental Anorexia. In: MEYER, J.-E. u. H. FELDMANN (Hrsg.): Anorexia nervosa. Thieme, Stuttgart 1965.

466. PARKER, J. B., D. BLAZER u. L. WYRICK: Anorexia Nervosa: A Combined Therapeutic Approach. Sth. med. J. **70**, 448–452 (1977).

467. PAUL, T.: Zur Heterogenität des Krankheitsbildes der Bulimia Nervosa. Z. klin. Psychol. **16**, 99–114 (1987).

468. PAUL, T., J. BRAND-JACOBI u. V. PUDEL: Bulimia nervosa. Münch. med. Wschr. **126,** 614—618 (1984).

469. PAUL, T., J. BRAND-JACOBI u. V. PUDEL: Symptomatologie der Bulimia nervosa: Eine Untersuchung an 500 betroffenen Frauen. Verh. dt. Ges. inn. Med. **90,** 1080—1083 (1984).

470. PAUL, T. u. C. JACOBI: Ein ambulantes verhaltenstherapeutisches Gruppenprogramm bei Bulimia nervosa. Psychother. med. Psychol. **36,** 232—239 (1986).

471. PAUL, T., J. E. MEYER u. V. PUDEL: Bulimia nervosa — Das Krankheitsbild und die Frage seiner nosologischen Zuordnung. Nervenarzt **58,** 461—470 (1987).

472. PAULUS, P. u. R. OTTE: Zur Erfassung der Zufriedenheit mit dem Aussehen des eigenen Körpers. Psychother. med. Psychol. **29,** 128—141 (1979).

473. PEAKE, T. u. C. BORDUIN: Combining systems, behavioral and analytical approaches to the treatment of anorexia nervosa: A case study. Fam. Ther. **4,** 49—56 (1977).

474. PENN, P.: Zirkuläres Fragen. Fam. Dyn. **8,** 198—220 (1983).

475. PERTSCHUK, M. J.: Behavior Therapy: Extended Follow-up. In: VIGERSKY, R. A. (Hrsg.): Anorexia Nervosa. Raven Press, New York 1977.

476. PETERS, U. H.: Wörterbuch der Psychiatrie und medizinischen Psychologie. Urban & Schwarzenberg, München 1984.

477. PETZOLD, E.: Familienkonfrontationstherapie bei Anorexia nervosa. Vandenhoeck u. Ruprecht, Göttingen 1979.

478. PETZOLD, E. u. H. C. DETER: Familiendynamische Gesichtspunkte bei der Langzeitbehandlung von Patienten mit Anorexia nervosa. Therapiewoche **29,** 6332—6338 (1979).

479. PETZOLD, H. (Hrsg.): Psychotherapie und Körperdynamik. 2. Aufl. Junfermann, Paderborn 1977.

480. PIAZZA, E., J. D. CARNI, J. KELLY u. S. K. PLANTE: Group Psychotherapy for Anorexia Nervosa. J. Am. Acad. Child Psychiat. **22,** 276—278 (1983).

481. PIERLOOT, R. A., W. WELLENS u. M. E. HOUBEN: Elements of Resistance to a Combined Medical and Psychotherapeutic Program in Anorexia nervosa. Psychother. Psychosom. **26,** 101—117 (1975).

482. PIERLOOT, R., W. VANDEREYCKEN u. S. VERHAEST: An inpatient treatment program for anorexia nervosa patients. Acta psychiat. scand. **66,** 1—8 (1982).

483. PILLAY, M. u. A. H. CRISP: The Impact of Social Skills Training within an Established In-Patient Treatment Programme for Anorexia Nervosa. Br. J. Psychiat. **139,** 533—539 (1981).

484. PIRKE, K. M.: Endokrinologische Aspekte der Anorexia nervosa. In: MEERMANN, R. (Hrsg.): Anorexia nervosa. Enke, Stuttgart 1981.

485. PIRKE, K. M. u. J. PAHL: Somatische Befunde bei der Anorexia nervosa. Akt. Ernähr. **9,** 14—19 (1984).

486. PLOOG, D., M. FICHTER, P. DOERR u. K. M. PIRKE: Anorexia nervosa. Internist **22,** 7—23 (1981).

487. POPE, H. G. jr., J. I. HUDSON, J. M. JONAS u. D. YURGELUN-TODD: Bulimia Treated With Imipramine: A Placebo-Controlled, Double-Blind Study. Am. J. Psychiat. **140,** 554—558 (1983).

488. POPE, H. G. jr., J. I. HUDSON u. D. YURGELUN-TODD: Anorexia Nervosa and Bulimia Among 300 Suburban Women Shoppers. Am. J. Psychiat. **141,** 292—294 (1984).

489. POTRECK-ROSE, F.: Anorexia nervosa und Bulimia. Deutscher Studienverlag, Weinheim 1987.

490. POWERS, P. S., J. I. MALONE u. J. A. DUNCAN: Anorexia Nervosa and Diabetes Mellitus. J. clin. Psychiat. **44,** 133—135 (1983).

491. POWERS, P. S. u. R. C. FERNANDEZ: Current treatment of anorexia nervosa and bulimia. Karger, Basel 1984.

492. POWERS, P. S., R. G. SCHULMAN, A. A. GLEGHORN u. M. E. PRANGE: Perceptual and Cognitive Abnormalities in Bulimia. Am. J. Psychiat. **144,** 1456—1460 (1987).

493. PUDEL, V. u. T. PAUL: Bulimie. Münch. med. Wschr. **128,** 119—122 (1986).

494. PYLE, R. L., J. E. MITCHELL, E. D. ECKERT, P. A. HALVORSON, P. A. NEUMAN u. G. M. GOFF: The Incidence of Bulimia in Freshman College Students. Int. J. Eat. Dis. **2,** 75—85 (1983).

495. QUINT, H.: Die Perversion im Dienste der Selbstregulierung. Psyche **41,** 411—431 (1987).

496. RABREAU, J. P.: Étude d' un cas de nanisme anorexique de ses soins et de leurs théories. Sem. Hôp. Paris **59,** 2317—2327 (1983).

497. REMSCHMIDT, H.: Differentialdiagnose und Therapie der Pubertätsmagersucht. Dt. Ärztebl. **82,** 3611—3615 (1985).

498. RICH, C. L.: Self-induced Vomiting. J. Am. med. Ass. **239,** 2688—2689 (1978).

499. RICHTER, H.-E.: Die dialogische Funktion der Magersucht. In: MEYER, J.-E. u. H. FELDMANN (Hrsg.): Anorexia nervosa. Thieme, Stuttgart 1965.

500. ROBINSON, P. H., S. A. CHECKLEY u.
G. F. M. RUSSELL: Suppression of Eating by
Fenfluramine in Patients with Bulimia Nervosa.
Br. J. Psychiat. **146**, 169–176 (1985).

501. ROBINSON, R. G., M. TORTOSA, J. SULLIVAN,
E. BUCHANAN, A. E. ANDERSEN u. M. F. FOLSTEIN:
Quantitative Assessment of Psychologie State of
Patients with Anorexia Nervosa or Bulimia:
Response to Caloric Stimulus. Psychosom. Med. **45**,
283–292 (1983).

502. ROCKWELL, W. J. K., E. H. ELLINWOOD, jr.,
G. G. DOUGHERTY u. H. K. H. BRODIE: Anorexia
Nervosa: Review of Current Treatment Practices.
Sth. Med. J. **75**, 1101–1107 (1982).

503. RODIN, G. M., D. DANEMAN, L. E. JOHNSON,
A. KENSHOLE u. P. GARFINKEL: Anorexia nervosa
and bulimia in female adolescents with insulin
dependent diabetes mellitus: a systematic study.
J. psychiat. Res. **19**, 381–384 (1985).

504. ROEMER, M.: Aspekte der umfassenden Dialektik
von Teil und Ganzem. Fam. Dyn. **12**, 320–342 (1987).

505. ROLAND, J. M. u. S. BHANJI: Anorexia nervosa
occurring in patients with diabetes mellitus.
Post-grad. med. J. **58**, 354–356 (1982).

506. ROLLINS, N. u. E. PIAZZA: Diagnosis of
Anorexia Nervosa. A Critical Reappraisal.
J. Am. Acad. Child Psychiat. **17**, 126–137 (1978).

507. ROSE, J. u. P. E. GARFINKEL: A parents'
group in the management of anorexia nervosa.
Can. J. Psychiat. **25**, 228–233 (1980).

508. ROSEN, J. C. u. H. LEITENBERG: Bulimia
Nervosa: Treatment with Exposure and Response
Prevention. Behav. Ther. **13**, 117–124 (1982).

509. ROSMAN, B. L., S. MINUCHIN, L. BAKER u.
R. LIEBMAN: A Family Approach to Anorexia Nervosa:
Study Treatment, and Outcome. In: VIGERSKY, R. A.
(Hrsg.): Anorexia Nervosa. Raven Press,
New York 1977.

510. ROST, W., M. NEUHAUS u. I. FLORIN: Bulimia
nervosa: Sex role attitude, sex role behavior, and
sex role related locus of control in bulimarexic women.
J. psychosom. Res. **26**, 403–408 (1982).

511. ROY-BYRNE, P., K. LEE-BENNER u. J. YAGER:
Group Therapy for Bulimia. Int. J. Eat. Dis. **3**,
97–116 (1984).

512. RÜEGSEGGER, P., A. MÜLLER,
M. A. DAMBACHER, J. ITTNER, J. WILLI u.
H. G. KOPP: Knochenabbau bei Patientinnen mit
Anorexia nervosa. Schweiz. med. Wschr. **118**,
233–238 (1988).

513. RUSSELL, G.: The present status of anorexia
nervosa. Psychol. Med. **7**, 363–367 (1977).

514. RUSSELL, G.: Bulimia nervosa: an ominous
variant of anorexia nervosa. Psychol. Med. **9**,
429–448 (1979).

515. RUSSELL, G. F. M.: The Modern History of
Anorexia Nervosa. Akt. Ernähr. **9**, 3–7 (1984).

516. SACHSSE, U. u. E. WILKE: Die Anwendung des
Katathymen Bilderlebens bei psychosomatischen
Erkrankungen. Prax. Psychother. Psychosom. **32**,
46–54 (1987).

517. SARGENT, J., R. LIEBMANN u. M. SILVER:
Family Therapy for Anorexia Nervosa. In:
GARNER, D. M. u. P. E. GARFINKEL (Hrsg.): Handbook
of Psychotherapy for Anorexia Nervosa and Bulimia.
Guilford Press, New York 1985.

518. SAUER, H., C. HORNSTEIN u. C. KESSLER:
Irreversible Hirnatrophie bei Anorexia Nervosa.
Nervenarzt **56**, 691–695 (1985).

519. SCHADEWALDT, H.: Medizingeschichtliche
Betrachtungen zum Anorexie-Problem. In:
MEYER, J.-E. u. H. FELDMANN (Hrsg.): Anorexia
nervosa. Thieme, Stuttgart 1965.

520. SCHENK, K. u. H. REMSCHMIDT: EEG-Befunde
bei Anorexia nervosa. Z. Kinder-Jugendpsychiat. **2**,
200–210 (1974).

521. SCHEPANK, H.: Anorexia nervosa. In:
HEIGL-EVERS, A. u. H. SCHEPANK (Hrsg.): Ursprünge
seelisch bedingter Krankheiten, Bd. II. Vandenhoeck
u. Ruprecht, Göttingen 1981.

522. SCHILDER, P.: Das Körperschema; ein Beitrag
zur Lehre vom Bewußtsein des eigenen Körpers.
Springer, Berlin 1923.

523. SCHINDLER, A. E., I. SCHIER, V. FRICK,
R. GÖSER, E. FRIEDRICH u. E. KELLER:
Funktionszustand des reproduktiven Systems bei
Anorexia nervosa. Med. Welt **30**, 522–528 (1979).

524. SCHLEIMER, K.: Dieting in teenage schoolgirls.
Acta paediat. scand. Suppl. **312**, 1–54 (1983).

525. SCHLIPPE, v. A. u. J. SCHWEITZER: Familienforschung per Fragebogen. System Familie **1**,
124–136 (1988).

526. SCHMIDT, G.: Todesangst und Todestrieb,
Depression und Todesthema. Therapiewoche **23**,
4380–4388 (1973).

527. SCHMITT, G.: Anorexia nervosa und Bulimie.
Prax. Psychother. Psychosom. **32**, 128–136 (1987).

528. SCHMITT, G. M., R. WENDT u. I. JOCHMUS:
Stationäre Behandlung magersüchtiger Jugendlicher
mit vorwiegend klientenzentrierter Einzel- und
Gruppentherapie. In: MEERMANN, R. (Hrsg.):
Anorexia nervosa. Enke, Stuttgart 1981.

353

529. SCHMITT, G. M. u. R. WENDT: Die stationäre Behandlung magersüchtiger Jugendlicher unter dem Gesichtspunkt der sozialen Reintegration. Z. Kinder-Jugendpsychiat. **10**, 67–73 (1982).

530. SCHMITT, G. M. u. A. T. HÄDER: Beispiele für Erlebnisweisen und Zukunftsperspektiven magersüchtiger Jugendlicher. In: REMSCHMIDT, H. (Hrsg.): Psychotherapie mit Kindern, Jugendlichen und Familien, Bd. 2. Enke, Stuttgart 1984.

531. SCHNEEMANN, N.: Über einen Fall von psychomotorischer und Grand mal-Epilepsie mit phasischen anorektischen Zuständen. Nervenarzt **40**, 215–220 (1969).

532. SCHNELLER-REINDELL, B.: Der klinische Behandlungsprozeß bei einer Patientin mit Anorexia mentalis. Prax. Psychother. Psychosom. **28**, 107–116 (1983).

533. SCHÜTZ, R.: Körperbezogene Therapien in einer psychosomatischen Klinik. In: STUDT, H. H. (Hrsg.): Psychosomatik in Forschung und Praxis. Urban & Schwarzenberg, München 1983.

534. SCHÜTZE, G.: Behandlungsmöglichkeiten der Pubertätsmagersucht in der Praxis. Med. Welt **29**, 1353–1357 (1978).

535. SCHÜTZE, G.: Das Krankheitssyndrom »Anorexia nervosa«. Med. Klin. **74**, 30–44 (1979).

536. SCHÜTZE, G.: Anorexia nervosa. Huber, Bern 1980.

537. SCHULTZ, J. H.: Das Autogene Training. 18. Aufl. Thieme, Stuttgart 1987.

538. SCHULZ, E., A. ASSIMACOPOULOS, R. C. WEBER u. A. GUNN-SECHEHAYE: Analyse rétrospective de l' efficacité hospitalisations pour anorexie mentale. Praxis **74**, 448–452 (1985).

539. SCHUSTER, M.: Kunsttherapie. DuMONT, Köln 1986.

540. SCHWARTZ, D. M. u. M. G. THOMPSON: Do Anorectics Get Well? Current Research and Future Needs. Am. J. Psychiat. **138**, 319–323 (1981).

541. SCHWARTZ, D. M., M. G. THOMPSON u. C. L. JOHNSON: Anorexia Nervosa and Bulimia: The Socio-Cultural Context. Int. J. Eat. Dis. **3**, 20–36 (1982).

542. SCHWARTZ, D. M., M. G. THOMPSON u. C. L. JOHNSON: Eating Disorders and the Culture. In: DARBY, P. L., P. E. GARFINKEL, D. M. GARNER u. D. V. COSCINA (Hrsg.): Anorexia Nervosa. Liss, New York 1983.

543. SCHWARTZ, R. C.: Bulimia and Family Therapy: A Case Study. Int. J. Eat. Dis. **2**, 75–82 (1982).

544. SCHWARTZ, R. C., M. J. BARRETT u. G. SABA: Family Therapy for Bulimia. In: GARNER, D. M. u. P. E. GARFINKEL (Hrsg.): Handbook of Psychotherapy for Anorexia Nervosa and Bulimia. Guilford Press, New York 1985.

545. SCHWEITZER, J. u. G. WEBER: Beziehung als Metapher: Die Familienskulptur als diagnostische, therapeutische und Ausbildungstechnik. Fam. Dyn. **7**, 113–128 (1982).

546. SEIFERT, T. u. G. LOOS: Matriarchaler Raum und Lebensrealität. Prax. Psychother. Psychosom. **32**, 154–162 (1987).

547. SELVINI PALAZZOLI, M.: Magersucht. Klett-Cotta, Stuttgart 1982.

548. SELVINI PALAZZOLI, M., L. BOSCOLO, G. CECCHIN u. G. PRATA: Hypothetisieren – Zirkularität – Neutralität: Drei Richtlinien für den Leiter der Sitzung. Fam. Dyn. **6**, 123–139 (1981).

549. SIDER, R. S. u. C. D. CLEMENTS: Familien- oder Einzeltherapie? – Ethische Überlegungen zur Wahl der Modalität. Fam. Dyn. **8**, 298–308 (1983).

550. SIEBENMANN, R. E.: Über eine tödlich verlaufende Anorexia nervosa mit Hypokaliämie. Schweiz. med. Wschr. **85**, 468–471 (1955).

551. SIEGEL, E.: Tanztherapie. Klett-Cotta, Stuttgart 1986.

552. SILVERMAN, J. A.: Anorexia nervosa: Clinical observations in a successful treatment plan. J. Pediat. **84**, 68–73 (1974).

553. SIMON, F. B. u. H. STIERLIN: Die Sprache der Familientherapie. Ein Vokabular. Klett-Cotta, Stuttgart 1984.

554. SKRABANEK, P., J. DEVLIN, D. McDONALD u. D. POWELL: Plasma prolactin and gonadotrophins in anorexia nervosa and amenorrhoea due to weight loss. Acta endocr. **97**, 433–435 (1981).

555. SLADE, P. D.: A Short Anorexic Behaviour Scale. Br. J. Psychiat. **122**, 83–85 (1973).

556. SLADE, P.: Towards a functional analysis of anorexia nervosa and bulimia nervosa. Br. J. Clin. Psychol. **21**, 167–179 (1982).

557. SLADE, P.: A review of body-image studies in anorexia nervosa and bulimia nervosa. J. psychiat. Res. **19**, 255–265 (1985).

558. SMART, D. E., P. J. V. BEUMONT u. G. C. W. GEORGE: Some Personality Characteristics of Patients with Anorexia Nervosa. Br. J. Psychiat. **128**, 57–60 (1976).

559. SMIRNOFF, V. N.: Kritische Bemerkungen zum Problem der Anorexia mentalis. Psyche **12**, 430–446 (1958/59).

560. SOMMER, B.: Die Pubertätsmagersucht als Leib-Seelische Störung einer Reifungskrise. Psyche **9**, 307−327 (1955/56).

561. SOURS, J. A.: Depression and the Anorexia Nervosa Syndrome. Psychiat. Clin. North Amer. **4**, 145−158 (1981).

562. SPEER, E.: Der Arzt der Persönlichkeit. Thieme, Stuttgart 1949.

563. SPERLING, E.: Die »Magersuchtfamilie« und ihre Behandlung. In: MEYER, J.-E. u. H. FELDMANN (Hrsg.): Anorexia nervosa. Thieme, Stuttgart 1965.

564. SPERLING, E. u. A. MASSING: Der familiäre Hintergrund der Anorexia nervosa und die sich daraus ergebenden therapeutischen Schwierigkeiten. Z. psychosom. Med. **16**, 130−141 (1970).

565. SPERLING, E. u. A. MASSING: Besonderheiten in der Behandlung der Magersuchtfamilie. Psyche **25**, 357−369 (1972).

566. SPERLING, E., A. MASSING, G. REICH, H. GEORGI u. E. WÖBBE-MÖNKS: Die Mehrgenerationenfamilientherapie. Vandenhoeck u. Ruprecht, Göttingen 1982.

567. STÄUBLI-FRÖLICH, M.: Probleme der Anorexia nervosa. Schweiz. med. Wschr. **83**, 811−817, 837−841 (1953).

568. STEEL, J. M., R. J. YOUNG, G. G. LLOYD u. B. F. CLARKE: Clinically apparent eating disorders in young diabetic women: associations with painful neuropathy and other complications. Br. med. J. **294**, 859−862 (1987).

569. STEINBART, H.: Arzt und Patient. Enke, Stuttgart 1970.

570. STEINBERG, R.: Anorexia nervosa und Schizophrenie bei einem eineiigen Zwillingspaar. Psychiatria clin. **15**, 184−205 (1982).

571. STEINER, E. u. L. REITER: Zum Verhältnis von Individuum und sozialem System: Hierarchie, strukturelle Koppelung oder Interpenetration? Fam. Dyn. **11**, 325−342 (1986).

572. STEINHAUSEN, H.-C.: Anorexia nervosa − eine aktuelle Literaturübersicht. Z. Kinder-Jugendpsychiat. **7**, 149−160, 249−271 (1979).

573. STEINHAUSEN, H.-C.: Das Körperbild bei jungen Mädchen und Frauen im Vergleich zu anorektischen Patientinnen: Prüfung eines Meßinstruments. Nervenarzt **56**, 270−274 (1985).

574. STEINHAUSEN, H.-C. u. K. GLANVILLE: Der langfristige Verlauf der Anorexia nervosa. Nervenarzt **55**, 236−248 (1984).

575. STERZEL, U.: Ambulante Therapie der Anorexia nervosa. pädiat. prax. **26**, 429−436 (1982).

576. STIERLIN, E., M. WIRSCHING, N. WETZEL u. I. RÜCKER-EMBDEN: Das erste Familiengespräch. Klett-Cotta, Stuttgart 1980.

577. STÖHR, K.: Stationäre Verhaltenstherapie der Anorexia nervosa. Akt. Ernähr. **9**, 31−34 (1984).

578. STOKVIS, B. u. E. WIESENHÜTTER: Lehrbuch der Entspannung. 4. Aufl. Hippokrates, Stuttgart 1979.

579. STOLZE, H.: Psychotherapeutische Aspekte einer konzentrativen Bewegungstherapie. In: SPEER, E. (Hrsg.): Kritische Psychotherapie. Lehmann, München 1959.

580. STOLZE, H.: Konzentrative Bewegungstherapie. In: EICKE, D. (Hrsg.): Die Psychologie des 20. Jahrhunderts. Bd. III. Kindler, Zürich 1977.

581. STOLZE, H. (Hrsg.): KBT. Die konzentrative Bewegungstherapie. Mensch und Leben, Berlin 1984.

582. STONEHILL, E. u. A. H. CRISP: Psychoneurotic characteristics of patients with anorexia nervosa before and after treatment and at follow-up 4−7 years later. J. psychosom. Res. **21**, 187−193 (1977).

583. STORY, I.: Anorexia Nervosa and the Psychotherapeutic Hospital. Int. J. psychoanal. Psychother. **9**, 267−302 (1982/83).

584. STROBEL, W. u. G. HUPPMANN: Musiktherapie: Grundlagen − Formen − Möglichkeiten. Verlag für Psychologie, Göttingen 1978.

585. STÜTTGEN, T.: Interaktionelle Psychosomatik − Die Affekte und die Entwicklung des Selbst. Springer, Berlin 1985.

586. STUNKARD, A. J.: Adipositas. In: UEXKÜLL, Th. v. (Hrsg.): Klinische Psychosomatik. 3. Aufl. Urban & Schwarzenberg, München 1986.

587. SWANN, I.: Anorexia nervosa − a difficult diagnosis in boys. Practitioner **218**, 424−427 (1977).

588. SWIFT, W. J.: The Long-Term-Outcome of Early Onset Anorexia Nervosa. A critical Review. J. Am. Acad. Child Psychiat. **21**, 38−46 (1982).

589. SWIFT, W. J. u. S. STERN: The Psychodynamik Diversity of Anorexia Nervosa. Int. J. Eat. Dis. **2**, 17−35 (1982).

590. SWIFT, W. J., D. ANDREWS u. N. E. BARKLAGE: The Relationship Between Affective Disorder and Eating Disorders: A Review of the Literature. Am J. Psychiat. **143**, 290−299 (1986).

591. SWIFT, W. J., M. RITHOLZ, N. H. KALIN u. N. KASLOW: A Follow-Up Study of Thirty Hospitalized Bulimics. Psychsom. Med. **49**, 45−55 (1987).

592. SZMUKLER, G. I.: Anorexia nervosa and bulimia in diabetics. J. psychosm. Res. **28**, 365−369 (1984).

593. SZMUKLER, G. I.: The epidemiology of anorexia nervosa and bulimia. J. psychiat. Res. **19**, 143−153 (1985).

594. SZMUKLER, G. I. u. G. F. M. RUSSELL: Diabetes Mellitus, Anorexia Nervosa and Bulimia. Br. J. Psychiat. **142**, 305−308 (1983).

595. SZMUKLER, G. I. u. D. TANTAM: Anorexia nervosa: Starvation dependence. Br. J. med. Psychol. **57**, 303−310 (1984).

596. SZMUKLER, G., C. McCANCE, L. McCRONE u. D. HUNTER: Anorexia nervosa: a psychiatric case register study from Aberdeen. Psychol. Med. **16**, 49−58 (1986).

597. SZYRYNSKI, V.: Anorexia Nervosa and Psychotherapy. Am. J. Psychother. **27**, 492−505 (1973).

598. TAIPALE, V., K. LARKIO-MIETTINEN, E. H. VALANNE, R. MOREN u. M. AUKEE: Anorexia Nervosa in Boys. Psychosomatics **13**, 236−240 (1972).

599. THEANDER, St.: Outcome and prognosis in anorexia nervosa and bulimia: Some results of previous investigations, compared with those of a swedish long-term study. J. psychiat. Res. **19**, 493−508 (1985).

600. THELEN, M. H., L. McLAUGHLIN MANN, J. PRUITT u. M. SMITH: Bulimia: Prevalence and component factors in college women. J. psychosom. Res. **31**, 73−78 (1987).

601. THIEMANN, E.: Die Pubertätsmagersucht als überwiegend psychisch bedingte Erkrankung. Schattauer, Stuttgart 1957.

602. THOMÄ, H.: Anorexia nervosa. Klett, Stuttgart 1961.

603. THOMÄ, H.: Psychosomatische Aspekte der Magersucht. Psyche **16**, 600−614 (1963).

604. THOMÄ, H.: Anorexia nervosa. Treatment. Adv. psychosom. Med. (Karger) **7**, 300−315 (1972).

605. THOMPSON, M. G. u. D. M. SCHWARTZ: Life Adjustment of Women with Bulimia Nervosa and Anorexic-Like Behavior. Int. J. Eat. Dis. **1**, 47−60 (1982).

606. TOLSTRUP, K.: Die Charakteristika der jüngeren Fälle von Anorexia nervosa. In: MEYER, J.-E. u. H. FELDMANN (Hrsg.): Anorexia nervosa. Thieme, Stuttgart 1965.

607. TOLSTRUP, K., M. BRINCH u. T. ISAGER: Therapie und Verlauf der Anorexia nervosa. In: REMSCHMIDT, H. (Hrsg.): Psychotherapie mit Kindern, Jugendlichen und Familien, Bd. 2. Enke, Stuttgart 1984.

608. TOLSTRUP, K., M. BRINCH, T. ISAGER, S. NIELSEN, J. NYSTRUP, B. SEVERIN u. N. S. OLESEN: Long-term outcome of 151 cases of anorexia nervosa. Acta psychiat. scand. **71**, 380−387 (1985).

609. TONER, B. B., P. E. GARFINKEL u. D. M. GARNER: Long-Term Follow-up of Anorexia Nervosa. Psychosom. Med. **48**, 520−529 (1986).

610. TONER, B. B., P. E. GARFINKEL u. D. M. GARNER: Cognitive Style of Patients With Bulimic and Diet-Restricting Anorexia Nervosa. Am. J. Psychiat. **144**, 510−511 (1987).

611. TOUYZ, S. W. u. P. J. V. BEUMONT: Anorexia nervosa. A follow-up investigation. Med. J. Aust. **141**, 219−222 (1984).

612. TREASURE, J. L., P. A. L. GORDON, E. A. KING, M. WHEELER u. G. F. M. RUSSELL: Cystic ovaries: A phase of anorexia nervosa. Lancet **1985/II**, 1379.

613. TROSTORFF, v., S.: Katamnesische Untersuchungen bei Patienten mit Pubertätsmagersucht. Psychiatrie Neurol. med. Psychol. **37**, 90−100 (1985).

614. TROTT, G.-E., T. ELLIGER, H.-J. FRIESE u. K. SCHÖTENSACK: Anorexia nervosa. Münch. med. Wschr. **130**, 392−395 (1988).

615. TRYGSTAD, O.: Bulimie. Tidsskr. norske Laegeforen. **23**, 1511−1516 (1985).

616. TÜRK, K. H.: Manuelle Bereiche in der Kunsttherapie. In: TÜRK, K. H. u. J. THIES (Hrsg.): Therapie durch künstlerisches Gestalten. Urachhaus, Stuttgart 1986.

617. UEXKÜLL, T. v. u. W. WESIACK: Theorie der Humanmedizin. Urban & Schwarzenberg, München 1988.

618. VANDEREYCKEN, W.: Neuroleptics in the Short-Term Treatment of Anorexia Nervosa. Br. J. Psychiat. **144**, 288−292 (1984).

619. VANDEREYCKEN, W.: Therapie von Eßstörungen: Eine kritische Bestandsaufnahme. Tagg. des dtsch. Koll. Psychosom. Med. (DKPM), Innsbruck 1988.

620. VANDEREYCKEN, W. u. R. PIERLOOT: Drop-out during in-patient treatment of anorexia nervosa: A clinical study of 133 patients. Br. J. med. Psychol. **56**, 145−156 (1983).

621. VANDEREYCKEN, W. u. R. MEERMANN: Anorexia Nervosa. A Clinician's Guide to treatment. de Gruyter, Berlin 1984.

622. VANDEREYCKEN, W. u. R. PIERLOOT: Long-term outcome research in anorexia nervosa. Int. J. Eat. Dis. **2**, 237−242 (1983).

623. von den VELDEN, R. u. A. PICKHAN: Magerkeit und Magersucht (I). Dt. med. Wschr. **60**, 123−126 (1934).

624. VIESSELMAN, J. O. u. M. ROIG: Depression and Suicidality in Eating Disorders. J. clin. Psychiat. **46**, 118−124 (1985).

625. VIGERSKY, R. A. (Hrsg.): Anorexia Nervosa. Raven Press, New York 1977.

626. VIGERSKY, R. A. u. D. L. LORIAUX: Anorexia Nervosa as a Model of Hypothalamic Dysfunction. In: VIGERSKY, R. A. (Hrsg.): Anorexia Nervosa. Raven Press, New York 1977.

627. VILLIEZ, T. v.: Anorexia nervosa: Strategie und Ergebnis einer primär ambulanten Therapie. Z. Kinder-Jugendpsychiat. **12**, 201–214 (1984).

628. VINCENT, S. u. H. KACZKOWSKI: Bulimia: Sign, Symptom, or Entity. Int. J. Eat. Dis. **3**, 81–95 (1984).

629. VOGT-HEYDER, B.: Die magersüchtige Patientin. Sexualmedizin **12**, 408–410, 463–466 (1983); **13**, 17–21 (1984).

630. VORDERBRÜGGE, D. u. A. GROTH: Anorexia nervosa als frauenspezifische Störung: Diskussion feministischer Erklärungs- und Therapieansätze. In: MEERMANN, R. (Hrsg.): Anorexia nervosa. Enke, Stuttgart 1981.

631. WALDER, H.: Ein Beitrag zur allgemeinen Eßproblematik, ausgehend von einer Anorexia nervosa. Schweiz. med. Wschr. **93**, 69–71 (1963).

632. WARDLE, J. u. H. BEINART: Binge eating: A theoretical review. Br. J. clin. Psychol. **20**, 97–109 (1981).

633. WARREN, M. P. u. R. L. van de WIELE: Clinical and metabolic features of anorexia nervosa. Am. J. Obstet. Gynec. **117**, 435–449 (1973).

634. WATZLAWICK, P., J. H. BEAVIN u. D. D. JACKSON: Menschliche Kommunikation. Huber, Bern 1969.

635. WATZLAWICK, P. u. J. H. WEAKLAND (Hrsg.): Interaktion. Huber, Bern 1980.

636. WEBER, G. u. H. STIERLIN: Familiendynamik und Familientherapie der Anorexia nervosa-Familie. In: MEERMANN, R. (Hrsg.): Anorexia nervosa. Enke, Stuttgart 1981.

637. WEDER, B., H. P. LUDIN u. R. HOIGNÉ: Wernicke-Korsakow-Syndrom bei Anorexie. Dt. med. Wschr. **107**, 304–306 (1982).

638. WEINGARTEN, H. P., R. HENDLER u. J. RODIN: Metabolism and Endocrine Secretion in Response to a Test Meal in Normal-Weight Bulimic Women. Psychosom. Med. **50**, 273–285 (1988).

639. WEISS, S. R. u. M. H. EBERT: Psychological and Behavioral Characteristics of Normal-Weight Bulimics and Normal-Weight Controls. Psychosom. Med. **45**, 292–303 (1983).

640. WEIZSÄCKER, V. v.: Über Träume bei sogenannter endogener Magersucht. Dt. med. Wschr. **63**, 253–257, 294–297 (1937).

641. WEIZSÄCKER, V. v.: Klinische Vorstellungen. Hippokrates, Stuttgart 1947.

642. WELLMANN, W., K. PRIES u. H. FREYBERGER: Die Kombination von Morbus Crohn und Anorexia-nervosa-Symptomatik. Dt. med. Wschr. **106**, 1499–1502 (1981).

643. WENGLE, H. P.: Systemische und psychoanalytische Ansätze in der Psychosomatik: Gegensatz oder Ergänzung. Prax. Psychother. Psychosom. **30**, 299–308 (1985).

644. WHEELER, M. J., A. H. CRISP, L. K. G. HSU u. C. N. CHEN: Reproductive hormone changes during weight gain in male anorectics. Clin. Endocr. **18**, 423–429 (1983).

645. WILLARD, S. G., R. H. ANDING u. D. K. WINSTEAD: Nutritional counseling as an adjunct to psychotherapy in bulimia treatment. Psychosomatics **24**, 545–558 (1983).

646. WILLENBERG, H.: Die Einstellung erwachsener Magersüchtiger zu ihrem Körper und seinen Funktionen. In: STUDT, H. H. (Hrsg.): Psychosomatik in Forschung und Praxis. Urban & Schwarzenberg, München 1983.

647. WILLENBERG, H.: Ein Konzept zur stationären psychotherapeutischen Behandlung magersüchtiger Patienten. Prax. Psychother. Psychosom. **32**, 147–153 (1987).

648. WILLI, J.: Gemeinsames Wachstum – Möglichkeiten und Grenzen. Prax. Psychother. Psychosom. **29**, 222–233 (1984).

649. WILLI, J.: Koevolution. Die Kunst gemeinsamen Wachsens. Rowohlt, Reinbek 1985.

650. WILLI, J. u. R. HAGEMANN: Langzeitverläufe von Anorexia nervosa. Schweiz. med. Wschr. **106**, 1459–1465 (1976).

651. WILLI, J. u. S. GROSSMANN: Epidemiology of Anorexia Nervosa in a Defined Region of Switzerland. Am. J. Psychiat. **140**, 564–567 (1983).

652. WILLI, J. u. E. HEIM: Psychosoziale Medizin, Gesundheit und Krankheit in bio-psychosozialer Sicht (Bd. I). Grundlagen. HEIM, E. u. J. WILLI: Bd. 2: Klinik und Praxis. Springer, Berlin 1986.

653. WILLKE, H.: Systemtheorie. UTB Fischer, Stuttgart 1982.

654. WILSON, G. T., E. ROSSITER, E. I. KLEIFIELD u. L. LINDHOLM: Cognitive-behavioral treatment of bulimia nervosa: A controlled evaluation. Behav. Res. Therapy **24**, 277–288 (1986).

655. WING, R. R., M. P. NOWALK, M. D. MARCUS, R. KOESKE u. D. FINEGOLD: Subclinical Eating Disorders and Glycemic Control in Adolescents with Type I Diabetes. Diabetes Care **9**, 162–167 (1986).

656. WINNICOTT, D. W.: Vom Spiel zur Kreativität. Klett, Stuttgart 1973.

657. WINNICOTT, D. W.: Reifungsprozesse und fördernde Umwelt. Studien zur Theorie der emotionalen Entwicklung. Fischer, Frankfurt 1984.

658. WINOKUR, A., V. MARCH u. J. MENDELS: Primary Affective Disorder in Relatives of Patients with Anorexia Nervosa. Am. J. Psychiat. **137**, 695—698 (1980).

659. WIRSCHING, M.: Familientherapie — Aktueller Stand und Ausblick. Nervenarzt **53**, 1—6 (1982).

660. WIRSCHING, M. u. H. STIERLIN: Krankheit und Familie. Klett-Cotta, Stuttgart 1982.

661. WOLD, P. N.: Anorexic Syndromes and Affective Disorder. Psychiatr. J. Univ. Ottawa **8**, 116—119 (1983).

662. WOLD, P. N.: Characterization of the Affective Diathesis as it Relates to Bulimia. Psychiatr. J. Univ. Ottawa **12**, 234—238 (1987).

663. WOLFF, S.: Klinische Maltherapie. Springer, Berlin 1986.

664. WRUBLE, L. D., R. H. ROSENTHAL u. W. L. WEBB: Psychogenic Vomiting: A Review. Am. J. Gastroent. **77**, 318—321 (1982).

665. WULFF, M.: Über einen interessanten oralen Symptomenkomplex und seine Beziehung zur Sucht. Int. Z. Psychoanal. **18**, 281—302 (1932).

666. YELLOWLEES, P. M., M. ROE, M. K. WALKER u. D. I. BEN-TOVIM: Abnormal perception of food size in anorexia nervosa. Br. med. J. **296**, 1689—1690 (1988).

667. ZIOLKO, H. U.: Hyperphagie und Anorexie. Nervenarzt **37**, 400—406 (1966).

668. ZIOLKO, H. U.: Hyperorexie — Anorexie. Hippokrates **38**, 522—526 (1967).

669. ZIOLKO, H. U.: Hintergründe der Pubertätsmagersucht. Mat. Med. Nordm. **27**, 343—349 (1975).

670. ZIOLKO, H. U.: Hyperorexia Nervosa. Psychother. med. Psychol. **26**, 10—12 (1976).

671. ZIOLKO, H. U.: Zur Katamnese der Pubertätsmagersucht. Arch. Psychiatr. NervKrankh. **225**, 117—125 (1978).

672. ZIOLKO, H. U.: Hyperphage Eßstörungen. Münch. med. Wschr. **124**, 685—688 (1982).

673. ZIOLKO, H. U.: Bulimie. Z. psycho-som. Med. **31**, 235—246 (1985).

674. ZIOLKO, H. U. u. H. C. SCHRADER: Bulimie. Fortschr. Neurol. Psychiat. **53**, 231—258 (1985).

675. ZUMOFF, B., B. T. WALSH, J. L. KATZ, J. LEVIN, R. S. ROSENFELD, J. KREAM u. H. WEINER: Subnormal Plasma Dehydroisoandrosterone to Cortisol Ratio in Anorexia Nervosa: A Second Hormonal Parameter of Ontogenic Regression. J. clin. Endocr. Metab. **56**, 668—672 (1983).

676. ZUTT, J.: Das psychiatrische Krankheitsbild der Pubertätsmagersucht. Arch. Psychiat. u. Z. Neur. **180**, 777—847 (1946).